"十四五"国家重点图书出版规划项目

人体形态学

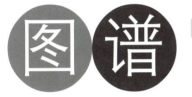

RENTI XINGTAIXUE TUPU

主编　徐国成　柏树令　郭　林

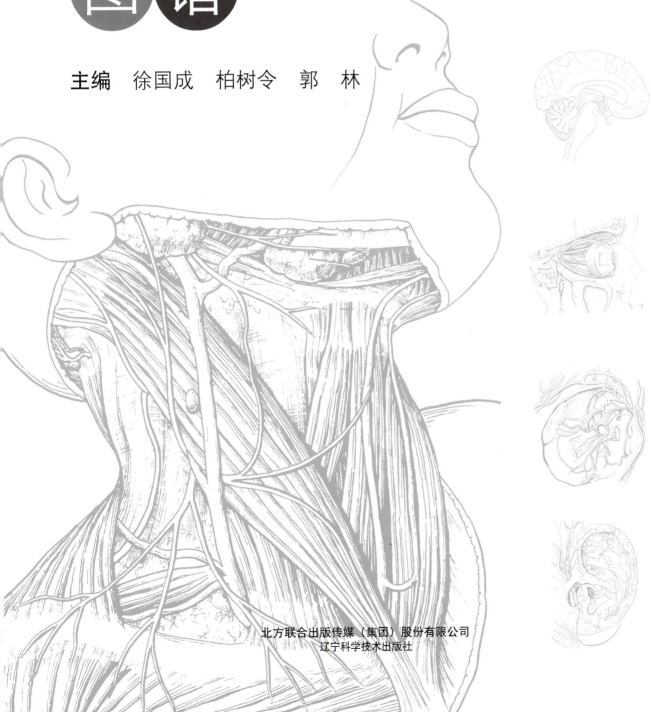

北方联合出版传媒（集团）股份有限公司

辽宁科学技术出版社

图书在版编目（CIP）数据

人体形态学图谱／徐国成，柏树令，郭林主编． —— 沈阳：辽宁科学技术
出版社，2024．10． —— ISBN 978-7-5591-3660-2

Ⅰ．R32-64

中国国家版本馆 CIP 数据核字第 20247GL226 号

出版发行：辽宁科学技术出版社

（地址：沈阳市和平区十一纬路 25 号　邮编：110003）

印　刷　者：辽宁新华印务有限公司

经　销　者：各地新华书店

幅面尺寸：210mm × 285mm

印　　张：45.5

附　　件：4

字　　数：680 千字

出版时间：2024 年 10 月第 1 版

印刷时间：2024 年 10 月第 1 次印刷

责任编辑：凌　敏　吴兰兰　卢山秀　殷　欣　胡嘉思

封面设计：刘　彬

版式设计：袁　舒

责任校对：黄跃成　闻　洋

书　　号：ISBN 978-7-5591-3660-2

定　　价：580.00 元

联系电话：024-23284356

邮购咨询电话：024-23284502

E—mail：lingmin19@163.com

http://www.lnkj.com.cn

人▪体▪形▪态▪学▪图▪谱

编委

主　编

徐国成　柏树令　郭　林

副 主 编

韩秋生　王　阳　张嘉平　李筱贺　李志军　杨爱丽　邹卫东

编　绘

（以姓氏笔画为序）

王　军	王　阳	王　玮	王　星	王　洪	王　瑾	王亚云	王志强	王嘉琪
文小军	史文心	付升旗	付凌婕	刘仁刚	刘恒兴	关丽明	孙晋浩	杜心如
李　晨	李　琨	李　鑫	李文生	李志军	李松柏	李瑞锡	李筱贺	杨晓飞
杨爱丽	肖　栋	邹卫东	库小霞	初国良	初金刚	张　平	张　凯	张　祎
张尹喆	张宇新	张远石	张昕屏	张嘉平	邵旭建	范　军	罗光恒	周播江
庞　刚	郑黎明	赵　玮	赵小贞	柏树令	秦　毅	候二飞	徐国成	高　海
高俊峰	郭开华	郭志坤	郭　林	黄玉慧	常玉巧	董鸿铭	韩秋生	程宏伟
舒　强	温　昱	赖　红	翟丽东	翟效月	薛　飞	霍　琨		

人体形态学图谱

序

　　"传道，授业，解惑"。作为在人体解剖学园地里长期耕耘的老园丁，在三尺讲台上，我为医学生上人体解剖课，引导成才之路；为研究生讲科研方法，指点创新迷津；为青年教师授为师之道，弘扬师德正气；为外科医生传手术入路的解剖学基础，提高医疗质量。我悟出一个道理，人为万物之灵，人体结构奥妙神奇。"辛勤劳苦依然笑，赢得遍地桃李香"，去编辑一部拔萃超群、匠心独具、色彩斑斓、璀璨奇妙的人体形态学图谱并出版，真是太有必要也太重要了。相信本书将是培训"刀到病除，救死扶伤"的临床医生必不可少的工具书。

　　"不要人夸颜色好，只留清气满乾坤"。关于人体形态学图谱，从国外达·芬奇自制的人体解剖图片到现在市场上琳琅满目、随处可见的各种人体解剖图谱，我都阅读过、参考过、使用过、推荐过，也评审过，并从中深刻认识到人体形态学图谱在学医过程中的重要性，在临床手术过程中的指导性，以及对关注人体健康、助力"健康中国2030"的重要作用。

　　"采得百花成蜜后，为谁辛苦为谁甜"。我浏览了由中国医科大学徐国成、柏树令、郭林主编的这部《人体形态学图谱》，他们的工作是汇集2000余张图片铸就成一部图谱，将系统解剖学、局部解剖学、人体组织学、人体断面与影像学不同层面的人体巨、微形态结构图片进行相关解剖学知识的有机融合，以人体的头、颈、胸、腹、盆与会阴、脊柱和四肢共七大部分布局，从人体表面皮肤到各器官系统，从整体到局部，从组织到细胞，从宏观到微观，从基础到临床进行了全景展示，为图谱的阅读者架起了从基础医学到临床医学的人体巨、微形态结构的学习桥梁。

　　"梅花香自苦寒来"。用一部图谱全面展示人体巨、微形态结构，在国内尚属首创。该图谱堪称医学科学百花园中的一朵奇葩。该图谱的人体解剖学知识涵盖面广，是作者们几十年人体结构绘图的工作结晶。该图谱既是医学生和医学专业教师的一本新的教学参考书，又是临床医务人员的一本新的工具书，使关心人体健康的阅读者们多了一位良师益友。

　　我乐于为此书作序，并热忱地把这部巨著推荐给广大的医学生、研究生，特别是临床多科室的医生。

钟世镇

中国工程院资深院士

南方医科大学人体解剖学教授

2024年6月29日于广州

人 体 形 态 学 图 谱

前言

　　《人体形态学图谱》是人体形态结构专著百花园中新开的一朵鲜花，诞生于在整体医学观指导下的整合医学新时代。纵览人类医学发展史，医学发展史可大致分为16世纪以前的经验医学时代、16世纪至20世纪末的实验医学时代和进入21世纪的整合医学新时代。

　　《人体形态学图谱》是国内数十位人体形态学领域培育者几十年积累的成果结晶。全书集2000余张人体巨、微形态结构图片于一体，以标本写生为主，并尽力还原器官结构的本来色彩。图片形象生动、美观、大方、逼真，充分展示了医学美术艺术家所具备的高雅审美观，具有现代风格和整合医学新时代的特点。

　　《人体形态学图谱》将人体形态学科的系统解剖学、局部解剖学、断层解剖学、人体组织学、胚胎发育学等人体巨、微形态结构的图片按整合医学思想进行排列。本书依次按人体的头、颈、胸、腹、盆与会阴、脊柱、四肢顺序排列布局，充分彰显了人体形态结构知识的内涵与外延。本书的知识体系遵循从整体到局部，从宏观到微观，从器官系统到组织细胞，从细胞到分子，从二维到三维，从基础到临床的顺序，全方位展示人体结构的各个层面，为读者提供了极其丰富的信息。

　　本书适于医学院校教师与学生学习，对广大医务工作者、卫生健康工作者具有参考价值。

　　尽管追求完善，但错误仍在所难免，望读者给予批评指正。

编者

2024 年 4 月

人 体 形 态 学 图 谱

目录

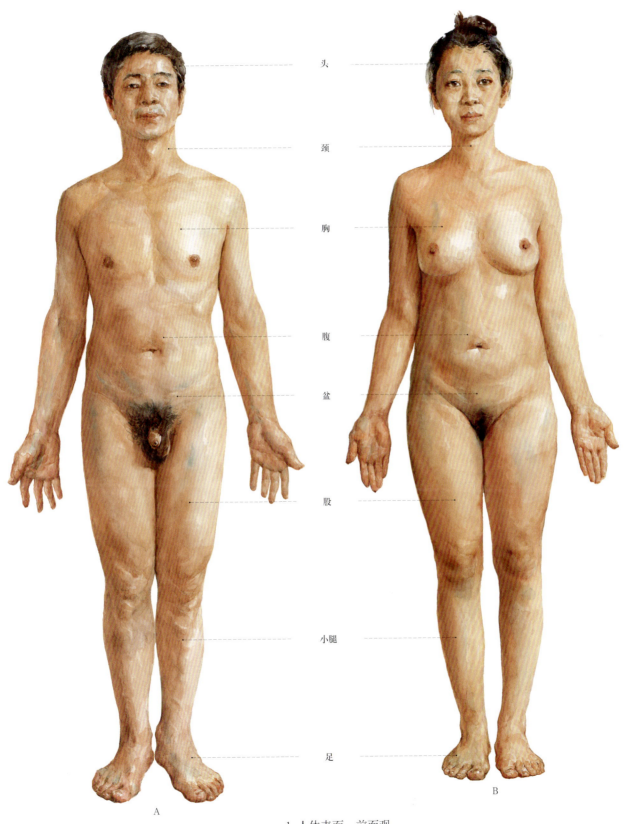

头

颈

胸

腹

盆

股

小腿

足

A

B

1. 人体表面　前面观
A. 男性　B. 女性

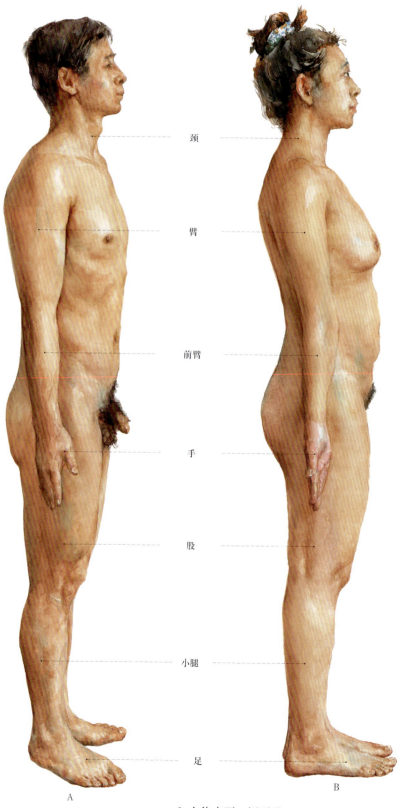

颈

臂

前臂

手

股

小腿

足

A

B

2.人体表面 侧面观

A.男性 B.女性

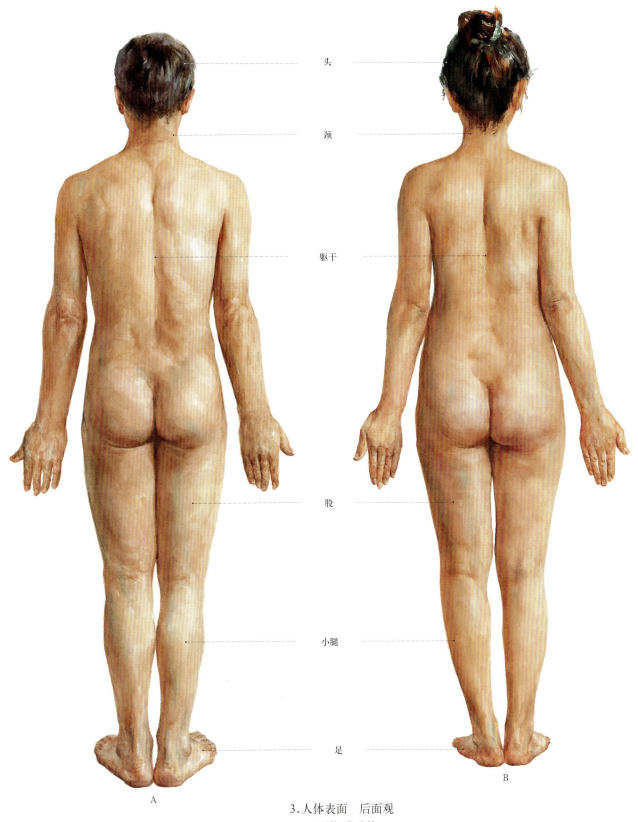

头

颈

躯干

股

小腿

足

3.人体表面　后面观
A.男性　B.女性

A

B

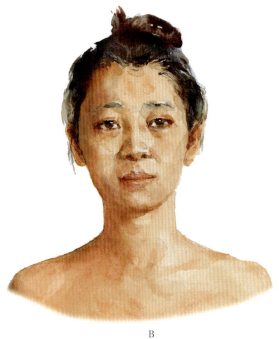

A

4.头表面

B

A.男性　B.女性

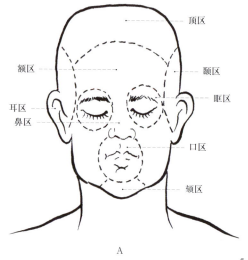

顶区

额区

颞区

眶区

耳区

鼻区

口区

颏区

A

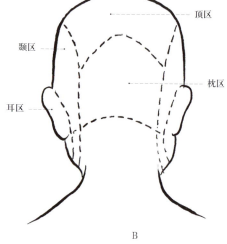

顶区

颞区

枕区

耳区

B

5.头部分区

A.前面观　B.后面观

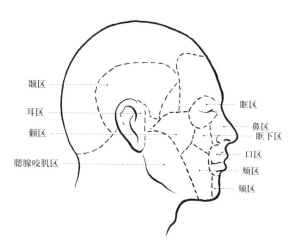

颞区

耳区

颧区

腮腺咬肌区

眶区

鼻区

眶下区

口区

颊区

颏区

6.头面部分区

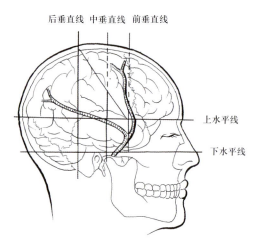

后垂直线　中垂直线　前垂直线

上水平线

下水平线

7.脑膜中动脉、大脑主要沟回的体表投影

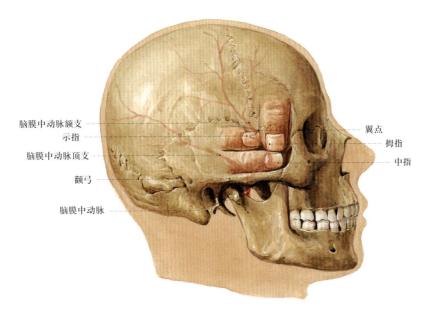

脑膜中动脉额支 ————
示指 ————
脑膜中动脉顶支 ————
颧弓 ————
脑膜中动脉 ————

———— 翼点
———— 拇指
———— 中指

8.脑膜中动脉的体表投影

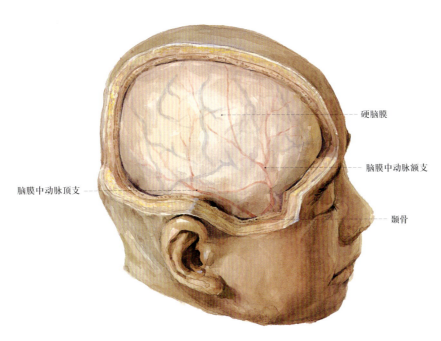

———— 硬脑膜

———— 脑膜中动脉额支

脑膜中动脉顶支 ————

———— 颞骨

9.脑膜中动脉的分布区

帽状腱膜
颅骨膜
硬脑膜
蛛网膜
软脑膜

疏松蜂窝组织
顶骨板障
大脑皮质

帽状腱膜　　　　　　　疏松蜂窝组织
结缔组织　　　　　　　颅骨膜
皮肤　　　　　　　　　骨
　　　　　　　　　　　颞筋膜 { 浅层 / 深层 }

帽状腱膜
额肌
脂肪垫
颞肌

A　　　　　　　　　　B

10.颅顶的层次

A.上外侧面观　B.侧面观

皮肤
皮下组织
浅筋膜
帽状腱膜
腱膜下疏松结缔组织
颅骨外膜
颅骨

11.头皮和颅骨的断面

毛干
表皮
真皮
皮下组织

皮脂腺
竖毛肌
毛根
毛球
毛乳头

12.头皮微细结构

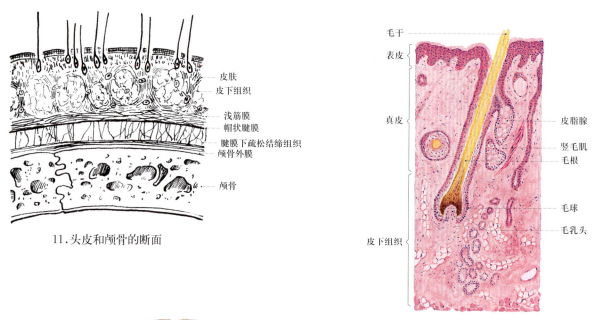

滑车上动脉、神经
眶上动脉
眶上神经外侧支
额神经内侧支
颞浅动脉额支

帽状腱膜
枕大神经
枕动、静脉
枕小神经
耳大神经

13.头顶的血管和神经

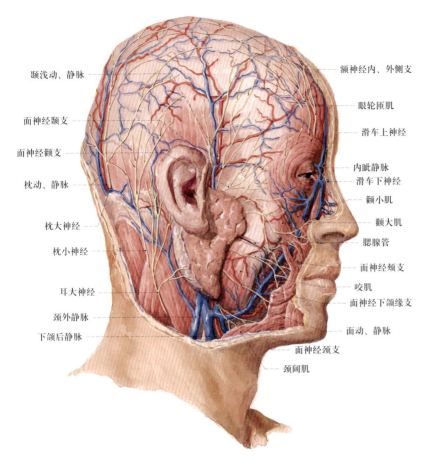

颞浅动、静脉

面神经颞支

面神经颧支

枕动、静脉

枕大神经

枕小神经

耳大神经

颈外静脉

下颌后静脉

额神经内、外侧支

眼轮匝肌

滑车上神经

内眦静脉

滑车下神经

颧小肌

颧大肌

腮腺管

面神经颊支

咬肌

面神经下颌缘支

面动、静脉

面神经颈支

颈阔肌

14.头面部的血管和神经　侧面观

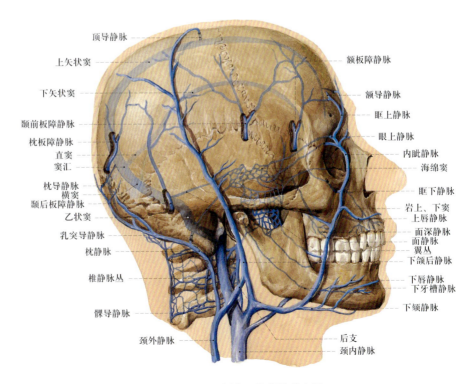

顶导静脉

上矢状窦

下矢状窦

颞前板障静脉

枕板障静脉

直窦

窦汇

枕导静脉

横窦

颞后板障静脉

乙状窦

乳突导静脉

枕静脉

椎静脉丛

髁导静脉

颈外静脉

额板障静脉

额导静脉

眶上静脉

眼上静脉

内眦静脉

海绵窦

眶下静脉

岩上、下窦

上唇静脉

面深静脉

面静脉

翼丛

下颌后静脉

下唇静脉

下牙槽静脉

下颏静脉

后支

颈内静脉

15.颅内、外静脉的交通

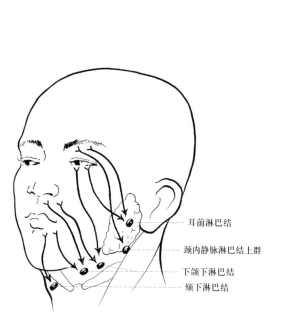

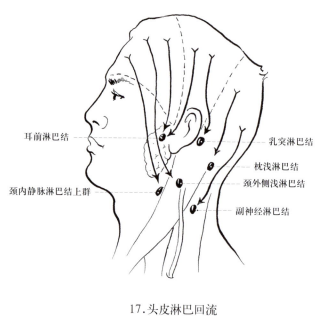

耳前淋巴结

颈内静脉淋巴结上群

乳突淋巴结

枕浅淋巴结

颈外侧浅淋巴结

副神经淋巴结

17.头皮淋巴回流

耳前淋巴结

颈内静脉淋巴结上群

下颌下淋巴结

颏下淋巴结

16.面部皮肤淋巴回流

枕额肌（额腹）

皱眉肌

眼轮匝肌

鼻肌

提上唇肌

口轮匝肌

颊肌

降下唇肌

二腹肌（前腹）

下颌下腺

舌骨

喉结

肩胛舌骨肌（上腹）

胸锁乳突肌

中斜角肌

前斜角肌

帽状腱膜

颞筋膜（深层）

颞肌

枕额肌（枕腹）

腮腺

咬肌

二腹肌（后腹）

肩胛提肌

后斜角肌

斜方肌

肩胛舌骨肌（下腹）

18.头颈肌浅层（外侧面观）

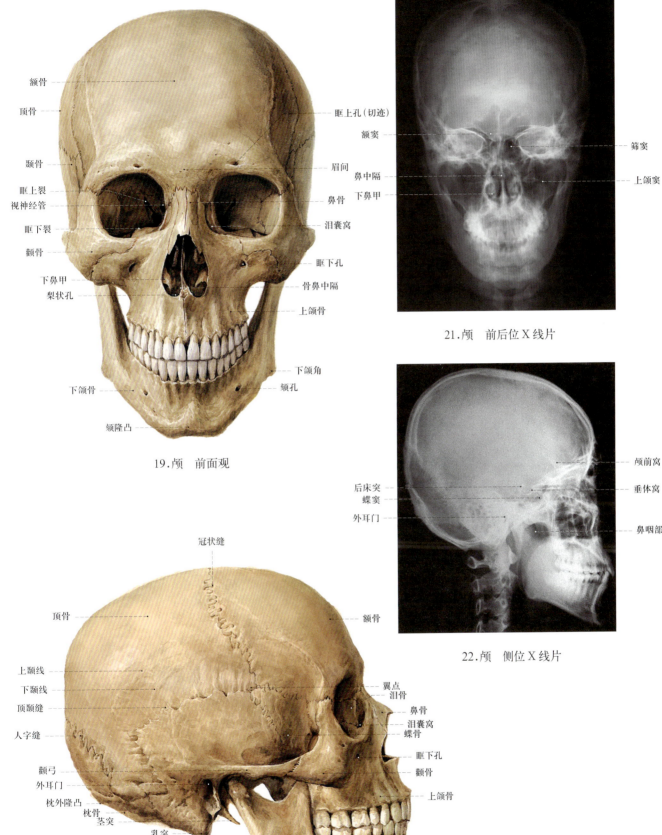

额骨
顶骨
颞骨
眶上裂
视神经管
眶下裂
颧骨
下鼻甲
梨状孔
下颌骨
颏隆凸

眶上孔（切迹）
眉间
鼻骨
泪囊窝
眶下孔
骨鼻中隔
上颌骨
下颌角
颏孔

19. 颅　前面观

额窦
鼻中隔
下鼻甲

筛窦
上颌窦

21. 颅　前后位 X 线片

后床突
蝶窦
外耳门

颅前窝
垂体窝
鼻咽部

22. 颅　侧位 X 线片

冠状缝

顶骨
上颞线
下颞线
顶颞缝
人字缝
颧弓
外耳门
枕外隆凸
枕骨
茎突
乳突
下颌角

额骨
翼点
泪骨
鼻骨
泪囊窝
蝶骨
眶下孔
颧骨
上颌骨
颏孔
下颌体

20. 颅　侧面观

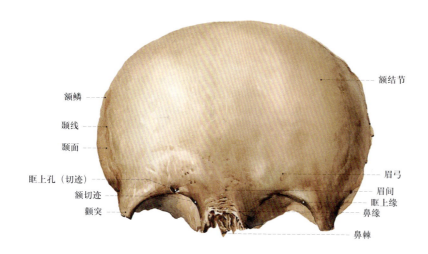

额鳞

颞线

颞面

眶上孔（切迹）

额切迹

颧突

额结节

眉弓

眉间

眶上缘

鼻缘

鼻棘

23.额骨　前面观

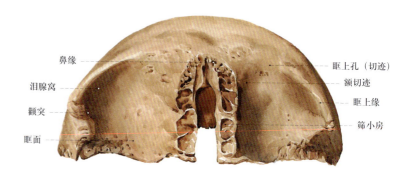

鼻缘

泪腺窝

颧突

眶面

眶上孔（切迹）

额切迹

眶上缘

筛小房

24.额骨　下面观

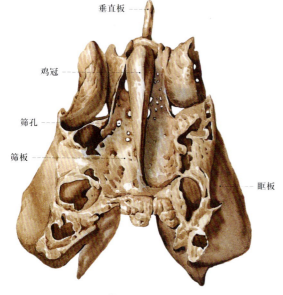

垂直板

鸡冠

筛孔

筛板

眶板

25.筛骨　上面观

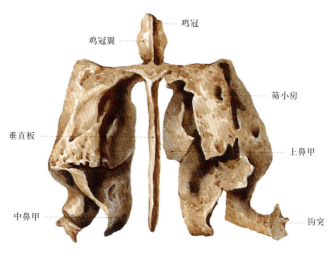

鸡冠翼

鸡冠

垂直板

中鼻甲

筛小房

上鼻甲

钩突

26.筛骨　后面观

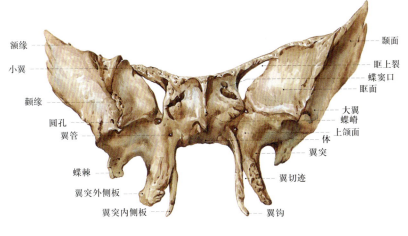

额缘　小翼　颧缘　圆孔　翼管　蝶棘　翼突外侧板　翼突内侧板

颞面　眶上裂　蝶窦口　眶面　大翼　蝶嵴　上颌面　体　翼突　翼切迹　翼钩

27.蝶骨　前面观

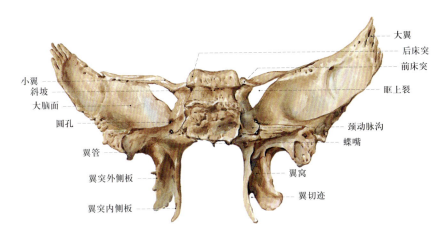

小翼　斜坡　大脑面　圆孔　翼管　翼突外侧板　翼突内侧板

大翼　后床突　前床突　眶上裂　颈动脉沟　蝶嘴　翼窝　翼切迹

28.蝶骨　后面观

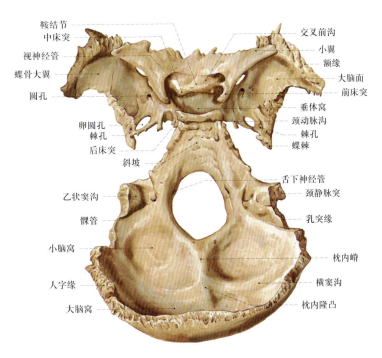

鞍结节　中床突　视神经管　蝶骨大翼　圆孔　卵圆孔　棘孔　后床突　斜坡　乙状窦沟　髁管　小脑窝　人字缘　大脑窝

交叉前沟　小翼　额缘　大脑面　前床突　垂体窝　颈动脉沟　棘孔　蝶棘　舌下神经管　颈静脉突　乳突缘　枕内嵴　横窦沟　枕内隆凸

29.枕骨和蝶骨　上面观

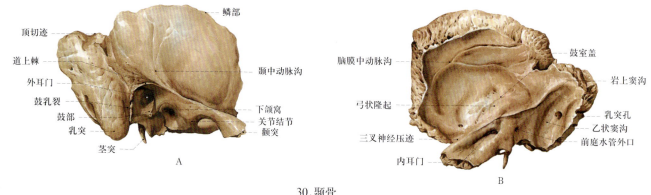

顶切迹
道上棘
外耳门
鼓乳裂
鼓部
乳突
茎突
鳞部
颞中动脉沟
下颌窝
关节结节
颧突

A

脑膜中动脉沟
弓状隆起
三叉神经压迹
内耳门
鼓室盖
岩上窦沟
乳突孔
乙状窦沟
前庭水管外口

B

30.颞骨

A.外侧面观　B.内侧面观

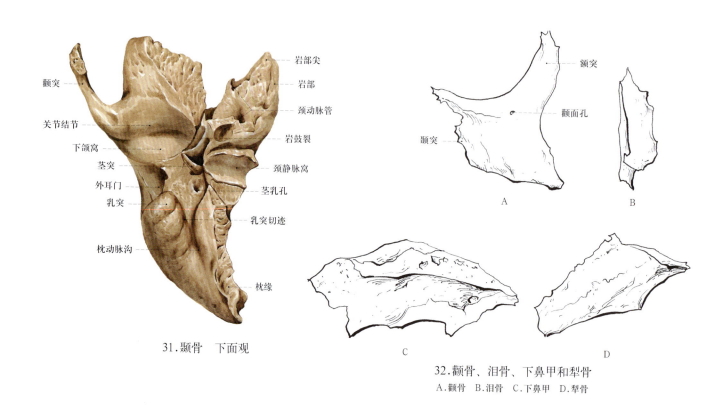

颧突
关节结节
下颌窝
茎突
外耳门
乳突
枕动脉沟
岩部尖
岩部
颈动脉管
岩鼓裂
颈静脉窝
茎乳孔
乳突切迹
枕缘

31.颞骨　下面观

额突
颧面孔
颧突

A

B

C

D

32.颧骨、泪骨、下鼻甲和犁骨

A.颧骨　B.泪骨　C.下鼻甲　D.犁骨

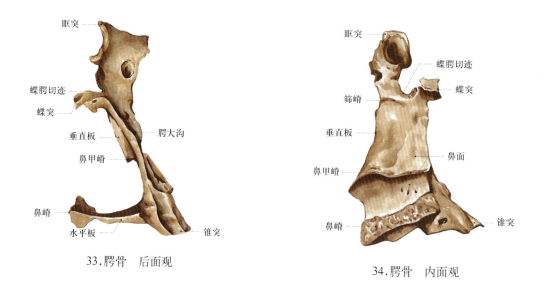

眶突
蝶腭切迹
蝶突
垂直板
鼻甲嵴
鼻嵴
水平板
腭大沟
锥突

33.腭骨　后面观

眶突
蝶腭切迹
蝶突
筛嵴
垂直板
鼻甲嵴
鼻嵴
鼻面
锥突

34.腭骨　内面观

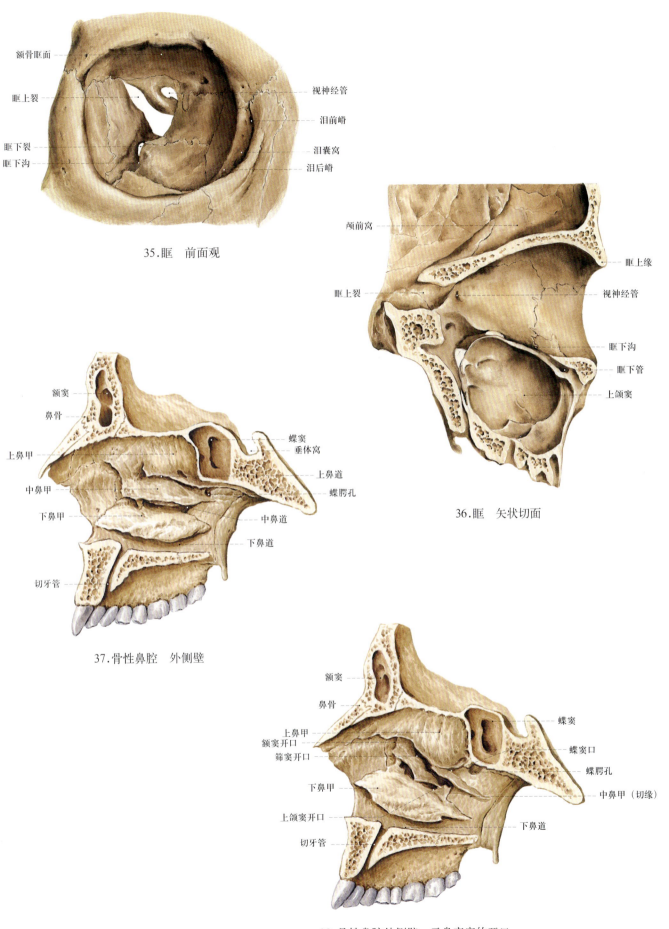

额骨眶面

眶上裂

眶下裂
眶下沟

视神经管

泪前嵴

泪囊窝

泪后嵴

35. 眶　前面观

颅前窝

眶上裂

眶上缘

视神经管

眶下沟

眶下管

上颌窦

36. 眶　矢状切面

额窦

鼻骨

上鼻甲

中鼻甲

下鼻甲

切牙管

蝶窦
垂体窝

上鼻道

蝶腭孔

中鼻道

下鼻道

37. 骨性鼻腔　外侧壁

额窦

鼻骨

上鼻甲
额窦开口
筛窦开口

下鼻甲

上颌窦开口

切牙管

蝶窦

蝶窦口

蝶腭孔

中鼻甲（切缘）

下鼻道

38. 骨性鼻腔外侧壁　示鼻旁窦的开口

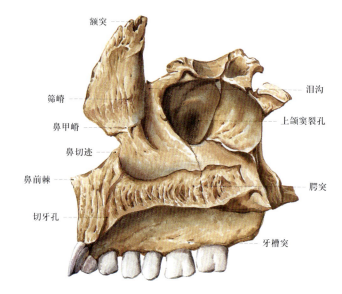

40.上颌骨　内面观

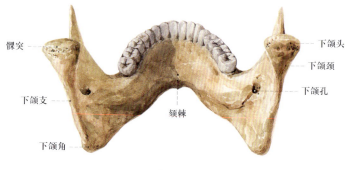

39.上颌骨　外面观

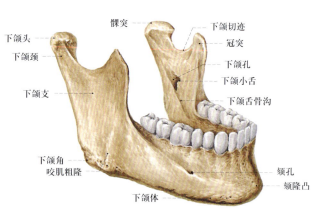

41.下颌骨　前外侧面观

42.下颌骨　后面观

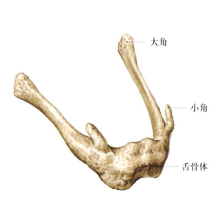

43.舌骨

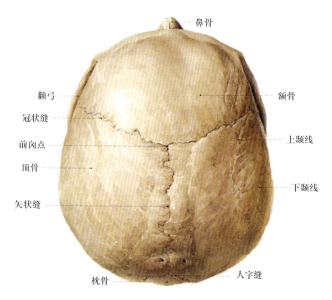

44.颅　上面观

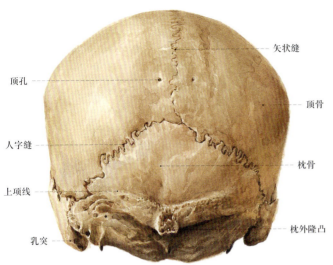

矢状缝

顶孔

顶骨

人字缝

枕骨

上项线

枕外隆凸

乳突

45. 颅　后面观

额嵴

盲孔

鸡冠

蝶骨小翼

筛板

交叉前沟

视神经管

鞍结节

前床突

圆孔

垂体窝

颈动脉沟

后床突

卵圆孔

鞍背

破裂孔

斜坡

棘孔

内耳门

岩下窦沟

岩上窦沟

颈静脉

舌下神经管

乙状窦沟

枕骨大孔

枕内嵴

枕内隆凸

横窦沟

46. 颅底　内面观

鸡冠

垂体窝

鞍背

枕骨大孔

枕内嵴

枕内隆凸

47. 颅底中线区　示意图

视交叉
颈内动脉
海绵窦
垂体
蝶窦

动眼神经
滑车神经
展神经
眼神经
上颌神经

48.海绵窦　冠状切面

漏斗
视交叉
垂体
蝶窦

鞍膈
鞍背
脑桥
海绵前、后窦

49.海绵窦　矢状切面

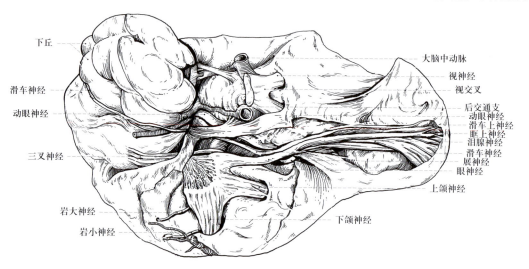

下丘
滑车神经
动眼神经
三叉神经
岩大神经
岩小神经

大脑中动脉
视神经
视交叉
后交通支
动眼神经
滑车上神经
眶上神经
泪腺神经
滑车神经
展神经
眼神经
上颌神经
下颌神经

50.海绵窦的血管、神经（1）

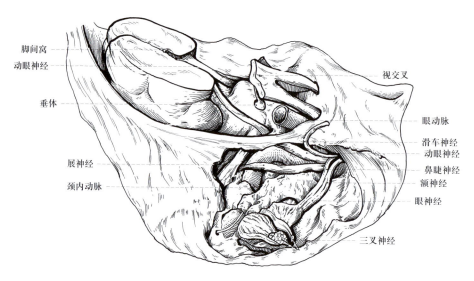

脚间窝
动眼神经
垂体
展神经
颈内动脉

视交叉
眼动脉
滑车神经
动眼神经
鼻睫神经
额神经
眼神经
三叉神经

51.海绵窦的血管、神经（2）

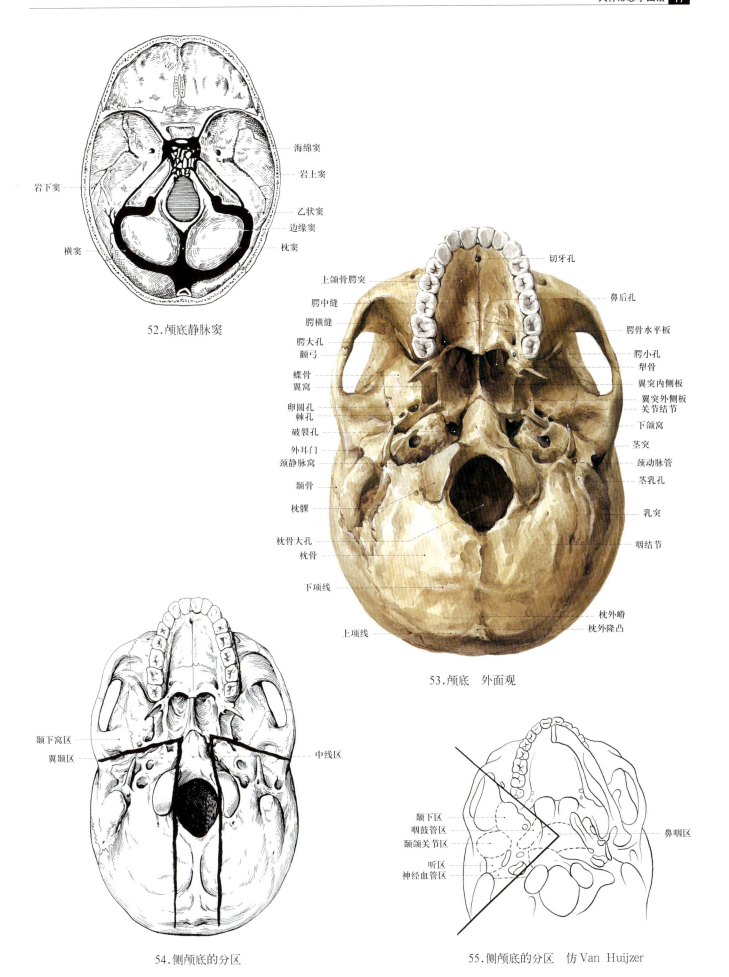

海绵窦
岩上窦
乙状窦
边缘窦
枕窦
岩下窦
横窦

52.颅底静脉窦

上颌骨腭突
腭中缝
腭横缝
腭大孔
颧弓
蝶骨
翼窝
卵圆孔
棘孔
破裂孔
外耳门
颈静脉窝
颞骨
枕髁
枕骨大孔
枕骨
下项线
上项线

切牙孔
鼻后孔
腭骨水平板
腭小孔
犁骨
翼突内侧板
翼突外侧板
关节结节
下颌窝
茎突
颈动脉管
茎乳孔
乳突
咽结节
枕外嵴
枕外隆凸

53.颅底 外面观

颞下窝区
翼颞区
中线区

54.侧颅底的分区

颞下区
咽鼓管区
颞颌关节区
听区
神经血管区
鼻咽区

55.侧颅底的分区 仿 Van Huijzer

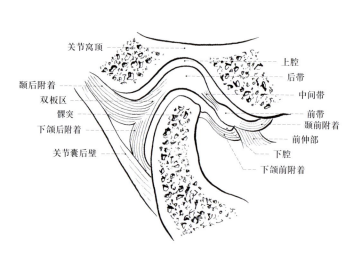

56.颞下颌关节盘

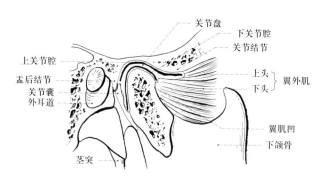

57.关节　矢状切面观

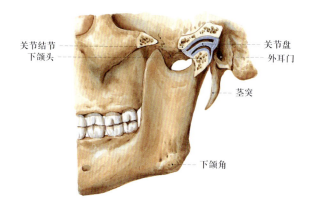

59.颞下颌关节　矢状切面观

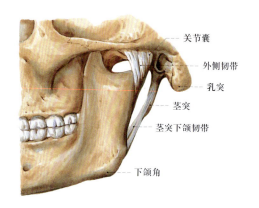

58.颞下颌关节　外面观

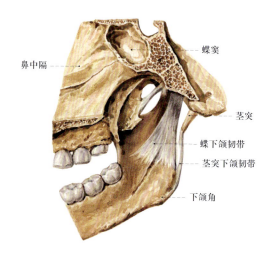

60.颞下颌关节　内侧面观

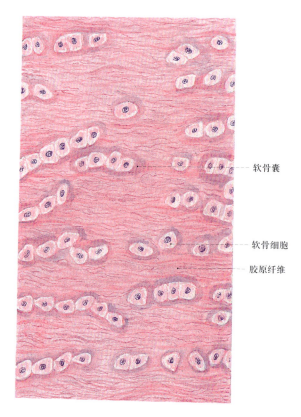

61.关节纤维软骨微细结构

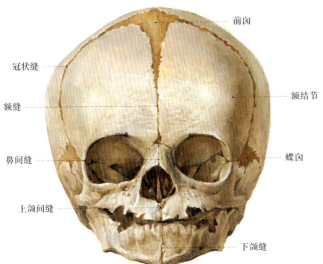

前囟
冠状缝
额缝
鼻间缝
上颌间缝
额结节
蝶囟
下颌缝

62.新生儿颅骨　前面观

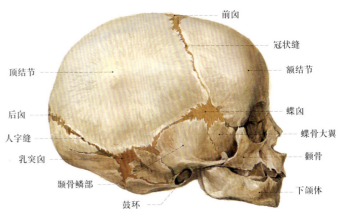

前囟
冠状缝
额结节
蝶囟
蝶骨大翼
颧骨
下颌体
顶结节
后囟
人字缝
乳突囟
颞骨鳞部
鼓环

63.新生儿颅骨　侧面观

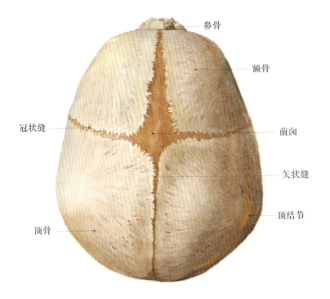

鼻骨
额骨
冠状缝
前囟
矢状缝
顶结节
顶骨

64.新生儿颅　上面观

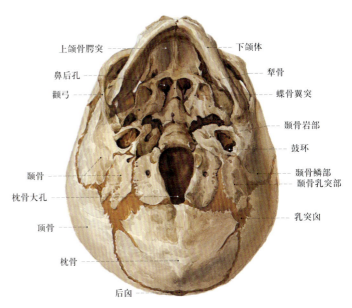

上颌骨腭突
鼻后孔
颧弓
颞骨
枕骨大孔
顶骨
枕骨
后囟
下颌体
犁骨
蝶骨翼突
颞骨岩部
鼓环
颞骨鳞部
颞骨乳突部
乳突囟

65.新生儿颅底　下面观

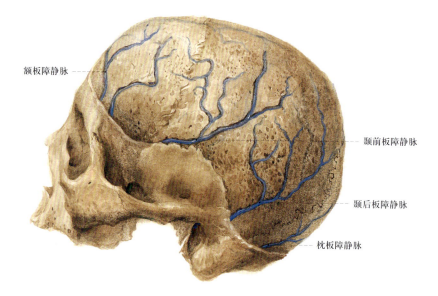

66.板障静脉

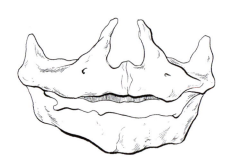

67.新生儿上、下颌骨

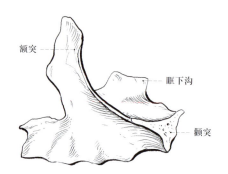

68.新生儿上颌骨（1）

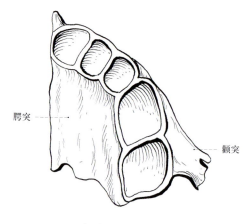

69.新生儿上颌骨（2）

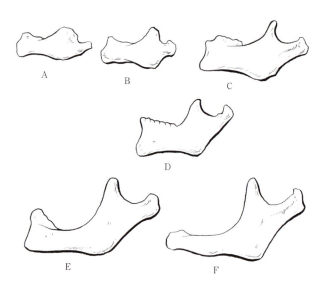

70.下颌骨的增龄变化
A.新生儿　B.2岁　C.10岁　D.20岁　E.50岁　F.65岁

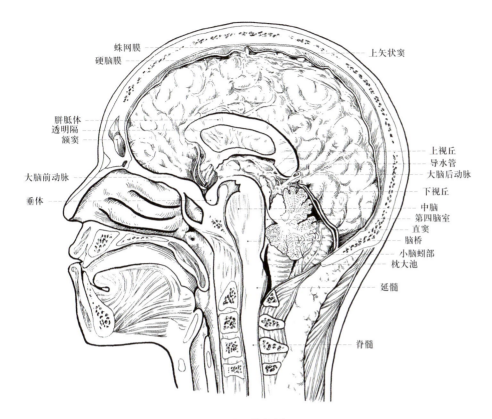

蛛网膜
硬脑膜
上矢状窦
胼胝体
透明隔
额窦
上视丘
导水管
大脑后动脉
下视丘
大脑前动脉
中脑
垂体
第四脑室
直窦
脑桥
小脑蚓部
枕大池
延髓
脊髓

71.脑干的位置

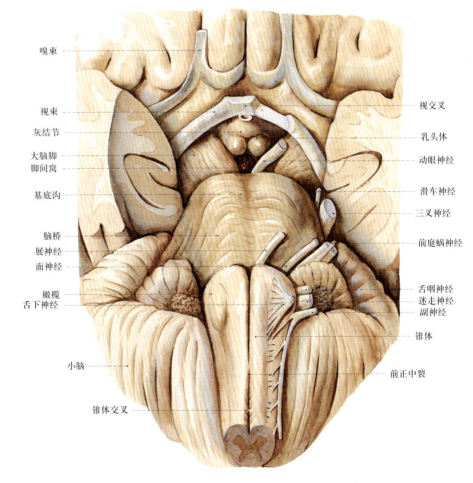

嗅束
视束
视交叉
灰结节
乳头体
大脑脚
动眼神经
脚间窝
滑车神经
基底沟
三叉神经
脑桥
前庭蜗神经
展神经
面神经
橄榄
舌咽神经
舌下神经
迷走神经
副神经
锥体
小脑
前正中裂
锥体交叉

72.脑干　腹侧面观

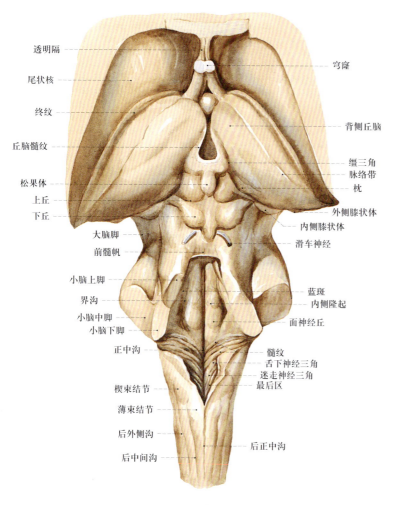

透明隔
尾状核
终纹
丘脑髓纹
松果体
上丘
下丘
大脑脚
前髓帆
小脑上脚
界沟
小脑中脚
小脑下脚
正中沟
楔束结节
薄束结节
后外侧沟
后中间沟

穹窿
背侧丘脑
缰三角
脉络带
枕
外侧膝状体
内侧膝状体
滑车神经
蓝斑
内侧隆起
面神经丘
髓纹
舌下神经三角
迷走神经三角
最后区
后正中沟

73.脑干　背侧面观

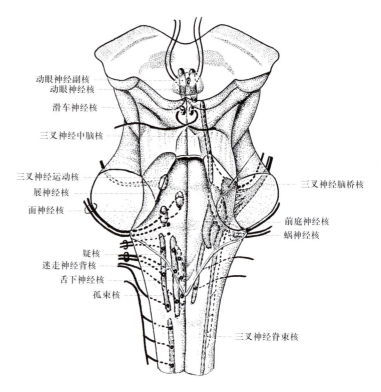

动眼神经副核
动眼神经核
滑车神经核
三叉神经中脑核
三叉神经运动核
展神经核
面神经核
疑核
迷走神经背核
舌下神经核
孤束核

三叉神经脑桥核
前庭神经核
蜗神经核
三叉神经脊束核

74.脑神经核功能柱　背面观

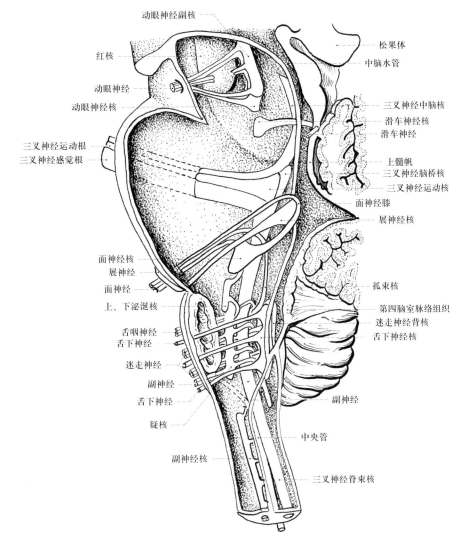

动眼神经副核
红核
动眼神经
动眼神经核
三叉神经运动根
三叉神经感觉根
面神经核
展神经
面神经
上、下泌涎核
舌咽神经
舌下神经
迷走神经
副神经
舌下神经
疑核
副神经核

松果体
中脑水管
三叉神经中脑核
滑车神经核
滑车神经
上髓帆
三叉神经脑桥核
三叉神经运动核
面神经膝
展神经核
孤束核
第四脑室脉络组织
迷走神经背核
舌下神经核
副神经
中央管
三叉神经脊束核

75. 脑神经核与脑神经关系　模式图

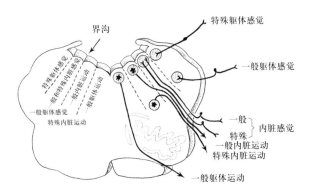

界沟
特殊躯体感觉
特殊躯体感觉
一般和特殊内脏感觉
一般躯体运动
特殊内脏运动
一般躯体感觉
特殊内脏运动
一般躯体感觉
一般
内脏感觉
特殊
一般内脏运动
特殊内脏运动
一般躯体运动

76. 延髓上部水平面脑神经核排列

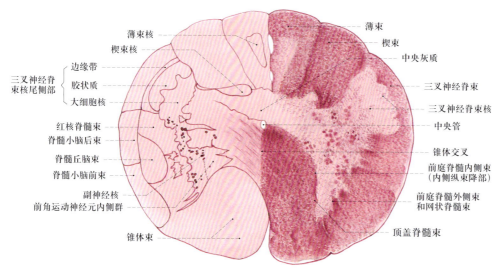

薄束核
楔束核
边缘带
三叉神经脊
束核尾侧部　胶状质
大细胞核
红核脊髓束
脊髓小脑后束
脊髓丘脑束
脊髓小脑前束
副神经核
前角运动神经元内侧群
锥体束

薄束
楔束
中央灰质
三叉神经脊束
三叉神经脊束核
中央管
锥体交叉
前庭脊髓内侧束
（内侧纵束降部）
前庭脊髓外侧束
和网状脊髓束
顶盖脊髓束

77.延髓　锥体交叉平面

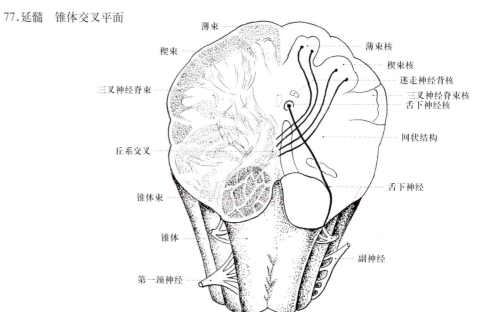

薄束
楔束
三叉神经脊束
丘系交叉
锥体束
锥体
第一颈神经

薄束核
楔束核
迷走神经背核
三叉神经脊束核
舌下神经核
网状结构
舌下神经
副神经

78.延髓横断面　经舌下神经核

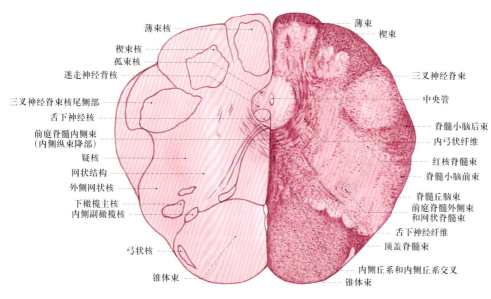

薄束核
楔束核
孤束核
迷走神经背核
三叉神经脊束核尾侧部
舌下神经核
前庭脊髓内侧束
（内侧纵束降部）
疑核
网状结构
外侧网状核
下橄榄主核
内侧副橄榄核
弓状核
锥体束

薄束
楔束
三叉神经脊束
中央管
脊髓小脑后束
内弓状纤维
红核脊髓束
脊髓小脑前束
脊髓丘脑束
前庭脊髓外侧束
和网状脊髓束
舌下神经纤维
顶盖脊髓束
内侧丘系和内侧丘系交叉
锥体束

79.延髓水平切面　经内侧丘系交叉

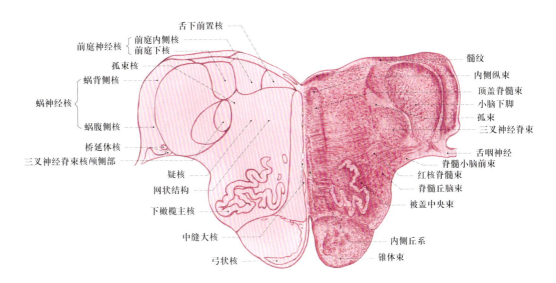

迷走神经背核　背侧纵束　孤束
前庭内侧核　小脑下脚
前庭神经核　前庭下核　内侧纵束
楔束副核　顶盖脊髓束
孤束核　三叉神经脊束
舌下神经核
三叉神经脊束核极间部　红核脊髓束
疑核　脊髓小脑前束
网状结构　脊髓丘脑束
外侧网状核　舌下神经纤维
内侧丘系
背侧副橄榄核
下橄榄核　下橄榄主核　被盖中央束
内侧副橄榄核
锥体束　锥体束

80.延髓　橄榄中部平面切面

舌下前置核
前庭内侧核　髓纹
前庭神经核　前庭下核　内侧纵束
孤束核　顶盖脊髓束
蜗背侧核　小脑下脚
蜗神经核　孤束
三叉神经脊束
蜗腹侧核
桥延体核　舌咽神经
三叉神经脊束核颅侧部　脊髓小脑前束
疑核　红核脊髓束
网状结构　脊髓丘脑束
下橄榄主核　被盖中央束
中缝大核　内侧丘系
弓状核　锥体束

81.延髓水平切面　经橄榄上部

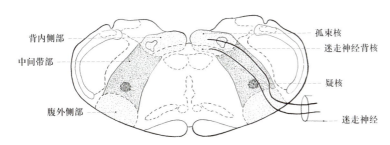

背内侧部　孤束核
迷走神经背核
中间带部　疑核
腹外侧部　迷走神经

82.延髓内脏带

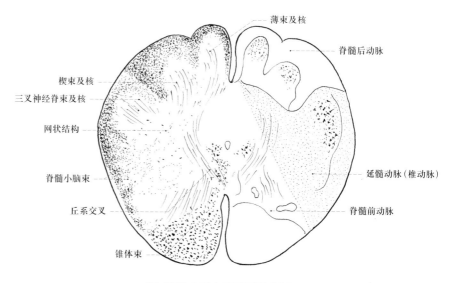

滑车神经

外侧膝状体
内侧膝状体
上丘
下丘
三叉神经
外侧丘系
前庭蜗神经
小脑下脚

三叉神经脊束
橄榄
小脑

大脑脚

脑桥基底部

视束

嗅束

视神经
动眼神经

内侧丘系
斜方体
前庭蜗神经
锥体

83.内侧丘系与外侧丘系

薄束及核

脊髓后动脉

楔束及核

三叉神经脊束及核

网状结构

脊髓小脑束

丘系交叉

延髓动脉(椎动脉)

脊髓前动脉

锥体束

84.延髓丘系交叉平面供血区

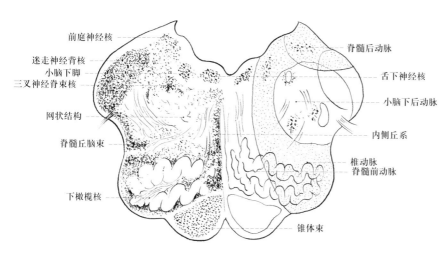

前庭神经核

迷走神经背核
小脑下脚
三叉神经脊束核

网状结构

脊髓丘脑束

下橄榄核

脊髓后动脉

舌下神经核

小脑下后动脉

内侧丘系

椎动脉
脊髓前动脉

锥体束

85.延髓橄榄中高平面供血区

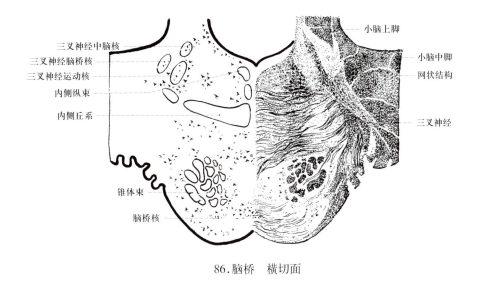

三叉神经中脑核
三叉神经脑桥核
三叉神经运动核
内侧纵束
内侧丘系

小脑上脚
小脑中脚
网状结构

三叉神经

锥体束
脑桥核

86.脑桥　横切面

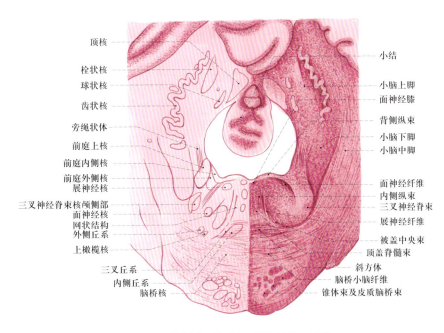

顶核
栓状核
球状核
齿状核
旁绳状体
前庭上核
前庭内侧核
前庭外侧核
展神经核
三叉神经脊束核颅侧部
面神经核
网状结构
外侧丘系
上橄榄核
三叉丘系
内侧丘系
脑桥核

小结
小脑上脚
面神经膝
背侧纵束
小脑下脚
小脑中脚
面神经纤维
内侧纵束
三叉神经脊束
展神经纤维
被盖中央束
顶盖脊髓束
斜方体
脑桥小脑纤维
锥体束及皮质脑桥束

87.脑桥水平切面　经脑桥中、下部

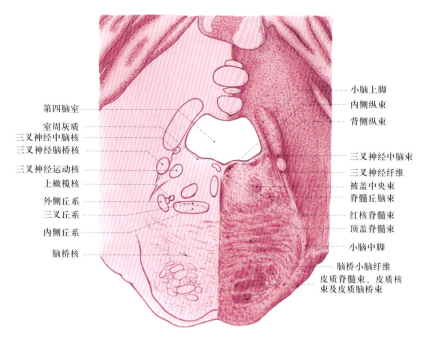

第四脑室
室周灰质
三叉神经中脑核
三叉神经脑桥核
三叉神经运动核
上橄榄核
外侧丘系
三叉丘系
内侧丘系
脑桥核

小脑上脚
内侧纵束
背侧纵束
三叉神经中脑束
三叉神经纤维
被盖中央束
脊髓丘脑束
红核脊髓束
顶盖脊髓束
小脑中脚
脑桥小脑纤维
皮质脊髓束、皮质核束及皮质脑桥束

88.脑桥水平切面　经脑桥中部

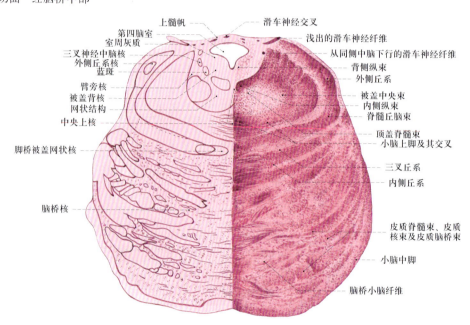

上髓帆
第四脑室
室周灰质
三叉神经中脑核
外侧丘系核
蓝斑
臂旁核
被盖背核
网状结构
中央上核
脚桥被盖网状核
脑桥核

滑车神经交叉
浅出的滑车神经纤维
从同侧中脑下行的滑车神经纤维
背侧纵束
外侧丘系
被盖中央束
内侧纵束
脊髓丘脑束
顶盖脊髓束
小脑上脚及其交叉
三叉丘系
内侧丘系
皮质脊髓束、皮质核束及皮质脑桥束
小脑中脚
脑桥小脑纤维

89.脑桥水平切面　经脑桥上部

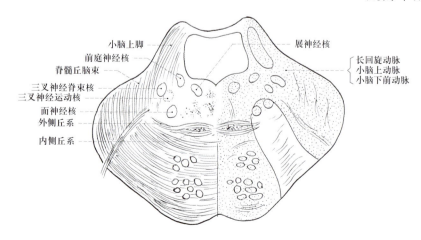

小脑上脚
前庭神经核
脊髓丘脑束
三叉神经脊束核
三叉神经运动核
面神经核
外侧丘系
内侧丘系

展神经核
长回旋动脉
小脑上动脉
小脑下前动脉

90.脑桥中部平面供血区

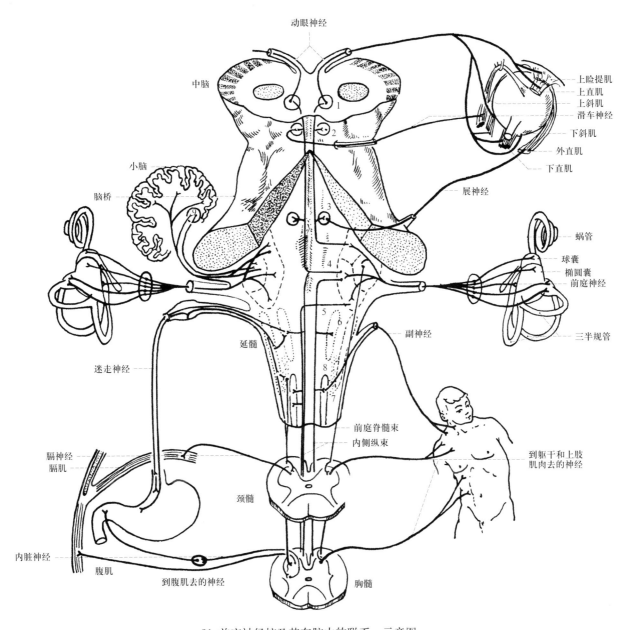

动眼神经

中脑

上睑提肌
上直肌
上斜肌
滑车神经
下斜肌
外直肌
下直肌

小脑

脑桥

展神经

蜗管

球囊
椭圆囊
前庭神经

三半规管

副神经

延髓

迷走神经

前庭脊髓束
内侧纵束

膈神经
膈肌

到躯干和上肢
肌肉去的神经

颈髓

内脏神经

腹肌

到腹肌去的神经

胸髓

91.前庭神经核及其在脑内的联系　示意图

1.动眼神经核　2.滑车神经核　3.展神经核　4.前庭神经核　5.迷走神经背核
6.孤束核　7.副神经核　8.网状结构　9.小脑中央核

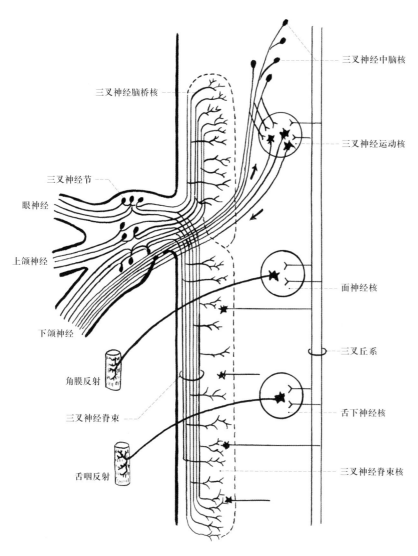

三叉神经脑桥核

三叉神经节

眼神经

上颌神经

下颌神经

角膜反射

三叉神经脊束

舌咽反射

三叉神经中脑核

三叉神经运动核

面神经核

三叉丘系

舌下神经核

三叉神经脊束核

92.三叉神经核团及其纤维联系　示意图

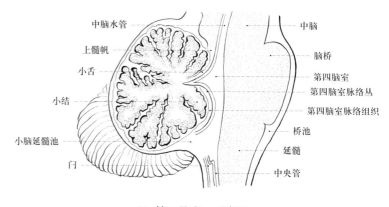

中脑水管

上髓帆

小舌

小结

小脑延髓池

闩

中脑

脑桥

第四脑室

第四脑室脉络丛

第四脑室脉络组织

桥池

延髓

中央管

93.第四脑室　示意图

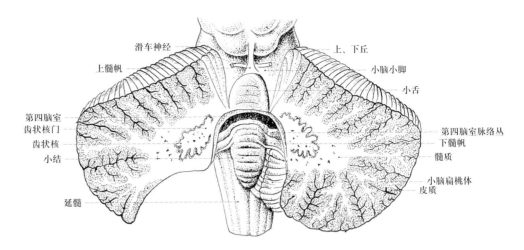

滑车神经　　　　　　　　　　　　上、下丘
上髓帆　　　　　　　　　　　　　　小脑小脚
　　　　　　　　　　　　　　　　　小舌
第四脑室
齿状核门　　　　　　　　　　　　第四脑室脉络丛
齿状核　　　　　　　　　　　　　下髓帆
小结　　　　　　　　　　　　　　髓质
　　　　　　　　　　　　　　　　小脑扁桃体
　　　　　　　　　　　　　　　　皮质
延髓

94.第四脑室顶　最上部被切除

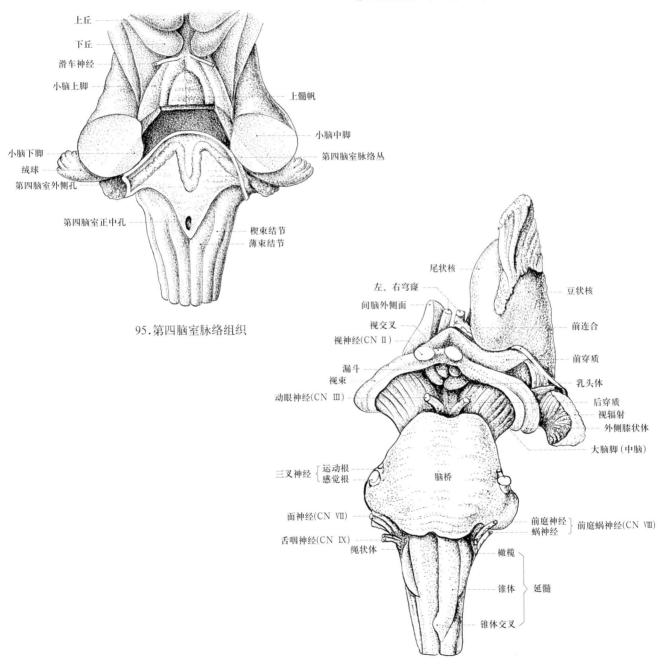

上丘
下丘
滑车神经
小脑上脚　　　　　　　　　　　　上髓帆
　　　　　　　　　　　　　　　　小脑中脚
小脑下脚　　　　　　　　　　　　第四脑室脉络丛
绒球
第四脑室外侧孔
第四脑室正中孔　　　　　　　　楔束结节
　　　　　　　　　　　　　　　薄束结节

95.第四脑室脉络组织

尾状核　　　　　　　　　　　　豆状核
左、右穹窿
间脑外侧面
视交叉　　　　　　　　　　　　前连合
视神经(CN Ⅱ)　　　　　　　前穿质
漏斗　　　　　　　　　　　　　乳头体
视束　　　　　　　　　　　　　后穿质
动眼神经(CN Ⅲ)　　　　　　视辐射
　　　　　　　　　　　　　　　外侧膝状体
　　　　　　　　　　　　　　　大脑脚(中脑)
三叉神经 { 运动根　脑桥
　　　　　 感觉根
面神经(CN Ⅶ)　　　　　　　前庭神经 } 前庭蜗神经(CN Ⅷ)
　　　　　　　　　　　　　　　蜗神经
舌咽神经(CN Ⅸ)
绳状体　　　　　　　　　　　橄榄
　　　　　　　　　　　　　　锥体　延髓
　　　　　　　　　　　　　　锥体交叉

96.中脑　腹侧面

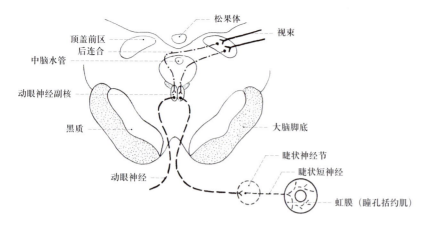

松果体
视束
顶盖前区
后连合
中脑水管
动眼神经副核
黑质
大脑脚底
动眼神经
睫状神经节
睫状短神经
虹膜（瞳孔括约肌）

97.中脑顶盖前区的核团及其纤维联系

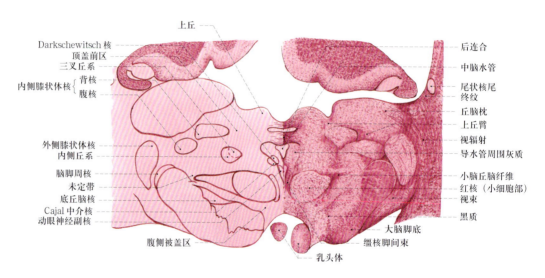

上丘
Darkschewitsch核
顶盖前区
三叉丘系
内侧膝状体核 { 背核 腹核
外侧膝状体核
内侧丘系
脑脚周核
未定带
底丘脑核
Cajal 中介核
动眼神经副核
腹侧被盖区
乳头体
后连合
中脑水管
尾状核尾
终纹
丘脑枕
上丘臂
视辐射
导水管周围灰质
小脑丘脑纤维
红核（小细胞部）
视束
黑质
大脑脚底
缰核脚间束

98.中脑上端与间脑之间水平切面　经后连合

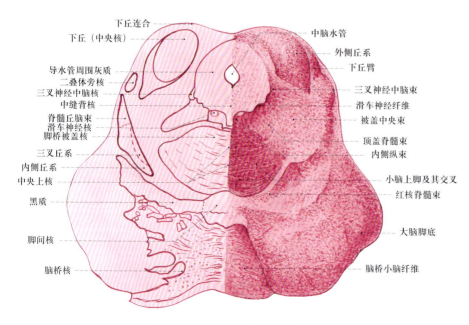

下丘连合
下丘（中央核）
导水管周围灰质
二叠体旁核
三叉神经中脑核
中缝背核
脊髓丘脑束
滑车神经核
脑桥被盖核
三叉丘系
内侧丘系
中央上核
黑质
脚间核
脑桥核
中脑水管
外侧丘系
下丘臂
三叉神经中脑束
滑车神经纤维
被盖中央束
顶盖脊髓束
内侧纵束
小脑上脚及其交叉
红核脊髓束
大脑脚底
脑桥小脑纤维

99.中脑水平切面　经下丘

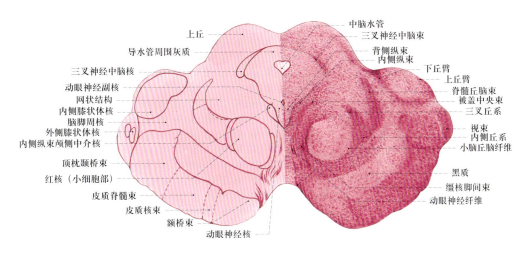

100. 中脑水平切面　经上丘颅侧部

中脑水管
三叉神经中脑束
背侧纵束
内侧纵束
下丘臂
上丘臂
脊髓丘脑束
被盖中央束
三叉丘系
视束
内侧丘系
小脑丘脑纤维
黑质
缰核脚间束
动眼神经纤维

上丘
导水管周围灰质
三叉神经中脑核
动眼神经副核
网状结构
内侧膝状体核
脑脚周核
外侧膝状体核
内侧纵束颅侧中介核
顶枕颞桥束
红核（小细胞部）
皮质脊髓束
皮质核束
额桥束
动眼神经核

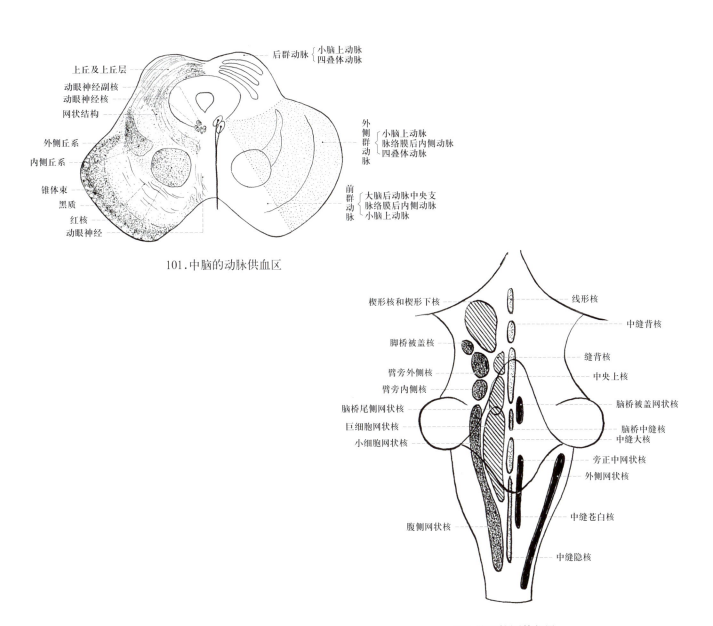

101. 中脑的动脉供血区

上丘及上丘层
动眼神经副核
动眼神经核
网状结构
外侧丘系
内侧丘系
锥体束
黑质
红核
动眼神经

后群动脉 { 小脑上动脉
四叠体动脉 }

外侧群动脉 { 小脑上动脉
脉络膜后内侧动脉
四叠体动脉 }

前群动脉 { 大脑后动脉中央支
脉络膜后内侧动脉
小脑上动脉 }

102. 脑干核团的位置

楔形核和楔形下核
脚桥被盖核
臂旁外侧核
臂旁内侧核
脑桥尾侧网状核
巨细胞网状核
小细胞网状核
腹侧网状核

线形核
中缝背核
缝背核
中央上核
脑桥被盖网状核
脑桥中缝核
中缝大核
旁正中网状核
外侧网状核
中缝苍白核
中缝隐核

 外侧核　 内侧核　 中缝核　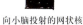 向小脑投射的网状核

纹状体
隔区
下丘脑
中央上核
中缝背核
中缝大核
中缝苍白核

海马
杏仁体
背侧丘脑
导水管周围灰质
嘴侧线形核
蓝斑核
脑桥中缝核
中缝隐核

103.脑干网状结构的核团

丘脑皮质束
（特异投射纤维）
颞横回
内侧膝状体核
外侧丘系
蜗神经核
蜗神经节

丘脑皮质束
（特异投射纤维）
丘脑板内核
丘脑腹后外侧核
内侧膝状体核
外侧网状结构
内侧网状结构
脊髓丘脑束

脊髓后角神经元
脊神经节

104.上行网状激动系统　示意图

大脑皮质
纹状体

顶核
网状结构易化区
网状结构抑制区

105.网状结构下行调节系统　示意图

新皮质
纹状体
下丘脑
腹侧纹状体
中央内侧杏仁核
海马
内嗅皮质
尾侧中缝核

至海马
嘴侧中缝核
孤束－迷走复合体

106.5－羟色胺能通路

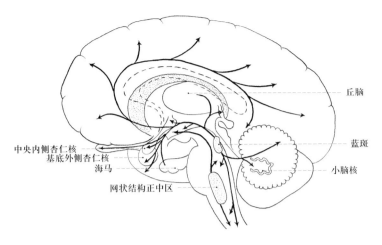

丘脑

蓝斑

中央内侧杏仁核
基底外侧杏仁核
海马
网状结构正中区

小脑核

107.去甲肾上腺素能通路

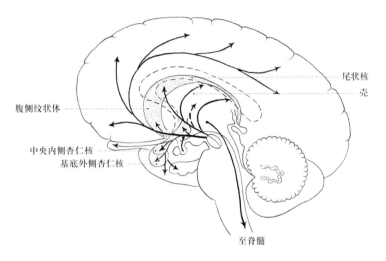

尾状核

壳

腹侧纹状体

中央内侧杏仁核
基底外侧杏仁核

至脊髓

108.多巴胺能通路

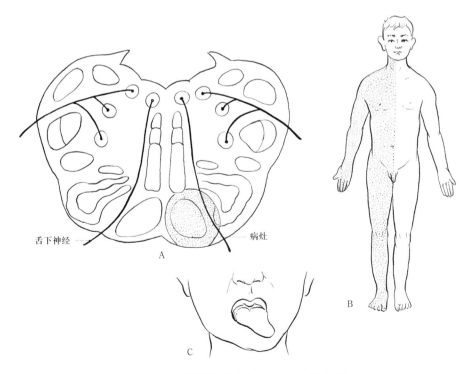

舌下神经

病灶

A

C

B

109.延髓前部综合征　Jackson 综合征

A.锥体束受损　B.对侧偏瘫　C.左舌下神经麻痹

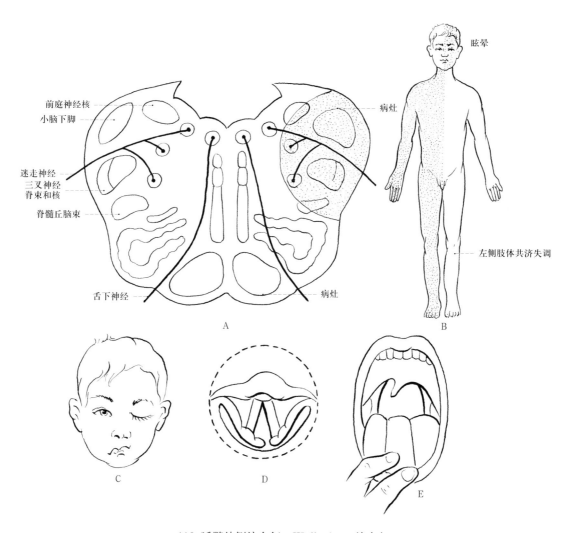

前庭神经核
小脑下脚
迷走神经
三叉神经
脊束和核
脊髓丘脑束
舌下神经
病灶
A

眩晕
病灶
左侧肢体共济失调
B

C

D

E

110.延髓外侧综合征　Wallenberg 综合征
A.延髓外侧综合征病灶区　B.交叉性偏身浅感觉障碍　C.左侧 Horner 综合征　D.左侧声带麻痹　E.左侧软腭麻痹

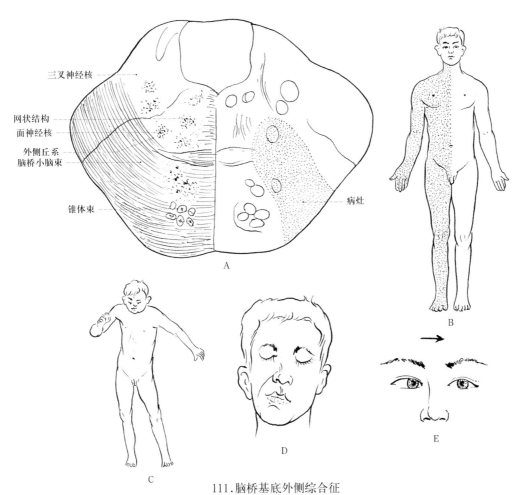

三叉神经核

网状结构
面神经核

外侧丘系
脑桥小脑束

锥体束

病灶

A

B

C

D

E

111.脑桥基底外侧综合征

A.脑桥基底外侧综合征病灶区　B.右侧偏瘫　C.左侧共济失调　D.左侧面瘫　E.左眼不能外展

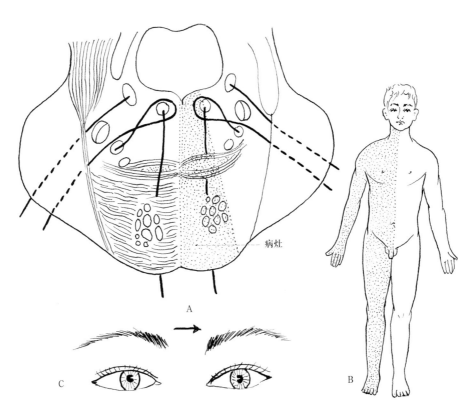

病灶

A

B

C

112.脑桥基底内侧综合征

A.脑桥基底内侧综合征病灶区　B.对侧偏瘫和偏身感觉障碍　C.两眼不能同时向患侧注视，患侧眼（左眼）不能外展

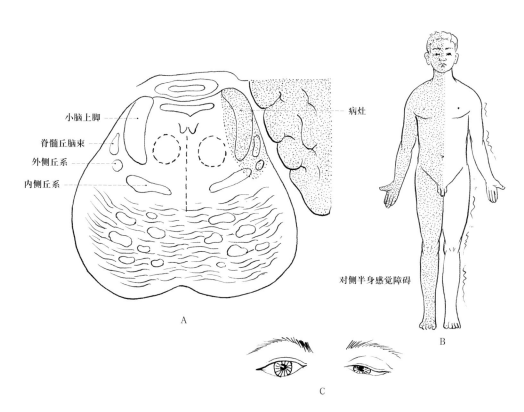

小脚上脚

三叉神经核及根

内侧丘系

病灶

A

D

B

C

113.脑桥被盖综合征

A.脑桥被盖综合征病灶区　B.对侧偏身浅感觉障碍　C.同侧小脑性共济失调　D.两眼不能同时转向患侧，患侧眼（左眼）不能外展

小脑上脚

脊髓丘脑束

外侧丘系

内侧丘系

病灶

A

对侧半身感觉障碍

B

C

114.小脑上动脉综合征

A.小脑上动脉综合征病灶区　B.左半身共济失调、震颤　C.左眼Horner征

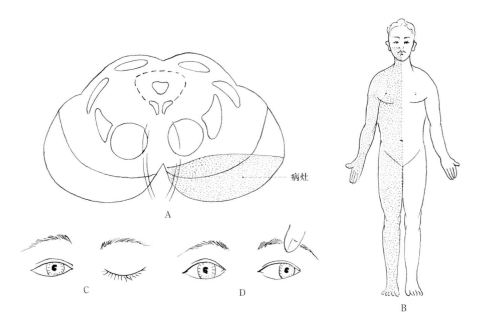

115.大脑脚底综合征
A.大脑脚底综合征病灶区　B.对侧偏瘫　C.同侧上睑下垂　D.同侧眼球转向下外侧

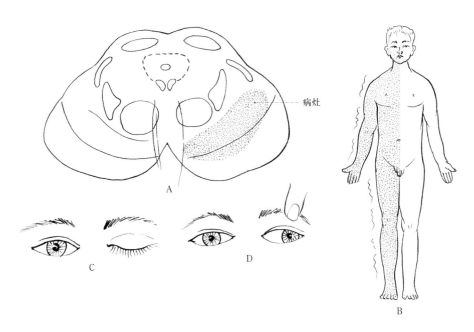

116.中脑 Benedikt 综合征
A.中脑 Benedikt 综合征病灶区　B.小脑性共济失调　C.同侧上睑下垂　D.同侧眼球转向下外侧

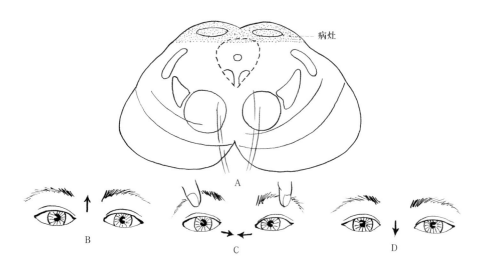

病灶

117.中脑 Claude 综合征
A.中脑 Claude 综合征病灶区　B.明显不为"病灶区"　C.同侧动眼神经麻痹　D.小脑性共济失调

病灶

118.四叠体综合征
A.四叠体综合征病灶区　B.双眼不能向上仰视　C.集合运动障碍　D.双眼不能向下俯视

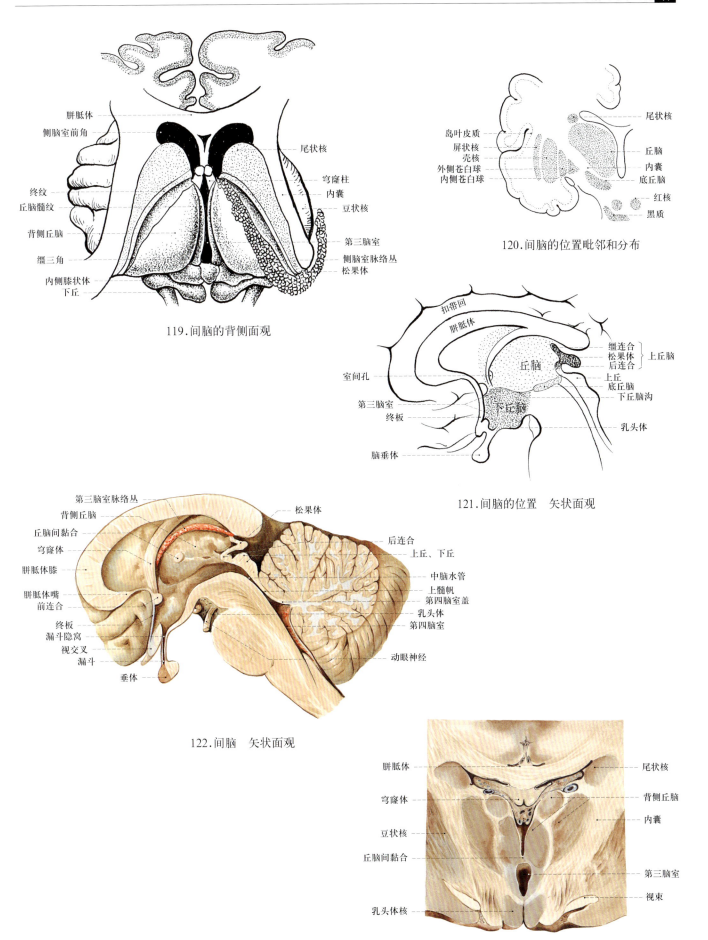

胼胝体
侧脑室前角

尾状核

终纹
丘脑髓纹
背侧丘脑
缰三角
内侧膝状体
下丘

穹窿柱
内囊
豆状核

第三脑室
侧脑室脉络丛
松果体

119.间脑的背侧面观

岛叶皮质
屏状核
壳核
外侧苍白球
内侧苍白球

尾状核
丘脑
内囊
底丘脑
红核
黑质

120.间脑的位置毗邻和分布

扣带回
胼胝体

室间孔

第三脑室
终板

下丘脑

脑垂体

缰连合
松果体   } 上丘脑
后连合
上丘
底丘脑
下丘脑沟

乳头体

121.间脑的位置 矢状面观

第三脑室脉络丛
背侧丘脑
丘脑间黏合
穹窿体
胼胝体膝
胼胝体嘴
前连合
终板
漏斗隐窝
视交叉
漏斗
垂体

松果体
后连合
上丘、下丘
中脑水管
上髓帆
第四脑室盖
乳头体
第四脑室
动眼神经

122.间脑 矢状面观

胼胝体
穹窿体
豆状核
丘脑间黏合

乳头体核

尾状核
背侧丘脑
内囊

第三脑室
视束

123.间脑 冠状切面

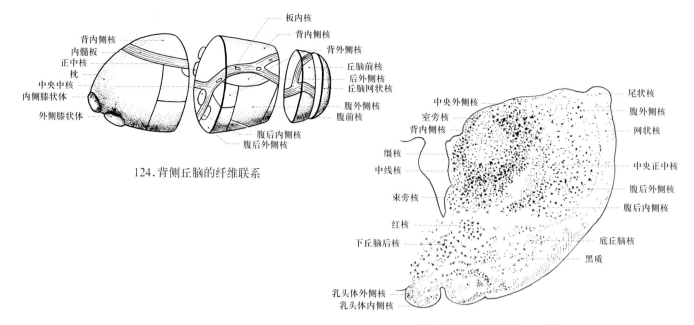

124.背侧丘脑的纤维联系

125.通过缰核的间脑　冠状切面

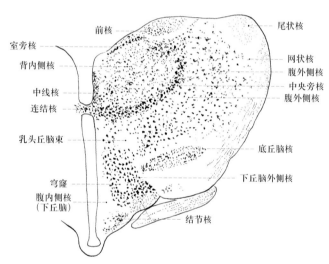

126.通过灰结节的间脑　冠状切面

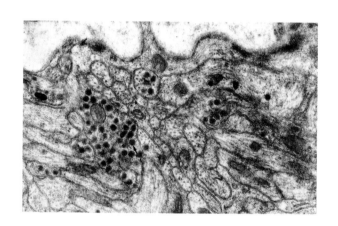

127.背侧丘脑的神经末梢

可见许多神经终末内充满高电子密度的、有膜包被的
圆形颗粒(↑)。×31 000

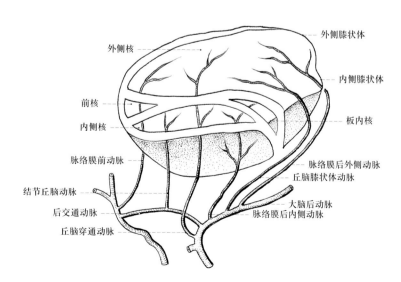

128.背侧丘脑的动脉供应

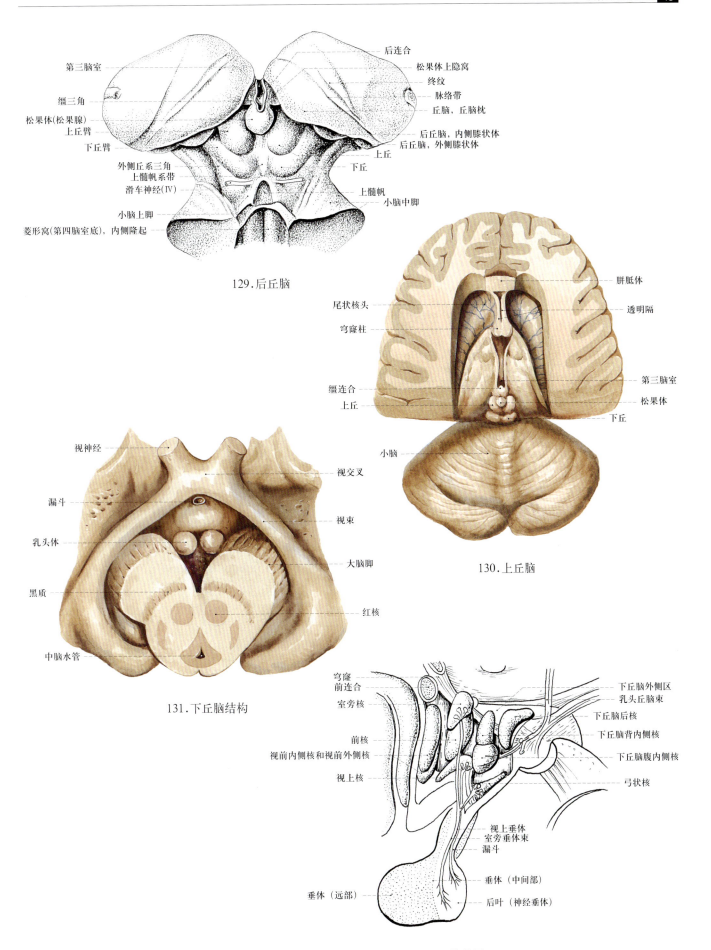

第三脑室
缰三角
松果体(松果腺)
上丘臂
下丘臂
外侧丘系三角
上髓帆系带
滑车神经(Ⅳ)
小脑上脚
菱形窝(第四脑室底),内侧隆起

后连合
松果体上隐窝
终纹
脉络带
丘脑,丘脑枕
后丘脑,内侧膝状体
后丘脑,外侧膝状体
上丘
下丘
上髓帆
小脑中脚

129.后丘脑

尾状核头
穹窿柱
缰连合
上丘
小脑

胼胝体
透明隔
第三脑室
松果体
下丘

130.上丘脑

视神经
漏斗
乳头体
黑质
中脑水管

视交叉
视束
大脑脚
红核

131.下丘脑结构

穹窿
前连合
室旁核
前核
视前内侧核和视前外侧核
视上核
视上垂体
室旁垂体束
漏斗
垂体(远部)
垂体(中间部)
后叶(神经垂体)

下丘脑外侧区
乳头丘脑束
下丘脑后核
下丘脑背内侧核
下丘脑腹内侧核
弓状核

132.下丘脑核团

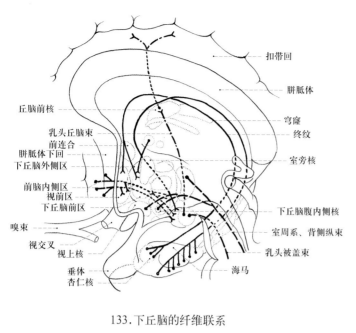

133.下丘脑的纤维联系

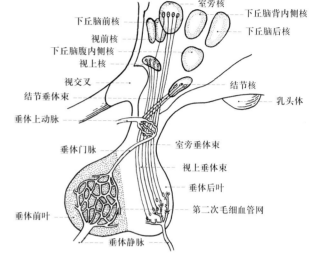

134.下丘脑与垂体间的联系

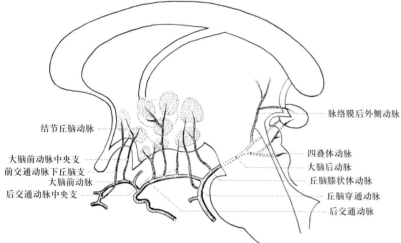

135.下丘脑和松果体的动脉供应

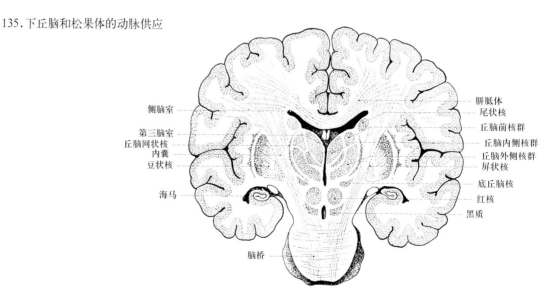

136.脑　冠状切面

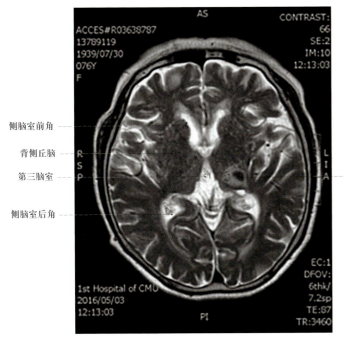

侧脑室前角
背侧丘脑
第三脑室
侧脑室后角

背侧丘脑出血区

137.脑水平面MRI 示背侧丘脑出血

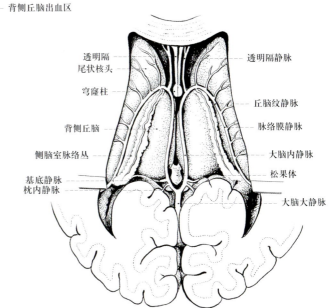

透明隔
尾状核头
穹窿柱
背侧丘脑
侧脑室脉络丛
基底静脉
枕内静脉

透明隔静脉
丘脑纹静脉
脉络膜静脉
大脑内静脉
松果体
大脑大静脉

138.大脑大静脉

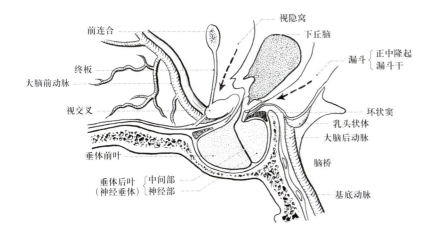

前连合
终板
大脑前动脉
视交叉
垂体前叶
垂体后叶
(神经垂体) { 中间部
神经部

视隐窝
下丘脑
漏斗 { 正中隆起
漏斗干
环状窦
乳头状体
大脑后动脉
脑桥
基底动脉

139.垂体为蝶鞍上的垂体窝所形成的骨性结构所保护

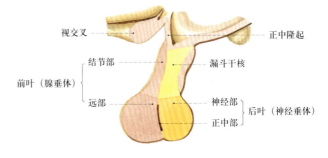

视交叉
结节部
前叶(腺垂体) { 远部

正中隆起
漏斗干核
神经部 } 后叶(神经垂体)
正中部

140.垂体的分部

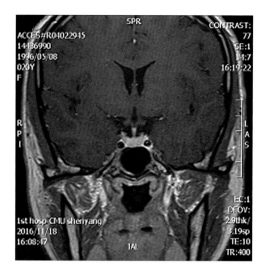

141.垂体 正面观 头 MRI

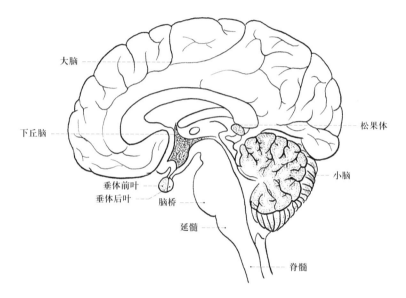

142.垂体的前叶和后叶

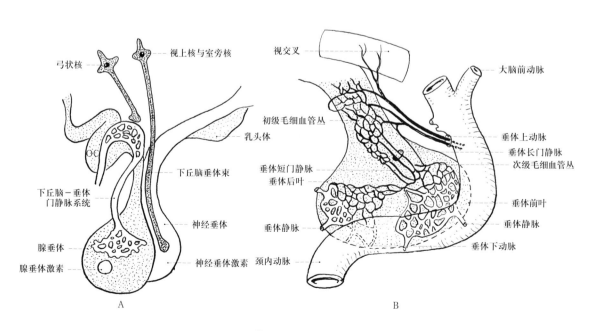

A

B

143.垂体门静脉系统

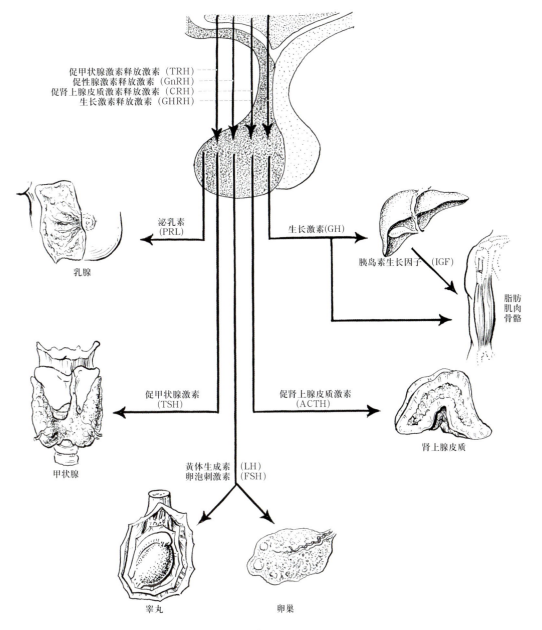

促甲状腺激素释放激素（TRH）
促性腺激素释放激素（GnRH）
促肾上腺皮质激素释放激素（CRH）
生长激素释放激素（GHRH）

泌乳素
(PRL)

生长激素(GH)

胰岛素生长因子（IGF）

脂肪
肌肉
骨骼

乳腺

促甲状腺激素
(TSH)

促肾上腺皮质激素
(ACTH)

肾上腺皮质

甲状腺

黄体生成素 (LH)
卵泡刺激素 (FSH)

睾丸

卵巢

144.下丘脑－腺垂体系统

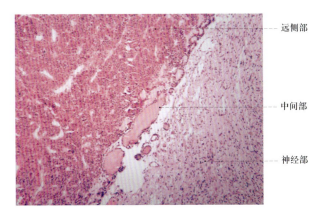

远侧部

中间部

神经部

145.垂体微细结构　HE染色　低倍

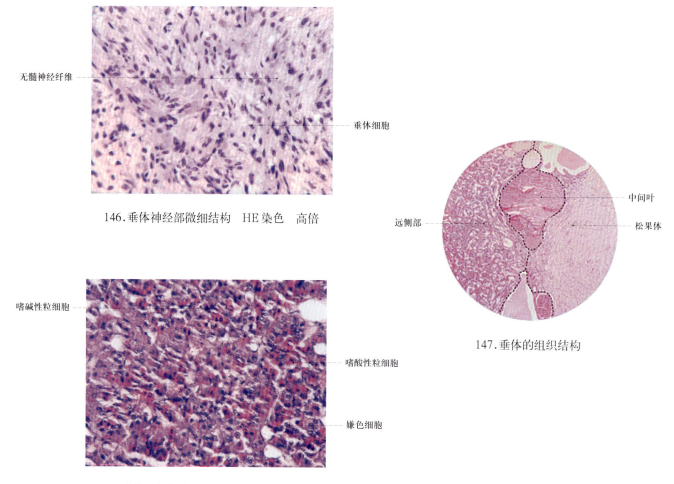

无髓神经纤维

垂体细胞

146.垂体神经部微细结构　HE染色　高倍

中间叶

远侧部

松果体

147.垂体的组织结构

嗜碱性粒细胞

嗜酸性粒细胞

嫌色细胞

148.垂体远侧部微细结构　HE染色　高倍

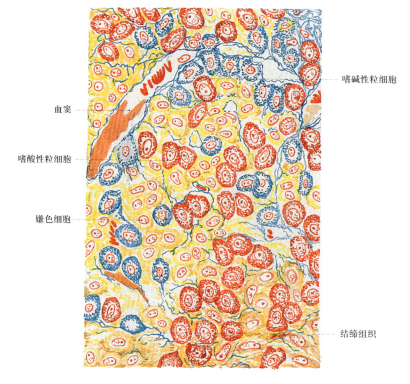

嗜碱性粒细胞

血窦

嗜酸性粒细胞

嫌色细胞

结缔组织

149.垂体远侧部　特殊染色　低倍

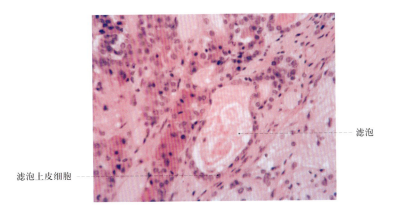

滤泡

滤泡上皮细胞

150.垂体中间部微细结构　HE染色　高倍

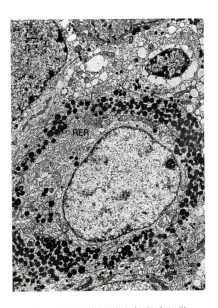

151.大鼠垂体前叶生长激素细胞

RER：Rough Endoplasmic Reticulum　粗面内质网

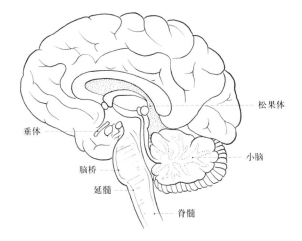

松果体

垂体

小脑

脑桥

延髓

脊髓

152.松果体的解剖学位置

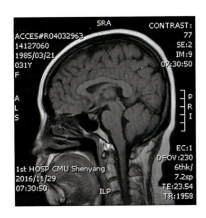

153.垂体与松果体　头MRI　侧面观

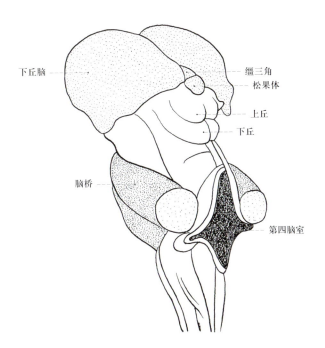

下丘脑

缰三角

松果体

上丘

下丘

脑桥

第四脑室

154.松果体区毗邻结构

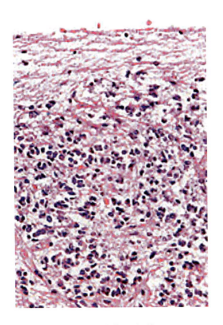

155.松果体组织像

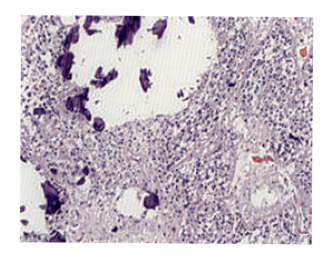

156.松果体钙化

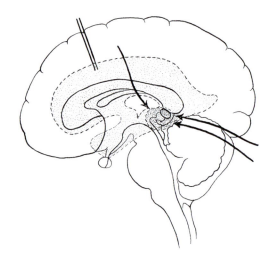

157.松果体手术入路　示意图

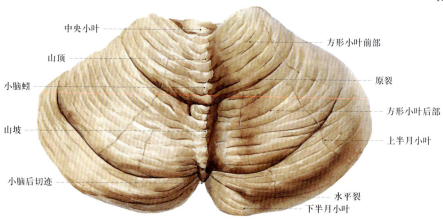

中央小叶
山顶
小脑蚓
山坡
小脑后切迹

方形小叶前部
原裂
方形小叶后部
上半月小叶
水平裂
下半月小叶

158.小脑　上面观

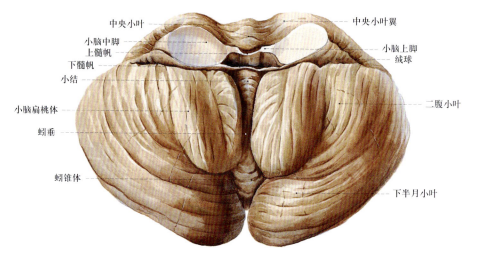

中央小叶
小脑中脚
上髓帆
下髓帆
小结
小脑扁桃体
蚓垂
蚓锥体

中央小叶翼
小脑上脚
绒球
二腹小叶
下半月小叶

159.小脑　下面观

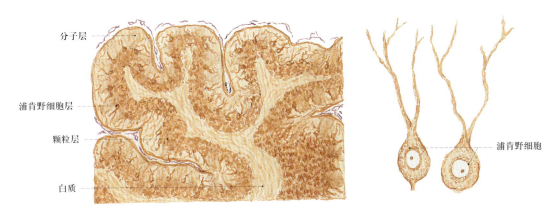

分子层

浦肯野细胞层

颗粒层

160.小脑皮质三层微细结构　HE 染色　低倍

分子层

浦肯野细胞层

颗粒层

白质

浦肯野细胞

161.小脑皮质三层结构　模式图　银染

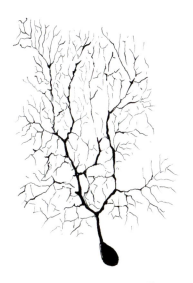

162.小脑浦肯野细胞

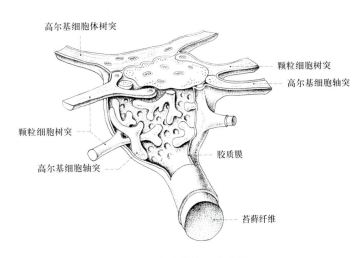

高尔基细胞体树突

颗粒细胞树突

高尔基细胞轴突

颗粒细胞树突

高尔基细胞轴突

胶质膜

苔藓纤维

163.小脑小球构筑　模式图

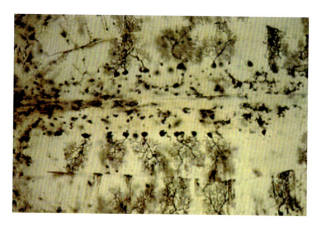

分子层

浦肯野细胞层

颗粒层

164.小脑皮质微细结构　银染　低倍

165.小脑皮质三层结构

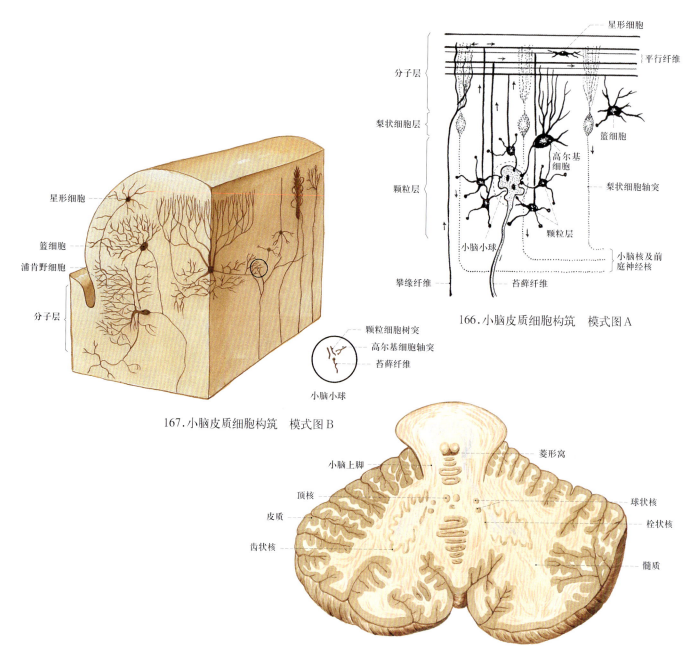

星形细胞

平行纤维

分子层

篮细胞

梨状细胞层

高尔基细胞

颗粒层

梨状细胞轴突

星形细胞

篮细胞

浦肯野细胞

分子层

小脑小球

颗粒层

小脑核及前庭神经核

攀缘纤维

苔藓纤维

166.小脑皮质细胞构筑　模式图A

颗粒细胞树突

高尔基细胞轴突

苔藓纤维

小脑小球

167.小脑皮质细胞构筑　模式图B

菱形窝

小脑上脚

顶核

球状核

皮质

栓状核

齿状核

髓质

168.小脑水平切面　示小脑核团

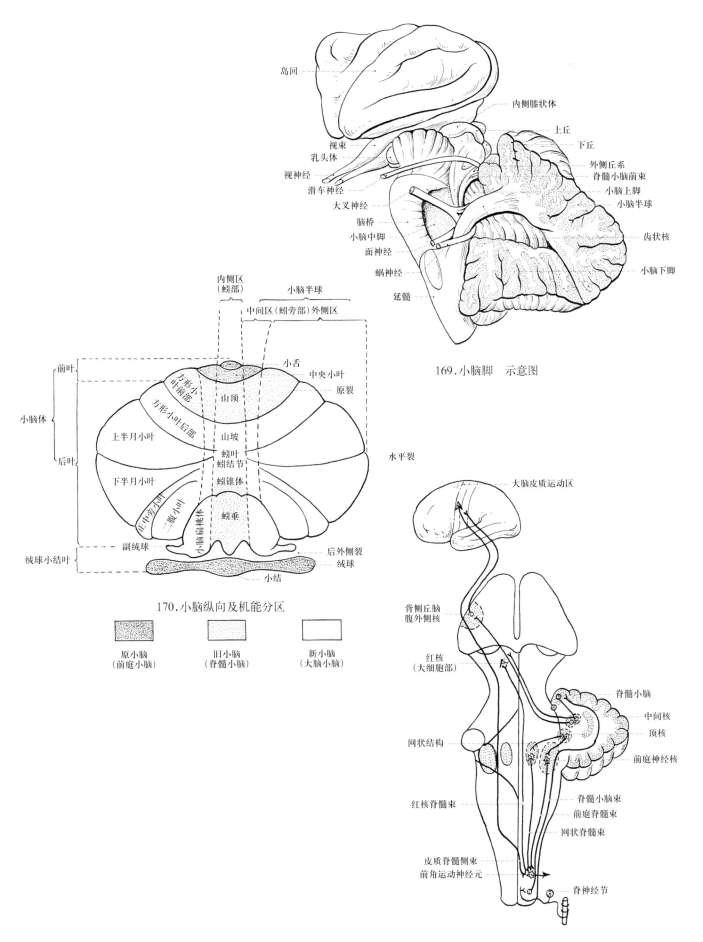

岛回

内侧膝状体
上丘
下丘
外侧丘系
脊髓小脑前束
小脑上脚
小脑半球
齿状核

视束
乳头体
视神经
滑车神经
大叉神经
脑桥
小脑中脚
面神经
蜗神经
延髓

小脑下脚

169.小脑脚　示意图

内侧区
(蚓部)
小脑半球
中间区(蚓旁部)外侧区

前叶

小脑体

后叶

小脑体

绒球小结叶

小舌
方形小叶前部
中央小叶
原裂
山顶
方形小叶后部
山坡
上半月小叶
蚓叶
蚓结节
水平裂
下半月小叶
蚓锥体
正中旁小叶
二腹小叶
小脑扁桃体
腹小叶
蚓垂
副绒球
后外侧裂
绒球
小结

170.小脑纵向及机能分区

原小脑
(前庭小脑)

旧小脑
(脊髓小脑)

新小脑
(大脑小脑)

大脑皮质运动区

背侧丘脑
腹外侧核

红核
(大细胞部)

脊髓小脑
中间核
顶核
前庭神经核

网状结构

红核脊髓束

脊髓小脑束
前庭脊髓束
网状脊髓束

皮质脊髓侧束
前角运动神经元

脊神经节

171.脊髓小脑的主要传入、传出纤维联系

动眼神经核

滑车神经核

内侧纵束

展神经核

前庭神经核

前庭脊髓内侧束
（内侧纵束降部）

前庭小脑

前庭神经节

前庭脊髓外侧束

颈髓节段前角
运动神经元

平骶至髓节段前角

172.前庭小脑的主要传入、传出纤维联系

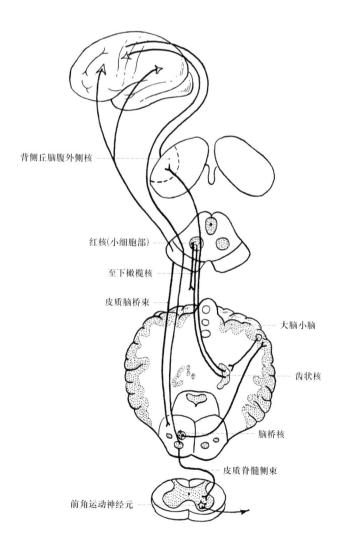

背侧丘脑腹外侧核

红核(小细胞部)

至下橄榄核

皮质脑桥束

大脑小脑

齿状核

脑桥核

皮质脊髓侧束

前角运动神经元

173.大脑小脑的主要传入、传出纤维联系

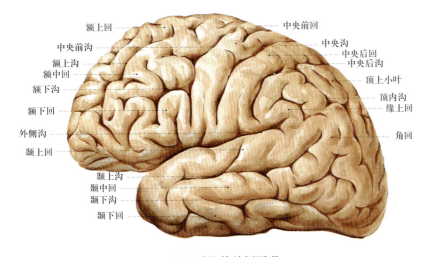

额上回　　　　　　　中央前回
中央前沟　　　　　　中央沟
额上沟　　　　　　　中央后回
额中回　　　　　　　中央后沟
额下沟　　　　　　　顶上小叶
额下回　　　　　　　顶内沟
　　　　　　　　　　缘上回
外侧沟　　　　　　　角回
颞上回
颞上沟
颞中回
颞下沟
颞下回

174.端脑的外侧面观

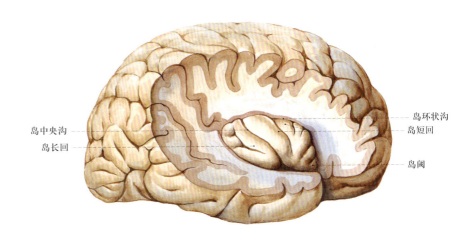

岛中央沟　　　　　　岛环状沟
岛长回　　　　　　　岛短回
　　　　　　　　　　岛阈

175.脑岛叶的沟回

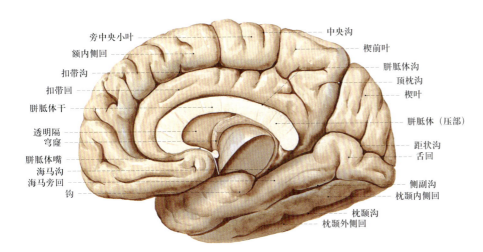

旁中央小叶　　　　　中央沟
额内侧回　　　　　　楔前叶
扣带沟　　　　　　　胼胝体沟
扣带回　　　　　　　顶枕沟
胼胝体干　　　　　　楔叶
透明隔　　　　　　　胼胝体（压部）
穹窿　　　　　　　　距状沟
胼胝体嘴　　　　　　舌回
海马沟　　　　　　　侧副沟
海马旁回　　　　　　枕颞内侧回
钩　　　　　　　　　枕颞沟
　　　　　　　　　　枕颞外侧回

176.大脑半球内面的沟回

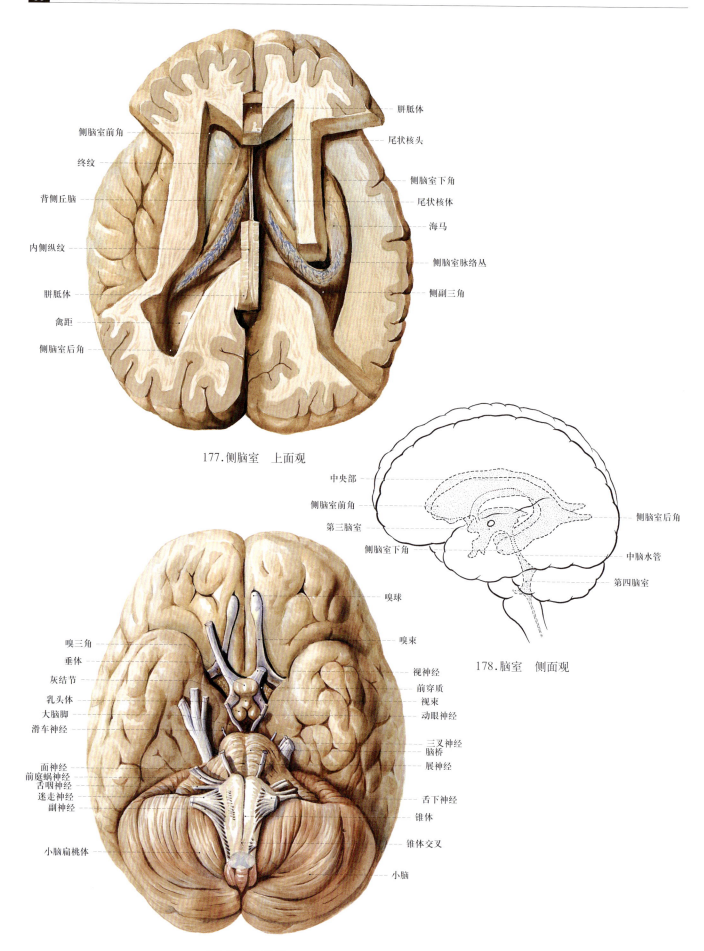

侧脑室前角
终纹
背侧丘脑
内侧纵纹
胼胝体
禽距
侧脑室后角

胼胝体
尾状核头
侧脑室下角
尾状核体
海马
侧脑室脉络丛
侧副三角

177.侧脑室　上面观

中央部
侧脑室前角
第三脑室
侧脑室下角

侧脑室后角
中脑水管
第四脑室

178.脑室　侧面观

嗅三角
垂体
灰结节
乳头体
大脑脚
滑车神经
面神经
前庭蜗神经
舌咽神经
迷走神经
副神经
小脑扁桃体

嗅球
嗅束
视神经
前穿质
视束
动眼神经
三叉神经
脑桥
展神经
舌下神经
锥体
锥体交叉
小脑

179.脑　底面观

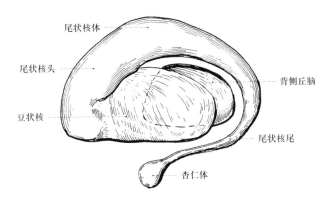

180.基底核

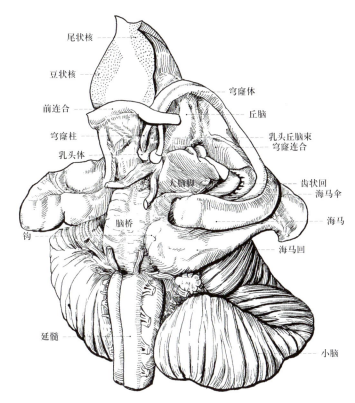

182.基底核与周围结构的解剖关系

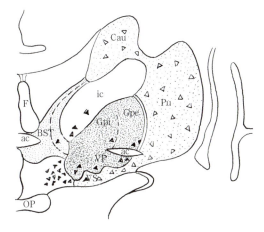

181.尾状核和壳

ac:前连合　BST:终纹床核　Cau:尾状核　F:穹窿
Gpe:外侧苍白球　Gpi:内侧苍白球　ic:内囊　OP:视交叉
Pu:壳　VP:腹侧苍白球　VS:腹侧纹状体

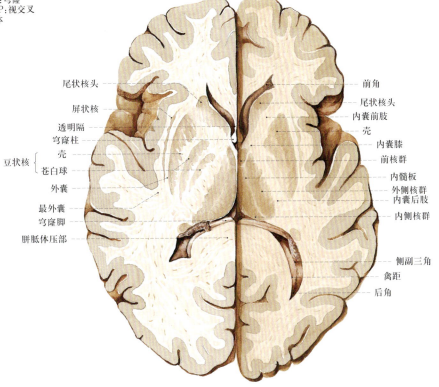

183.脑的水平切面

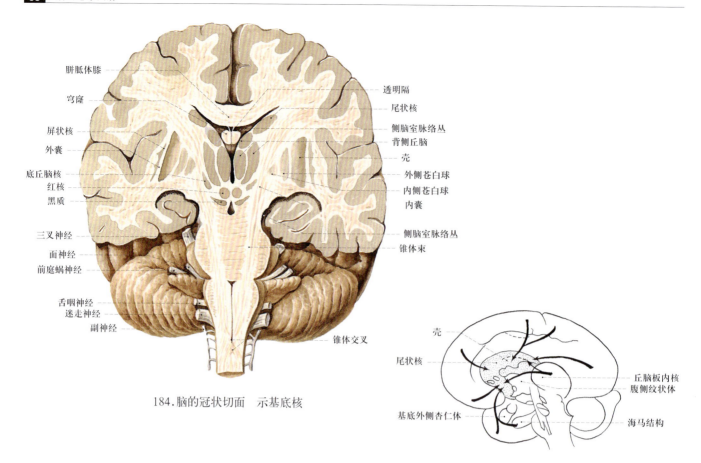

胼胝体膝

穹窿

屏状核

外囊

底丘脑核
红核
黑质

三叉神经
面神经
前庭蜗神经

舌咽神经
迷走神经
副神经

透明隔
尾状核
侧脑室脉络丛
背侧丘脑
壳
外侧苍白球
内侧苍白球
内囊
侧脑室脉络丛
锥体束

锥体交叉

184.脑的冠状切面　示基底核

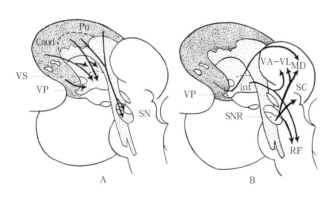

壳

尾状核

基底外侧杏仁体

丘脑板内核
腹侧纹状体

海马结构

185.皮质纹状体投射　示意图

Pu
Caud
VS
VP
SN
A

VA-VL
MD
VP
int
SC
SNR
RF
B

186.纹状体苍白球投射(A)和苍白球离心投射(B)

Caud:尾状核　int:内侧苍白球　MD:丘脑内侧背核　Pu:壳　SN:黑质
SNR:黑质网状部　SC:上丘　RF:脑干网状结构　VP:腹侧苍白球
VS:腹侧纹状体　VA-VL:丘脑腹前核和腹外侧核

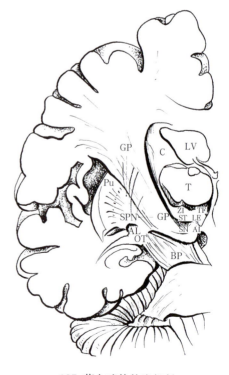

GP
C
LV
Pu
T
SPN
ZI TF
GP ST LE
SN AL
AL
OT
BP

187.苍白球的传出投射

AL:豆核袢　BP:大脑脚底　C:尾状核　GP:苍白球　LE:豆核束
LV:侧脑室　OT:视束　Pu:壳　SN:黑质　SPN:纹状苍白和纹
状黑质纤维　ST:底丘脑核　T:(背侧)丘脑　TF:丘脑束　ZI:未
定带

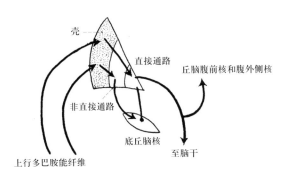

188.通过基底核"直接"和"间接"投射通路

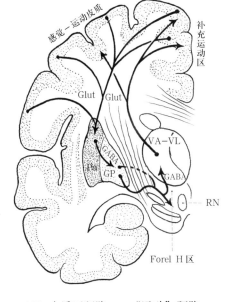

189.皮质下环路——"运动"环路

Pu:壳　GP:苍白球　VA-VL:丘脑腹前核和腹外侧核
GABA:γ-氨基丁酸　RN:红核　Glut:皮质下环路

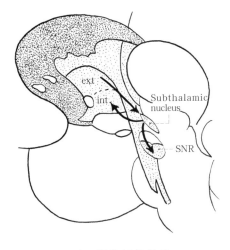

190.底丘脑核纤维联系

ext:外侧苍白球　int:内侧苍白球　SNR:黑
质网状部　Subthalamic nucleus:底丘脑核

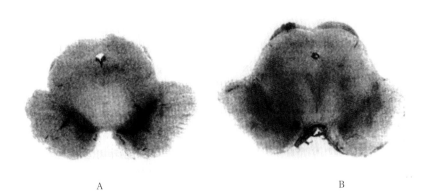

191.PD病者与正常人黑质的比较

A.PD病者　B.正常人

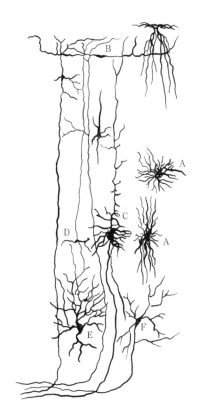

192.大脑皮质的多种神经元

A:神经胶质　B:Cajal水平细胞　C:锥体细胞
D:Martinotti细胞　E:星形细胞　F:梭形细胞

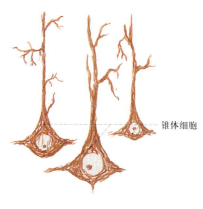

分子层

外颗粒层

外锥体细胞层

内颗粒层

内锥体细胞层

多形细胞层

白质

锥体细胞

194.大脑微细结构　银染

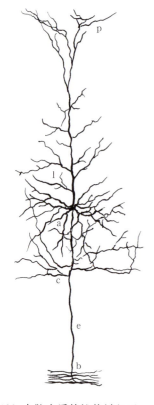

193.大脑皮质的锥体神经元

a:基树突　b:大脑半球白质中轴突的
延续　c:轴突的侧支　e:轴突　l:顶树
突　p:接近皮质表面的树突终末分支

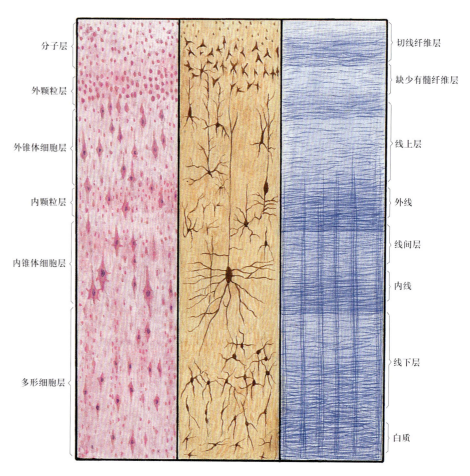

分子层

外颗粒层

外锥体细胞层

内颗粒层

内锥体细胞层

多形细胞层

切线纤维层

缺少有髓纤维层

线上层

外线

线间层

内线

线下层

白质

195.大脑皮质的六层结构

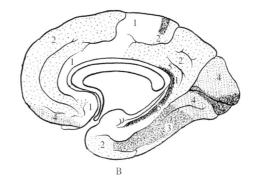

196.大脑皮质结构的分型

A.大脑半球外侧面　B.大脑半球内侧面
1.无颗粒型　2.额叶型　3.顶叶型　4.脑极型　5.颗粒型

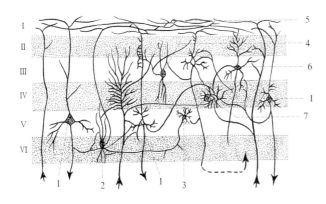

197.大脑皮质分层

1.锥体细胞　2.Martinotti 细胞　3.神经胶质细胞　4.梭形细胞
5.水平细胞　6.星形细胞　7.篮细胞

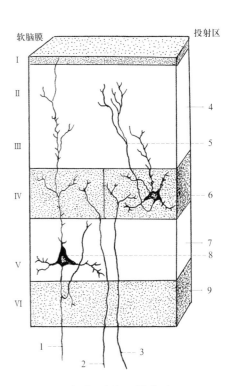

198.皮质垂直柱　视皮质

1.轴突　2.从外侧膝状体来的左眼传入纤维
3.从外侧膝状体来的右眼传入纤维　4.高级皮
质区　5.轴突　6.星形细胞　7.上丘　8.锥体
细胞　9.外侧膝状体

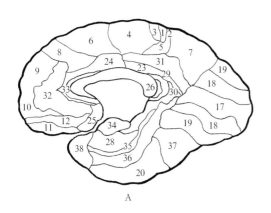

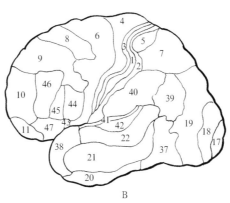

199.大脑皮质分区

A.内侧面　B.外侧面

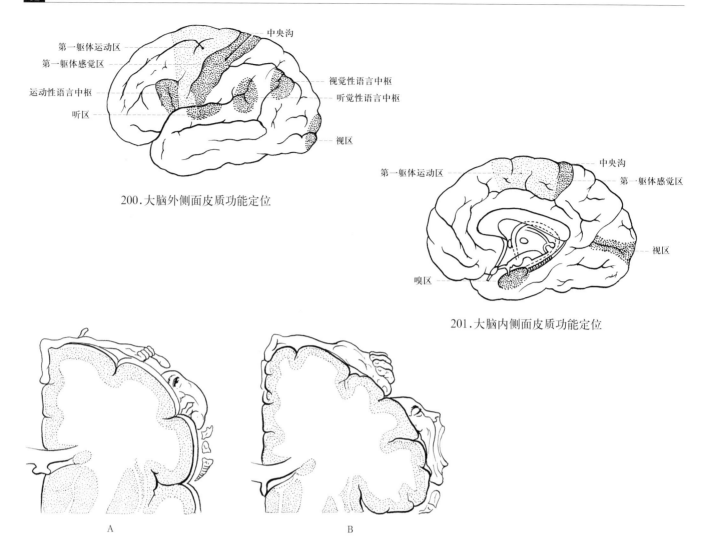

第一躯体运动区
第一躯体感觉区
运动性语言中枢
听区
中央沟
视觉性语言中枢
听觉性语言中枢
视区

200.大脑外侧面皮质功能定位

第一躯体运动区
中央沟
第一躯体感觉区
视区
嗅区

201.大脑内侧面皮质功能定位

A

B

202.A、B.人体各部在躯体运动中枢的定位，左大脑半球与语言功能有关的皮质

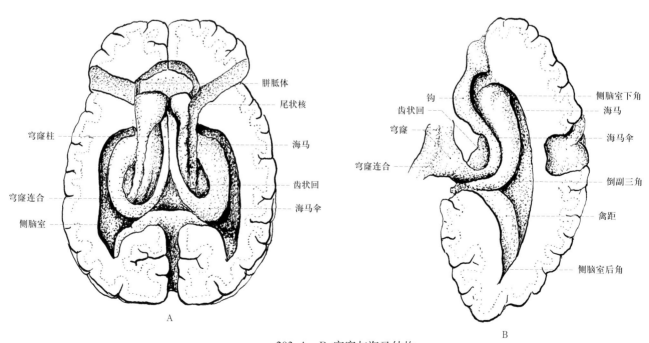

胼胝体
尾状核
海马
齿状回
海马伞
穹窿柱
穹窿连合
侧脑室

钩
齿状回
穹窿
穹窿连合
侧脑室下角
海马
海马伞
倒副三角
禽距
侧脑室后角

A

B

203.A、B.穹窿与海马结构

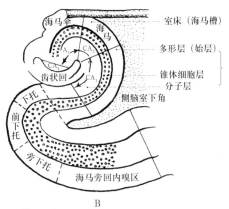

204.A、B.海马结构　冠状切面

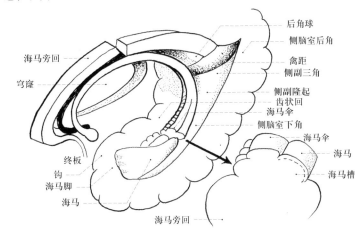

205.海马旁回与海马结构

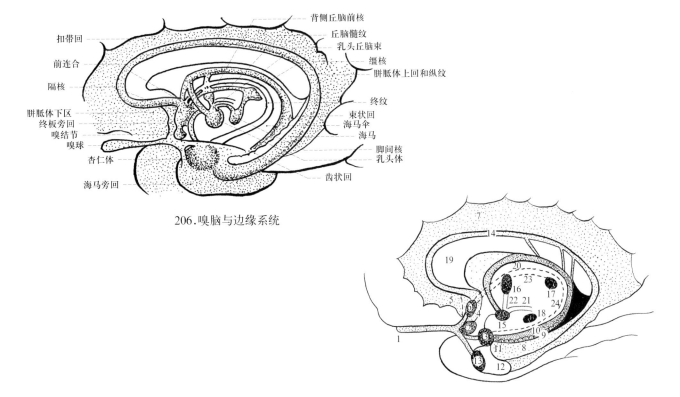

206.嗅脑与边缘系统

207.边缘系统

1.嗅球　2.前穿质（嗅结节）　3.杏仁体　4.终板旁回　5.胼胝体下回　6.隔核
7.扣上带回和扣带　8.海马　9.齿状回　10.海马伞　11.海马旁回　12.内侧嗅回
13.梨状区　14.背侧穹窿　15.乳头体　16.视丘前核群　17.缰核　18.脚间核
19.透明隔　20.穹窿　21.乳头被盖束　22.乳头丘脑束　23.丘脑髓纹　24.终纹

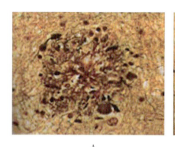
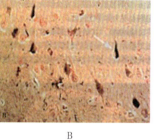

A　　　　　　　　　B

208.阿尔兹海默病脑内病理表现

A.病变　B.正常

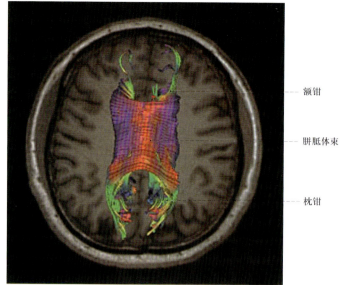

额钳

胼胝体束

枕钳

209.胼胝体　弥散张量纤维束成像　水平切面

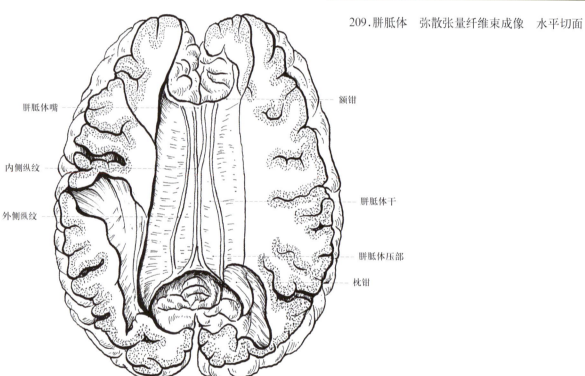

胼胝体嘴

内侧纵纹

外侧纵纹

额钳

胼胝体干

胼胝体压部

枕钳

210.胼胝体　上面观

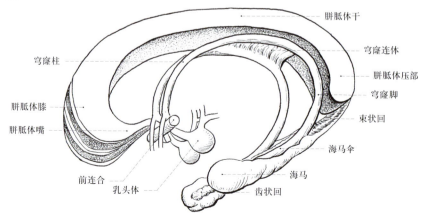

胼胝体干

穹窿连体

胼胝体压部

穹窿脚

束状回

海马伞

海马

齿状回

穹窿柱

胼胝体膝

胼胝体嘴

前连合

乳头体

211.大脑半球连合纤维

大脑弓状纤维

上纵束

豆状核

钩束

下纵束

213.上纵束和钩束

上纵束

扣带

钩束

下纵束

212.大脑半球内相邻脑回、脑叶间的纤维联系

侧脑室下角

海马

小脑

小脑下脚

视神经

橄榄

锥体

内囊纤维

乳头体

灰结节

嗅束

214.大脑投射纤维

腿

躯干

臂

手

面

尾状核

皮质脊髓束

丘脑

内囊枕部

内侧丘系

内囊膝部

皮质脑干束

大脑脚底

中脑

脑桥

延髓锥体

皮质脊髓侧束

皮质脊髓前束

215.皮质脑干束

图中数字代表相应脑神经核

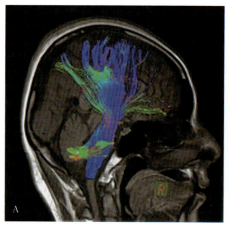 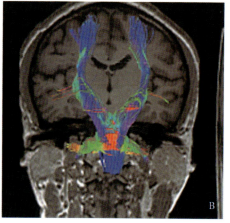

216.锥体束　弥散张量纤维束成像
A.正中矢状切面　B.冠状切面

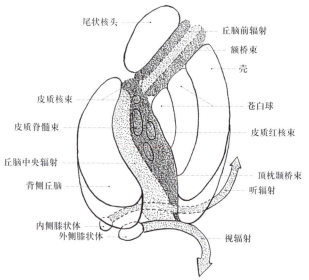

尾状核头

丘脑前辐射

额桥束

壳

皮质核束

苍白球

皮质脊髓束

皮质红核束

丘脑中央辐射

顶枕颞桥束

背侧丘脑

听辐射

内侧膝状体

外侧膝状体

视辐射

217.内囊内主要纤维束排列

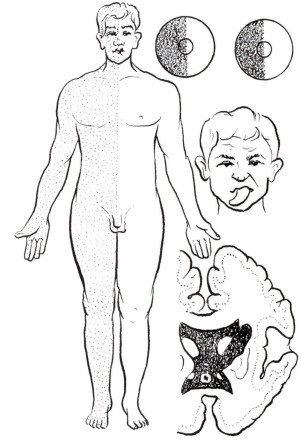

218.左侧内囊损伤致"三偏综合征"示意图

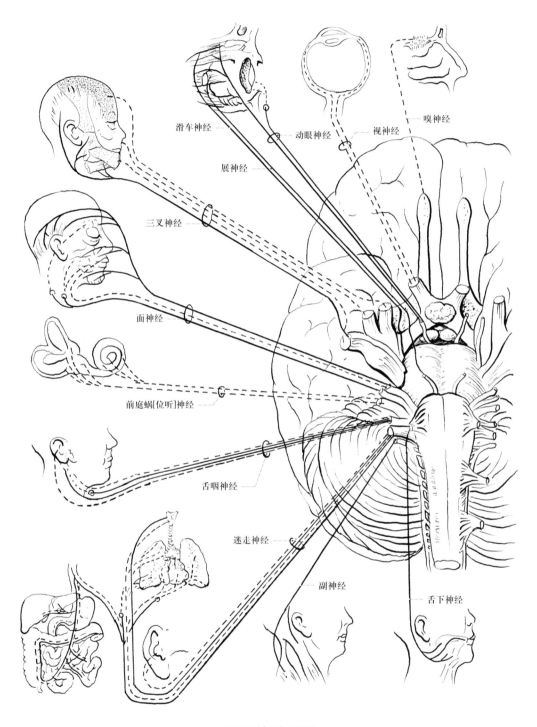

滑车神经

展神经

三叉神经

面神经

前庭蜗[位听]神经

舌咽神经

迷走神经

副神经

动眼神经

视神经

嗅神经

舌下神经

219.脑神经概况图

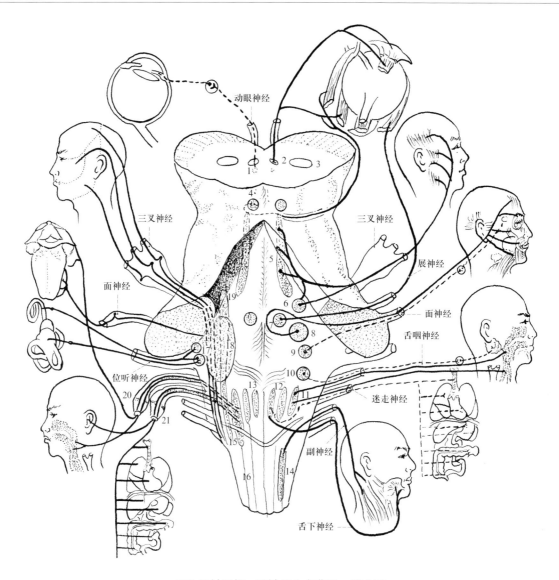

220.脑神经核、脑神经分布范围　模式图

1.动眼神经副交感核　2.动眼神经核　3.红核　4.滑车神经核　5.三叉神经中脑核　6.三叉神经运动核　7.展神经　8.面神经核　9.脑桥　10.延髓泌涎核　11.疑核　12.迷走神经背核　13.舌下神经核　14.副神经核　15.孤束核　16.三叉神经脊束核　17.蜗神经核　18.前庭神经核　19.三叉神经感觉主核　20.舌咽神经　21.迷走神经

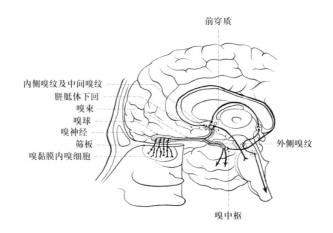

221.嗅神经及嗅觉传导径路

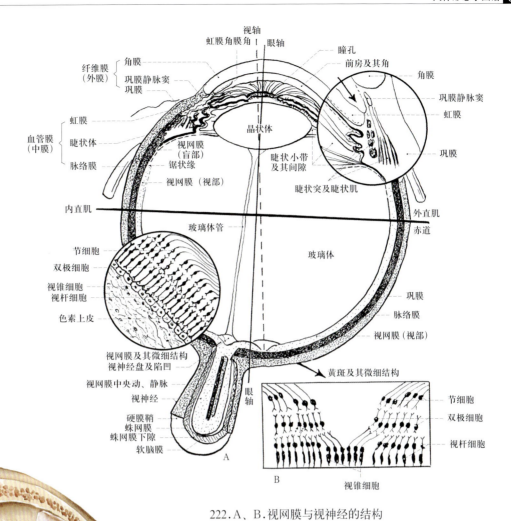

视轴
虹膜角膜角
眼轴
瞳孔
前房及其角
角膜

纤维膜
（外膜）
角膜
巩膜静脉窦
巩膜

巩膜静脉窦
虹膜
巩膜

虹膜
血管膜
（中膜）
睫状体
脉络膜

晶状体

视网膜
（盲部）
锯状缘
视网膜（视部）

睫状小带
及其间隙

睫状突及睫状肌

内直肌
外直肌
赤道

玻璃体管
玻璃体

节细胞
双极细胞
视锥细胞
视杆细胞
色素上皮

巩膜
脉络膜
视网膜（视部）

视网膜及其微细结构
视神经盘及陷凹

视网膜中央动、静脉
视神经
硬膜鞘
蛛网膜
蛛网膜下隙
软脑膜

黄斑及其微细结构

节细胞
双极细胞
视杆细胞

眼轴

视锥细胞

A

B

222.A、B.视网膜与视神经的结构

睫状长神经
鼻睫神经
额神经
眼神经
眼动脉
滑车神经
动眼神经
展神经

泪腺
睫状短神经
睫状神经节
展神经
泪腺神经
上颌神经
三叉神经节
三叉神经

223.视神经的走行

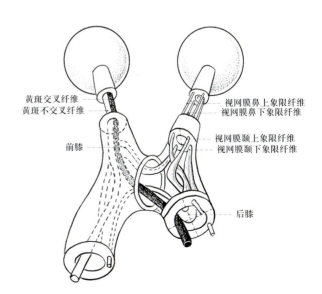

黄斑交叉纤维
黄斑不交叉纤维
前膝

视网膜鼻上象限纤维
视网膜鼻下象限纤维
视网膜颞上象限纤维
视网膜颞下象限纤维
后膝

224.视交叉的结构

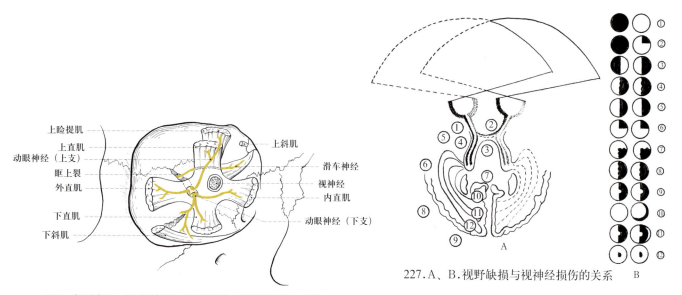

225.动眼神经、滑车神经和展神经的纤维成分及分布区

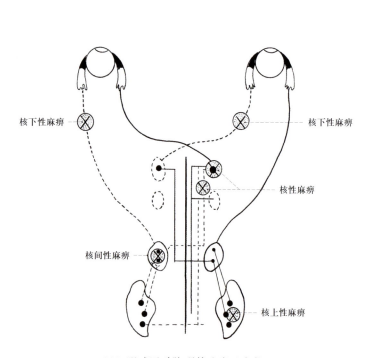

226.动眼神经、滑车神经和展神经的入眶部位及分布区

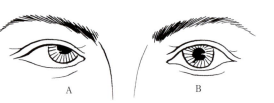

227.A、B.视野缺损与视神经损伤的关系   B

229.右侧滑车神经损伤的表现

A.右侧滑车神经损伤
引起上斜肌麻痹，眼
球向上视

B.正常眼瞳孔有毛孔

228.眼球运动障碍的分类及定位

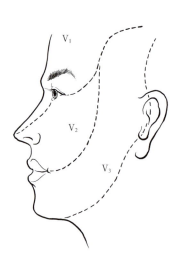

230.三叉神经皮支的分布区

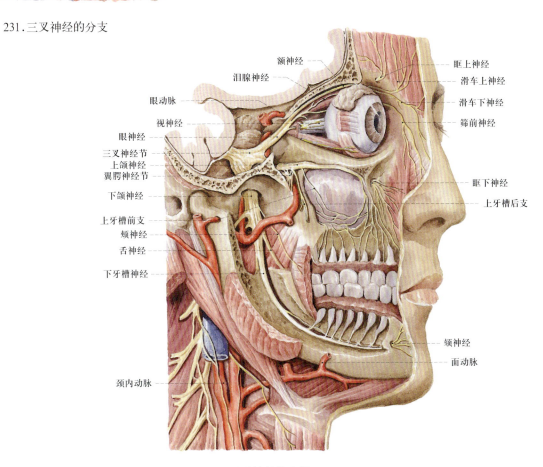

眶上神经

滑车上神经

筛前神经

眼神经

上颌神经

三叉神经

三叉神经节

颊神经

下颌神经

脑膜中动脉

耳颞神经

面神经

下牙槽神经

下颌舌骨肌神经

舌下神经

舌下神经降支

眶下神经

颊神经

舌神经

下颌下神经节

舌下腺

下颌下腺

231.三叉神经的分支

额神经

泪腺神经

眼动脉

视神经

眼神经

三叉神经节

上颌神经

翼腭神经节

下颌神经

上牙槽前支

颊神经

舌神经

下牙槽神经

颈内动脉

眶上神经

滑车上神经

滑车下神经

筛前神经

眶下神经

上牙槽后支

颏神经

面动脉

232.三叉神经的走行

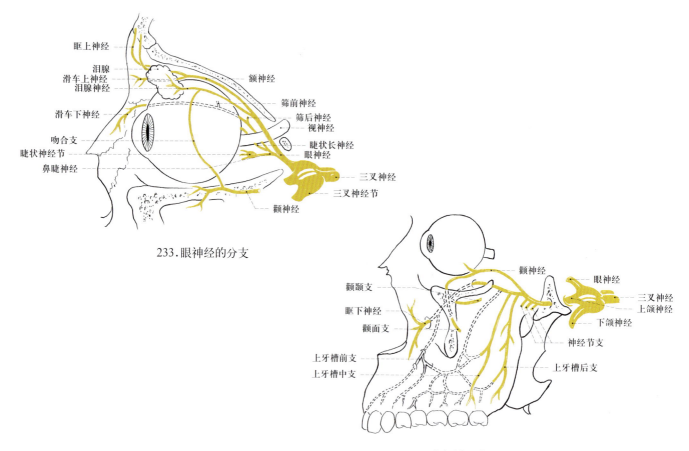

眶上神经
泪腺
滑车上神经
泪腺神经
滑车下神经
吻合支
睫状神经节
鼻睫神经
额神经
筛前神经
筛后神经
视神经
睫状长神经
眼神经
三叉神经
三叉神经节
颧神经

233.眼神经的分支

颧颞支
眶下神经
颧面支
上牙槽前支
上牙槽中支
额神经
眼神经
三叉神经
上颌神经
下颌神经
神经节支
上牙槽后支

234.上颌神经的分支

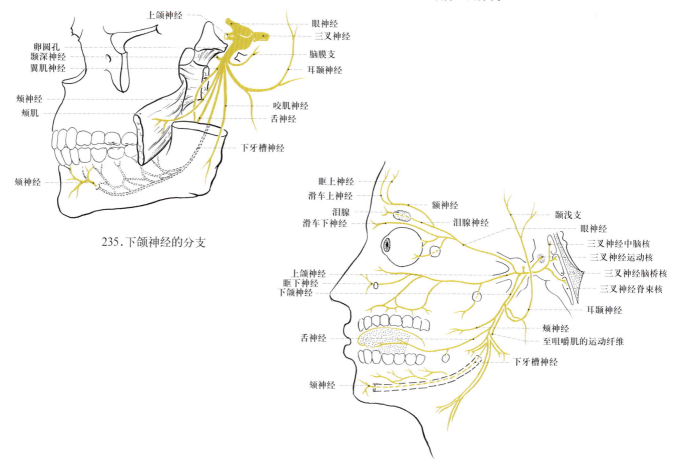

上颌神经
卵圆孔
颞深神经
翼肌神经
颊神经
颊肌
颏神经
眼神经
三叉神经
脑膜支
耳颞神经
咬肌神经
舌神经
下牙槽神经

235.下颌神经的分支

眶上神经
滑车上神经
泪腺
滑车下神经
额神经
泪腺神经
上颌神经
眶下神经
下颌神经
舌神经
颏神经
颞浅支
眼神经
三叉神经中脑核
三叉神经运动核
三叉神经脑桥核
三叉神经脊束核
耳颞神经
颊神经
至咀嚼肌的运动纤维
下牙槽神经

236.三叉神经纤维成分

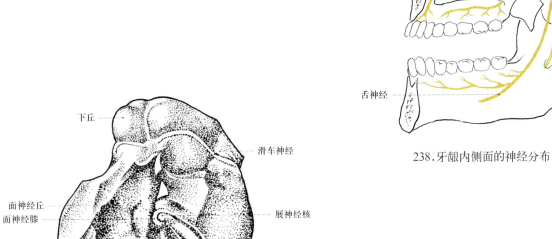

三叉神经（上颌神经）
三叉神经（下颌神经）
上牙槽后支
下牙槽神经
颊神经
眶下神经
上牙槽前支
颏神经

237.牙龈外侧面的神经分布

鼻腭神经
上颌神经
腭大神经
下牙槽神经
舌神经

238.牙龈内侧面的神经分布

下丘
面神经丘
面神经膝
延髓
滑车神经
展神经核
面神经
展神经
展神经根

239.展神经

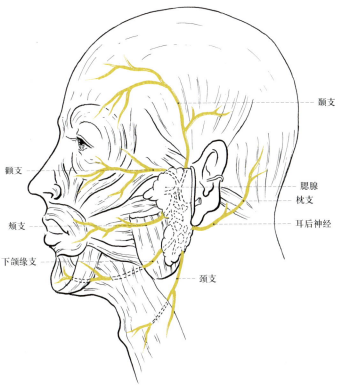

颞支
颧支
腮腺
枕支
颊支
耳后神经
下颌缘支
颈支

240.面神经分支及分布区

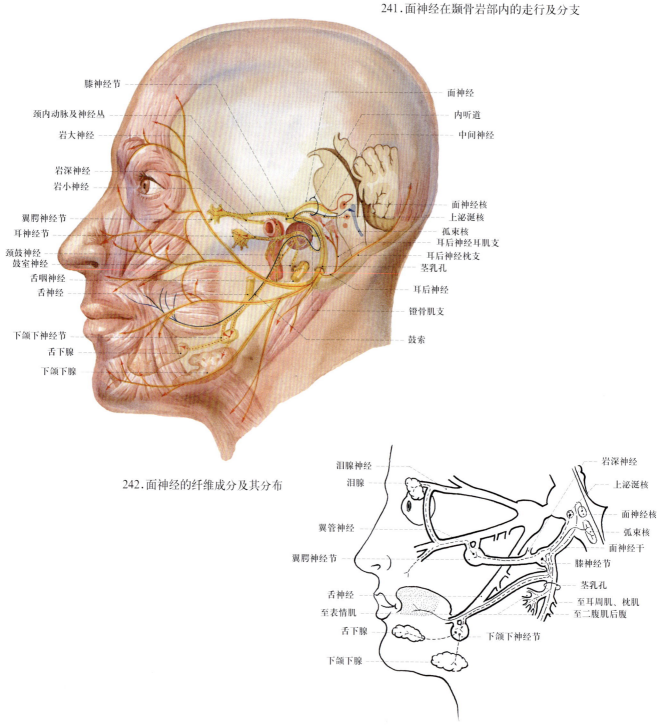

面神经膝
镫骨肌神经
鼓膜
面神经
鼓索
耳后神经
二腹肌支
茎突舌骨肌支

岩大神经
三叉神经节
眼神经
上颌神经
翼腭神经节
下颌神经
下牙槽神经
舌神经
舌支

241.面神经在颞骨岩部内的走行及分支

膝神经节
颈内动脉及神经丛
岩大神经
岩深神经
岩小神经
翼腭神经节
耳神经节
颈鼓神经
鼓室神经
舌咽神经
舌神经
下颌下神经节
舌下腺
下颌下腺

面神经
内听道
中间神经
面神经核
上泌涎核
孤束核
耳后神经耳肌支
耳后神经枕支
茎乳孔
耳后神经
镫骨肌支
鼓索

242.面神经的纤维成分及其分布

泪腺神经
泪腺
翼管神经
翼腭神经节
舌神经
至表情肌
舌下腺
下颌下腺

岩深神经
上泌涎核
面神经核
孤束核
面神经干
膝神经节
茎乳孔
至耳周肌、枕肌
至二腹肌后腹
下颌下神经节

243.面神经核团和纤维成分

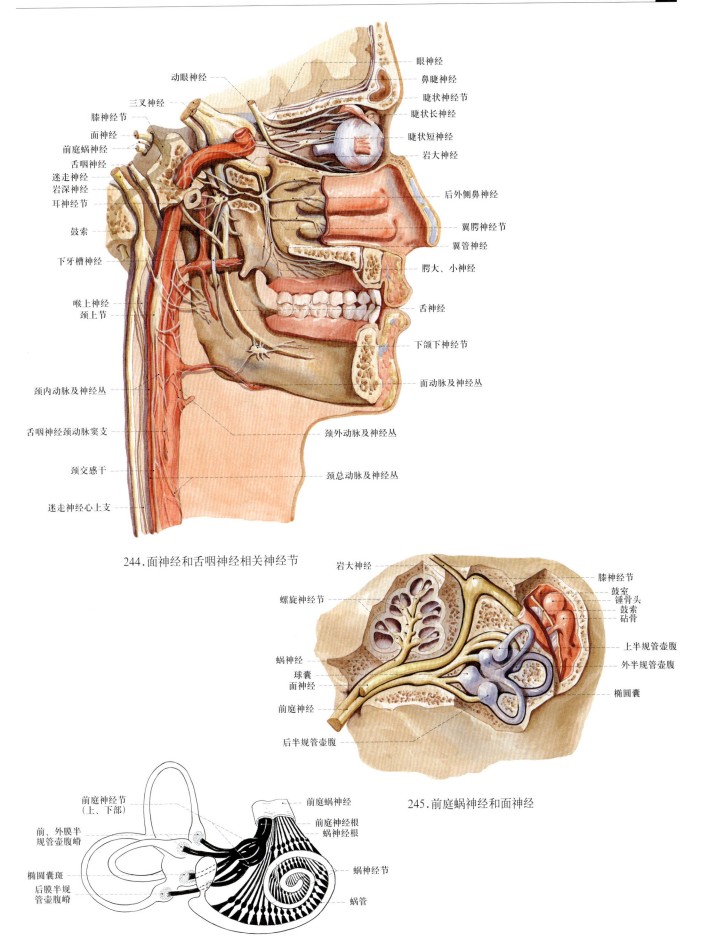

动眼神经

三叉神经

膝神经节

面神经

前庭蜗神经

舌咽神经

迷走神经

岩深神经

耳神经节

鼓索

下牙槽神经

喉上神经
颈上节

颈内动脉及神经丛

舌咽神经颈动脉窦支

颈交感干

迷走神经心上支

眼神经

鼻睫神经

睫状神经节

睫状长神经

睫状短神经

岩大神经

后外侧鼻神经

翼腭神经节

翼管神经

腭大、小神经

舌神经

下颌下神经节

面动脉及神经丛

颈外动脉及神经丛

颈总动脉及神经丛

244.面神经和舌咽神经相关神经节

岩大神经

螺旋神经节

蜗神经

球囊
面神经

前庭神经

后半规管壶腹

膝神经节

鼓室

锤骨头

鼓索

砧骨

上半规管壶腹

外半规管壶腹

椭圆囊

245.前庭蜗神经和面神经

前庭神经节
（上、下部）

前、外膜半
规管壶腹嵴

椭圆囊斑

后膜半规
管壶腹嵴

前庭蜗神经

前庭神经根

蜗神经根

蜗神经节

蜗管

246.前庭蜗神经的组成

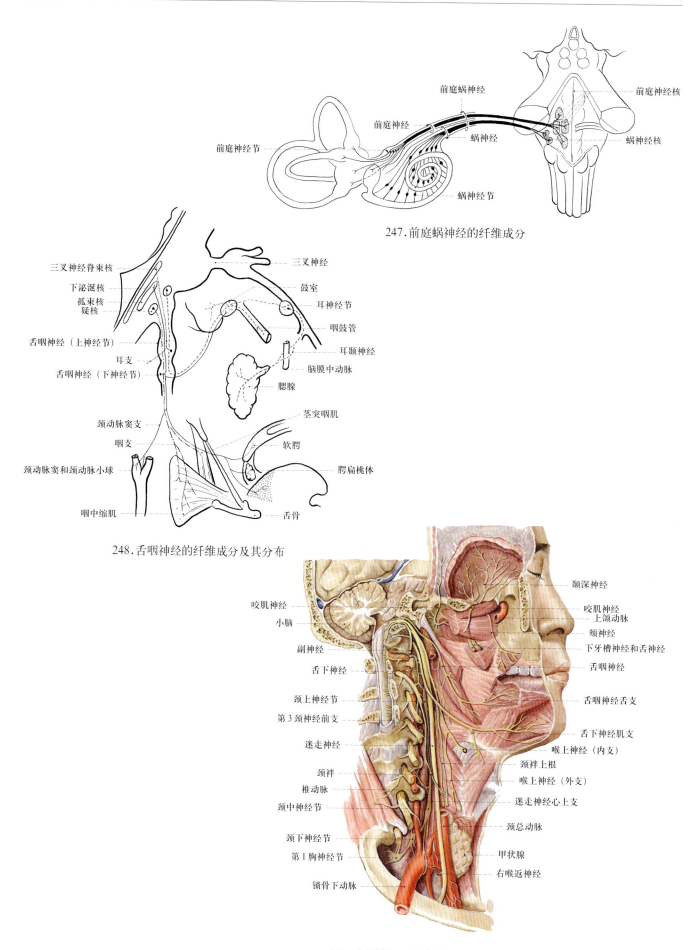

前庭蜗神经
前庭神经
前庭神经节
蜗神经
蜗神经节
前庭神经核
蜗神经核

247.前庭蜗神经的纤维成分

三叉神经脊束核
下泌涎核
孤束核
疑核
舌咽神经（上神经节）
耳支
舌咽神经（下神经节）
颈动脉窦支
咽支
颈动脉窦和颈动脉小球
咽中缩肌

三叉神经
鼓室
耳神经节
咽鼓管
耳颞神经
脑膜中动脉
腮腺
茎突咽肌
软腭
腭扁桃体
舌骨

248.舌咽神经的纤维成分及其分布

咬肌神经
小脑
副神经
舌下神经
颈上神经节
第3颈神经前支
迷走神经
颈袢
椎动脉
颈中神经节
颈下神经节
第1胸神经节
锁骨下动脉

颞深神经
咬肌神经
上颌动脉
颊神经
下牙槽神经和舌神经
舌咽神经
舌咽神经舌支
舌下神经肌支
喉上神经（内支）
颈袢上根
喉上神经（外支）
迷走神经心上支
颈总动脉
甲状腺
右喉返神经

249.舌咽神经、迷走神经、副神经和舌下神经

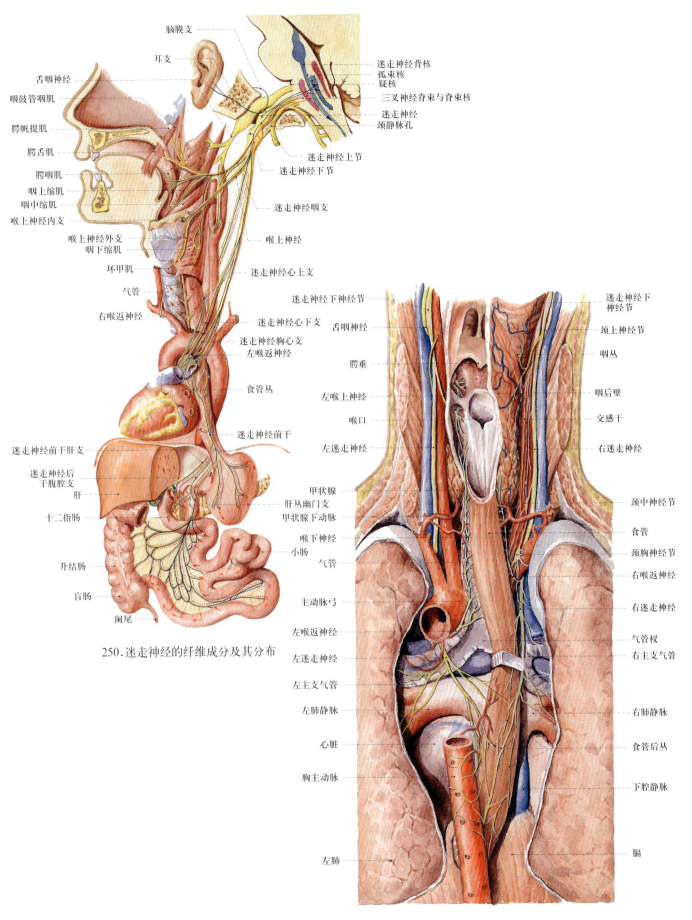

脑膜支
耳支
舌咽神经
咽鼓管咽肌
腭帆提肌
腭舌肌
腭咽肌
咽上缩肌
咽中缩肌
喉上神经内支
喉上神经外支
咽下缩肌
环甲肌
气管
右喉返神经

迷走神经背核
孤束核
疑核
三叉神经脊束与脊束核
迷走神经
颈静脉孔
迷走神经上节
迷走神经下节
迷走神经咽支
喉上神经
迷走神经心上支
迷走神经下神经节
迷走神经心下支
迷走神经胸心支
左喉返神经
食管丛
迷走神经前干

迷走神经前干肝支
迷走神经后干腹腔支
肝
十二指肠
升结肠
盲肠
阑尾

250.迷走神经的纤维成分及其分布

舌咽神经
腭垂
左喉上神经
喉口
左迷走神经
甲状腺
肝丛幽门支
甲状腺下动脉
喉下神经
小肠
气管
主动脉弓
左喉返神经
左迷走神经
左主支气管
左肺静脉
心脏
胸主动脉
左肺

迷走神经下神经节
颈上神经节
咽丛
咽后壁
交感干
右迷走神经
颈中神经节
食管
颈胸神经节
右喉返神经
右迷走神经
气管杈
右主支气管
右肺静脉
食管后丛
下腔静脉
膈

251.左、右迷走神经颈胸部的分支

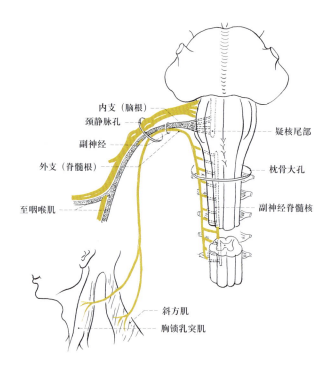

内支（脑根）
颈静脉孔
副神经
外支（脊髓根）
至咽喉肌

疑核尾部
枕骨大孔
副神经脊髓核

斜方肌
胸锁乳突肌

252.副神经的纤维成分及其分布

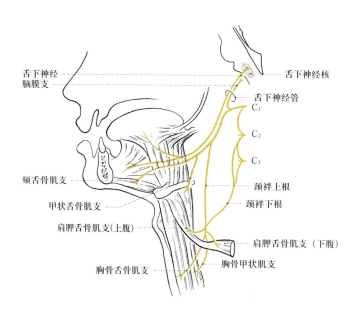

舌下神经
脑膜支

舌下神经核
舌下神经管
C₁
C₂
C₃

颏舌骨肌支
甲状舌骨肌支
肩胛舌骨肌支(上腹)

颈袢上根
颈袢下根
肩胛舌骨肌支（下腹）

胸骨舌骨肌支
胸骨甲状肌支

253.舌下神经的纤维成分及其分布

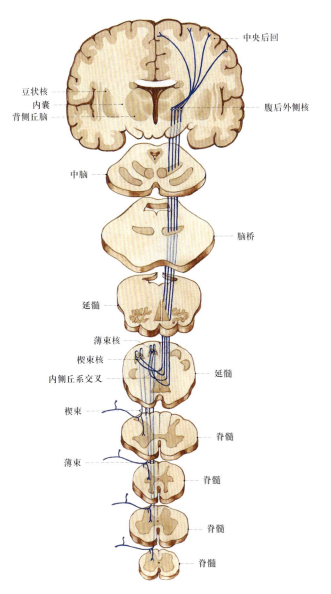

中央后回

豆状核
内囊
背侧丘脑

腹后外侧核

中脑

脑桥

延髓

薄束核
楔束核
内侧丘系交叉

延髓

楔束

脊髓

薄束

脊髓

脊髓

脊髓

254.躯干、四肢本体感觉和精细触觉传导径路

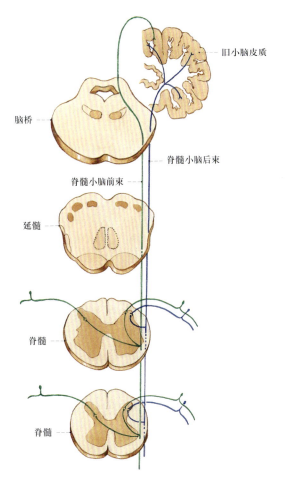

旧小脑皮质

脑桥

脊髓小脑后束

脊髓小脑前束

延髓

脊髓

脊髓

255.传向小脑的本体感觉传导径路

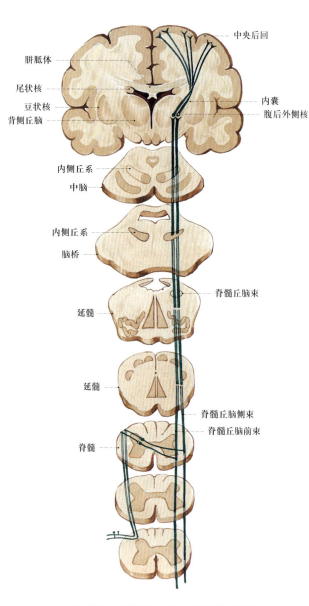

256.躯干、四肢痛、温、触觉传导径路

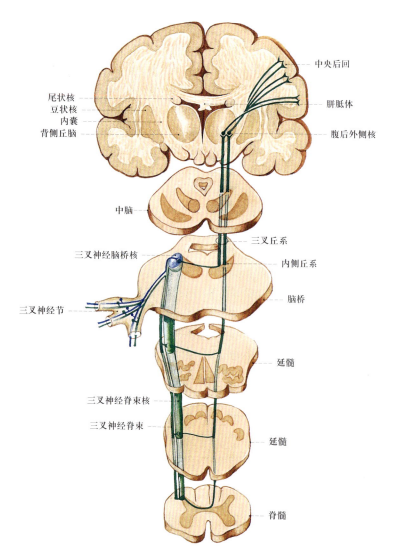

257.头面部痛、温、触觉传导径路

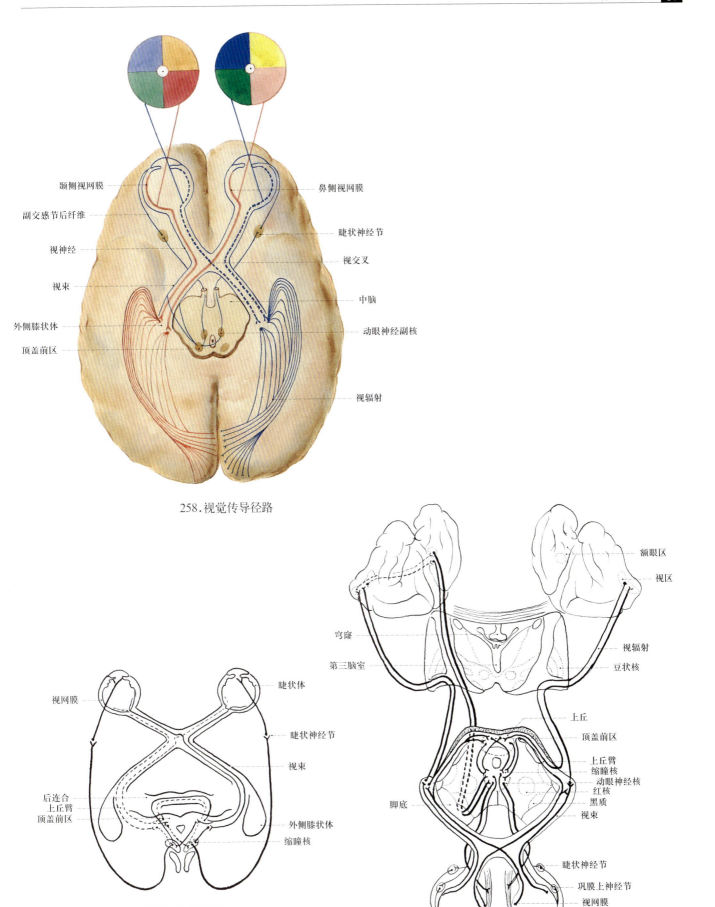

258.视觉传导径路

颞侧视网膜
鼻侧视网膜
副交感节后纤维
睫状神经节
视神经
视交叉
视束
中脑
外侧膝状体
动眼神经副核
顶盖前区
视辐射

259.瞳孔对光反射径路

睫状体
视网膜
睫状神经节
视束
后连合
上丘臂
顶盖前区
外侧膝状体
缩瞳核

额眼区
视区
穹窿
第三脑室
视辐射
豆状核
上丘
顶盖前区
上丘臂
缩瞳核
动眼神经核
红核
脚底
黑质
视束
睫状神经节
巩膜上神经节
视网膜
晶状体
虹膜

260.瞳孔对光反射和调节 辐辏反射传导径路 示意图

颞横回
听辐射
内侧膝状体
中脑上丘平面
下丘核
中脑下丘平面
外侧丘系
蜗神经后核
蜗神经前核
上橄榄核
蜗神经节

261.听觉传导径路

大脑皮质
背侧丘脑
后连合核
Cajal 中介核
红核
动眼神经核
滑车神经核
球状核
前庭神经上核
前庭神经外侧核
前庭神经下核
前庭神经内侧核
展神经核
网状结构
疑核
前庭脊髓束
副神经核
前庭神经节细胞
脊髓前角运动细胞

262.平衡觉传导径路

固有束
胶状质
后根
后角
中间带外侧核
前角
脊神经节
侧角
前根
白交通支
灰交通支
脊神经
游离神经终末
至骨骼肌
至心肌
至平滑肌
至腺体
无被囊终球
交感神经干
有被囊终球
环层小体
交感神经干

263.一般内脏传入冲动进入脊髓后的反射径路

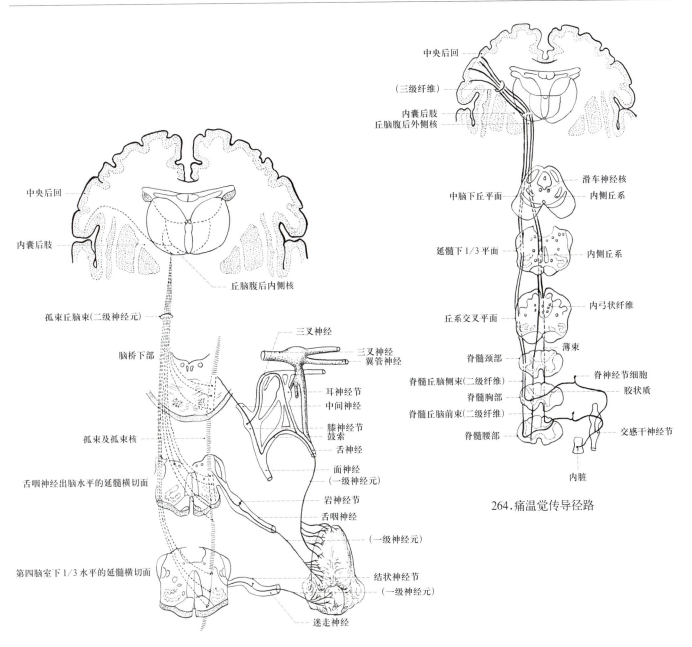

中央后回
（三级纤维）
内囊后肢
丘脑腹后外侧核

中脑下丘平面
滑车神经核
内侧丘系

延髓下 1/3 平面
内侧丘系

丘系交叉平面
内弓状纤维

薄束

脊髓颈部
脊神经节细胞

脊髓丘脑侧束(二级纤维)
胶状质

脊髓丘脑前束(二级纤维)
脊髓胸部

脊髓腰部
交感干神经节

内脏

264.痛温觉传导径路

中央后回

内囊后肢

丘脑腹后内侧核

孤束丘脑束(二级神经元)

脑桥下部

三叉神经

三叉神经
翼管神经

耳神经节
中间神经

膝神经节
鼓索
舌神经

面神经
（一级神经元）

岩神经节
舌咽神经

孤束及孤束核

（一级神经元）

舌咽神经出脑水平的延髓横切面

结状神经节
（一级神经元）

第四脑室下 1/3 水平的延髓横切面

迷走神经

265.味觉传导径路

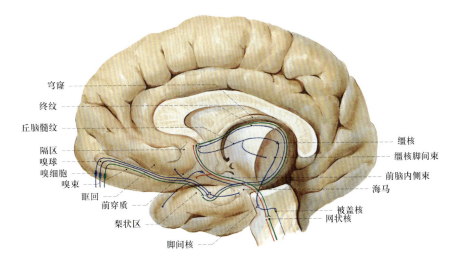

穹窿
终纹
丘脑髓纹
隔区
嗅球
嗅细胞
嗅束
眶回
前穿质
梨状区
脚间核

缰核
缰核脚间束
前脑内侧束
海马
被盖核
网状核

266.嗅觉传导径路

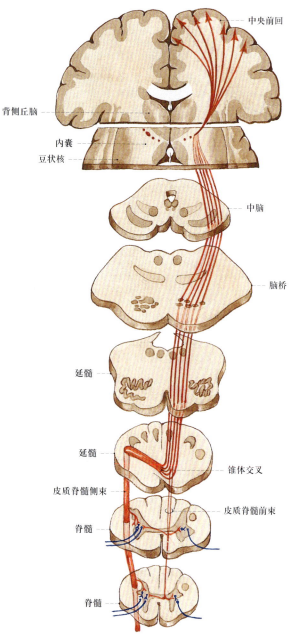

中央前回

背侧丘脑

内囊

豆状核

中脑

脑桥

延髓

延髓

皮质脊髓侧束

脊髓

锥体交叉

皮质脊髓前束

脊髓

267.锥体系　皮质脊髓束

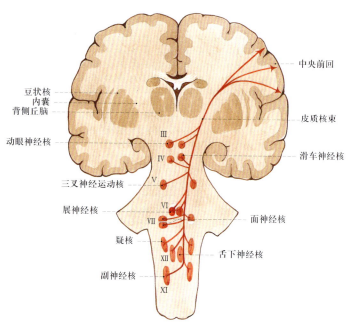

豆状核
内囊
背侧丘脑
动眼神经核
三叉神经运动核
展神经核
疑核
副神经核

中央前回
皮质核束
滑车神经核
面神经核
舌下神经核

III
IV
V
VI
VII
XII
XI

268.皮质核束

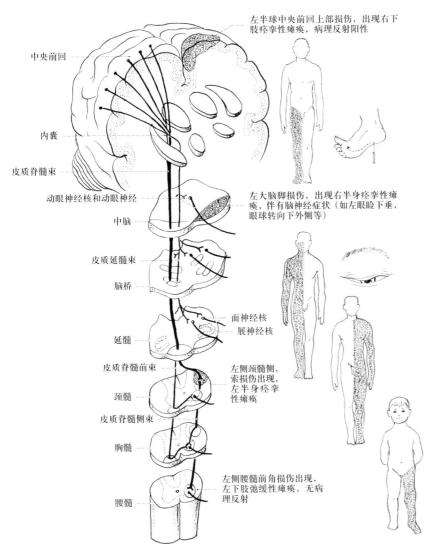

中央前回

内囊

皮质脊髓束

动眼神经核和动眼神经

中脑

皮质延髓束

脑桥

面神经核
展神经核

延髓

皮质脊髓前束

颈髓

皮质脊髓侧束

胸髓

腰髓

左半球中央前回上部损伤，出现右下肢痉挛性瘫痪，病理反射阳性

左大脑脚损伤，出现右半身痉挛性瘫痪，伴有脑神经症状（如左眼睑下垂，眼球转向下外侧等）

左侧颈髓侧索损伤出现，左半身痉挛性瘫痪

左侧腰髓前角损伤出现，左下肢弛缓性瘫痪，无病理反射

269.中枢神经不同部位损伤后的瘫痪特点

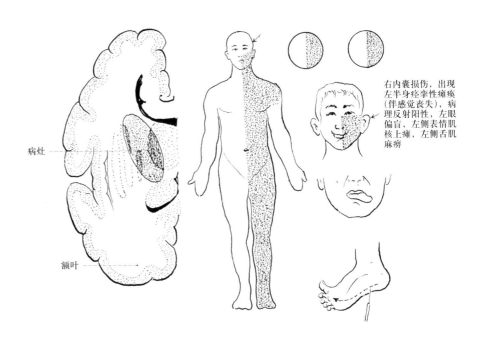

病灶

额叶

右内囊损伤，出现左半身痉挛性瘫痪（伴感觉丧失），病理反射阳性，左侧偏盲，左侧表情肌核上瘫，左侧舌肌麻痹

270.右侧内囊损伤及其主要临床表现

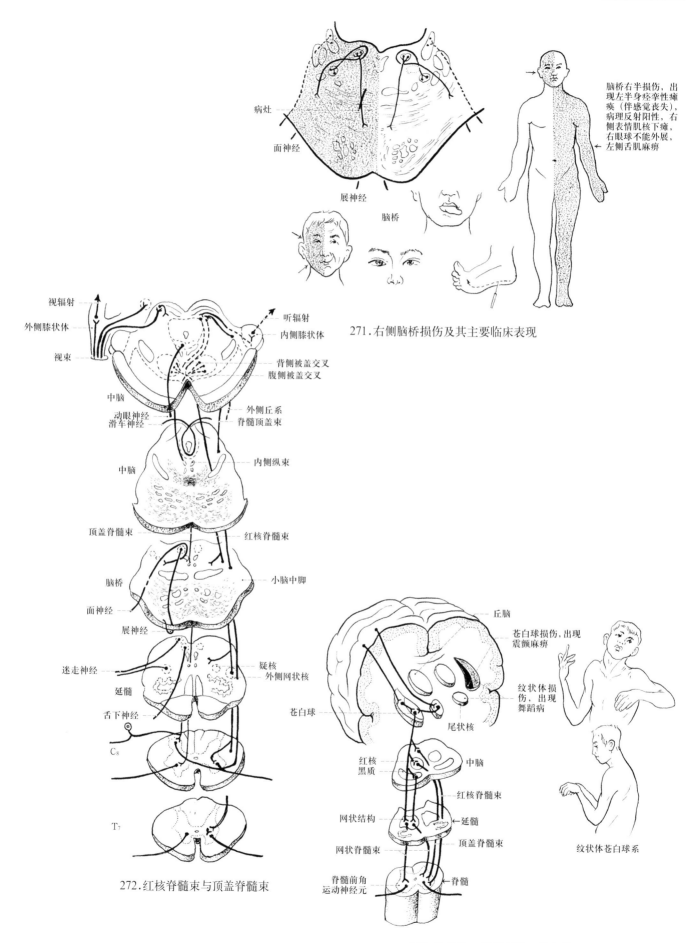

病灶

面神经

展神经

脑桥

脑桥右半损伤，出现左半身痉挛性瘫痪（伴感觉丧失），病理反射阳性，右侧表情肌核下瘫，右眼球不能外展，左侧舌肌麻痹

271.右侧脑桥损伤及其主要临床表现

视辐射

外侧膝状体

视束

内侧膝状体

听辐射

背侧被盖交叉
腹侧被盖交叉

中脑

动眼神经
滑车神经

外侧丘系
脊髓顶盖束

中脑

内侧纵束

顶盖脊髓束

红核脊髓束

脑桥

小脑中脚

面神经

展神经

迷走神经

疑核
外侧网状核

延髓

舌下神经

C_8

T_7

272.红核脊髓束与顶盖脊髓束

丘脑

苍白球损伤，出现震颤麻痹

纹状体损伤，出现舞蹈病

苍白球

尾状核

红核
黑质

中脑

红核脊髓束

网状结构

延髓

网状脊髓束

顶盖脊髓束

脊髓前角运动神经元

脊髓

纹状体苍白球系

273.纹状体－黑质环路及其损伤

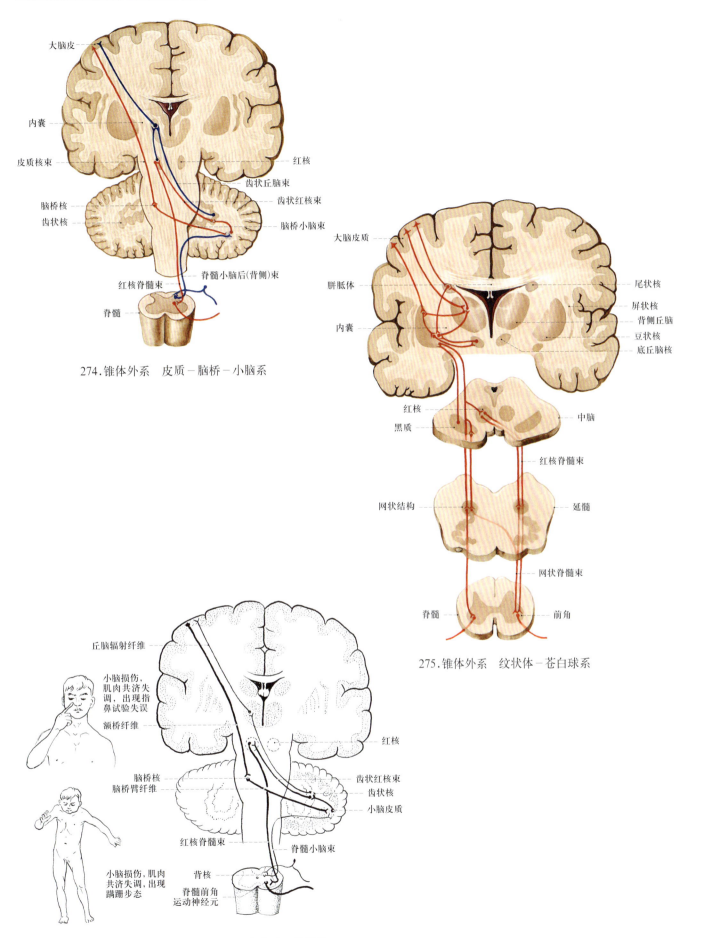

大脑皮
内囊
皮质核束
脑桥核
齿状核
红核脊髓束
脊髓
红核
齿状丘脑束
齿状红核束
脑桥小脑束
脊髓小脑后(背侧)束

274.锥体外系　皮质－脑桥－小脑系

大脑皮质
胼胝体
内囊
红核
黑质
网状结构
脊髓
尾状核
屏状核
背侧丘脑
豆状核
底丘脑核
中脑
红核脊髓束
延髓
网状脊髓束
前角

275.锥体外系　纹状体－苍白球系

丘脑辐射纤维
小脑损伤，肌肉共济失调，出现指鼻试验失误
额桥纤维
脑桥核
脑桥臂纤维
红核脊髓束
小脑损伤，肌肉共济失调，出现蹒跚步态
背核
脊髓前角运动神经元
红核
齿状红核束
齿状核
小脑皮质
脊髓小脑束

276.皮质－脑桥－小脑系及其损伤

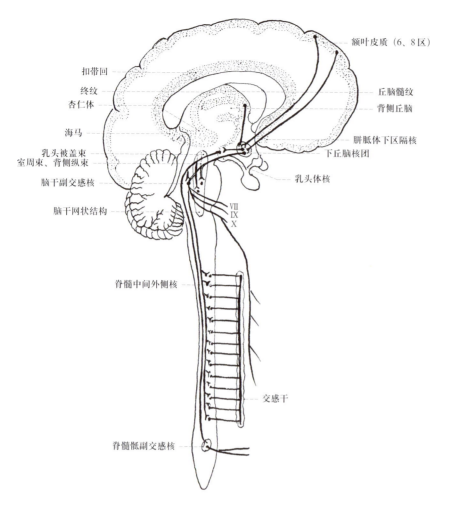

扣带回
终纹
杏仁体
海马
乳头被盖束
室周束、背侧纵束
脑干副交感核
脑干网状结构

额叶皮质（6、8区）
丘脑髓纹
背侧丘脑
胼胝体下区隔核
下丘脑核团
乳头体核

VII
IX
X

脊髓中间外侧核

交感干

脊髓骶副交感核

277.一般内脏运动传导径路

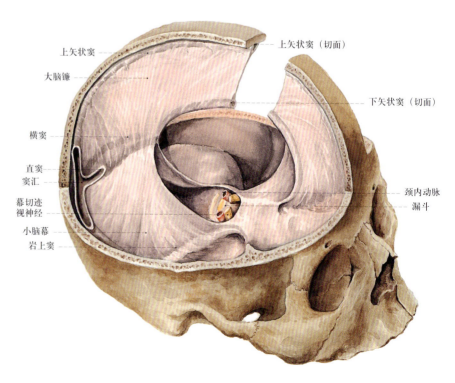

上矢状窦
大脑镰
横窦
直窦
窦汇
幕切迹
视神经
小脑幕
岩上窦

上矢状窦（切面）
下矢状窦（切面）
颈内动脉
漏斗

278.硬脑膜及硬脑膜静脉窦

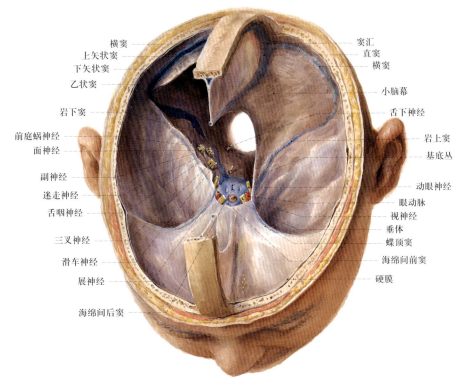

横窦
上矢状窦
下矢状窦
乙状窦
岩下窦
前庭蜗神经
面神经
副神经
迷走神经
舌咽神经
三叉神经
滑车神经
展神经
海绵间后窦

窦汇
直窦
横窦
小脑幕
舌下神经
岩上窦
基底丛
动眼神经
眼动脉
视神经
垂体
蝶顶窦
海绵间前窦
硬膜

279.硬脑膜、硬脑膜窦和脑神经

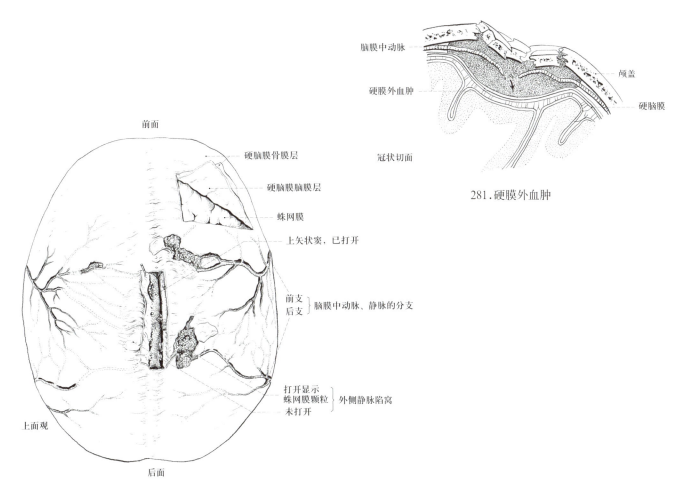

前面
硬脑膜骨膜层
硬脑膜脑膜层
蛛网膜
上矢状窦，已打开

前支 } 脑膜中动脉、静脉的分支
后支

打开显示
蛛网膜颗粒 } 外侧静脉陷窝
未打开

上面观
后面

280.硬脑膜和蛛网膜颗粒

脑膜中动脉
硬膜外血肿
冠状切面

颅盖
硬脑膜

281.硬膜外血肿

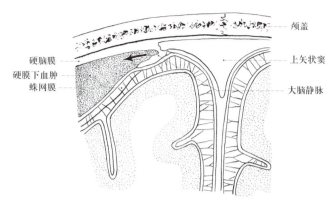

282.硬膜下血肿

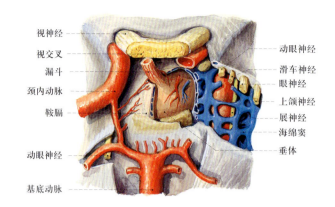

283.鞍膈　海绵窦及其周围结构

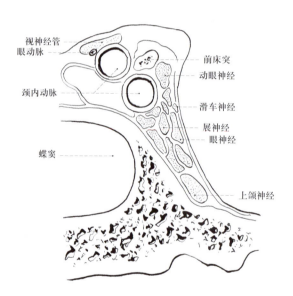

284.海绵窦壁　示意图

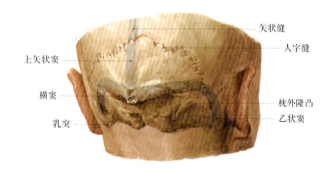

285.矢状窦、横窦和乙状窦的体表投影

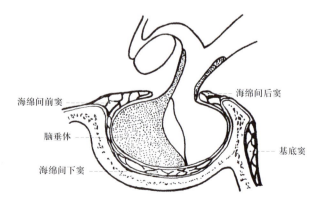

286.环窦　示意图

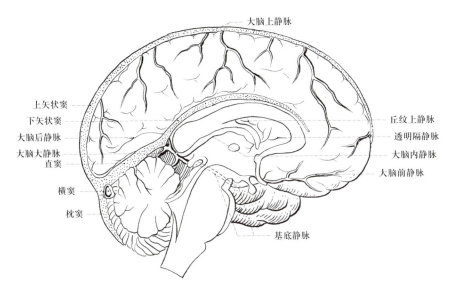

颅盖

额支
顶支
垂体窝
枕骨基底部(斜坡)
脑膜中动脉
茎突

枕骨大孔

287.脑膜中动脉的体表投影

大脑上静脉

上矢状窦
下矢状窦
大脑后静脉
大脑大静脉
直窦
横窦
枕窦

丘纹上静脉
透明隔静脉
大脑内静脉
大脑前静脉

基底静脉

288.颅内静脉系统

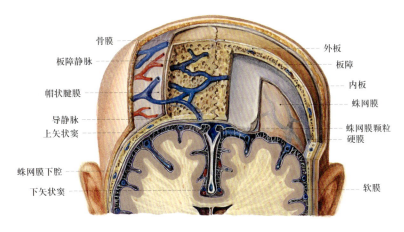

骨膜
板障静脉
帽状腱膜
导静脉
上矢状窦
蛛网膜下腔
下矢状窦

外板
板障
内板
蛛网膜
蛛网膜颗粒
硬膜
软膜

289.颅顶的层次

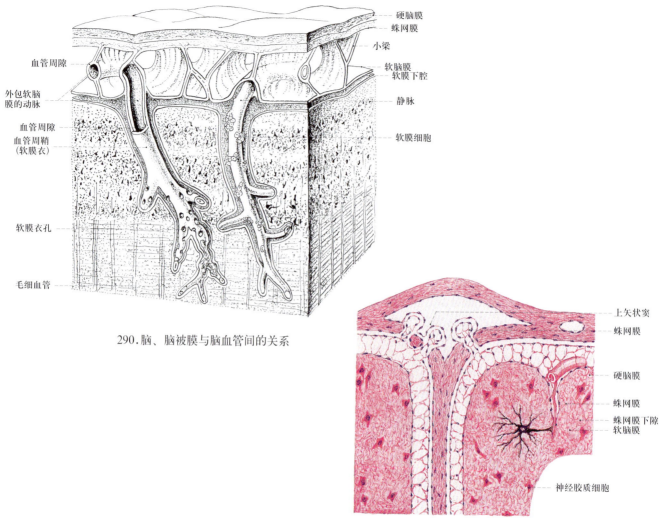

血管周隙
外包软脑膜的动脉
血管周隙
血管周鞘（软膜衣）
软膜衣孔
毛细血管

硬脑膜
蛛网膜
小梁
软脑膜
软膜下腔
静脉
软膜细胞

290.脑、脑被膜与脑血管间的关系

上矢状窦
蛛网膜
硬脑膜
蛛网膜
蛛网膜下隙
软脑膜
神经胶质细胞

292.脑膜微细结构　模式图

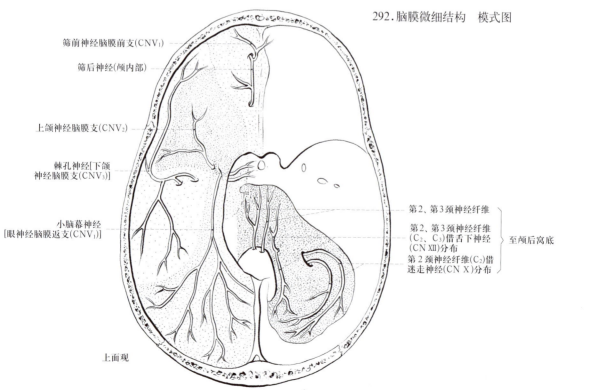

筛前神经脑膜前支(CNV₁)
筛后神经(颅内部)
上颌神经脑膜支(CNV₂)
棘孔神经[下颌神经脑膜支(CNV₃)]
小脑幕神经[眼神经脑膜返支(CNV₁)]

第2、第3颈神经纤维
第2、第3颈神经纤维(C₂、C₃)借舌下神经(CN XII)分布
第2颈神经纤维(C₂)借迷走神经(CN X)分布
至颅后窝底

上面观

291.颅底硬脑膜神经支配

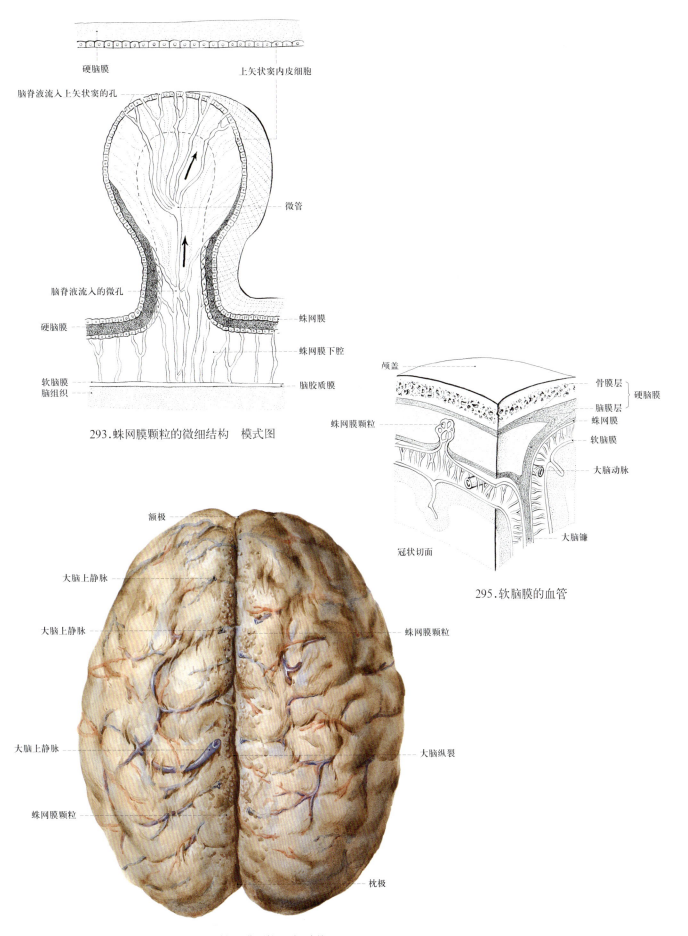

硬脑膜

上矢状窦内皮细胞

脑脊液流入上矢状窦的孔

微管

脑脊液流入的微孔

硬脑膜

蛛网膜

蛛网膜下腔

软脑膜
脑组织

脑胶质膜

293.蛛网膜颗粒的微细结构　模式图

颅盖

骨膜层
脑膜层
蛛网膜
软脑膜

硬脑膜

蛛网膜颗粒

大脑动脉

大脑镰

冠状切面

295.软脑膜的血管

额极

大脑上静脉

大脑上静脉

蛛网膜颗粒

大脑上静脉

大脑纵裂

蛛网膜颗粒

枕极

294.蛛网膜及蛛网膜颗粒　上面观

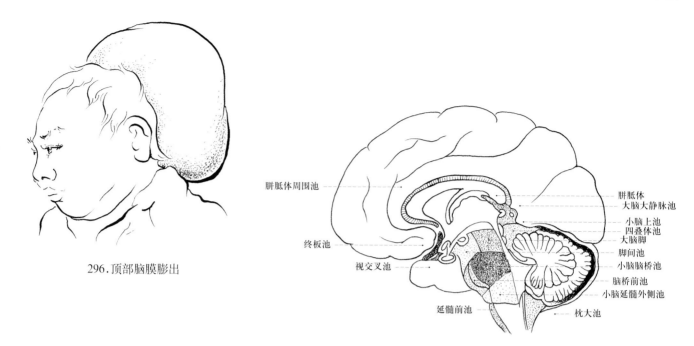

296.顶部脑膜膨出

297.脑蛛网膜下池　大脑内侧面

胼胝体周围池

终板池

视交叉池

延髓前池

胼胝体
大脑大静脉池
小脑上池
四叠体池
大脑脚
脚间池
小脑脑桥池
脑桥前池
小脑延髓外侧池
枕大池

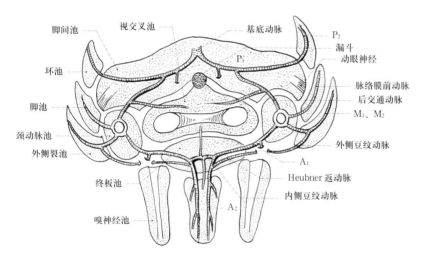

脚间池　　视交叉池　　　基底动脉

环池

脚池

颈动脉池

外侧裂池

终板池

嗅神经池

P_2
漏斗
动眼神经
脉络膜前动脉
后交通动脉
M_1、M_2
外侧豆纹动脉
A_1
Heubner 返动脉
内侧豆纹动脉
P_1
A_2

298.蝶鞍附近的蛛网膜下池

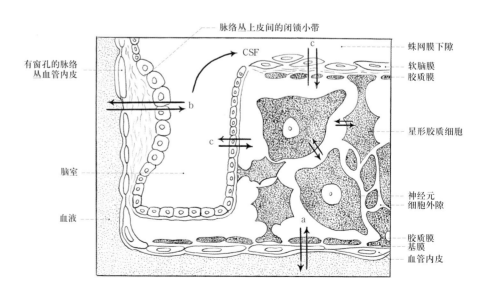

脉络丛上皮间的闭锁小带

CSF

有窗孔的脉络
丛血管内皮

脑室

血液

蛛网膜下隙
软脑膜
胶质膜

星形胶质细胞

神经元
细胞外隙

胶质膜
基膜
血管内皮

299.脑屏障的结构和位置关系
a.血-脑屏障　b.血-脑脊液屏障　c.脑脊液-脑屏障　CSF:脑脊液

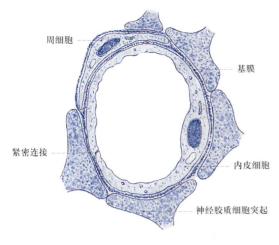

周细胞

基膜

紧密连接

内皮细胞

神经胶质细胞突起

300.血-脑屏障 模式图

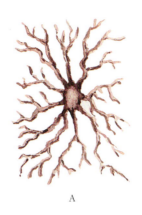 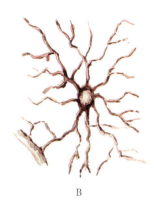

A
B

301.星形胶质细胞

A.原浆性星形胶质细胞 银染 B.纤维性星形胶质细胞 银染

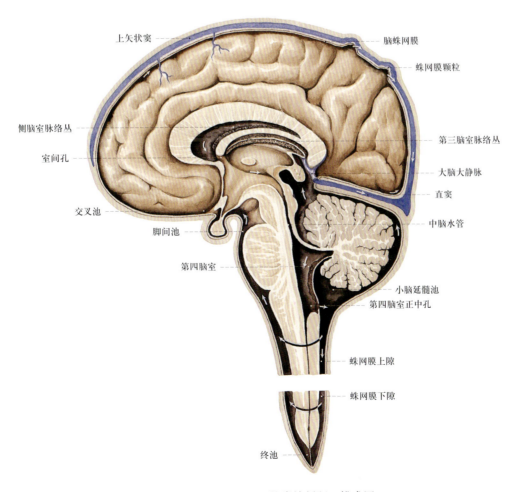

上矢状窦

脑蛛网膜

蛛网膜颗粒

侧脑室脉络丛

室间孔

第三脑室脉络丛

大脑大静脉

直窦

交叉池

脚间池

中脑水管

第四脑室

小脑延髓池

第四脑室正中孔

蛛网膜上隙

蛛网膜下隙

终池

302.脑脊液循环 模式图

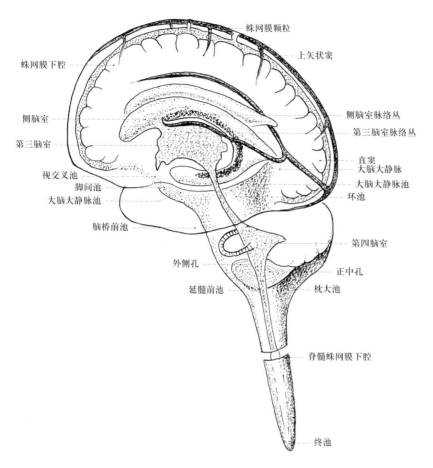

蛛网膜颗粒

上矢状窦

蛛网膜下腔

侧脑室脉络丛

侧脑室

第三脑室脉络丛

第三脑室

直窦
大脑大静脉

视交叉池

大脑大静脉池

脚间池

环池

大脑大静脉池

脑桥前池

第四脑室

外侧孔

正中孔

延髓前池

枕大池

脊髓蛛网膜下腔

终池

303.脑脊液循环运行　模式图

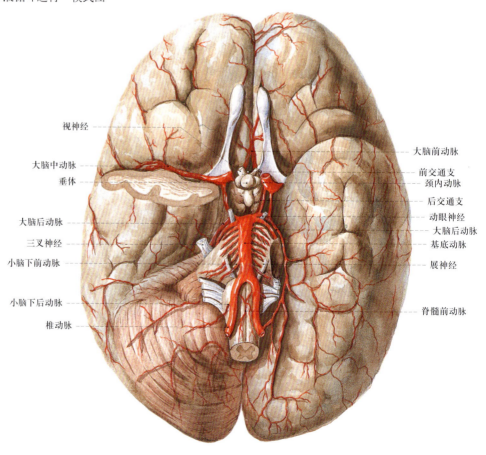

视神经

大脑前动脉

大脑中动脉

前交通支

垂体

颈内动脉

后交通支

大脑后动脉

动眼神经

三叉神经

大脑后动脉

小脑下前动脉

基底动脉

展神经

小脑下后动脉

脊髓前动脉

椎动脉

304.脑底部的动脉

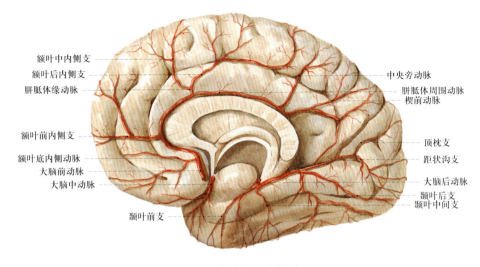

额叶中内侧支
额叶后内侧支
胼胝体缘动脉

额叶前内侧支
额叶底内侧动脉
大脑前动脉
大脑中动脉

颞叶前支

中央旁动脉
胼胝体周围动脉
楔前动脉

顶枕支
距状沟支

大脑后动脉
颞叶后支
颞叶中间支

305.大脑的动脉　内侧面观

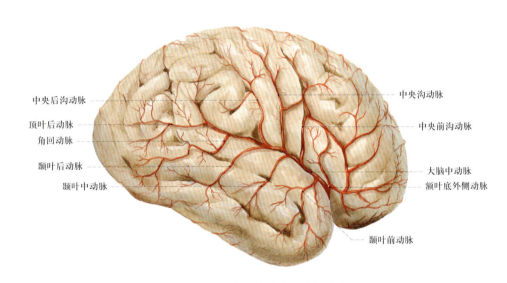

中央后沟动脉
顶叶后动脉
角回动脉
颞叶后动脉
颞叶中动脉

中央沟动脉
中央前沟动脉

大脑中动脉
额叶底外侧动脉

颞叶前动脉

306.大脑的动脉　外侧面观

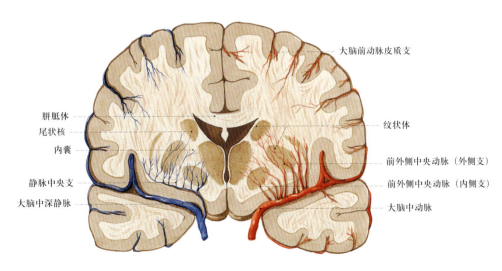

胼胝体
尾状核
内囊

静脉中央支
大脑中深静脉

大脑前动脉皮质支

纹状体

前外侧中央动脉（外侧支）
前外侧中央动脉（内侧支）
大脑中动脉

307.大脑中动脉的皮质支和中央支

中央沟动脉

胼胝体周动脉

角回动脉

胼胝体缘动脉

额极动脉

大脑前动脉

大脑中动脉

大脑中动脉颞支

大脑后动脉

眼动脉

颈内动脉

基底动脉

椎动脉

308.大脑的动脉血供

C₁

C₂

C₃

C₄

C₅

309.大脑前动脉与大脑中动脉侧位投影

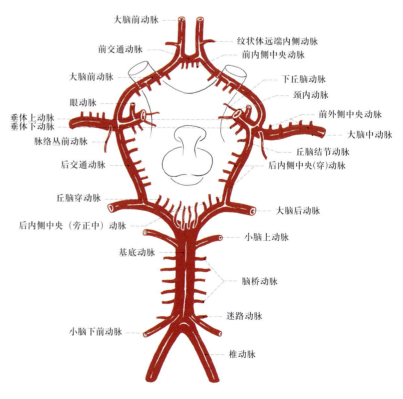

大脑前动脉

前交通动脉

大脑前动脉

眼动脉

垂体上动脉
垂体下动脉

脉络丛前动脉

后交通动脉

丘脑穿动脉

后内侧中央（旁正中）动脉

基底动脉

小脑下前动脉

纹状体远端内侧动脉
前内侧中央动脉

下丘脑动脉

颈内动脉

前外侧中央动脉

大脑中动脉

丘脑结节动脉

后内侧中央（穿）动脉

大脑后动脉

小脑上动脉

脑桥动脉

迷路动脉

椎动脉

310.大脑动脉环及分支

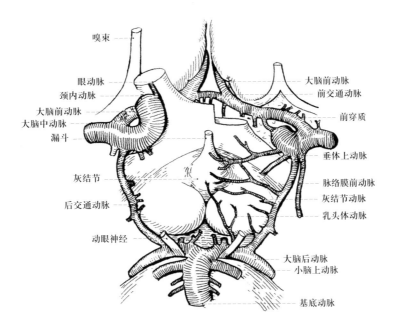

嗅束

眼动脉
颈内动脉
大脑前动脉
大脑中动脉
漏斗

灰结节

后交通动脉

动眼神经

大脑前动脉
前交通动脉

前穿质

垂体上动脉

脉络膜前动脉
灰结节动脉
乳头体动脉

大脑后动脉
小脑上动脉

基底动脉

311.大脑动脉环

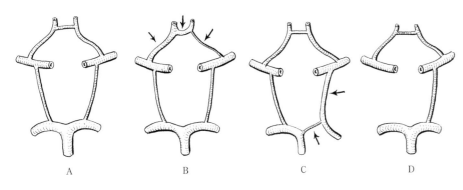

A   B   C   D

312.大脑动脉环及其变异
A.正常　B~D.变异

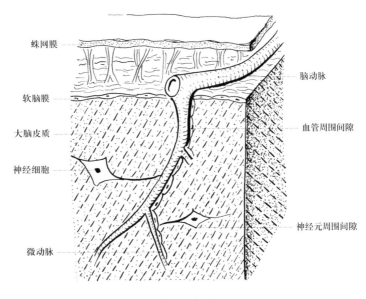

蛛网膜

软脑膜

大脑皮质

神经细胞

微动脉

脑动脉

血管周围间隙

神经元周围间隙

313.脑血管周围间隙

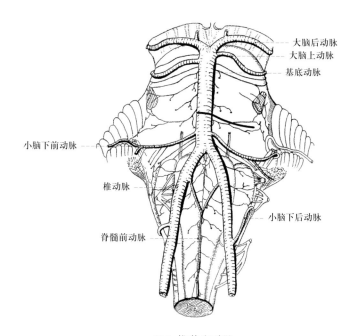

314.椎基底动脉

大脑后动脉
大脑上动脉
基底动脉
小脑下前动脉
椎动脉
脊髓前动脉
小脑下后动脉

结合臂
内侧纵束
三叉神经感觉主核
三叉神经运动核
丘系带
桥臂
三叉神经
长周支
短周支
旁中央支
基底动脉
长周支分布区
短周支分布区
旁中央支分布区

315.脑桥动脉

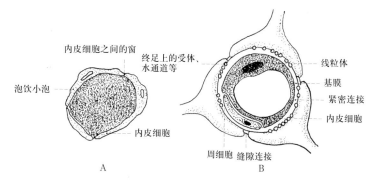

内皮细胞之间的窗
终足上的受体、水通道等
泡饮小泡
内皮细胞
线粒体
基膜
紧密连接
内皮细胞
周细胞
缝隙连接

A   B

316.脑内毛细血管与普通毛细血管结构比较　模式图
A.普通毛细血管　B.脑内毛细血管

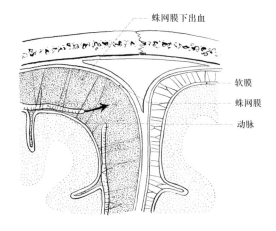

蛛网膜下出血
软膜
蛛网膜
动脉

317.脑蛛网膜下隙出血　模式图

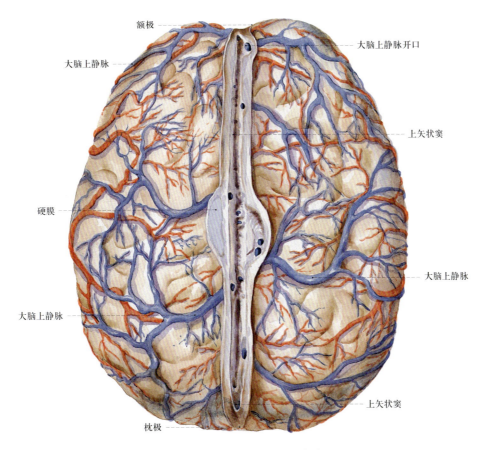

额极

大脑上静脉

硬膜

大脑上静脉

大脑上静脉

枕极

大脑上静脉开口

上矢状窦

大脑上静脉

上矢状窦

318.大脑表面的静脉和上矢状窦

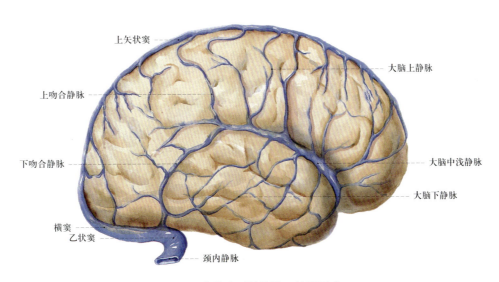

上矢状窦

上吻合静脉

下吻合静脉

横窦
乙状窦

颈内静脉

大脑上静脉

大脑中浅静脉

大脑下静脉

319.大脑表面的静脉　外侧面观

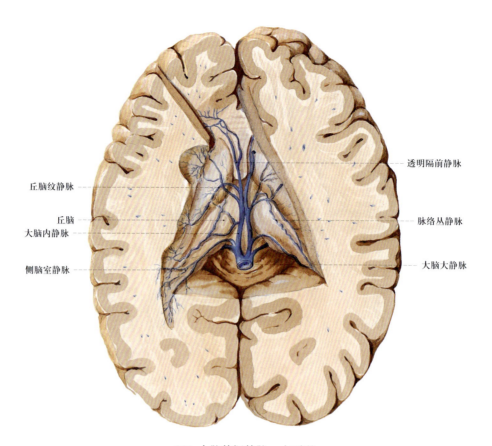

丘脑纹静脉

丘脑
大脑内静脉

侧脑室静脉

透明隔前静脉

脉络丛静脉

大脑大静脉

320.大脑的深静脉　上面观

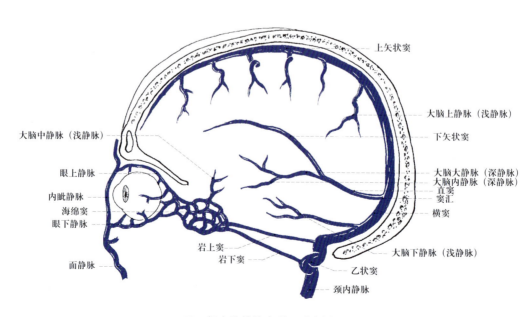

上矢状窦

大脑上静脉（浅静脉）

下矢状窦

大脑中静脉（浅静脉）

眼上静脉

内眦静脉
海绵窦
眼下静脉

面静脉

岩上窦
岩下窦

大脑大静脉（深静脉）
大脑内静脉（深静脉）
直窦
窦汇
横窦

大脑下静脉（浅静脉）

乙状窦

颈内静脉

321.颅内外静脉交通　示意图

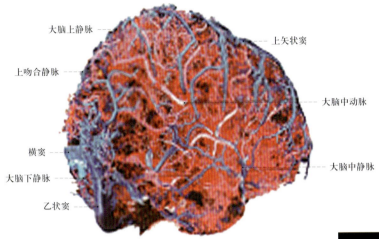

大脑上静脉

上矢状窦

上吻合静脉

大脑中动脉

横窦

大脑中静脉

大脑下静脉

乙状窦

322.脑血管铸型

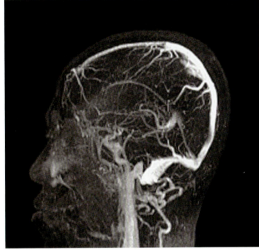

323.脑血管造影

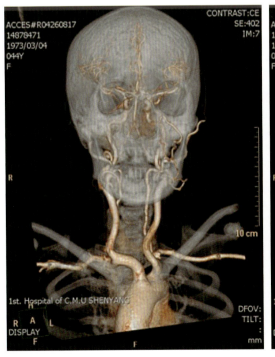

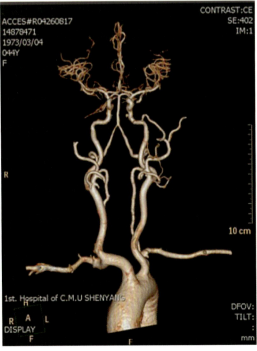

324.头颈动脉CTA容积重建　前面观

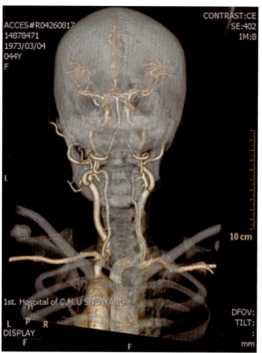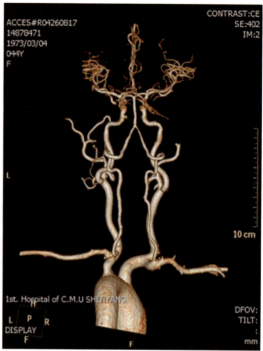

325.头颈动脉 CTA 容积重建　后面观

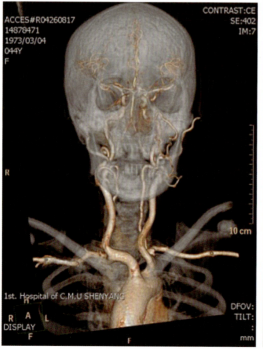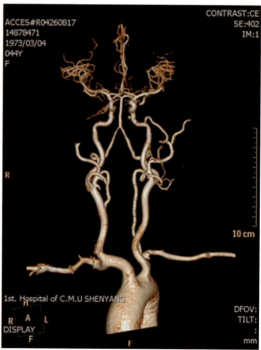

326.头颈动脉 CTA 容积重建　左前外侧观

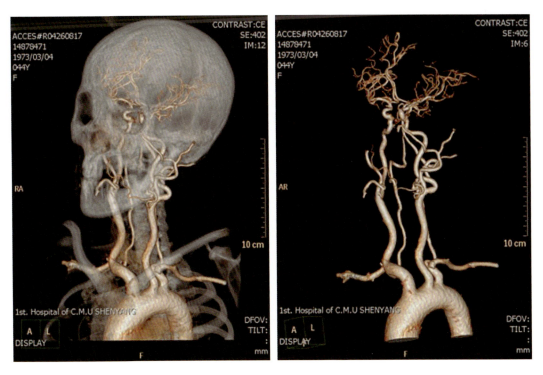

327.头颈动脉 CTA 容积重建　右前外侧观

328.头颈动脉 CTA 容积重建　左外侧观

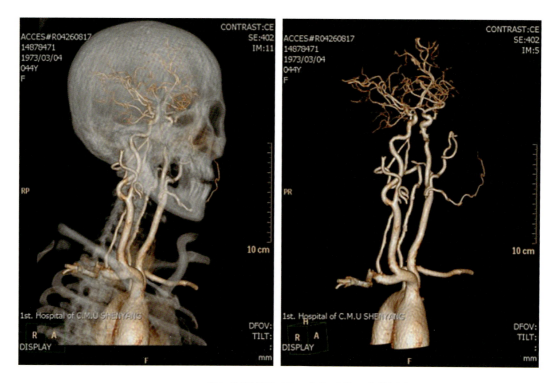

329. 头颈动脉 CTA 容积重建　右外侧观

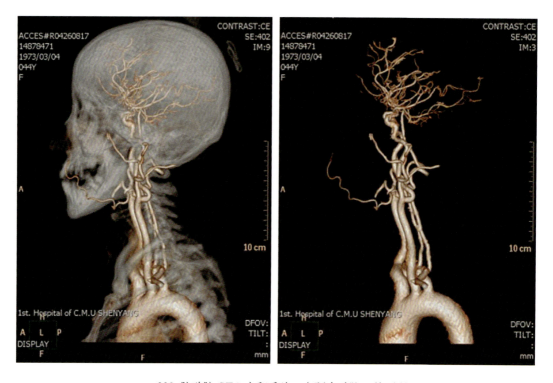

330. 脑动脉 CTA 容积重建　左颈内动脉　前面观

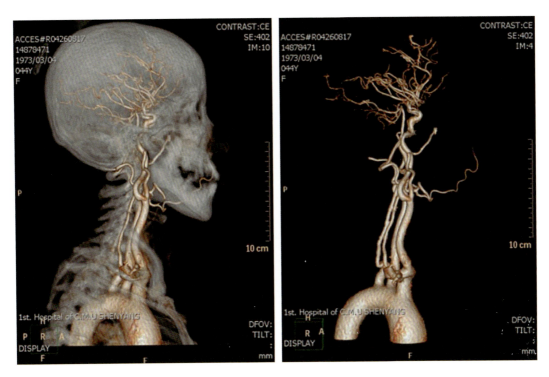

331.脑动脉 CTA 容积重建　右颈内动脉　前面观

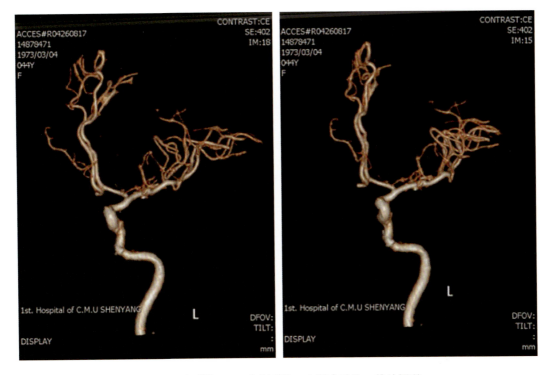

332.脑动脉 CTA 容积重建　左颈内动脉　前外侧观

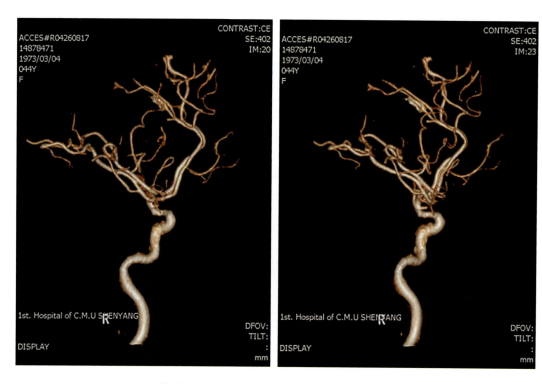

333.脑动脉 CTA 容积重建　右颈内动脉　前外侧观

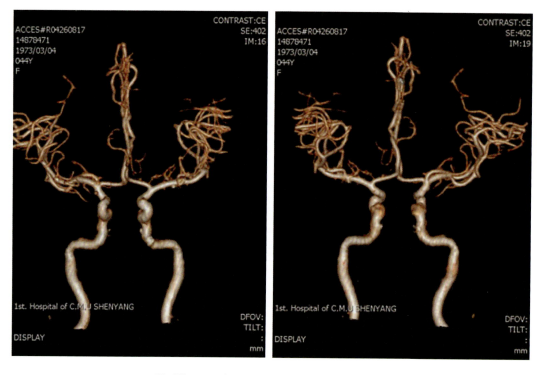

334.脑动脉 CTA 容积重建　双颈内动脉　前、后面观

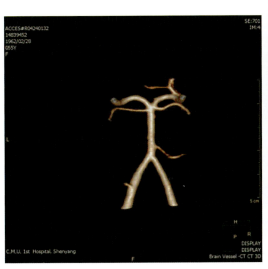
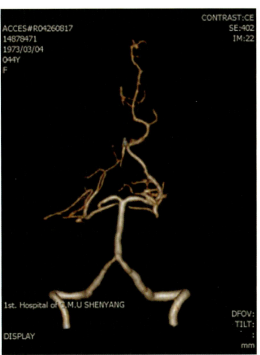

335.脑动脉CTA容积重建　双颈内动脉　前、后面观

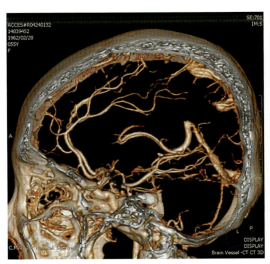
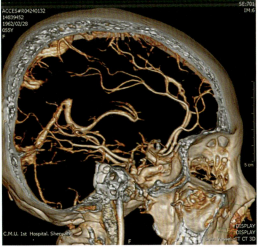

336.脑动脉CTA容积重建　大脑前动脉　左、右侧观

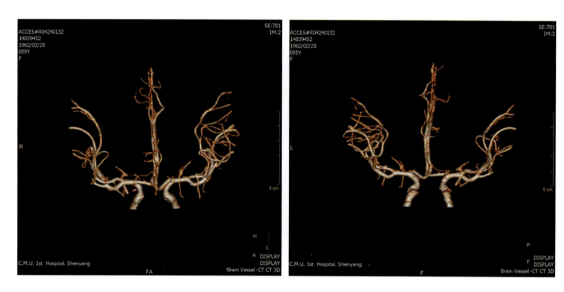

337.脑动脉 CTA 容积重建　大脑前动脉　前、后面观

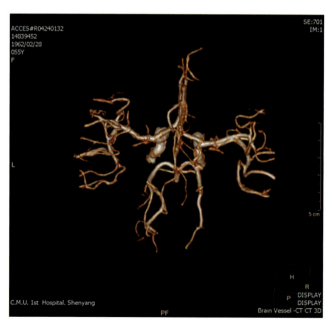

338.脑动脉 CTA 容积重建　脑动脉　头侧面观

球结膜
泪湖
泪阜
内眦
角膜缘

上睑
瞳孔
外眦
下睑

339.眼　前面观

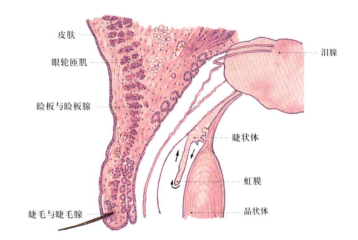

皮肤
眼轮匝肌
睑板与睑板腺
睫毛与睫毛腺

泪腺
睫状体
虹膜
晶状体

340.眼睑和眼球前部　示意图

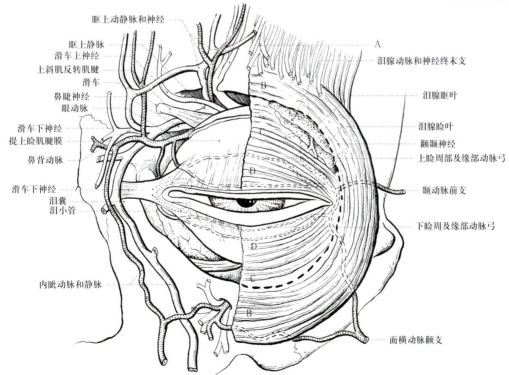

眶上动静脉和神经
眶上静脉
滑车上神经
上斜肌反转肌腱
滑车
鼻睫神经
眼动脉
滑车下神经
提上睑肌腱膜
鼻背动脉
滑车下神经
泪囊
泪小管
内眦动脉和静脉

A
泪腺动脉和神经终末支
泪腺眶叶
泪腺睑叶
颧颞神经
上睑周部及缘部动脉弓
颞动脉前支
下睑周及缘部动脉弓
面横动脉颞支

341.眼轮匝肌和眼睑血管
A.睫毛　B.眼轮匝肌　C.眶隔　D.睑板

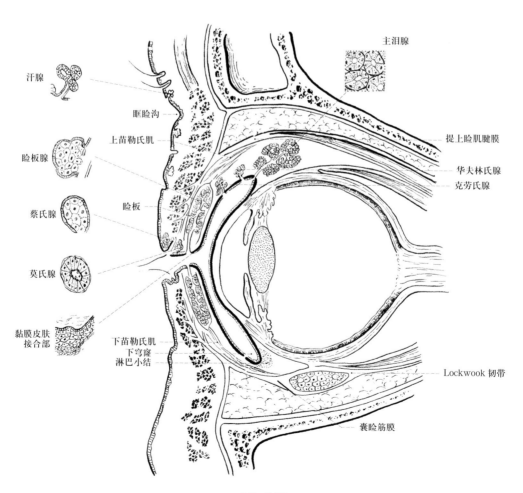

342. 眼睑的淋巴引流

耳前淋巴结

下颌下淋巴结

主泪腺

汗腺

眶睑沟

上苗勒氏肌

睑板腺

睑板

蔡氏腺

莫氏腺

黏膜皮肤
接合部

下苗勒氏肌

下穹窿

淋巴小结

提上睑肌腱膜

华夫林氏腺

克劳氏腺

Lockwook 韧带

囊睑筋膜

343. 结膜

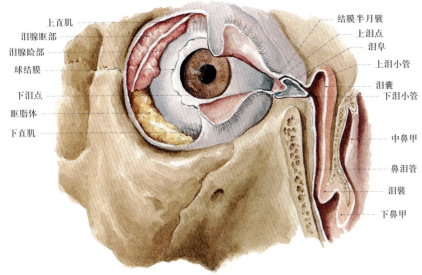

上直肌
泪腺眶部
泪腺睑部
球结膜
下泪点
眶脂体
下直肌

结膜半月襞
上泪点
泪阜
上泪小管
泪囊
下泪小管
中鼻甲
鼻泪管
泪襞
下鼻甲

344.右侧泪器　前面观

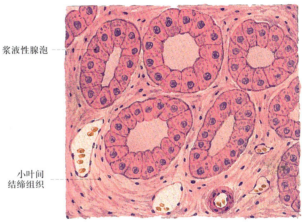

浆液性腺泡

小叶间
结缔组织

345.泪腺微细结构　HE 染色　高倍

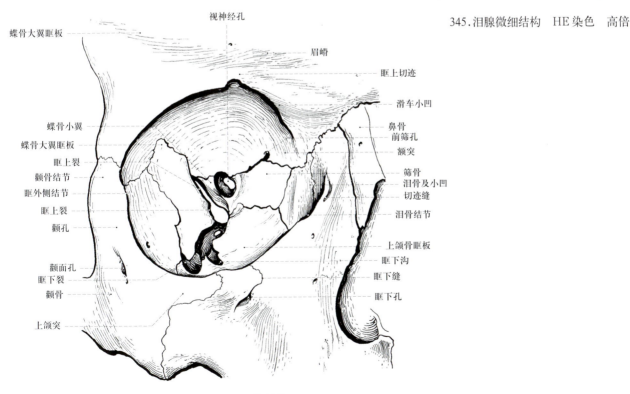

视神经孔

蝶骨大翼眶板
蝶骨小翼
蝶骨大翼眶板
眶上裂
颧骨结节
眶外侧结节
眶上裂
颧孔
颧面孔
眶下裂
颧骨
上颌突

眉嵴
眶上切迹
滑车小凹
鼻骨
前筛孔
额突
筛骨
泪骨及小凹
切迹缝
泪骨结节
上颌骨眶板
眶下沟
眶下缝
眶下孔

346.眶的结构

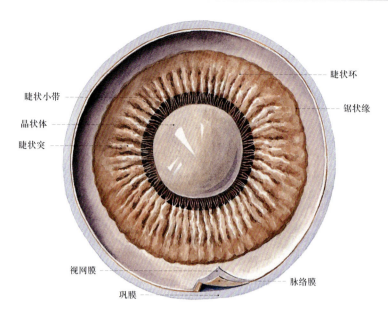

347.虹膜和睫状体

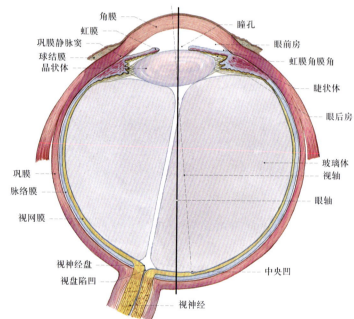

348.眼球水平切面　模式图

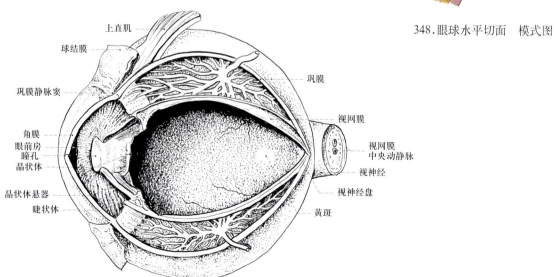

349.眼球的构造

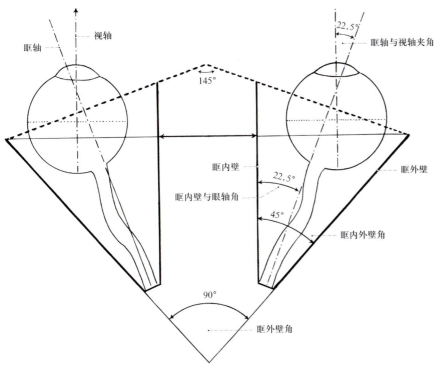

350.眶轴、视轴与眶壁之间的关系

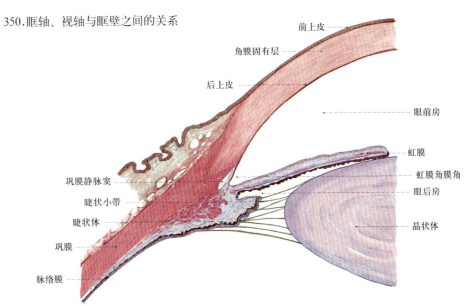

351.眼球前部　水平切面

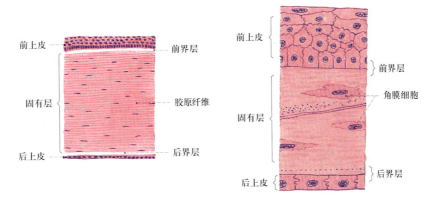

352.角膜的微细结构

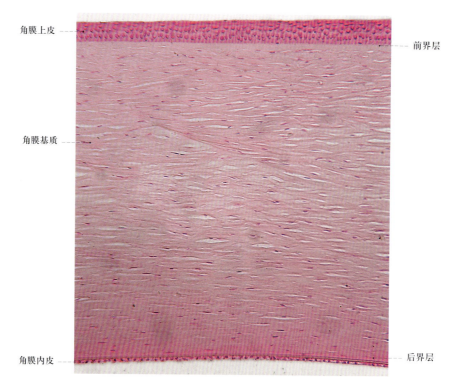

角膜上皮

前界层

角膜基质

角膜内皮

后界层

353.角膜微细结构　HE染色　低倍

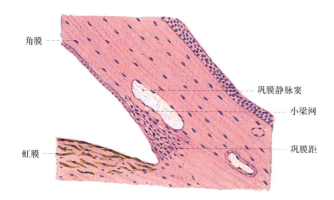

角膜

巩膜静脉窦

小梁网

巩膜距

虹膜

354.虹膜角膜角微细结构　HE染色　高倍

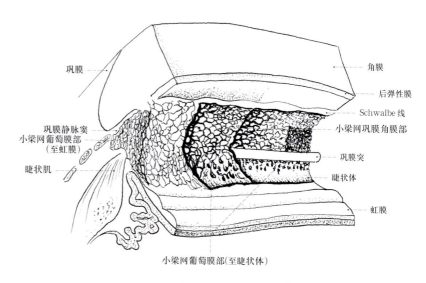

巩膜

角膜

后弹性膜

Schwalbe 线

巩膜静脉窦

小梁网巩膜角膜部

小梁网葡萄膜部
（至虹膜）

巩膜突

睫状肌

睫状体

虹膜

小梁网葡萄膜部(至睫状体)

355.小梁网葡萄膜部　至睫状体

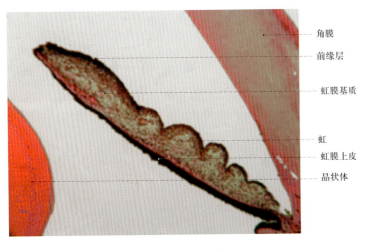

角膜
前缘层
虹膜基质
虹
虹膜上皮
晶状体

356.虹膜　HE 染色　低倍

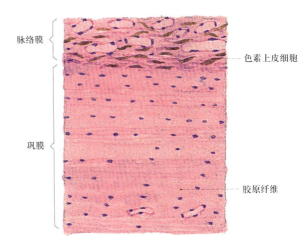

脉络膜
色素上皮细胞
巩膜
胶原纤维

357.巩膜、脉络膜微细结构　HE 染色　高倍

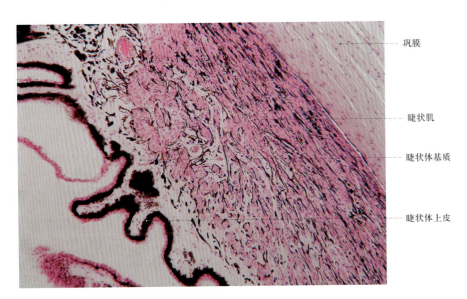

巩膜
睫状肌
睫状体基质
睫状体上皮

358.睫状体微细结构　HE 染色　低倍

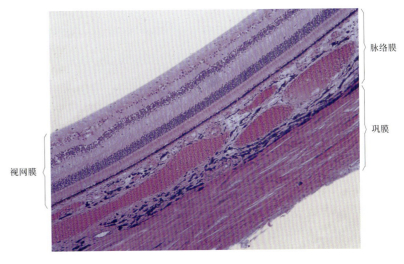

脉络膜
巩膜
视网膜

359.眼球后半部微细结构　HE 染色　低倍

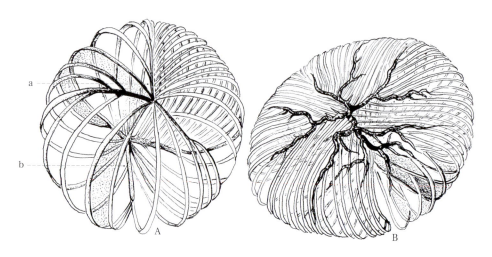

360. 晶状体的结构　HE 染色　低倍

361. 晶状体纤维和晶状体缝　模式图

A.胎儿晶状体　a、b分别示前面和后面的Y形晶状体缝
B.成人晶状体　示不规则的晶状体缝

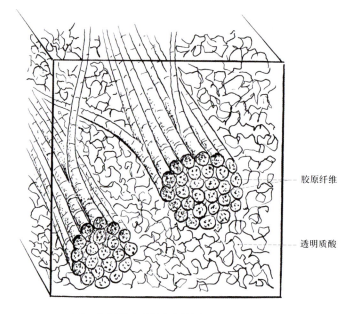

362. 成人眼玻璃体超微结构　示意图

363.眼底的血管

视网膜颞侧上小动脉

视网膜鼻侧上小动脉

黄斑

视神经盘

视网膜颞侧下小动脉

视网膜鼻侧下小动脉

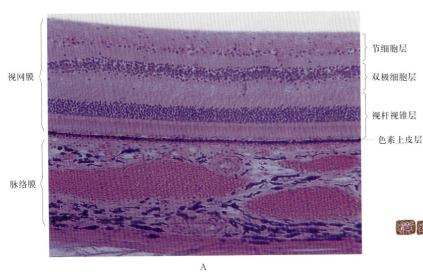

视网膜

节细胞层

双极细胞层

视杆视锥层

色素上皮层

脉络膜

A

内界膜

视神经纤维层

节细胞层

节细胞

内网层

内核层

外网层

外核层

视杆视锥层

色素上皮层

外界膜

B

364.视网膜

A.HE 染色　低倍　　　B.HE 染色　高倍

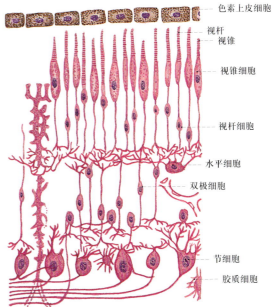

色素上皮细胞

视杆

视锥

视锥细胞

视杆细胞

水平细胞

双极细胞

节细胞

胶质细胞

365.视网膜内神经元　示意图

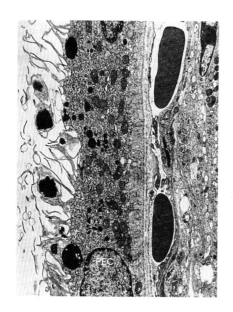

366. 色素上皮细胞

PEC: pigment epithelial cell　色素上皮细胞

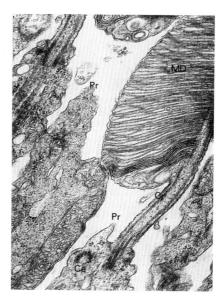

367. 连接纤毛

Pr: process　突起　MD: membranous disc　膜盘
Ci: cilium　纤毛　Ce: centriole　中心粒

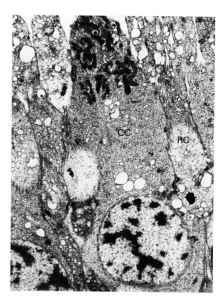

368. 视锥细胞和视杆细胞

CC: cone cell　视锥细胞
RC: rod cell　视杆细胞

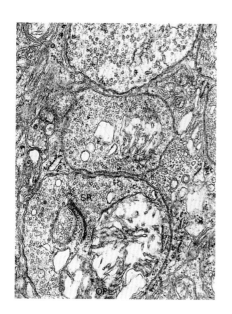

369. 视网膜内的突触

SR: synaptic ribbon　突触带
OPL: outer plexiform layer　外网层

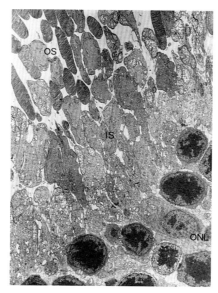

370. 视细胞

OS: outer segment　外节
IS: inner segment　内节
ONL: outer nuclear layer　外核层

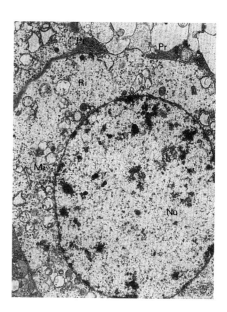

371. 视网膜节细胞

Nu: nucleus　细胞核
Ri: ribosome　核糖体
Mi: mitochondrion　线粒体
Pr: process　突起

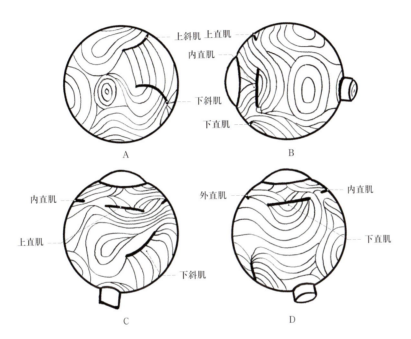

内界膜
节细胞层
内核层
外网层
外核层
外界膜
视杆视锥层
色素上皮层

372.黄斑和中央凹微细结构　HE 染色　低倍

上斜肌 上直肌
内直肌
下斜肌
下直肌

A

内直肌
上直肌
下斜肌

C

外直肌
内直肌
下直肌

D

373.黄斑区及视神经周围巩膜纤维的排列方式　模式图

A.后面观　B.鼻侧观　C.上面观　D.下面观

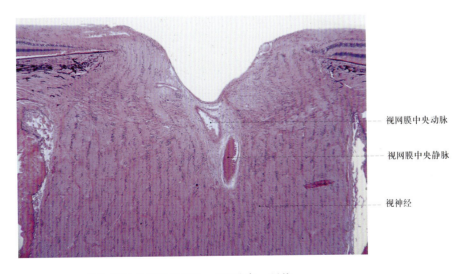

视网膜中央动脉
视网膜中央静脉
视神经

374.视神经盘微细结构　HE 染色　低倍

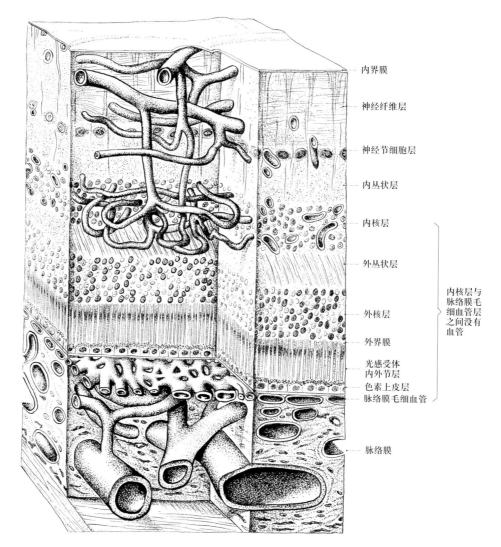

内界膜

神经纤维层

神经节细胞层

内丛状层

内核层

外丛状层

外核层

外界膜

光感受体
内外节层

色素上皮层

脉络膜毛细血管

内核层与
脉络膜毛
细血管层
之间没有
血管

脉络膜

375.视网膜的血供模式图

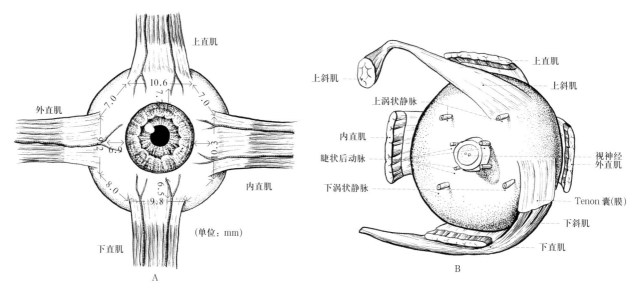

上直肌

外直肌

内直肌

下直肌

10.6

7.0

7.0

9.2

6.0

10.3

8.0

6.5

9.8

(单位：mm)

A

上斜肌

上涡状静脉

内直肌

睫状后动脉

下涡状静脉

上直肌

上斜肌

视神经
外直肌

Tenon 囊(膜)

下斜肌

下直肌

B

376.眼球外肌

A.眼球外肌　前面观　B.眼球外肌　后面观

额窦

上斜肌

上睑提肌

上直肌

视神经

内直肌

外直肌

下直肌

上斜肌

外直肌

下斜肌

377. 眼球外肌的外侧面观

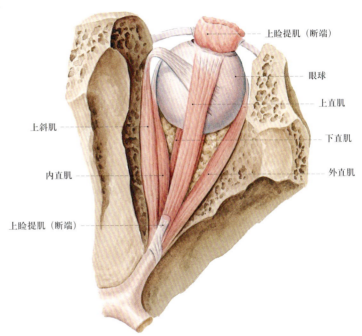

上睑提肌（断端）

眼球

上直肌

下直肌

外直肌

上斜肌

内直肌

上睑提肌（断端）

378. 眼球外肌 上面观

上斜肌，肌腱

上睑提肌

泪腺，眶部

眶脂体（球后脂肪）

上斜肌

外直肌

上直肌

总腱环

上斜肌，肌腱

蝶骨，大翼

内直肌

外直肌

上直肌

上斜肌

上睑提肌

视交叉

视神经

379. 眼球外肌整体观

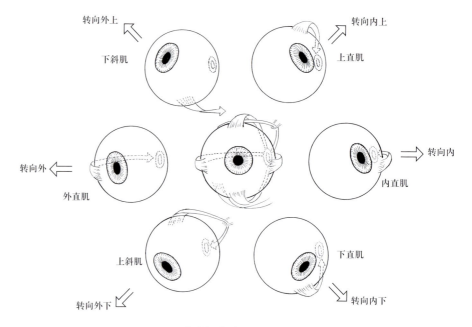

转向外上　下斜肌　转向内上　上直肌

转向外　外直肌　转向内　内直肌

上斜肌　转向外下　下直肌　转向内下

380.眼球外肌收缩时眼球转动方向

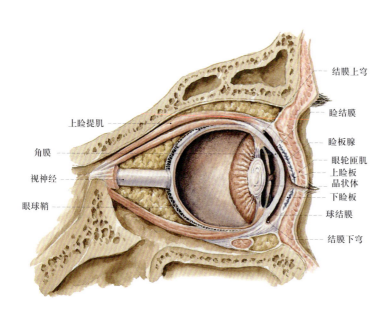

结膜上穹

睑结膜

睑板腺

眼轮匝肌

上睑板

晶状体

下睑板

球结膜

结膜下穹

上睑提肌

角膜

视神经

眼球鞘

381.右侧眼球及眶　矢状切面

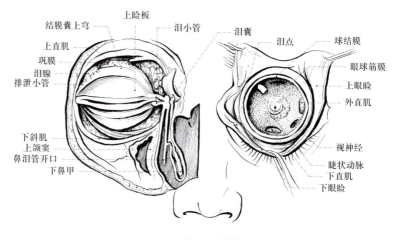

结膜囊上穹　上睑板　泪小管　泪囊　泪点　球结膜

上直肌

巩膜

泪腺

排泄小管

眼球筋膜

上眼睑

外直肌

下斜肌

上颌窦

鼻泪管开口

下鼻甲

视神经

睫状动脉

下直肌

下眼睑

382.眼球筋膜鞘

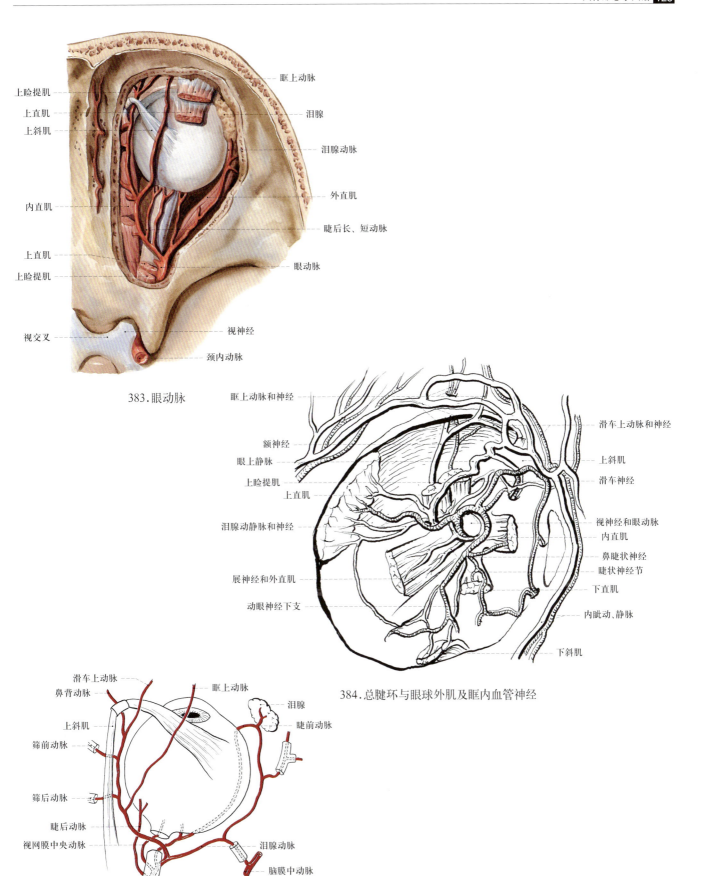

上睑提肌
上直肌
上斜肌

内直肌

上直肌
上睑提肌

视交叉

眶上动脉
泪腺
泪腺动脉
外直肌
睫后长、短动脉
眼动脉

视神经
颈内动脉

383.眼动脉

眶上动脉和神经
额神经
眼上静脉
上睑提肌
上直肌
泪腺动静脉和神经

展神经和外直肌
动眼神经下支

滑车上动脉和神经
上斜肌
滑车神经
视神经和眼动脉
内直肌
鼻睫状神经
睫状神经节
下直肌
内眦动、静脉
下斜肌

384.总腱环与眼球外肌及眶内血管神经

滑车上动脉
鼻背动脉
上斜肌
筛前动脉

筛后动脉
睫后动脉
视网膜中央动脉

眼动脉
视神经

眶上动脉
泪腺
睫前动脉

泪腺动脉
脑膜中动脉

颈内动脉

385.眼动脉的分支 示意图

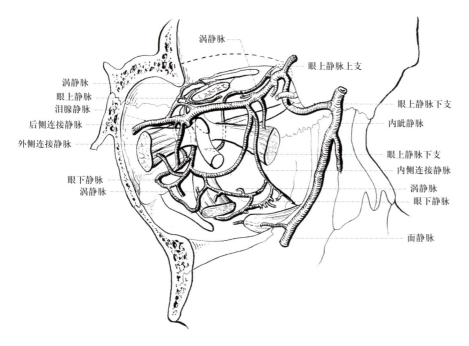

386.眼静脉及交通

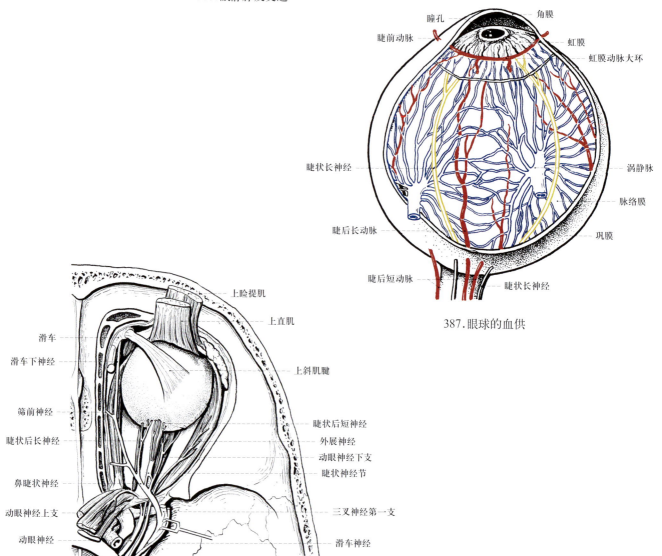

387.眼球的血供

388.眼球的神经 上面观

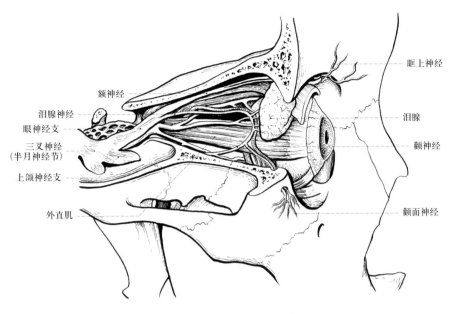

额神经

泪腺神经

眼神经支

三叉神经
（半月神经节）

上颌神经支

外直肌

眶上神经

泪腺

颧神经

颧面神经

389.眼球的神经　内侧面观

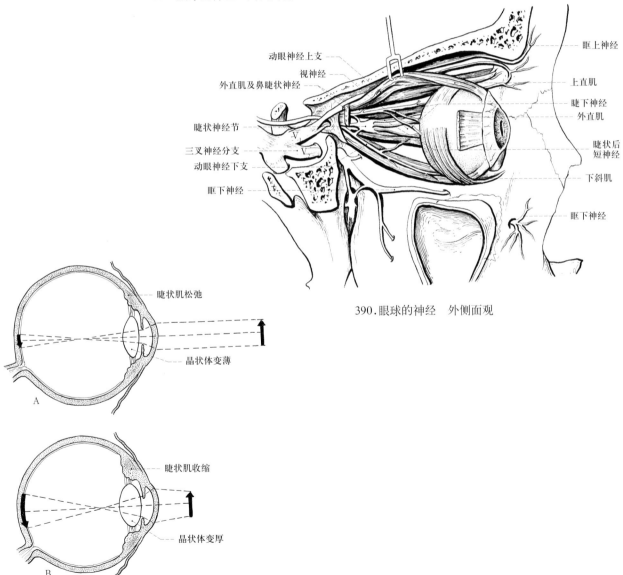

动眼神经上支

视神经

外直肌及鼻睫状神经

睫状神经节

三叉神经分支

动眼神经下支

眶下神经

眶上神经

上直肌

睫下神经

外直肌

睫状后短神经

下斜肌

眶下神经

睫状肌松弛

晶状体变薄

A

390.眼球的神经　外侧面观

睫状肌收缩

晶状体变厚

B

391.视觉的调节　示意图

A.视远　　B.视近

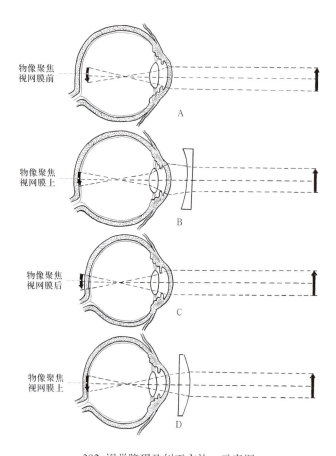

物像聚焦
视网膜前

A

物像聚焦
视网膜上

B

物像聚焦
视网膜后

C

物像聚焦
视网膜上

D

392.视觉障碍及纠正方法 示意图

A.近视（眼轴长） B.近视（用凹透镜） C.远视（眼轴短） D.远视（用凸透镜）

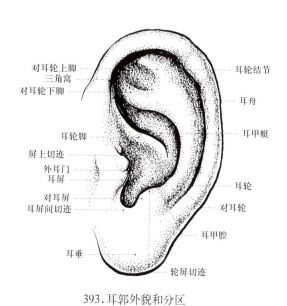

对耳轮上脚
三角窝
对耳轮下脚

耳轮脚

屏上切迹
外耳门
耳屏

对耳屏
耳屏间切迹

耳垂

耳轮结节

耳舟

耳甲艇

耳轮

对耳轮

耳甲腔

轮屏切迹

393.耳郭外貌和分区

耳尖
扁桃体
跟 趾 指 肝阳₁
痔核点 降压点 腕
子宫 肝炎点 肝阳₂
喘点 神门
交感 膝
外生殖器 坐骨 盆腔 腰痛点 肘
尿道 肾 腹
外耳 膀胱 肾 胰胆
大肠 小肠 肝 肩
阑尾 十二 胸
咽喉 口 脑 指肠 胃 脾
食管 扁桃体
肾上腺 气管 心 颈
三焦 甲状腺
内分泌 脑干 锁骨
目₁ 平喘 脑点 扁桃体
升压点 目₂ 卵巢 枕
舌
面颊部
拔牙麻醉点 内耳
眼 扁桃体
轮₆
○ 内侧　　　● 外侧

394.耳郭常用穴位 示意图

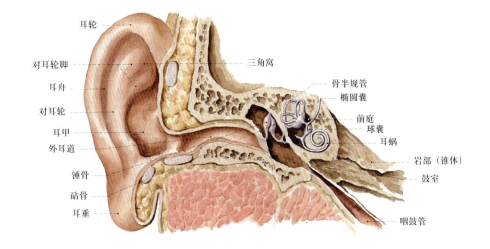

耳轮
对耳轮脚
耳舟
对耳轮
耳甲
外耳道
锤骨
砧骨
耳垂

三角窝
骨半规管
椭圆囊
前庭
球囊
耳蜗
岩部（锥体）
鼓室
咽鼓管

395.前庭蜗器 切面

耳上肌
耳轮
三角窝
耳轮小肌
耳甲腔
对耳屏肌
耳轮尾
对耳屏耳轮裂

耳上肌
耳轮大肌
耳前肌
耳上韧带
耳轮棘
耳锥状肌
耳上韧带
耳屏板
耳屏肌
屏间切迹
耳界切迹

A

耳上肌
耳前肌
耳上韧带
耳轮棘
耳锥状肌
Santorini 裂

三角窝隆起
耳舟隆起
耳斜肌
耳横肌
耳后肌
耳后韧带
对耳屏耳轮裂
耳轮尾

B

397.耳郭的肌肉、软骨与韧带
A.耳郭的软骨与肌肉 B.耳郭的肌肉与韧带

咽鼓管
面神经管投影线

乙状沟
外耳道上三角
外耳道上棘
外耳道后上壁
乳突小房

乳突

396.外耳道的毗邻关系

三角窝支
颞浅静脉耳前支
三角窝隆起
耳舟隆起
颞浅动脉
颞浅静脉
颞浅静脉耳前支
耳甲腔支
腮腺

与耳后静脉的吻合支
三角窝静脉网
耳甲艇支
耳甲艇静脉网
耳甲腔静脉网
耳后静脉耳前支
耳垂支

398.耳郭前面的静脉

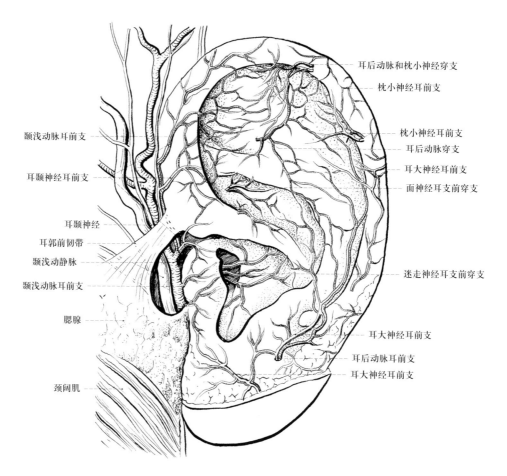

颞浅动脉耳前支

耳颞神经耳前支

耳颞神经
耳郭前韧带
颞浅动静脉
颞浅动脉耳前支

腮腺

颈阔肌

耳后动脉和枕小神经穿支

枕小神经耳前支

枕小神经耳前支
耳后动脉穿支
耳大神经耳前支
面神经耳支前穿支

迷走神经耳支前穿支

耳大神经耳前支
耳后动脉耳前支
耳大神经耳前支

399.耳郭前面的动脉

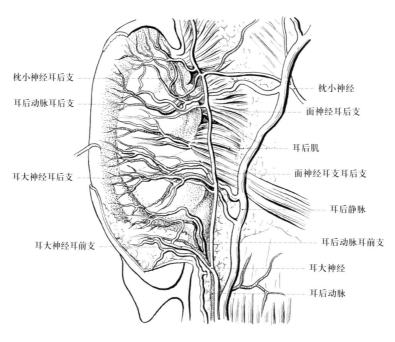

枕小神经耳后支

耳后动脉耳后支

耳大神经耳后支

耳大神经耳前支

枕小神经

面神经耳后支

耳后肌

面神经耳支耳后支

耳后静脉

耳后动脉耳前支

耳大神经

耳后动脉

400.耳郭背面的静脉

面神经耳支耳后支

迷走神经耳支前穿支

面神经耳支前穿支

迷走神经耳支前穿支

面神经耳支
迷走神经耳支

耳后动脉

颞骨岩部

颈静脉窝
迷走神经耳支
迷走神经
面神经

舌下神经

乳突

副神经
结状神经节

颈内动脉

颈上神经节

401.耳郭背面的动脉和神经

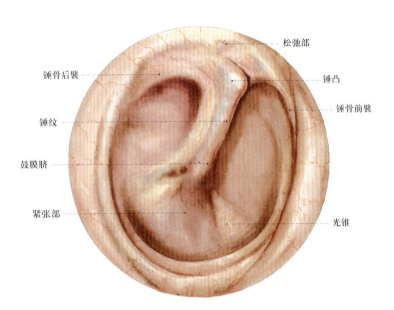

松弛部

锤骨后襞

锤纹

鼓膜脐

紧张部

锤凸

锤骨前襞

光锥

402.右侧鼓膜　外侧面观

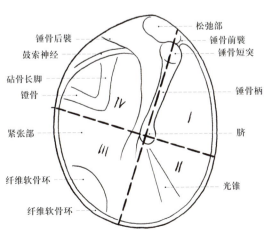

锤骨后襞
鼓索神经

砧骨长脚
镫骨

紧张部

纤维软骨环

纤维软骨环

松弛部
锤骨前襞
锤骨短突

锤骨柄

脐

光锥

403.右侧鼓膜　外侧面观　示意图

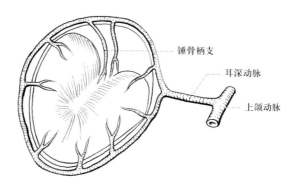

404.鼓膜外面的动脉

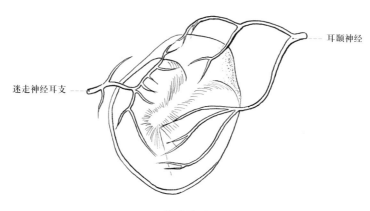

迷走神经耳支

耳颞神经

405.鼓膜的神经

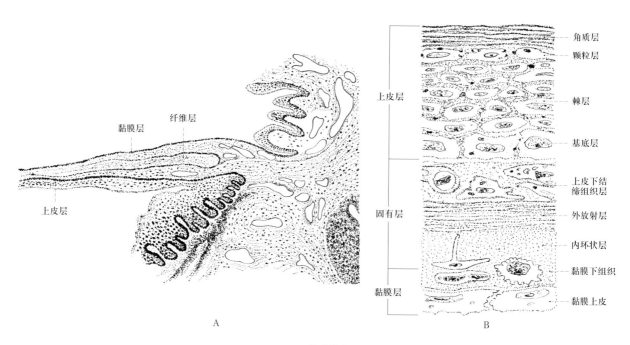

黏膜层　纤维层

上皮层

A

上皮层

固有层

黏膜层

角质层
颗粒层
棘层
基底层
上皮下结缔组织层
外放射层
内环状层
黏膜下组织
黏膜上皮

B

406.鼓膜的构造
A.结构模式图　B.鼓膜结构模式图

鼓室盖壁

乳突壁

鼓膜壁　迷路壁

颈动脉壁

颈静脉壁

A

鼓室上隐窝

中鼓室

鼓室下隐窝

407.鼓室

A.鼓室壁　B.鼓室的划分

B

鼓室盖（邻颅中窝）

乳突窦

乳突小房

面神经

面神经管凸

前庭窗

咽鼓管（通咽）

颈内动脉

颈内静脉

颈动脉鞘

408.鼓室壁毗邻结构的矢状切面

内淋巴囊

蜗小管

椭圆囊

蜗管

球囊

前庭

咽鼓管

硬脑膜

颞骨

听小骨

外耳道

鼓膜

鼓室

409.鼓室壁的水平面

乳突窦

面神经管凸

前庭窗

岬

面神经管

乳突小房

乳突窦入口

鼓室盖

鼓膜张肌

蜗窗

咽鼓管

面神经

410.鼓室的内侧壁

鼓室盖

锤骨

鼓索

鼓膜张肌

镫骨

鼓膜

咽鼓管

乳突窦入口

砧骨

乳突窦

乳突小房

面神经

411.右侧鼓室的外侧壁

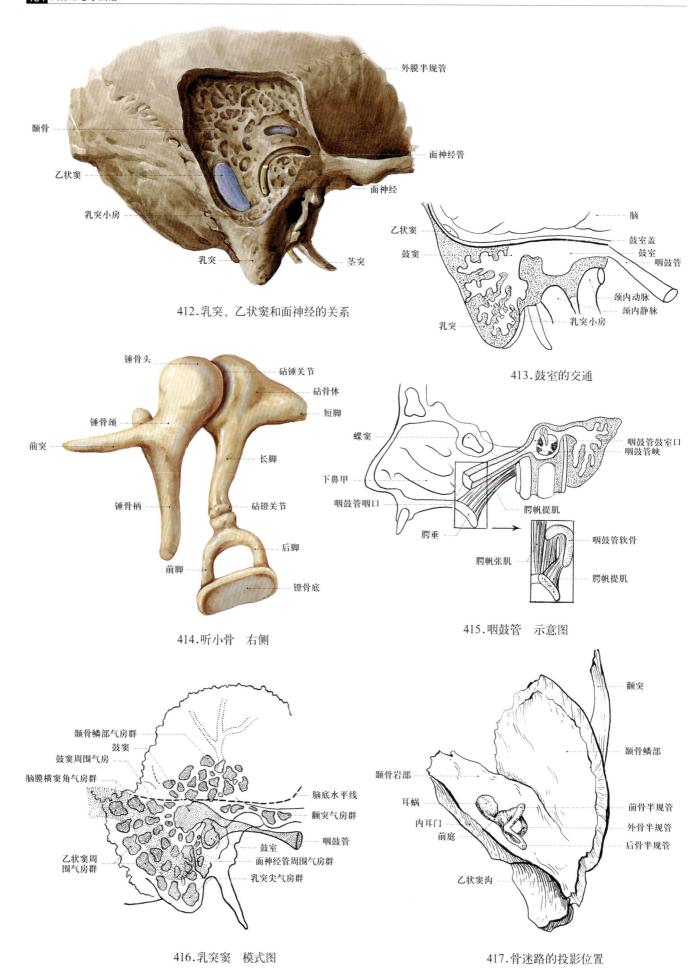

412.乳突、乙状窦和面神经的关系

外膜半规管

颞骨

乙状窦

乳突小房

乳突

茎突

面神经管

面神经

脑

乙状窦

鼓窦

鼓室盖

鼓室

咽鼓管

颈内动脉

颈内静脉

乳突小房

乳突

413.鼓室的交通

锤骨头

砧锤关节

砧骨体

短脚

锤骨颈

前突

长脚

锤骨柄

砧镫关节

后脚

前脚

镫骨底

414.听小骨　右侧

蝶窦

下鼻甲

咽鼓管咽口

腭垂

腭帆张肌

咽鼓管鼓室口

咽鼓管峡

腭帆提肌

咽鼓管软骨

腭帆提肌

415.咽鼓管　示意图

颞骨鳞部气房群

鼓窦

鼓窦周围气房

脑膜横窦角气房群

脑底水平线

颧突气房群

咽鼓管

鼓室

面神经管周围气房群

乳突尖气房群

乙状窦周围气房群

416.乳突窦　模式图

颧突

颞骨鳞部

颞骨岩部

耳蜗

内耳门

前庭

乙状窦沟

前骨半规管

外骨半规管

后骨半规管

417.骨迷路的投影位置

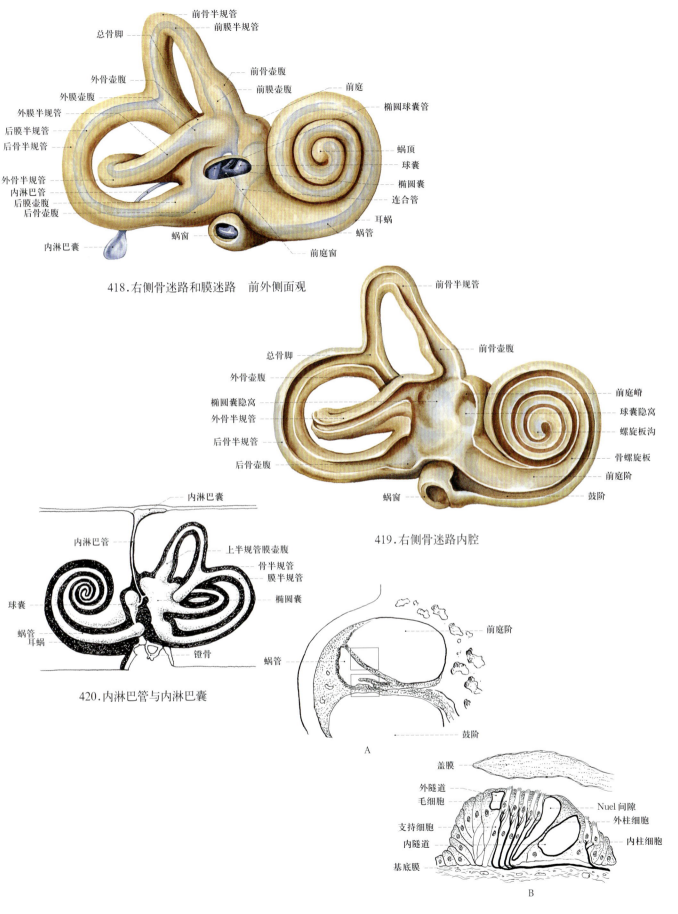

前骨半规管
前膜半规管
总骨脚
外骨壶腹
前骨壶腹
前膜壶腹
前庭
外膜壶腹
椭圆球囊管
外膜半规管
后膜半规管
蜗顶
后骨半规管
球囊
外骨半规管
椭圆囊
内淋巴管
连合管
后膜壶腹
耳蜗
后骨壶腹
蜗管
内淋巴囊
蜗窗
前庭窗

418.右侧骨迷路和膜迷路　前外侧面观

前骨半规管
总骨脚
前骨壶腹
外骨壶腹
椭圆囊隐窝
前庭嵴
外骨半规管
球囊隐窝
后骨半规管
螺旋板沟
后骨壶腹
骨螺旋板
前庭阶
蜗窗
鼓阶

419.右侧骨迷路内腔

内淋巴囊
内淋巴管
上半规管膜壶腹
骨半规管
膜半规管
椭圆囊
球囊
蜗管
耳蜗
镫骨

420.内淋巴管与内淋巴囊

前庭阶
蜗管
鼓阶

A

盖膜
外隧道
毛细胞
Nuel 间隙
外柱细胞
支持细胞
内隧道
内柱细胞
基底膜

B

421.螺旋器

A.前庭阶与鼓阶　B.螺旋器，毛细胞

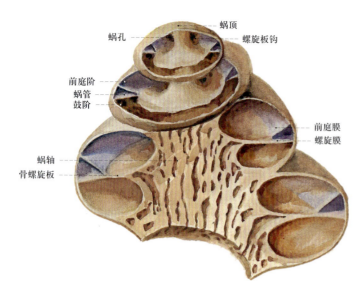

蜗孔
蜗顶
螺旋板钩
前庭阶
蜗管
鼓阶
前庭膜
螺旋膜
蜗轴
骨螺旋板

422.耳蜗 切面

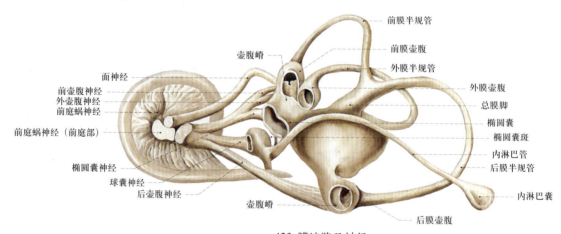

前膜半规管
前膜壶腹
壶腹嵴
外膜半规管
面神经
外膜壶腹
前壶腹神经
总膜脚
外壶腹神经
椭圆囊
前庭蜗神经
椭圆囊斑
前庭蜗神经（前庭部）
内淋巴管
椭圆囊神经
后膜半规管
球囊神经
后壶腹神经
内淋巴囊
壶腹嵴
后膜壶腹

423.膜迷路及神经

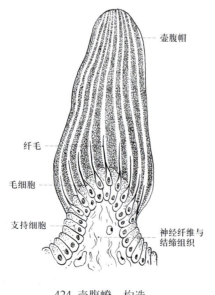

壶腹帽
纤毛
毛细胞
支持细胞
神经纤维与
结缔组织

424.壶腹嵴 构造

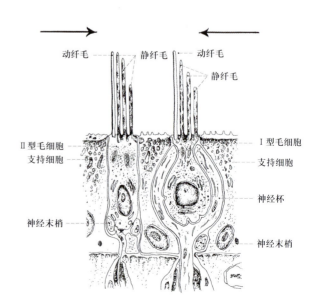

动纤毛
静纤毛
动纤毛
静纤毛
Ⅱ型毛细胞
Ⅰ型毛细胞
支持细胞
支持细胞
神经杯
神经末梢
神经末梢

425.壶腹嵴结构 模式图

内淋巴
膜迷路
小梁
外淋巴
骨迷路
骨膜

426.半规管　横切面

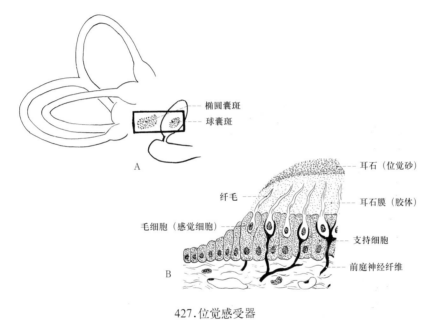

椭圆囊斑
球囊斑

A

耳石（位觉砂）
纤毛
毛细胞（感觉细胞）
耳石膜（胶体）
支持细胞
前庭神经纤维

B

427.位觉感受器

A.椭圆囊斑和球囊斑　　B.前庭神经纤维起源

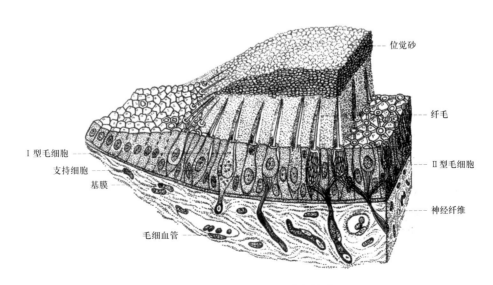

位觉砂
纤毛
Ⅰ型毛细胞
支持细胞
基膜
Ⅱ型毛细胞
神经纤维
毛细血管

428.位觉斑构造

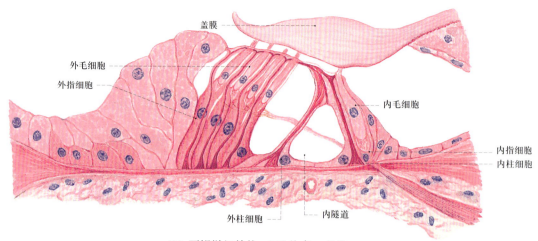

盖膜

外毛细胞

外指细胞

内毛细胞

内指细胞

内柱细胞

外柱细胞

内隧道

429.耳蜗微细结构　HE染色　高倍

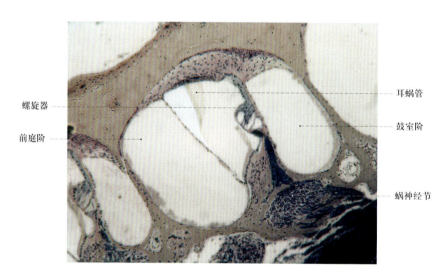

螺旋器

前庭阶

耳蜗管

鼓室阶

蜗神经节

430.内耳　银染　低倍

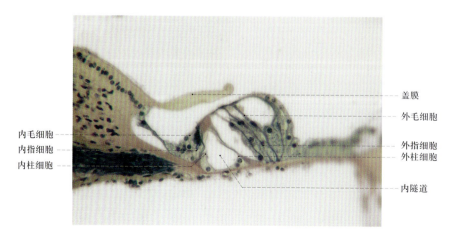

盖膜

外毛细胞

内毛细胞

内指细胞

内柱细胞

外指细胞

外柱细胞

内隧道

431.螺旋器　银染　低倍

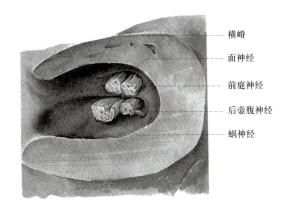

前庭上区
面神经区
前庭下区
横嵴
蜗区
内耳道
螺旋孔列
单孔

横嵴
面神经
前庭神经
后壶腹神经
蜗神经

432.内耳的神经与内耳道底

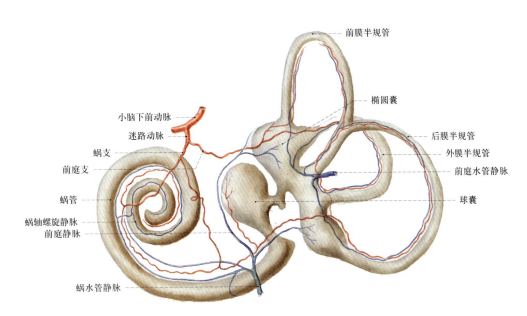

前膜半规管

小脑下前动脉
迷路动脉
蜗支
前庭支
蜗管
蜗轴螺旋静脉
前庭静脉

椭圆囊

后膜半规管
外膜半规管
前庭水管静脉

球囊

蜗水管静脉

433.内耳的动脉和静脉

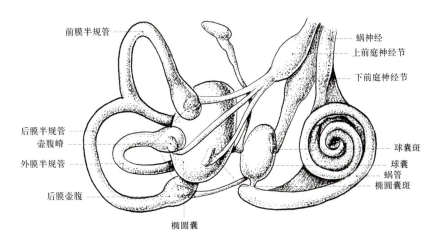

前膜半规管

后膜半规管
壶腹嵴
外膜半规管

后膜壶腹

椭圆囊

蜗神经
上前庭神经节
下前庭神经节

球囊斑
球囊
蜗管
椭圆囊斑

434.前庭神经、蜗神经与膜迷路

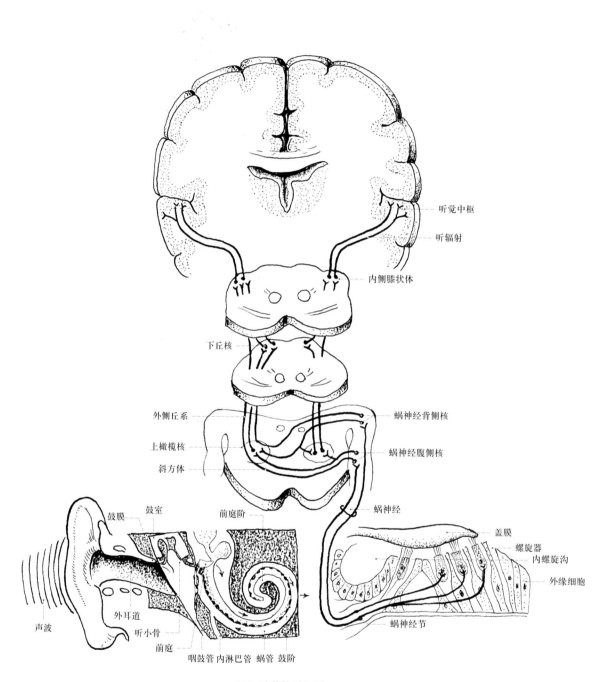

听觉中枢

听辐射

内侧膝状体

下丘核

外侧丘系　　　　　　　　　　蜗神经背侧核

上橄榄核　　　　　　　　　　蜗神经腹侧核

斜方体

蜗神经

鼓室　　　前庭阶　　　　　　　　　盖膜

鼓膜　　　　　　　　　　　　　　　螺旋器

　　　　　　　　　　　　　　　　　内螺旋沟

　　　　　　　　　　　　　　　　　外缘细胞

声波　　外耳道　　　　　　　　蜗神经节
　　　听小骨
　　　前庭

咽鼓管 内淋巴管 蜗管 鼓阶

435.听觉传导径路

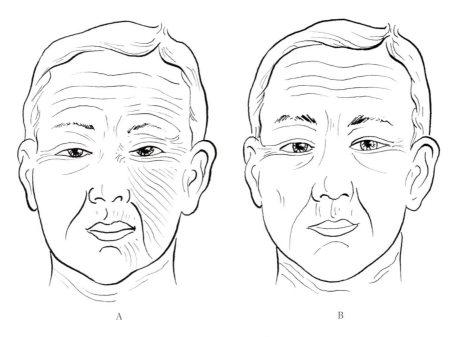

A   B

436.面部皮纹和皱纹

A.皮纹　B.皱纹

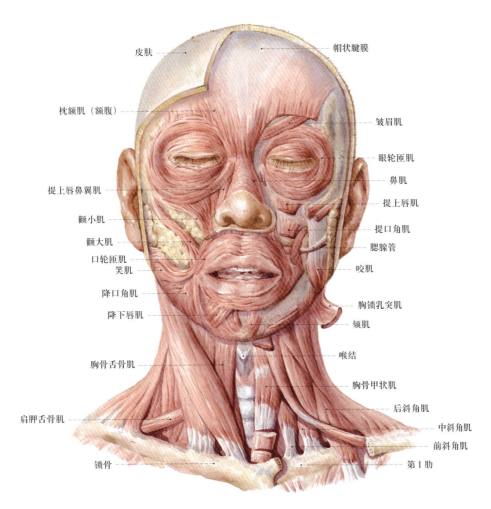

皮肤 ——— 帽状腱膜

枕额肌（额腹）——— 皱眉肌

——— 眼轮匝肌

——— 鼻肌

提上唇鼻翼肌 ——— 提上唇肌

颧小肌 ——— 提口角肌

颧大肌 ——— 腮腺管

口轮匝肌 ——— 咬肌

笑肌

降口角肌 ——— 胸锁乳突肌

降下唇肌 ——— 颈肌

——— 喉结

胸骨舌骨肌 ——— 胸骨甲状肌

——— 后斜角肌

肩胛舌骨肌 ——— 中斜角肌

——— 前斜角肌

锁骨 ——— 第1肋

437.头颈肌　前面观

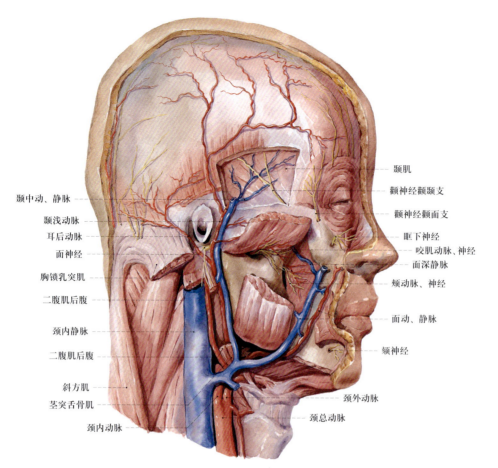

颞肌
颞神经颞颧支
颞神经颧面支
眶下神经
咬肌动脉、神经
面深静脉
颊动脉、神经
面动、静脉
颏神经
颈外动脉
颈总动脉

颞中动、静脉
颞浅动脉
耳后动脉
面神经
胸锁乳突肌
二腹肌后腹
颈内静脉
二腹肌后腹
斜方肌
茎突舌骨肌
颈内动脉

438.头面部血管和神经　侧面观

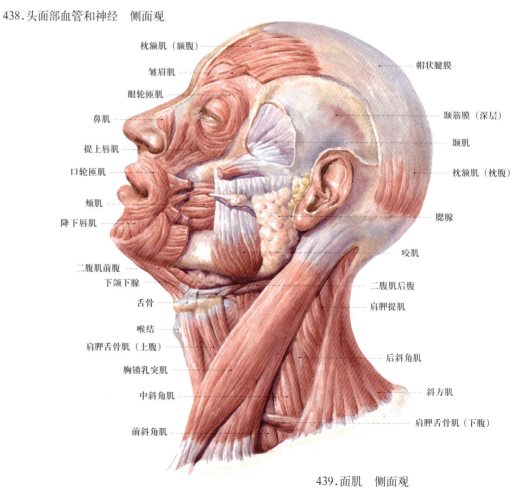

枕额肌（额腹）
皱眉肌
眼轮匝肌
鼻肌
提上唇肌
口轮匝肌
颊肌
降下唇肌
二腹肌前腹
下颌下腺
舌骨
喉结
肩胛舌骨肌（上腹）
胸锁乳突肌
中斜角肌
前斜角肌

帽状腱膜
颞筋膜（深层）
颞肌
枕额肌（枕腹）
腮腺
咬肌
二腹肌后腹
肩胛提肌
后斜角肌
斜方肌
肩胛舌骨肌（下腹）

439.面肌　侧面观

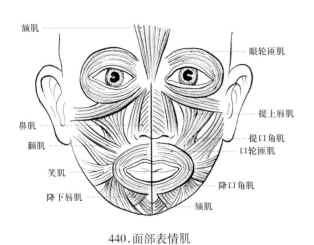

440.面部表情肌

441.眼周围肌

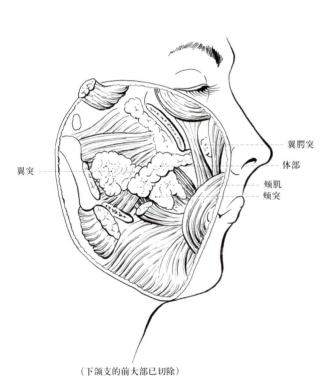

（下颌支的前大部已切除）

442.颊脂肪垫　下颌支的前大部已切除

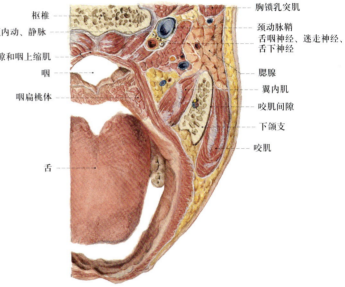

443.面侧区的间隙　水平断面

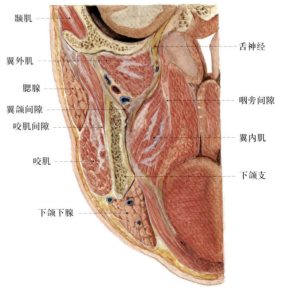

444.面侧区的间隙　冠状断面

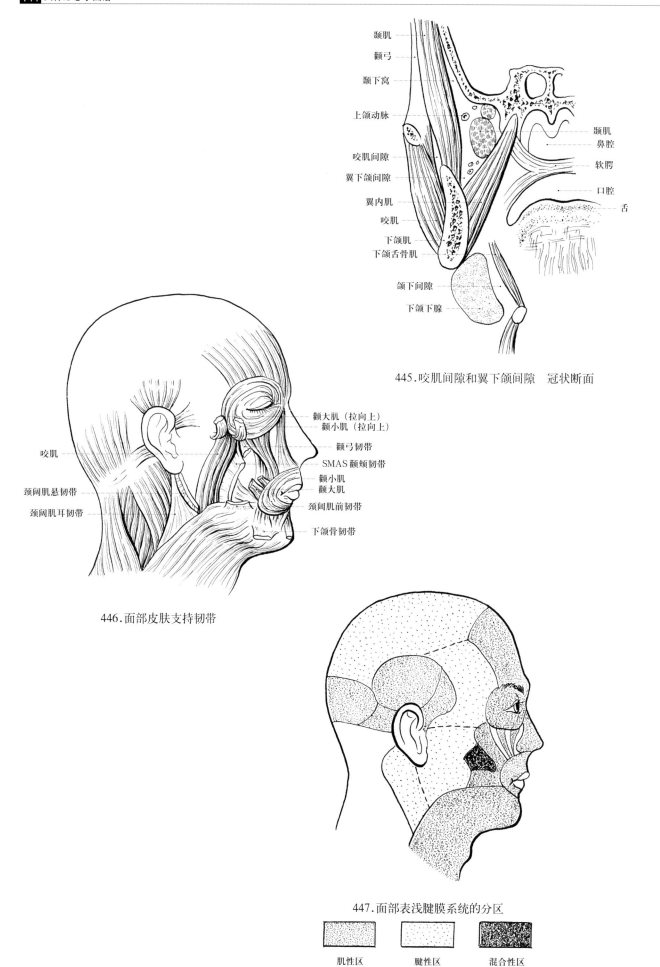

颞肌
颧弓
颞下窝
上颌动脉
咬肌间隙
翼下颌间隙
翼内肌
咬肌
下颌肌
下颌舌骨肌
颌下间隙
下颌下腺

颞肌
鼻腔
软腭
口腔
舌

445.咬肌间隙和翼下颌间隙　冠状断面

咬肌
颈阔肌悬韧带
颈阔肌耳韧带

颧大肌（拉向上）
颧小肌（拉向上）
颧弓韧带
SMAS 颧颊韧带
颧小肌
颧大肌
颈阔肌前韧带
下颌骨韧带

446.面部皮肤支持韧带

447.面部表浅腱膜系统的分区

肌性区　　腱性区　　混合性区

颞浅静脉

耳颞神经

外耳道

颞浅动脉
咬肌神经

二腹肌后腹

上颌动、静脉

茎突舌骨肌

颈内静脉

颈外动脉

下颌下腺

枕额肌额腹

颞中静脉

颞深动脉

翼丛

颊动脉、神经

面深静脉

翼内肌

颊肌

面动、静脉

下牙槽动脉、神经

二腹肌前腹

舌骨

448.面深层的血管和神经　侧面观（1）

颞浅动、静脉

耳颞神经

咬肌神经

面神经

上颌动脉

二腹肌后腹

颈外动脉

茎突舌骨肌

枕动脉

咬肌

翼外肌

颊动脉、神经

翼内肌

颊肌

面动、静脉

舌神经

下牙槽动脉、神经

下颌下腺

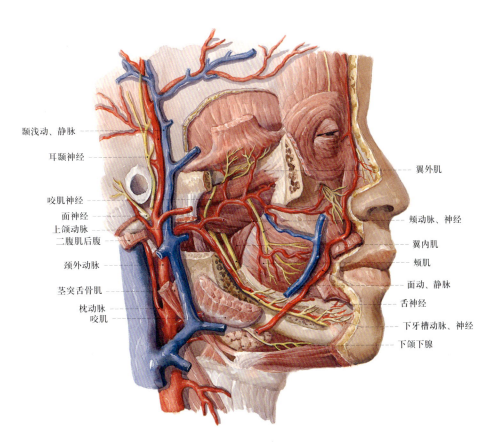

449.面深层的血管和神经　侧面观（2）

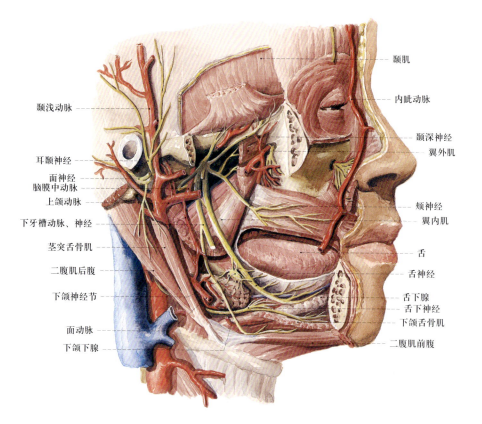

颞肌
内眦动脉
颞深神经
翼外肌
颊神经
翼内肌
舌
舌神经
舌下腺
舌下神经
下颌舌骨肌
二腹肌前腹

颞浅动脉
耳颞神经
面神经
脑膜中动脉
上颌动脉
下牙槽动脉、神经
茎突舌骨肌
二腹肌后腹
下颌神经节
面动脉
下颌下腺

450.面深层的血管和神经　侧面观（3）

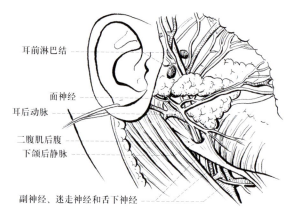

耳前淋巴结
面神经
耳后动脉
二腹肌后腹
下颌后静脉

副神经、迷走神经和舌下神经

451.穿经腮腺的结构

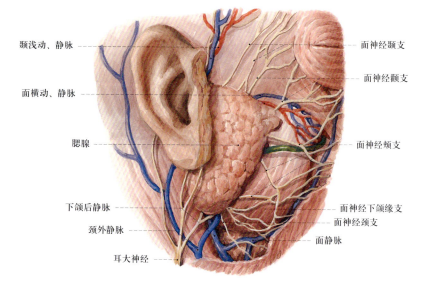

颞浅动、静脉
面横动、静脉
腮腺
下颌后静脉
颈外静脉
耳大神经

面神经颞支
面神经颧支
面神经颊支
面神经下颌缘支
面神经颈支
面静脉

452.腮腺

面神经颞支

面神经额支

面神经

颈外动脉

面神经颧支

二腹肌后腹

舌下神经

副神经

面神经下颌缘支

颈内静脉

面神经颈支

茎突舌骨肌

下颌下腺

453.腮腺床

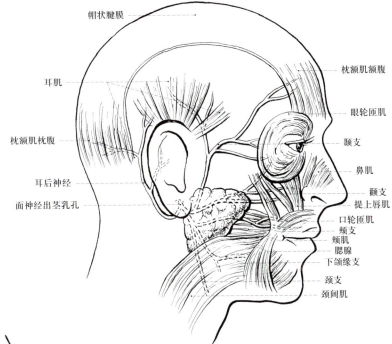

帽状腱膜

枕额肌额腹

耳肌

眼轮匝肌

颞支

枕额肌枕腹

鼻肌

耳后神经

颧支

面神经出茎乳孔

提上唇肌

口轮匝肌

颊支

颊肌

腮腺

下颌缘支

颈支

颈阔肌

454.腮腺及其毗邻结构

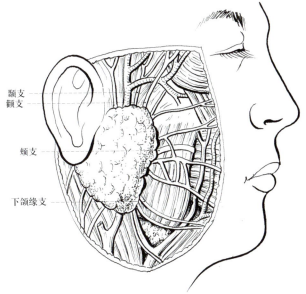

颞支

颧支

颊支

下颌缘支

455.面神经与腮腺位置关系

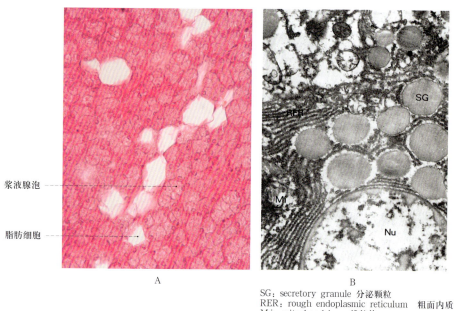

浆液腺泡

脂肪细胞

A

B

SG：secretory granule 分泌颗粒
RER：rough endoplasmic reticulum　粗面内质网
Ｍi：mitochondrion　线粒体
Nu：细胞核

456.腮腺微细结构

A.腮腺　HE 染色　高倍　B.腮腺浆液性腺细胞

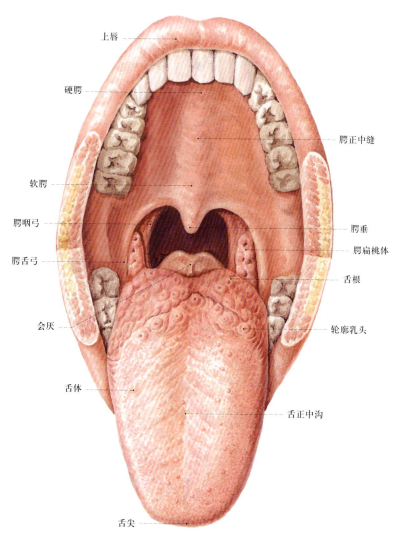

上唇

硬腭

软腭

腭咽弓

腭舌弓

会厌

舌体

舌尖

腭正中缝

腭垂

腭扁桃体

舌根

轮廓乳头

舌正中沟

457.口腔的结构

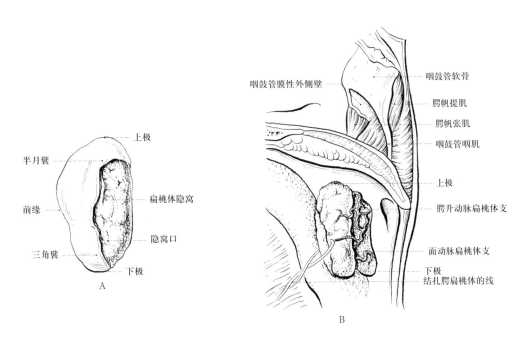

腭皱襞
硬腭脂肪区
牙龈
硬腭腺区
腭正中缝
软腭
舌腭弓
腭扁桃体
咽腭弓

腭乳头及鼻腭神经
脂肪
腭腺
腭前神经
腭大动、静脉
腭中、后神经
腭小动、静脉

腭腺
腭大动脉
腭大静脉

腭前神经

458.硬腭的血管和神经

上极
半月襞
前缘
三角襞
下极
A

扁桃体隐窝
隐窝口

咽鼓管膜性外侧壁

咽鼓管软骨
腭帆提肌
腭帆张肌
咽鼓管咽肌

上极
腭升动脉扁桃体支

面动脉扁桃体支

下极
结扎腭扁桃体的线
B

459.腭扁桃体的形态结构与血液供应

A.腭扁桃体形态内面观　B.腭扁桃体血液供应右半头部内面观

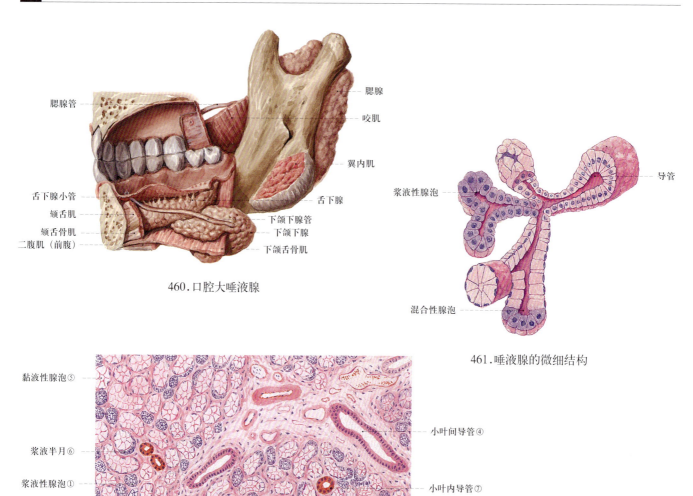

腮腺管

腮腺

咬肌

翼内肌

舌下腺小管

颏舌肌

颏舌骨肌

二腹肌（前腹）

舌下腺

下颌下腺管

下颌下腺

下颌舌骨肌

460.口腔大唾液腺

导管

浆液性腺泡

混合性腺泡

461.唾液腺的微细结构

黏液性腺泡⑤

小叶间导管④

浆液半月⑥

浆液性腺泡①

小叶内导管⑦

闰管②

462.舌下腺微细结构(1)　HE 染色　低倍

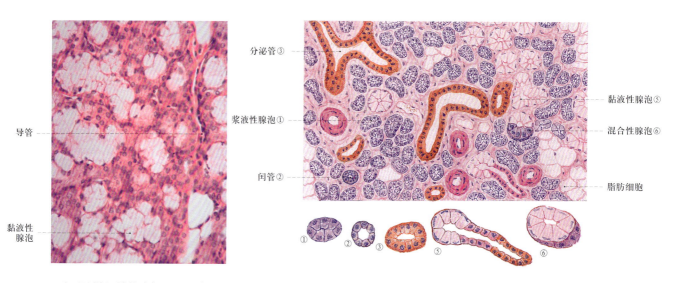

导管

黏液性
腺泡

463.舌下腺微细结构(2)　HE 染色　高倍

分泌管③

浆液性腺泡①

闰管②

黏液性腺泡⑤

混合性腺泡⑥

脂肪细胞

464.下颌下腺微细结构　HE 染色　低倍

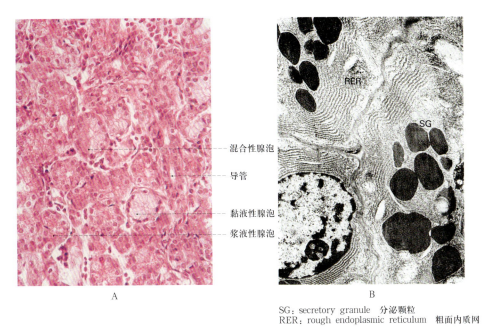

混合性腺泡

导管

黏液性腺泡

浆液性腺泡

A

B

SG：secretory granule　**分泌颗粒**
RER：rough endoplasmic reticulum　**粗面内质网**

465.下颌下腺

A.HE 染色　高倍　B.下颌下腺的浆液性腺细胞

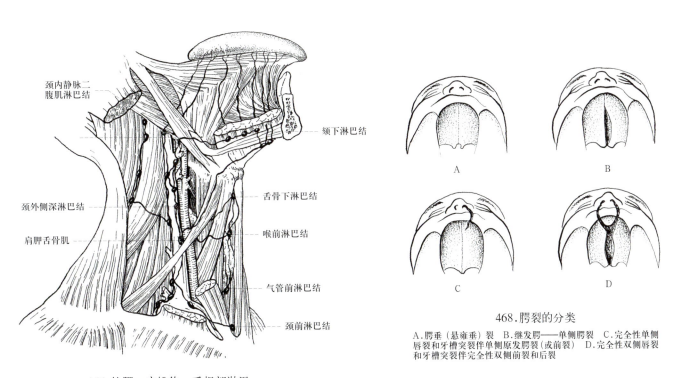

颈内静脉二腹肌淋巴结

颈外侧深淋巴结

肩胛舌骨肌

颏下淋巴结

舌骨下淋巴结

喉前淋巴结

气管前淋巴结

颈前淋巴结

A

B

C

D

468.腭裂的分类

A.腭垂（悬雍垂）裂　B.继发腭——单侧腭裂　C.完全性单侧
唇裂和牙槽突裂伴单侧原发腭裂（或前裂）　D.完全性双侧唇裂
和牙槽突裂伴完全性双侧前裂和后裂

466.软腭、扁桃体、舌根部淋巴

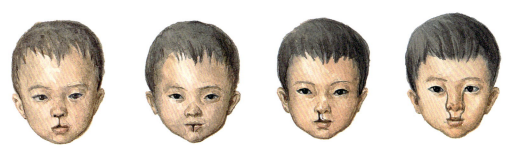

467.各型唇裂和面斜裂

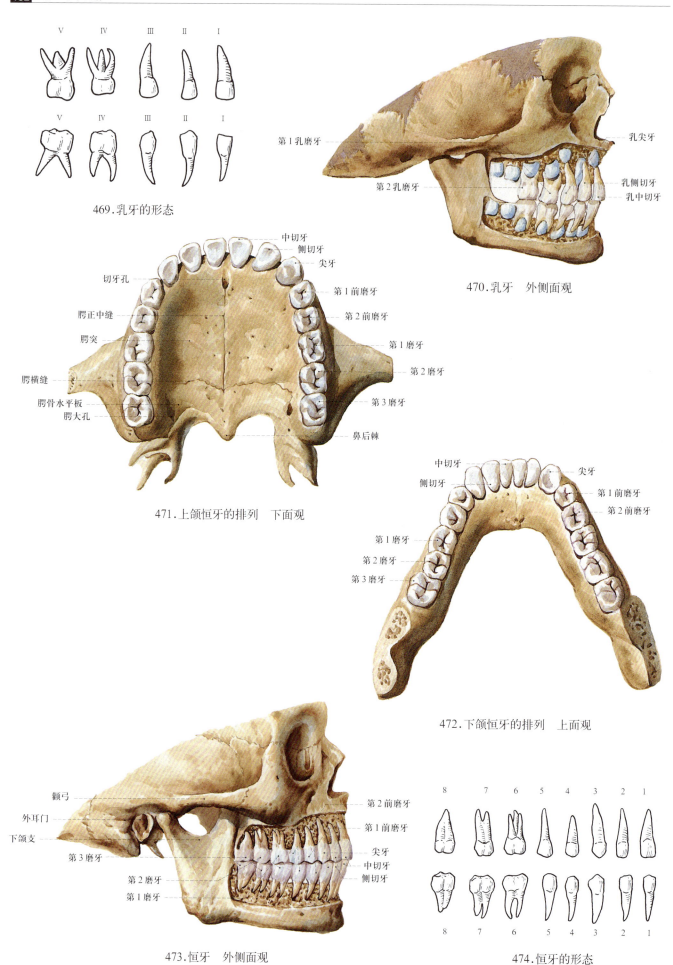

V   IV   III   II   I

V   IV   III   II   I

469.乳牙的形态

第1乳磨牙

第2乳磨牙

乳尖牙

乳侧切牙
乳中切牙

470.乳牙　外侧面观

中切牙
侧切牙
尖牙

切牙孔

第1前磨牙

腭正中缝

第2前磨牙

腭突

第1磨牙

腭横缝

第2磨牙

腭骨水平板

第3磨牙

腭大孔

鼻后棘

471.上颌恒牙的排列　下面观

中切牙
侧切牙

尖牙
第1前磨牙
第2前磨牙

第1磨牙

第2磨牙

第3磨牙

472.下颌恒牙的排列　上面观

颧弓

第2前磨牙

外耳门

第1前磨牙

下颌支

尖牙
中切牙
侧切牙

第3磨牙

第2磨牙

第1磨牙

8   7   6   5   4   3   2   1

8   7   6   5   4   3   2   1

473.恒牙　外侧面观

474.恒牙的形态

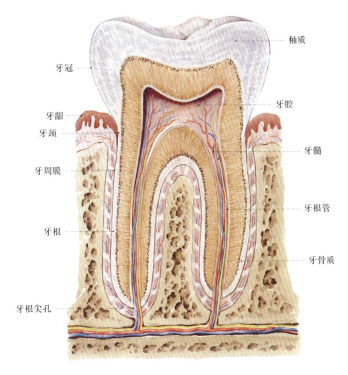

牙冠
釉质
牙龈
牙颈
牙腔
牙髓
牙周膜
牙根管
牙根
牙骨质
牙根尖孔

475.牙的构造　模式图

釉质
牙本质
牙髓
牙龈
牙骨质
牙槽骨

A

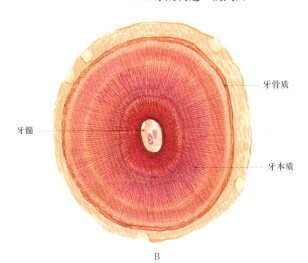

牙骨质
牙髓
牙本质

B

476.牙组织微细结构

A.牙和牙龈微细结构　B.牙横切面

颞深前动脉
蝶腭动脉
颞深后动脉
脑膜中动脉
鼓室前动脉
耳深动脉
眶下动脉
上牙槽前动脉
上牙槽后动脉
颊动脉
颏动脉
下牙槽动脉

477.牙的血管

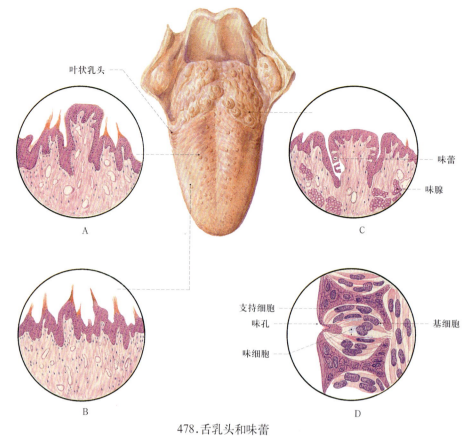

叶状乳头

味蕾

味腺

A

C

支持细胞

味孔

味细胞

基细胞

B

D

478.舌乳头和味蕾

A.菌状乳头　B.丝状乳头　C.轮廓乳头　D.味蕾

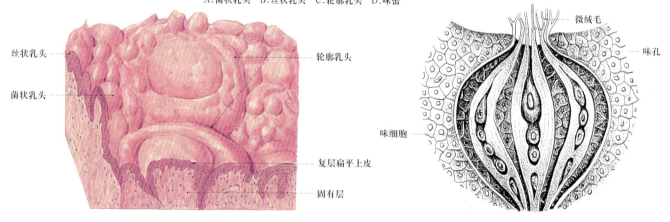

丝状乳头

菌状乳头

轮廓乳头

复层扁平上皮

固有层

479.舌乳头　立体图

微绒毛

味孔

味细胞

480.味蕾

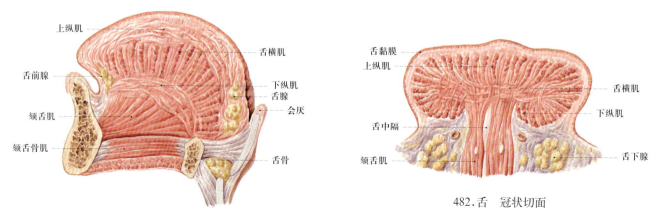

上纵肌

舌横肌

舌前腺

下纵肌

舌腺

颏舌肌

会厌

颏舌骨肌

舌骨

481.舌　正中矢状切面

舌黏膜

上纵肌

舌横肌

下纵肌

舌中隔

舌下腺

颏舌肌

482.舌　冠状切面

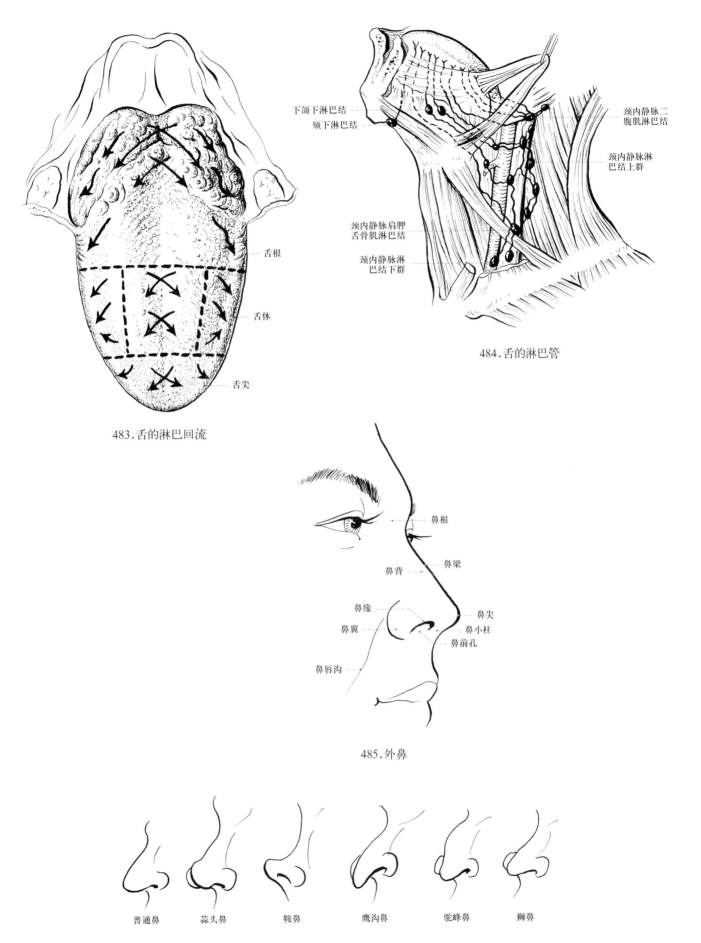

483.舌的淋巴回流

舌根

舌体

舌尖

下颌下淋巴结
颏下淋巴结

颈内静脉二腹肌淋巴结

颈内静脉淋巴结上群

颈内静脉肩胛舌骨肌淋巴结

颈内静脉淋巴结下群

484.舌的淋巴管

鼻根

鼻梁

鼻背

鼻缘

鼻翼

鼻尖

鼻小柱

鼻前孔

鼻唇沟

485.外鼻

普通鼻　　蒜头鼻　　鞍鼻　　鹰沟鼻　　驼峰鼻　　狮鼻

486.鼻型

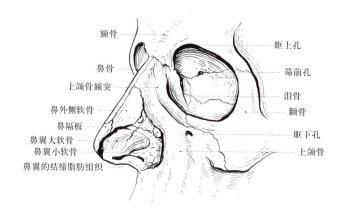

额骨
鼻骨
上颌骨额突
鼻外侧软骨
鼻隔板
鼻翼大软骨
鼻翼小软骨
鼻翼的结缔脂肪组织

眶上孔
筛前孔
泪骨
颧骨
眶下孔
上颌骨

487.外鼻的骨

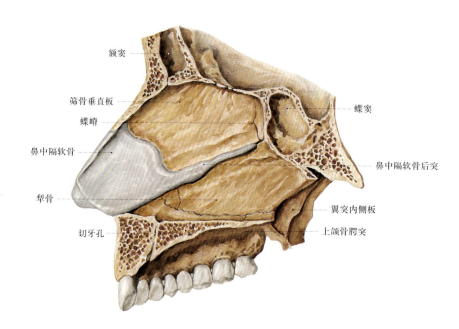

额窦
筛骨垂直板
蝶嵴
鼻中隔软骨
犁骨
切牙孔

蝶窦
鼻中隔软骨后突
翼突内侧板
上颌骨腭突

488.鼻软骨 内面观

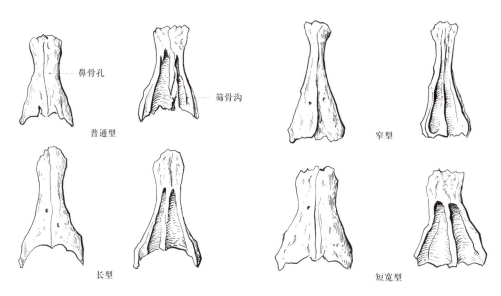

鼻骨孔
筛骨沟

普通型
窄型
长型
短宽型

489.鼻骨的类型

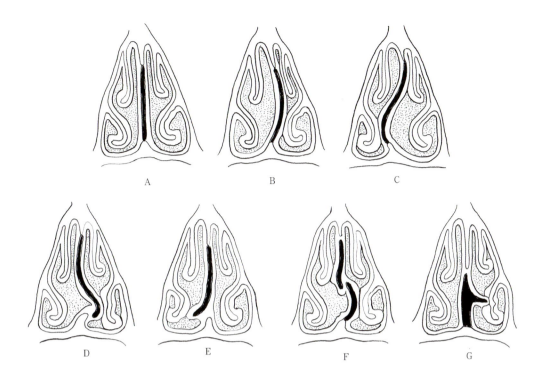

490.鼻中隔偏曲

A.正常鼻中隔　B.偏向一侧　C.“S”形偏曲　D、E.外伤后鼻中隔脱位　F.外伤后鼻中隔双向脱位　G.骨嵴倒入鼻甲

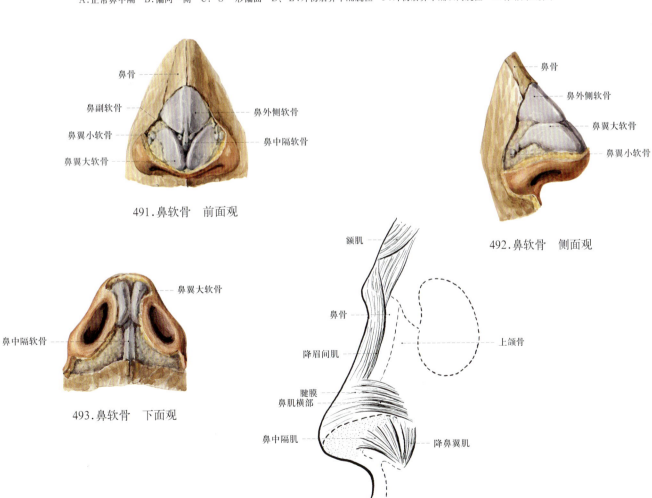

491.鼻软骨　前面观

鼻骨
鼻副软骨
鼻翼小软骨
鼻翼大软骨
鼻外侧软骨
鼻中隔软骨

492.鼻软骨　侧面观

鼻骨
鼻外侧软骨
鼻翼大软骨
鼻翼小软骨

493.鼻软骨　下面观

鼻翼大软骨
鼻中隔软骨

494.鼻　侧面观

额肌
鼻骨
降眉间肌
腱膜
鼻肌横部
鼻中隔肌
上颌骨
降鼻翼肌

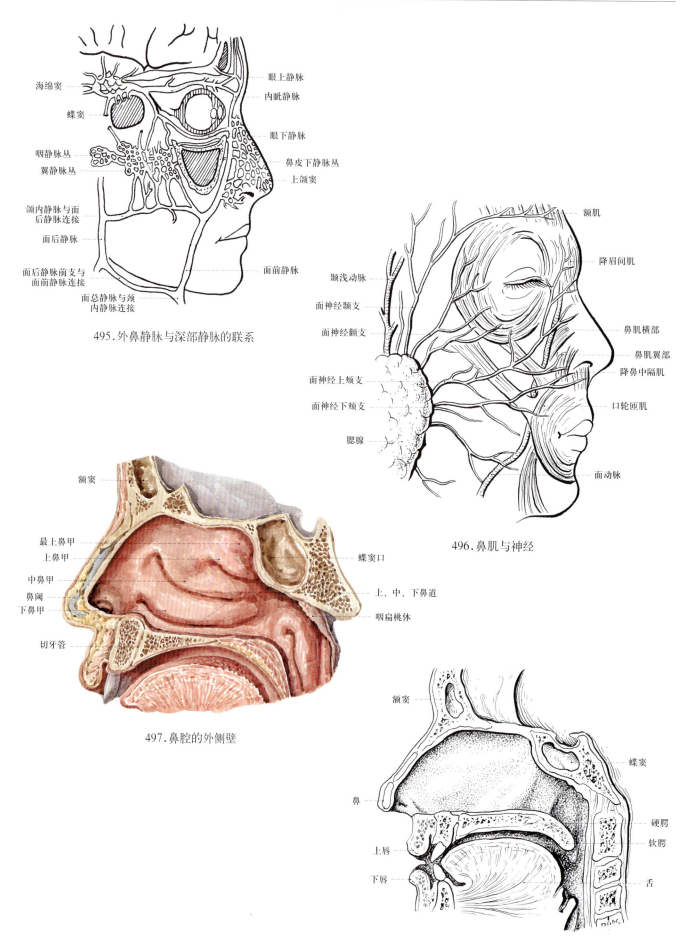

海绵窦
蝶窦
咽静脉丛
翼静脉丛
颌内静脉与面后静脉连接
面后静脉
面后静脉前支与面前静脉连接
面总静脉与颈内静脉连接

眼上静脉
内眦静脉
眼下静脉
鼻皮下静脉丛
上颌窦
面前静脉

495.外鼻静脉与深部静脉的联系

颞浅动脉
面神经颞支
面神经颧支
面神经上颊支
面神经下颊支
腮腺

额肌
降眉间肌
鼻肌横部
鼻肌翼部
降鼻中隔肌
口轮匝肌
面动脉

496.鼻肌与神经

额窦
最上鼻甲
上鼻甲
中鼻甲
鼻阈
下鼻甲
切牙管

蝶窦口
上、中、下鼻道
咽扁桃体

497.鼻腔的外侧壁

额窦
鼻
上唇
下唇

蝶窦
硬腭
软腭
舌

498.鼻中隔

额窦

探针通额窦
探针通上颌窦
探针通鼻泪管

探针通蝶窦
探针通筛窦
中鼻甲（切缘）
下鼻甲（切缘）

499.鼻腔的外侧壁　切除部分鼻甲

筛前动脉
易出血区
上唇动脉中隔支
腭大动脉

筛后动脉
鼻后中隔动脉
腭小动脉

500.鼻中隔的动脉

筛前动脉　筛后动脉

上唇动脉
鼻翼支

蝶腭动脉
鼻后外侧动脉
腭降动脉

腭大动脉

501.鼻腔外侧壁的动脉

嗅神经
筛前神经
筛前神经鼻外支
筛前神经
鼻内侧支

蝶腭神经鼻
后上外侧支
咽神经
鼻后下神经
腭前神经
腭后神经

502.鼻腔外侧壁的神经

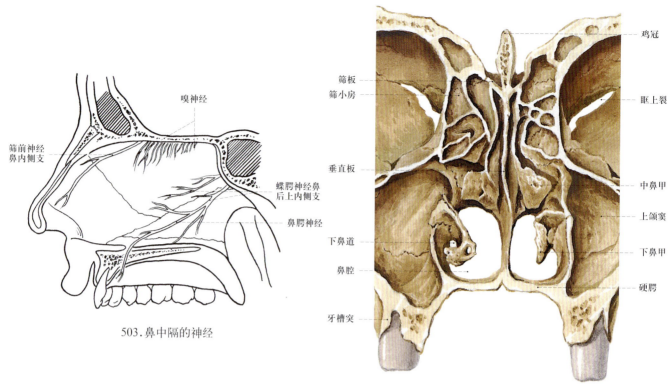

503.鼻中隔的神经

504.鼻腔冠状面　示筛窦和上颌窦

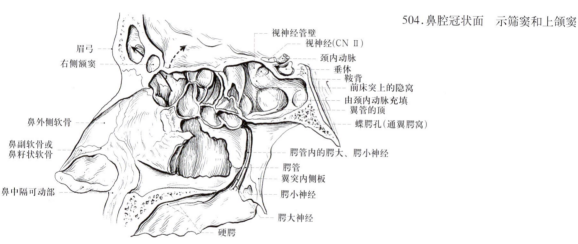

505.鼻旁窦

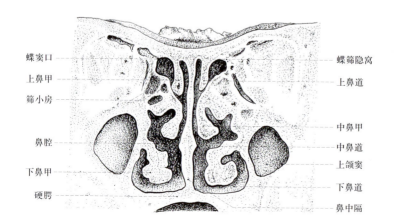

506.鼻腔　冠状切面

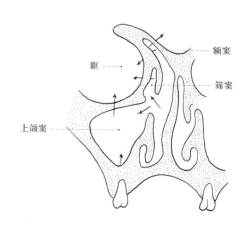

507.鼻旁窦与眶的关系

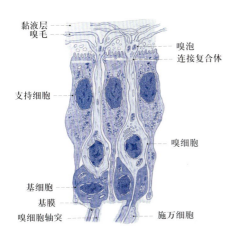

漏斗

半月裂孔

上颌窦开口

鼻前棘

硬腭(HP)

508.鼻旁窦 模式图

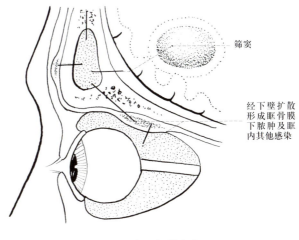

筛窦

经下壁扩散
形成眶骨膜
下脓肿及眶
内其他感染

509.额窦炎扩散方向

黏液层
嗅毛

嗅泡
连接复合体

支持细胞

嗅细胞

基细胞
基膜
嗅细胞轴突

施万细胞

510.嗅上皮细胞的超微结构

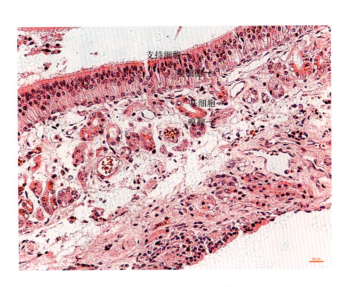

支持细胞

嗅细胞

基细胞

嗅腺

511.嗅黏膜 HE 染色 高倍

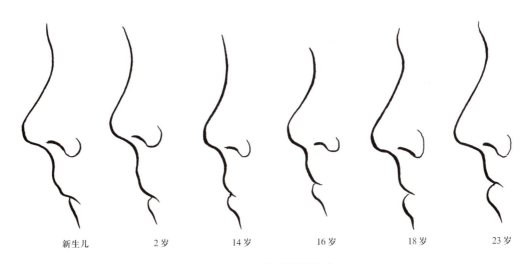

新生儿　　2岁　　14岁　　16岁　　18岁　　23岁

512.外鼻形状的增龄变化

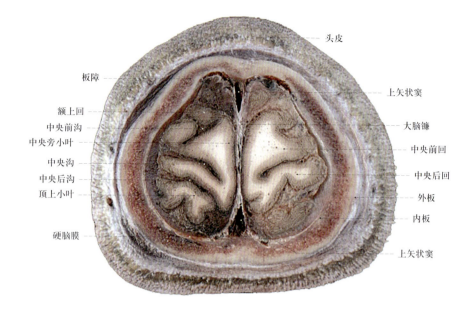

头皮

板障

上矢状窦

额上回

大脑镰

中央前沟

中央旁小叶

中央前回

中央沟

中央后回

中央后沟

外板

顶上小叶

内板

硬脑膜

上矢状窦

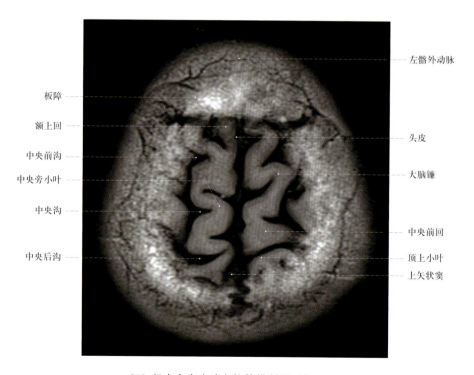

左髂外动脉

板障

额上回

头皮

中央前沟

大脑镰

中央旁小叶

中央沟

中央前回

顶上小叶

中央后沟

上矢状窦

513.经中央旁小叶上份的横断层面与MRI

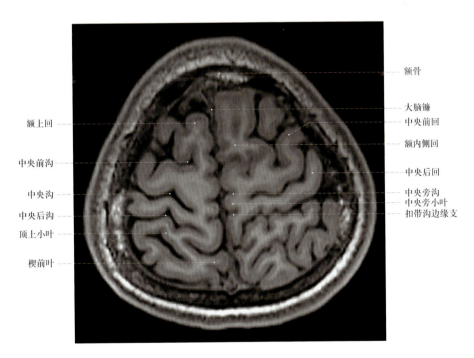

额骨

额上回

中央前沟

中央沟

中央后沟

顶上小叶

楔前叶

顶骨

大脑镰

额内侧回
中央前回

中央旁沟
中央旁小叶
中央后回
扣带沟边缘支

顶内沟
顶下小叶

额骨

大脑镰
中央前回
额内侧回

中央后回

中央旁沟
中央旁小叶
扣带沟边缘支

额上回

中央前沟

中央沟

中央后沟

顶上小叶

楔前叶

514.经中央旁小叶中份的横断层面与MRI

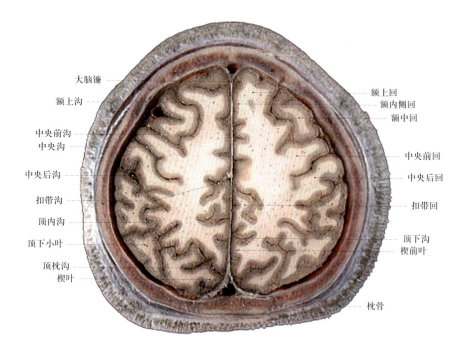

大脑镰
额上沟
中央前沟
中央沟
中央后沟
扣带沟
顶内沟
顶下小叶
顶枕沟
楔叶

额上回
额内侧回
额中回
中央前回
中央后回
扣带回
顶下沟
楔前叶
枕骨

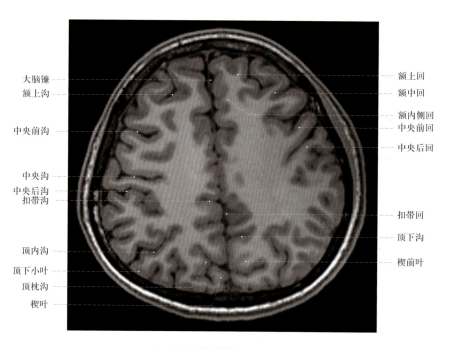

大脑镰
额上沟
中央前沟
中央沟
中央后沟
扣带沟
顶内沟
顶下小叶
顶枕沟
楔叶

额上回
额中回
额内侧回
中央前回
中央后回
扣带回
顶下沟
楔前叶

515.经枕沟上份的横断层面与MRI

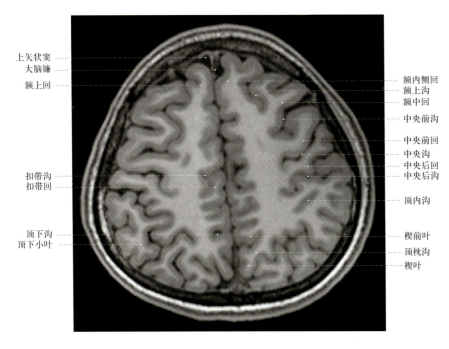

额上回　上矢状窦
额上沟　大脑镰
额中回　额内侧回
中央前沟　颞肌
中央前回　大脑纵裂池
中央沟　扣带沟
扣带回　中央后回
顶下小叶　中央后沟
楔前叶　顶内沟
楔叶　顶下沟
顶枕沟

上矢状窦　额内侧回
大脑镰　额上沟
额上回　额中回
中央前沟
中央前回
中央沟
中央后回
扣带沟　中央后沟
扣带回　顶内沟
顶下沟　楔前叶
顶下小叶　顶枕沟
楔叶

516.经顶枕沟中份的横断层面与MRI

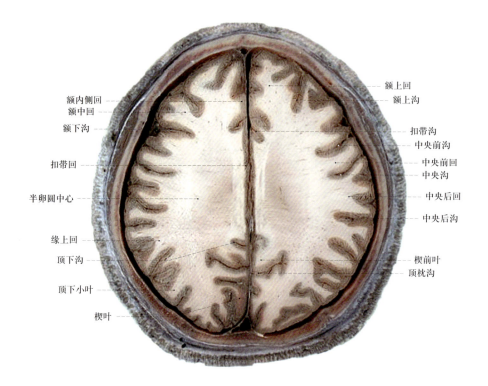

额内侧回
额中回
额下沟
扣带回
半卵圆中心
缘上回
顶下沟
顶下小叶
楔叶

额上回
额上沟
扣带沟
中央前沟
中央前回
中央沟
中央后回
中央后沟
楔前叶
顶枕沟

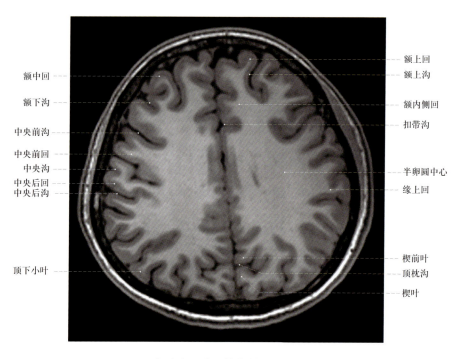

额中回
额下沟
中央前沟
中央前回
中央沟
中央后回
中央后沟
顶下小叶

额上回
额上沟
额内侧回
扣带沟
半卵圆中心
缘上回
楔前叶
顶枕沟
楔叶

517.经半卵圆中心的横断层面与MRI

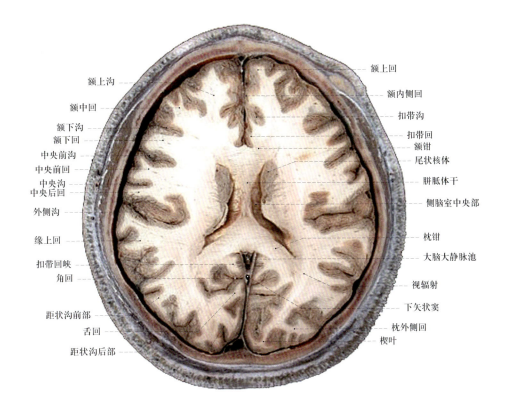

额上沟
额中回
额下沟
额下回
中央前沟
中央前回
中央沟
中央后回
外侧沟
缘上回
扣带回峡
角回
距状沟前部
舌回
距状沟后部

额上回
额内侧回
扣带沟
扣带回
额钳
尾状核体
胼胝体干
侧脑室中央部
枕钳
大脑大静脉池
视辐射
下矢状窦
枕外侧回
楔叶

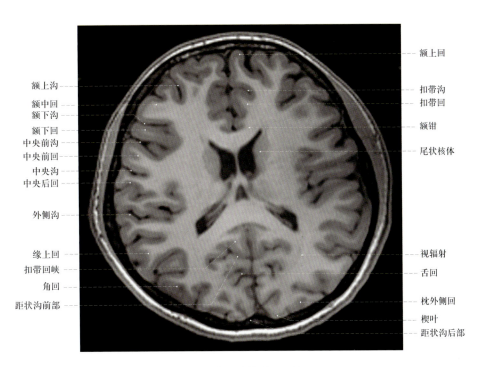

额上沟
额中回
额下沟
额下回
中央前沟
中央前回
中央沟
中央后回
外侧沟
缘上回
扣带回峡
角回
距状沟前部

额上回
扣带沟
扣带回
额钳
尾状核体
视辐射
舌回
枕外侧回
楔叶
距状沟后部

518.经胼胝体干的横断层面与MRI

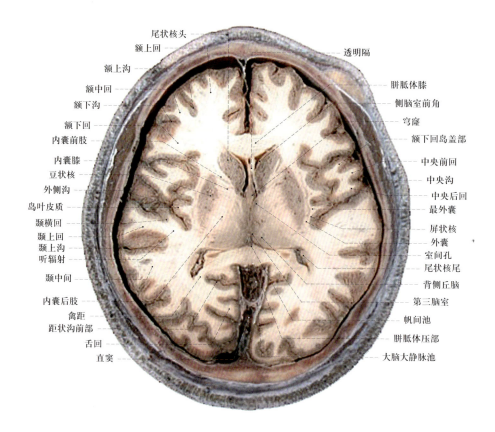

尾状核头
额上回
额上沟
额中回
额下沟
额下回
内囊前肢
内囊膝
豆状核
外侧沟
岛叶皮质
颞横回
颞上回
颞上沟
听辐射
颞中回
内囊后肢
禽距
距状沟前部
舌回
直窦

透明隔
胼胝体膝
侧脑室前角
穹窿
额下回岛盖部
中央前回
中央沟
中央后回
最外囊
屏状核
外囊
室间孔
尾状核尾
背侧丘脑
第三脑室
帆间池
胼胝体压部
大脑大静脉池

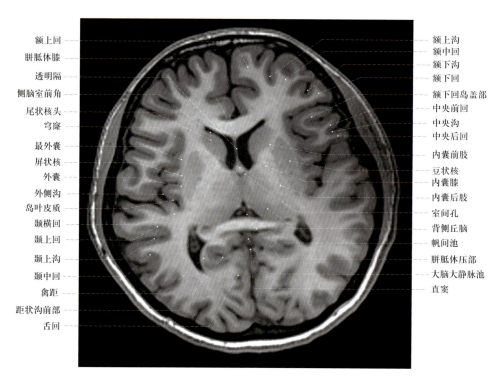

额上回
胼胝体膝
透明隔
侧脑室前角
尾状核头
穹窿
最外囊
屏状核
外囊
外侧沟
岛叶皮质
颞横回
颞上回
颞上沟
颞中回
禽距
距状沟前部
舌回

额上沟
额中回
额下沟
额下回
额下回岛盖部
中央前回
中央沟
中央后回
内囊前肢
豆状核
内囊膝
内囊后肢
室间孔
背侧丘脑
帆间池
胼胝体压部
大脑大静脉池
直窦

519.经半卵圆中心的横断层面与MRI

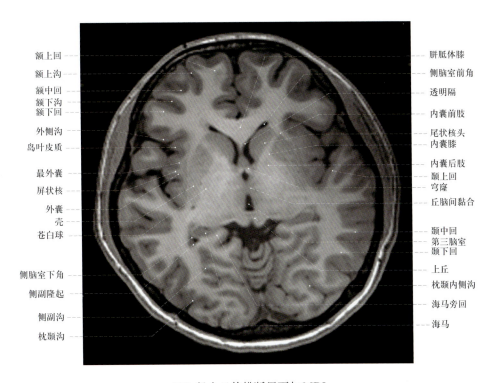

520.经上丘的横断层面与MRI

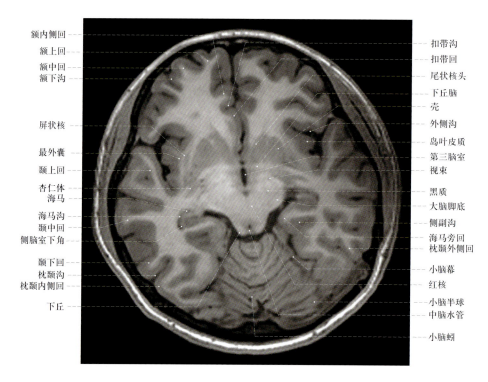

额内侧回
额上回
额中回
额下沟
额下回
屏状核
最外囊
颞上回
侧脑室下角
颞中回
海马
海马沟
颞下回
枕颞沟
枕颞内侧回
侧副沟
杏仁体
下丘

扣带沟
扣带回
尾状核头
下丘脑
壳
外侧沟
岛叶皮质
第三脑室
视束
黑质
大脑脚底
枕颞外侧回
海马旁回
小脑幕
小脑半球
红核
中脑水管
小脑蚓

额内侧回
额上回
额中回
额下沟
屏状核
最外囊
颞上回
杏仁体
海马
海马沟
颞中回
侧脑室下角
颞下回
枕颞沟
枕颞内侧回
下丘

扣带沟
扣带回
尾状核头
下丘脑
壳
外侧沟
岛叶皮质
第三脑室
视束
黑质
大脑脚底
侧副沟
海马旁回
枕颞外侧回
小脑幕
红核
小脑半球
中脑水管
小脑蚓

521.经半卵圆中心的横断层面与MRI

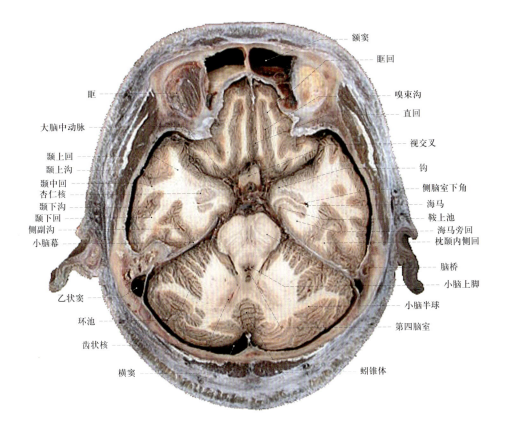

額窦
眶回
嗅束沟
直回
视交叉
钩
侧脑室下角
海马
鞍上池
海马旁回
枕颞内侧回
脑桥
小脑上脚
小脑半球
第四脑室
蚓锥体

眶
大脑中动脉
颞上回
颞上沟
颞中回
杏仁核
颞下沟
颞下回
侧副沟
小脑幕
乙状窦
环池
齿状核
横窦

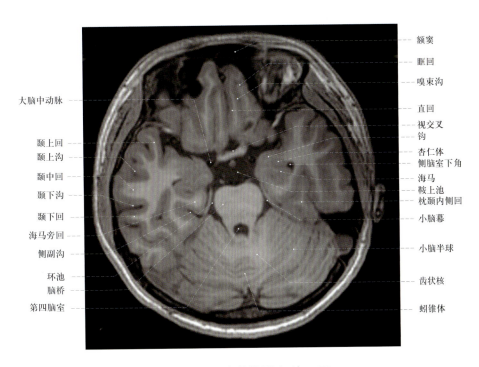

大脑中动脉
颞上回
颞上沟
颞中回
颞下沟
颞下回
海马旁回
侧副沟
环池
脑桥
第四脑室

额窦
眶回
嗅束沟
直回
视交叉
钩
杏仁体
侧脑室下角
海马
鞍上池
枕颞内侧回
小脑幕
小脑半球
齿状核
蚓锥体

522.经小脑上脚的横断层面与MRI

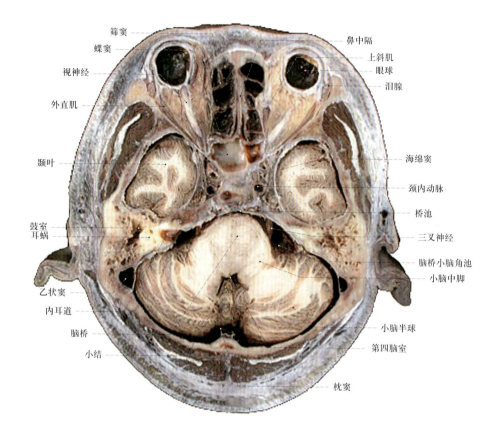

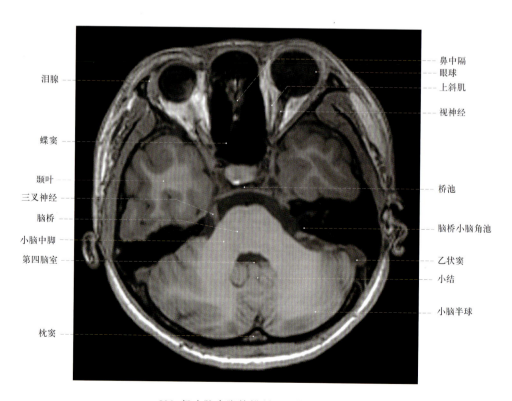

523.经小脑中脚的横断层面与MRI

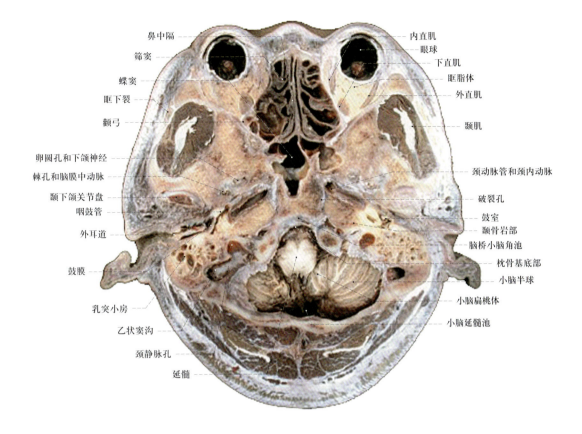

鼻中隔
筛窦
蝶窦
眶下裂
颧弓
卵圆孔和下颌神经
棘孔和脑膜中动脉
颞下颌关节盘
咽鼓管
外耳道
鼓膜
乳突小房
乙状窦沟
颈静脉孔
延髓

内直肌
眼球
下直肌
眶脂体
外直肌
颞肌
颈动脉管和颈内动脉
破裂孔
鼓室
颞骨岩部
脑桥小脑角池
枕骨基底部
小脑半球
小脑扁桃体
小脑延髓池

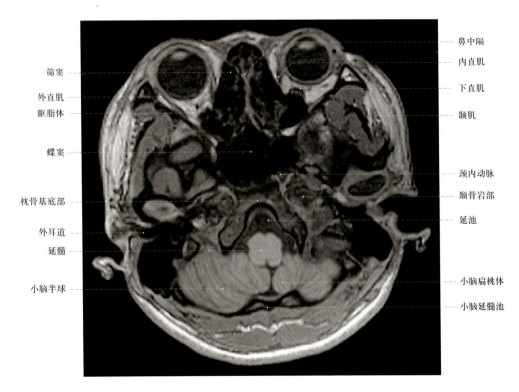

筛窦
外直肌
眶脂体
蝶窦
枕骨基底部
外耳道
延髓
小脑半球

鼻中隔
内直肌
下直肌
颞肌
颈内动脉
颞骨岩部
延池
小脑扁桃体
小脑延髓池

524.经小脑半球下缘的横断层面与MRI

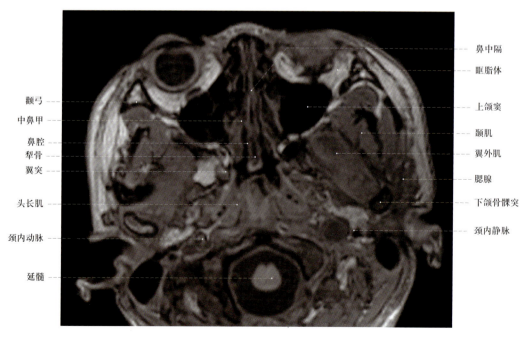

鼻中隔
下斜肌
鼻腔
颧弓
犁骨
翼突
咽鼓管软骨
腮腺
茎突
颈内动脉
枕骨基底部

鼻骨
中鼻甲
眶脂体
上颌窦
翼腭间隙
颞肌
翼外肌
头长肌
下颌骨髁突
颞浅动脉
颞浅静脉
颈内静脉
舌下神经管和舌下神经
孔突
延髓

颧弓
中鼻甲
鼻腔
犁骨
翼突
头长肌
颈内动脉
延髓

鼻中隔
眶脂体
上颌窦
颞肌
翼外肌
腮腺
下颌骨髁突
颈内静脉

525.经翼突根部的横断层面与MRI

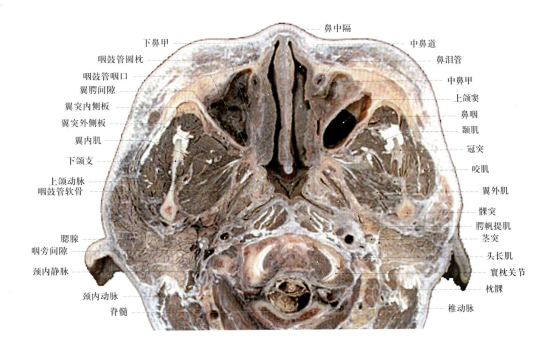

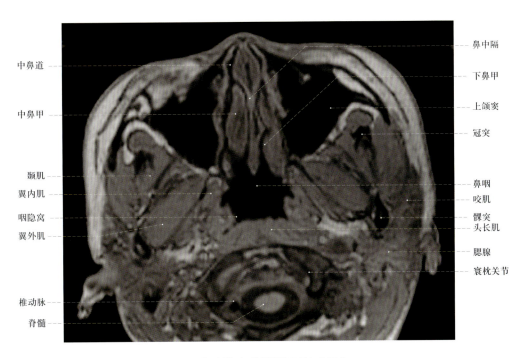

526.经咽隐窝的横断层面与MRI

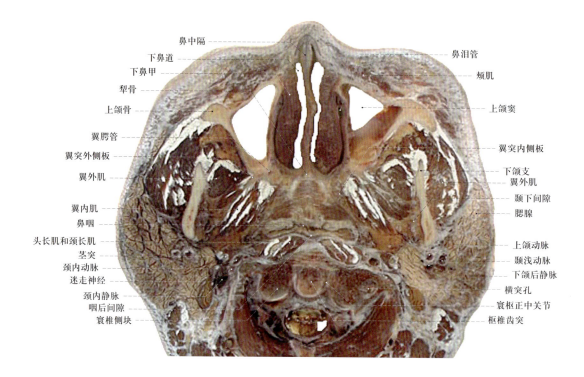

鼻中隔　　鼻泪管
下鼻道　　颊肌
下鼻甲
犁骨　　上颌窦
上颌骨
翼腭管　　翼突内侧板
翼突外侧板　　下颌支
翼外肌　　翼外肌
翼内肌　　颞下间隙
鼻咽　　腮腺
头长肌和颈长肌　　上颌动脉
茎突　　颞浅动脉
颈内动脉　　下颌后静脉
迷走神经　　横突孔
颈内静脉　　寰枢正中关节
咽后间隙　　枢椎齿突
寰椎侧块

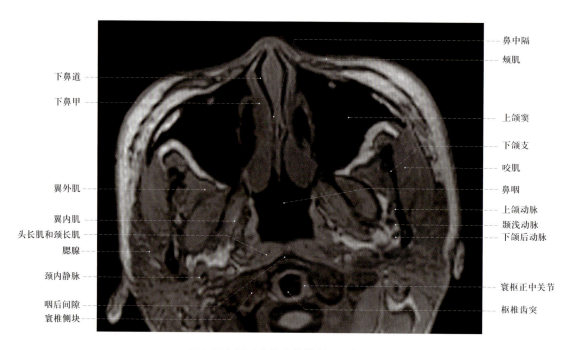

下鼻道　　鼻中隔
下鼻甲　　颊肌
上颌窦
下颌支
咬肌
翼外肌　　鼻咽
翼内肌　　上颌动脉
头长肌和颈长肌　　颞浅动脉
腮腺　　下颌后动脉
颈内静脉
咽后间隙　　寰枢正中关节
寰椎侧块　　枢椎齿突

527.经寰枢正中关节的横断层面与MRI

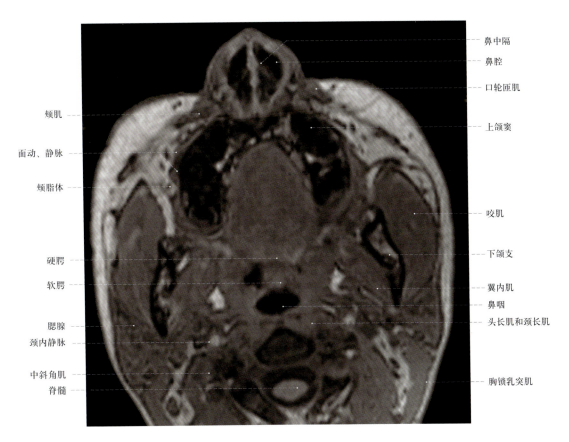

鼻腔

鼻中隔

口轮匝肌

颊肌

上颌窦

翼突内侧板

咽缩肌

鼻咽

茎突咽肌

下颌后静脉

颈外动脉

颈内动脉

颈内静脉

中斜角肌

枢椎体

脊髓

面动、静脉

硬腭

颊脂体

咬肌

软腭

下颌支

翼内肌

咽旁间隙

腮腺

头长肌和颈长肌

胸锁乳突肌

椎动脉

椎静脉

鼻中隔

鼻腔

口轮匝肌

上颌窦

颊肌

面动、静脉

颊脂体

咬肌

下颌支

翼内肌

鼻咽

头长肌和颈长肌

硬腭

软腭

腮腺

颈内静脉

中斜角肌

脊髓

胸锁乳突肌

528.经硬腭的横断层面与MRI

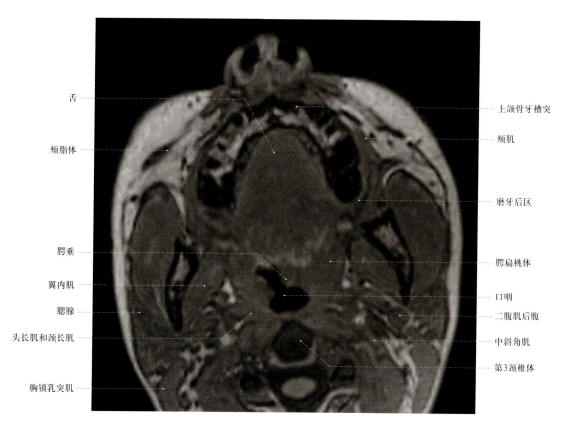

口轮匝肌
固有口腔
颊脂体
磨牙后区
腭垂
翼内肌
茎突咽肌
腮腺
咽旁间隙
下颌后静脉
颈外动脉
口咽
中斜角肌
椎间孔
第3颈椎体

上颌骨牙槽突
舌
颊肌
咬肌
腭扁桃体
下牙槽神经、血管
下颌支
头长肌和颈长肌
二腹肌后腹
颈内动脉
颈内静脉
颈外静脉
胸锁乳突肌
胸锁乳突肌

舌
颊脂体
腭垂
翼内肌
腮腺
头长肌和颈长肌
胸锁乳突肌

上颌骨牙槽突
颊肌
磨牙后区
腭扁桃体
口咽
二腹肌后腹
中斜角肌
第3颈椎体

529.经上颌骨牙槽突的横断层面与MRI

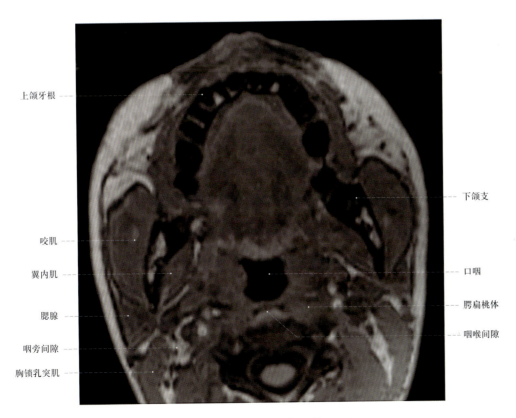

口轮匝肌

上颌牙龈

口腔前庭

舌中隔

咬肌

下颌支

翼内肌

腭扁桃体

口咽

咽后间隙

腮腺

下颌后静脉

颈外动脉

咽旁间隙

颈内动脉

胸锁乳突肌

颈内静脉

上颌牙根

下颌支

咬肌

口咽

翼内肌

腭扁桃体

腮腺

咽喉间隙

咽旁间隙

胸锁乳突肌

530.经上颌牙龈的横断层面与MRI

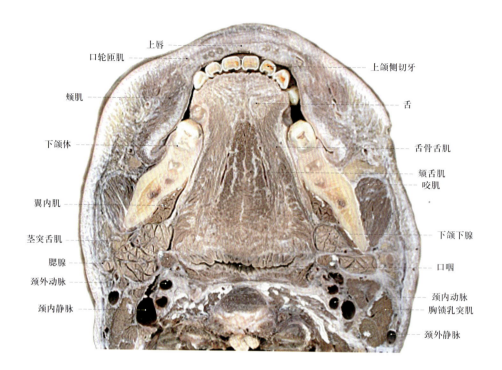

上唇
口轮匝肌
颊肌
下颌体
翼内肌
茎突舌肌
腮腺
颈外动脉
颈内静脉

上颌侧切牙
舌
舌骨舌肌
颏舌肌
咬肌
下颌下腺
口咽
颈内动脉
胸锁乳突肌
颈外静脉

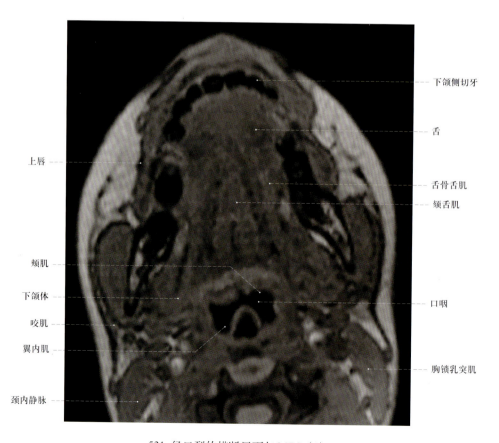

上唇
颊肌
下颌体
咬肌
翼内肌
颈内静脉

下颌侧切牙
舌
舌骨舌肌
颏舌肌
口咽
胸锁乳突肌

531.经口裂的横断层面与MRI（1）

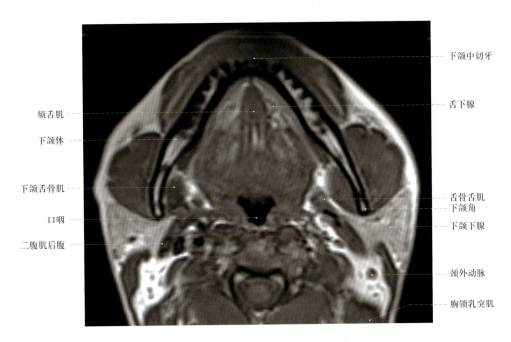

下颌中切牙

舌下腺

颏舌肌

下颌角

下颌下腺

颈外动脉

颈内动脉

口腔前庭

下颌体

下颌舌骨肌

舌骨舌肌

二腹肌后腹

口咽

胸锁乳突肌

颈内静脉

颏舌肌

下颌体

下颌舌骨肌

口咽

二腹肌后腹

下颌中切牙

舌下腺

舌骨舌肌

下颌角

下颌下腺

颈外动脉

胸锁乳突肌

532.经口裂的横断层面与MRI（2）

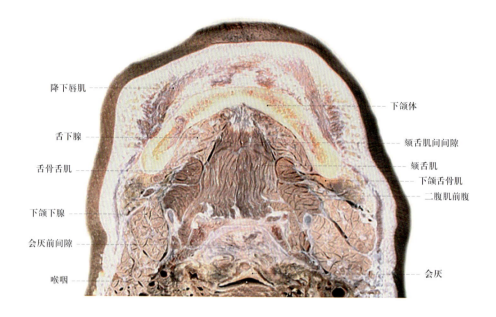

降下唇肌
舌下腺
舌骨舌肌
下颌下腺
会厌前间隙
喉咽

下颌体
颏舌肌间间隙
颏舌肌
下颌舌骨肌
二腹肌前腹
会厌

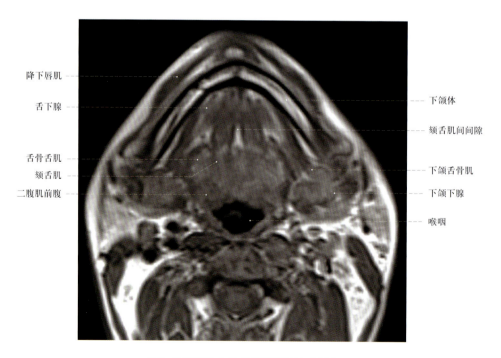

降下唇肌
舌下腺
舌骨舌肌
颏舌肌
二腹肌前腹

下颌体
颏舌肌间间隙
下颌舌骨肌
下颌下腺
喉咽

533.经下颌体上份的横断层面与MRI

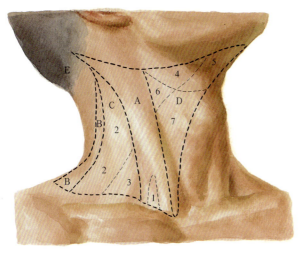

534.颈部分区

　A.胸锁乳突肌区　B.颈后区　C.颈外侧区　D.颈前区　E.枕下区
1.锁骨上小窝　2.枕三角　3.肩胛舌骨肌锁骨三角　4.下颌下三角/二腹
肌三角　5.颏下三角　6.颈动脉三角　7.肩胛舌骨肌气管三角或肌三角

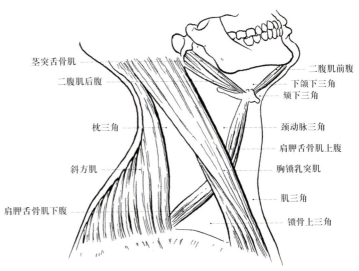

535.颈部分区　体表

茎突舌骨肌

二腹肌后腹

枕三角

斜方肌

肩胛舌骨肌下腹

二腹肌前腹

下颌下三角

颏下三角

颈动脉三角

肩胛舌骨肌上腹

胸锁乳突肌

肌三角

锁骨上三角

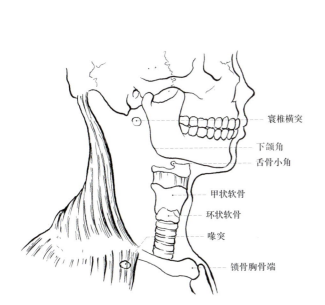

536.颈部的体表标志和投影（1）

寰椎横突

下颌角

舌骨小角

甲状软骨

环状软骨

喉突

锁骨胸骨端

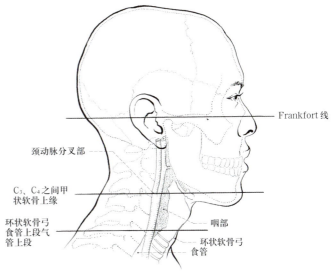

537.颈部的体表标志和投影（2）

Frankfort线

颈动脉分叉部

C₃、C₄之间甲状软骨上缘

环状软骨弓食管上段气管上段

咽部

环状软骨弓食管

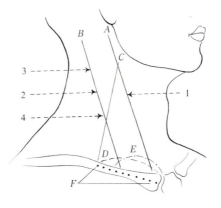

538.颈部器官体表投影（1）

1.甲状软骨上缘
2.颈丛分支部位
3.副神经出胸锁乳突肌后缘处
4.臂丛出胸锁乳突肌后缘处
A线:下颌角乳突尖连线中点与胸锁
关节连线为颈总动脉走行投影
B线:胸锁乳突肌后缘
C线:颈外静脉走行投影
D弧线:锁骨下动脉投影
E弧线:胸膜顶投影
F虚线:锁骨下静脉投影

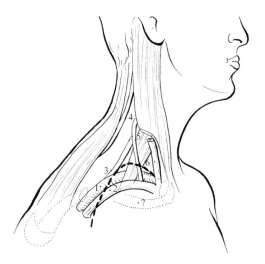

539.颈部器官体表投影（2）

1.锁骨下动脉 2.锁骨下静脉 3.臂丛 4.副神经
5.膈神经 6.颈内静脉 7.第1肋 虚线:胸膜顶

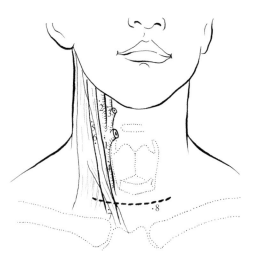

540.颈前区器官体表标志

1.颈总动脉 2.颈内动脉 3.颈外动脉 4.颈总动脉
入路点 5.颈内静脉 6.胸锁乳突肌上颈内静脉入路
点 7.胸锁乳突肌二头间颈内静脉入路点 8.切口

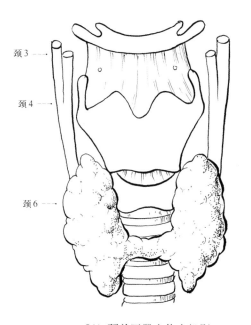

541.颈前区器官体表投影

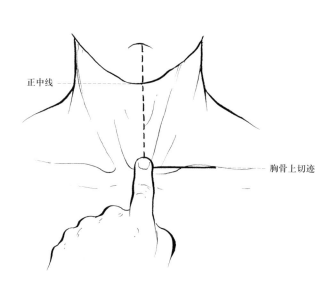

542.颈部的体表标志和投影

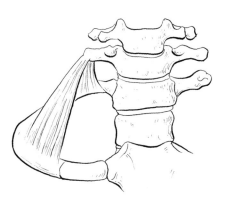

543.胸膜上膜

颈丛
甲状舌骨肌
迷走神经
喉结
前斜角肌
胸骨甲状肌
环甲肌
膈神经
甲状腺
中斜角肌
颈中神经节
颈升动脉
甲状腺下动脉
颈横动脉
椎动脉
肩胛上动脉
气管
颈总动脉
甲状腺下静脉

544.颈部器官的结构

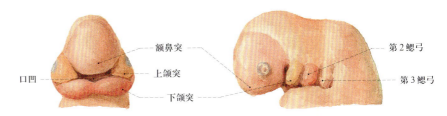

口凹
额鼻突
上颌突
下颌突
第2鳃弓
第3鳃弓

545.胚胎的鳃弓发育（1）

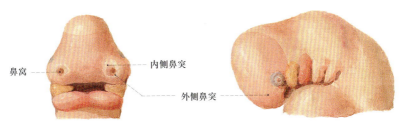

鼻窝
内侧鼻突
外侧鼻突

546.胚胎的鳃弓发育（2）

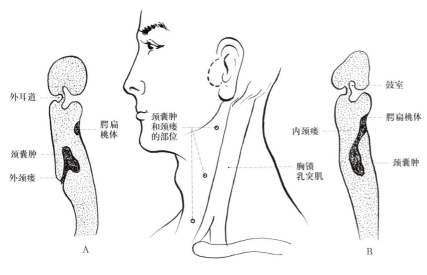

外耳道
腭扁桃体
颈囊肿
外颈瘘

颈囊肿和颈瘘的部位
内颈瘘
胸锁乳突肌

鼓室
腭扁桃体
颈囊肿

A
B

547.胚胎的鳃弓发育（3）
A.颈囊肿、外颈瘘　　B.颈囊肿、内颈瘘

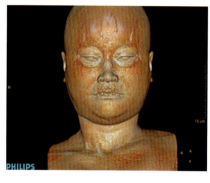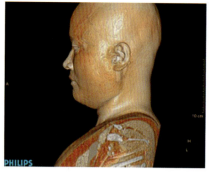

548.颈部正侧位皮肤表面图像　高密度造影剂血管造影 CT 显像

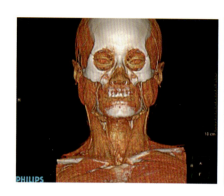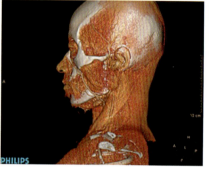

549.颈部正侧位软组织像　升高阈值显示去除皮下组织后的肌肉、血管、甲状腺等成像

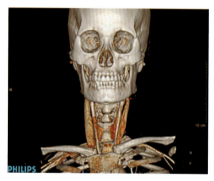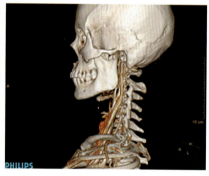

550.颈部正侧位硬组织骨骼、牙齿等成像　更进一步升高阈值

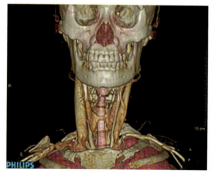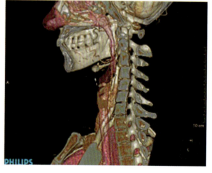

551.颈部结构正侧位融合成像　更高阈值气道内空气以粉色透明化标示

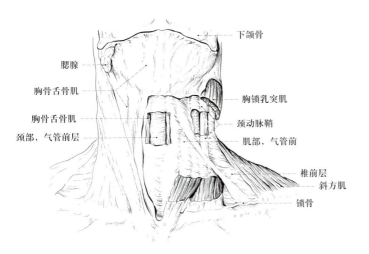

下颌骨

腮腺

胸骨舌骨肌

胸骨舌骨肌

颈部，气管前层

胸锁乳突肌

颈动脉鞘

肌部，气管前

椎前层

斜方肌

锁骨

552.颈部的筋膜

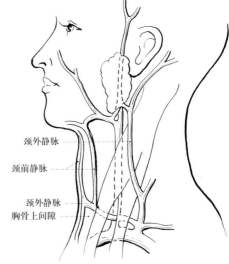

颈外静脉

颈前静脉

颈外静脉

胸骨上间隙

554.颈部的浅静脉

颈阔肌

二腹肌前腹

面动、静脉

下颌舌骨肌

下颌下腺

舌骨

茎突舌骨肌

肩胛提肌

二腹肌后腹

中斜角肌

腮腺

胸骨舌骨肌

颈外静脉

肩胛舌骨肌上腹

胸锁乳突肌

头长肌

迷走神经

甲状软骨

颈外动脉

封套筋膜

颈内静脉

气管前筋膜

颈总动脉

环甲膜

颈动脉鞘

环甲肌

胸骨甲状肌

甲状腺

胸骨甲状肌

肩胛舌骨肌下腹

前斜角肌

甲状腺下静脉

颈外静脉

锁骨

553.颈部　浅层结构（1）

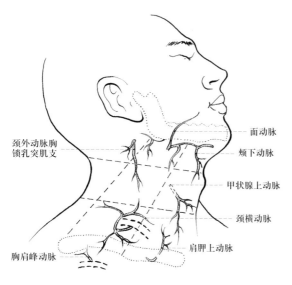

颈外动脉胸锁乳突肌支

胸肩峰动脉

面动脉

颊下动脉

甲状腺上动脉

颈横动脉

肩胛上动脉

555.颈部的浅动脉分布

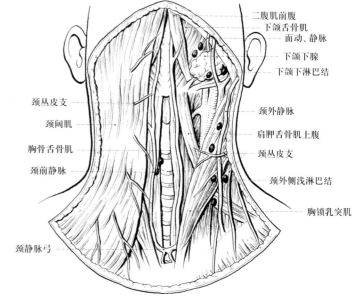

颈丛皮支

颈阔肌

胸骨舌骨肌

颈前静脉

颈静脉弓

二腹肌前腹

下颌舌骨肌

面动、静脉

下颌下腺

下颌下淋巴结

颈外静脉

肩胛舌骨肌上腹

颈丛皮支

颈外侧浅淋巴结

胸锁乳突肌

556.颈部　浅层结构（2）

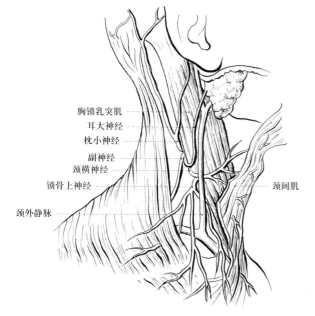

胸锁乳突肌
耳大神经
枕小神经
副神经
颈横神经
锁骨上神经

颈外静脉

颈阔肌

557.颈部的浅神经

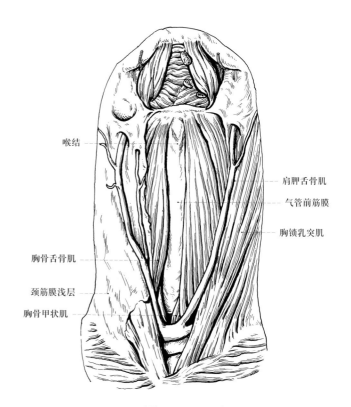

喉结

胸骨舌骨肌

颈筋膜浅层

胸骨甲状肌

肩胛舌骨肌

气管前筋膜

胸锁乳突肌

558.颈部　浅层肌（1）

舌骨

肩胛舌骨肌

甲状软骨

胸骨舌骨肌

环甲正中侧带

环状软骨

面静脉与颈前
静脉交通支

甲状腺

胸锁乳突肌

颈前静脉

胸腺

胸骨甲状肌

559.颈部　浅层肌（2）

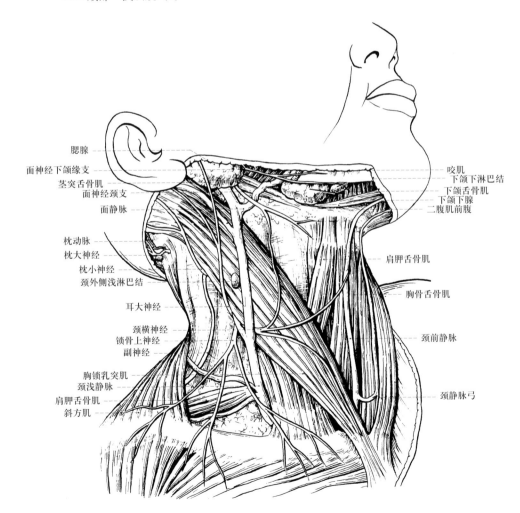

腮腺

面神经下颌缘支

茎突舌骨肌

面神经颈支

面静脉

枕动脉

枕大神经

枕小神经

颈外侧浅淋巴结

耳大神经

颈横神经

锁骨上神经

副神经

胸锁乳突肌

颈浅静脉

肩胛舌骨肌

斜方肌

咬肌

下颌下淋巴结

下颌舌骨肌

下颌下腺

二腹肌前腹

肩胛舌骨肌

胸骨舌骨肌

颈前静脉

颈静脉弓

560.颈丛神经浅出部位及毗邻结构

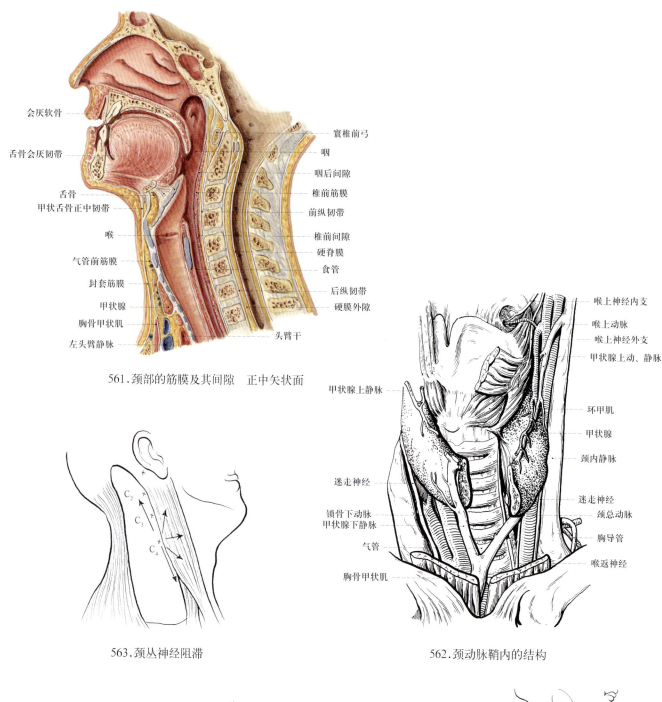

会厌软骨

舌骨会厌韧带

舌骨
甲状舌骨正中韧带

喉

气管前筋膜

封套筋膜

甲状腺

胸骨甲状肌

左头臂静脉

寰椎前弓

咽

咽后间隙

椎前筋膜

前纵韧带

椎前间隙

硬脊膜

食管

后纵韧带

硬膜外隙

头臂干

561.颈部的筋膜及其间隙　正中矢状面

563.颈丛神经阻滞

喉上神经内支

喉上动脉

喉上神经外支

甲状腺上动、静脉

甲状腺上静脉

环甲肌

甲状腺

颈内静脉

迷走神经

迷走神经

锁骨下动脉

颈总动脉

甲状腺下静脉

胸导管

气管

喉返神经

胸骨甲状肌

562.颈动脉鞘内的结构

神经根

神经干

锁骨下动脉

神经支

神经股

神经束

腋动脉

A

经斜角肌间沟臂丛阻滞

经锁骨中点上方臂丛阻滞

喙突下臂丛阻滞

腋路臂丛阻滞

B

564.臂丛及其神经阻滞

A.臂丛　B.臂丛神经阻滞途径

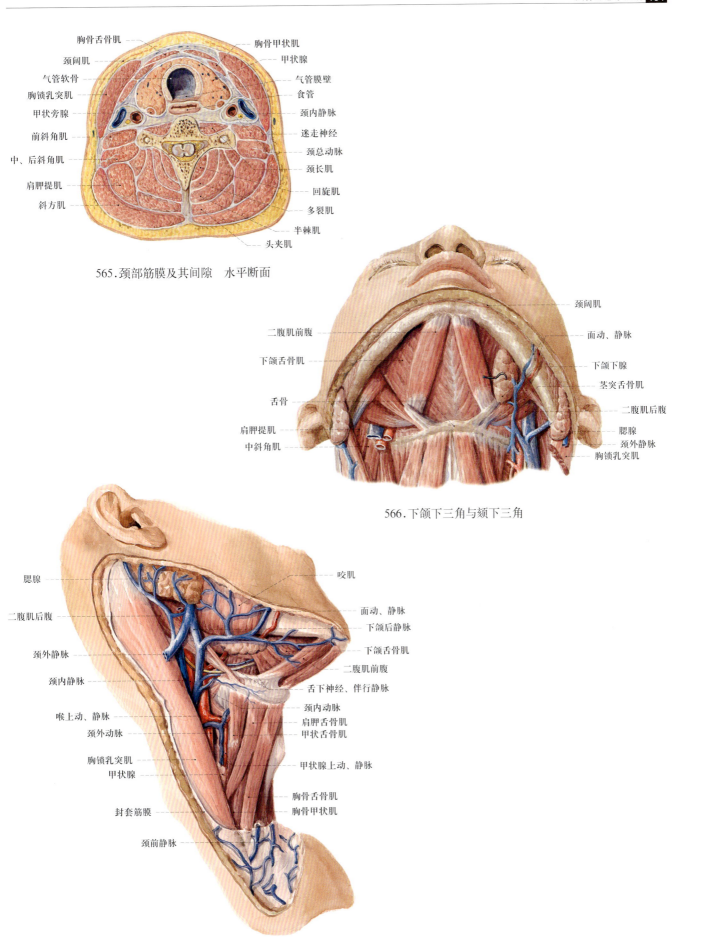

胸骨舌骨肌
颈阔肌
气管软骨
胸锁乳突肌
甲状旁腺
前斜角肌
中、后斜角肌
肩胛提肌
斜方肌

胸骨甲状肌
甲状腺
气管膜壁
食管
颈内静脉
迷走神经
颈总动脉
颈长肌
回旋肌
多裂肌
半棘肌
头夹肌

565.颈部筋膜及其间隙　水平断面

颈阔肌
二腹肌前腹
下颌舌骨肌
舌骨
肩胛提肌
中斜角肌

颈阔肌
面动、静脉
下颌下腺
茎突舌骨肌
二腹肌后腹
腮腺
颈外静脉
胸锁乳突肌

566.下颌下三角与颏下三角

腮腺
二腹肌后腹
颈外静脉
颈内静脉
喉上动、静脉
颈外动脉
胸锁乳突肌
甲状腺
封套筋膜
颈前静脉

咬肌
面动、静脉
下颌后静脉
下颌舌骨肌
二腹肌前腹
舌下神经、伴行静脉
颈内动脉
肩胛舌骨肌
甲状舌骨肌
甲状腺上动、静脉
胸骨舌骨肌
胸骨甲状肌

567.颈动脉三角范围

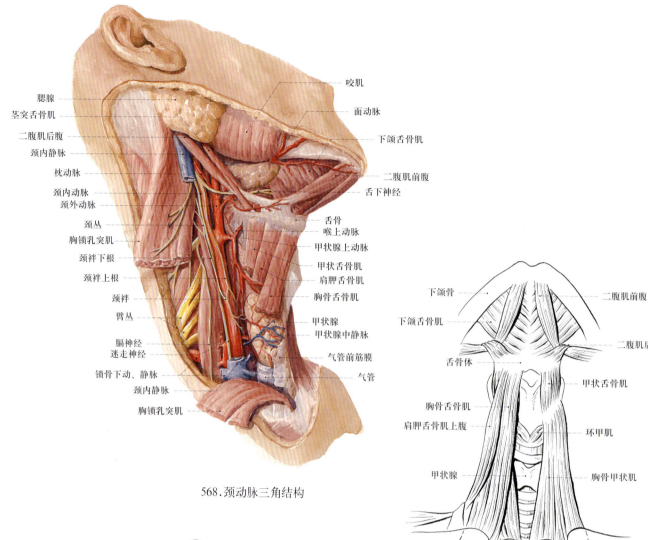

腮腺
茎突舌骨肌
二腹肌后腹
颈内静脉
枕动脉
颈内动脉
颈外动脉
颈丛
胸锁乳突肌
颈袢下根
颈袢上根
颈袢
臂丛
膈神经
迷走神经
锁骨下动、静脉
颈内静脉
胸锁乳突肌

咬肌
面动脉
下颌舌骨肌
二腹肌前腹
舌下神经
舌骨
喉上动脉
甲状腺上动脉
甲状舌骨肌
肩胛舌骨肌
胸骨舌骨肌
甲状腺
甲状腺中静脉
气管前筋膜
气管

568.颈动脉三角结构

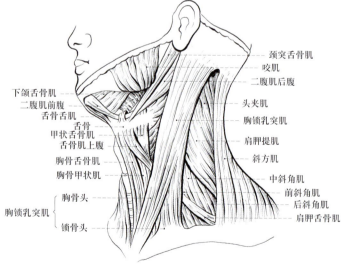

下颌舌骨肌
二腹肌前腹
舌骨舌肌
舌骨
甲状舌骨肌
舌骨肌上腹
胸骨舌骨肌
胸骨甲状肌
胸锁乳突肌 { 胸骨头
锁骨头

茎突舌骨肌
咬肌
二腹肌后腹
头夹肌
胸锁乳突肌
肩胛提肌
斜方肌
中斜角肌
前斜角肌
后斜角肌
肩胛舌骨肌

570.颈肌　侧面观

下颌骨
下颌舌骨肌
舌骨体
胸骨舌骨肌
肩胛舌骨肌上腹
甲状腺

二腹肌前腹
二腹肌后腹
甲状舌骨肌
环甲肌
胸骨甲状肌

569.颈肌　前面观

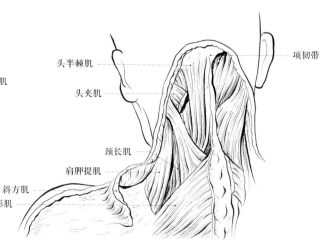

头半棘肌
头夹肌
颈长肌
肩胛提肌
斜方肌
菱形肌

项韧带

571.项韧带与项部肌

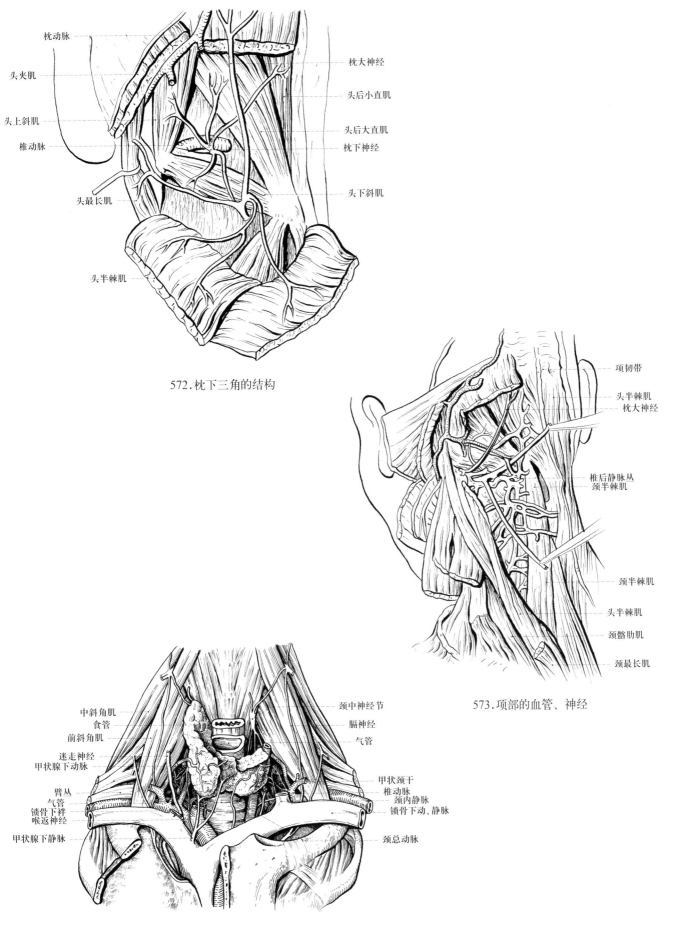

枕动脉
头夹肌
头上斜肌
椎动脉
头最长肌
头半棘肌

枕大神经
头后小直肌
头后大直肌
枕下神经
头下斜肌

572.枕下三角的结构

项韧带
头半棘肌
枕大神经
椎后静脉丛
颈半棘肌
颈半棘肌
头半棘肌
颈髂肋肌
颈最长肌

573.项部的血管、神经

中斜角肌
食管
前斜角肌
迷走神经
甲状腺下动脉
臂丛
气管
锁骨下袢
喉返神经
甲状腺下静脉

颈中神经节
膈神经
气管
甲状颈干
椎动脉
颈内静脉
锁骨下动、静脉
颈总动脉

574.颈根部结构　前面观

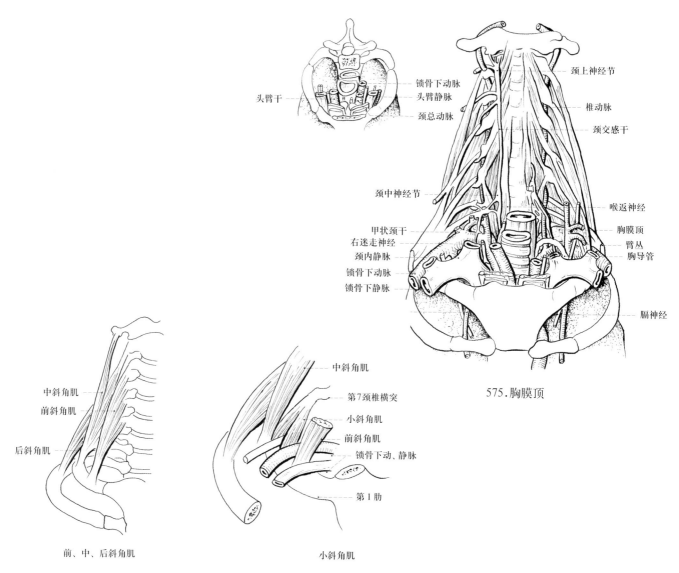

头臂干

锁骨下动脉
头臂静脉
颈总动脉

颈上神经节

椎动脉

颈交感干

颈中神经节

喉返神经

胸膜顶

甲状颈干
右迷走神经
颈内静脉
锁骨下动脉
锁骨下静脉

臂丛
胸导管

膈神经

575.胸膜顶

中斜角肌
前斜角肌

后斜角肌

前、中、后斜角肌

中斜角肌

第7颈椎横突

小斜角肌
前斜角肌

锁骨下动、静脉

第1肋

小斜角肌

576.前、中、后斜角肌和小斜角肌

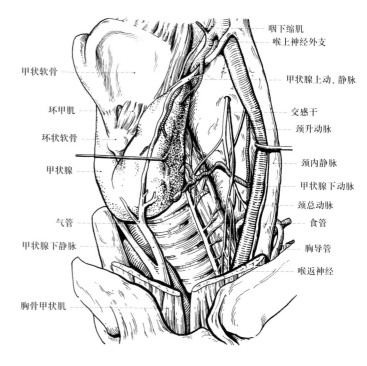

甲状软骨

环甲肌

环状软骨

甲状腺

气管

甲状腺下静脉

胸骨甲状肌

咽下缩肌
喉上神经外支

甲状腺上动、静脉

交感干

颈升动脉

颈内静脉

甲状腺下动、静脉

颈总动脉

食管

胸导管

喉返神经

577.左颈根部的结构

膈神经

迷走神经

颈升动脉

颈横动脉

肩胛上动脉

锁骨下动脉

颈总动脉

甲状腺下动脉

喉返神经

甲状颈干

甲状腺下静脉

气管

578.右颈根部的结构

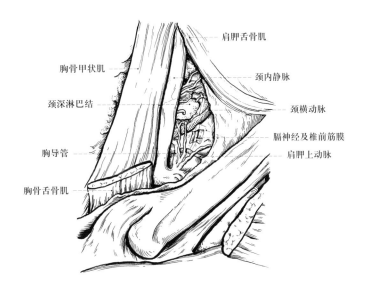

胸骨甲状肌

颈深淋巴结

胸导管

胸骨舌骨肌

肩胛舌骨肌

颈内静脉

颈横动脉

膈神经及椎前筋膜

肩胛上动脉

579.胸导管末端的毗邻结构

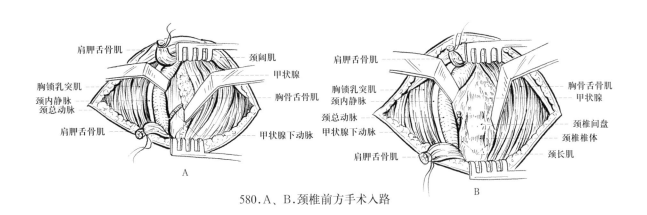

肩胛舌骨肌

胸锁乳突肌

颈内静脉
颈总动脉

肩胛舌骨肌

颈阔肌

甲状腺

胸骨舌骨肌

甲状腺下动脉

A

肩胛舌骨肌

胸锁乳突肌
颈内静脉

颈总动脉

甲状腺下动脉

肩胛舌骨肌

胸骨舌骨肌

甲状腺

颈椎间盘

颈椎椎体

颈长肌

B

580.A、B.颈椎前方手术入路

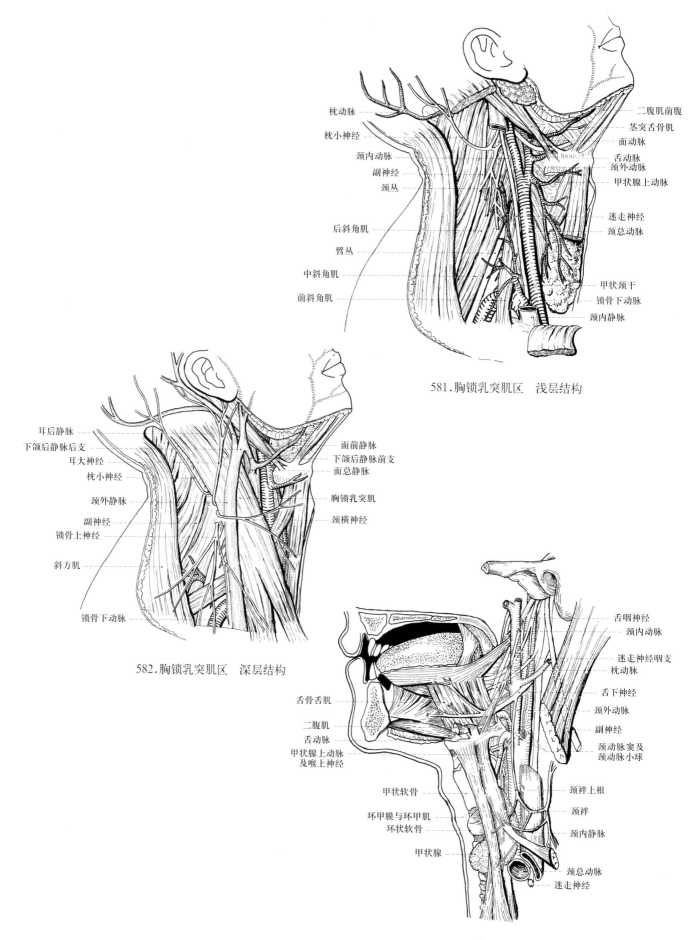

枕动脉
枕小神经
颈内动脉
副神经
颈丛
后斜角肌
臂丛
中斜角肌
前斜角肌

二腹肌前腹
茎突舌骨肌
面动脉
舌动脉
颈外动脉
甲状腺上动脉
迷走神经
颈总动脉
甲状颈干
锁骨下动脉
颈内静脉

581.胸锁乳突肌区　浅层结构

耳后静脉
下颌后静脉后支
耳大神经
枕小神经
颈外静脉
副神经
锁骨上神经
斜方肌
锁骨下动脉

面前静脉
下颌后静脉前支
面总静脉
胸锁乳突肌
颈横神经

582.胸锁乳突肌区　深层结构

舌骨舌肌
二腹肌
舌动脉
甲状腺上动脉
及喉上神经
甲状软骨
环甲膜与环甲肌
环状软骨
甲状腺

舌咽神经
颈内动脉
迷走神经咽支
枕动脉
舌下神经
颈外动脉
副神经
颈动脉窦及
颈动脉小球
颈袢上根
颈袢
颈内静脉
颈总动脉
迷走神经

583.颈动脉鞘　结构

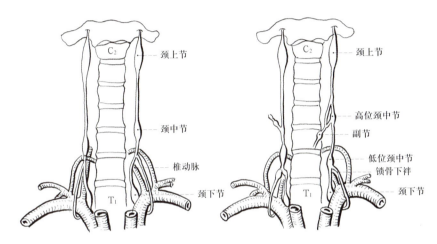

迷走神经
舌咽神经
颈上神经节
颈动脉窦支
颈动脉窦
颈动脉小球

A   B   C

584.A～C.颈动脉窦及小球，颈动脉体瘤，颈动脉体瘤剥除术

C_2
颈上节
颈中节
椎动脉
颈下节
T_1

C_2
颈上节
高位颈中节
副节
低位颈中节
锁骨下袢
颈下节
T_1

585.颈交感干和神经节

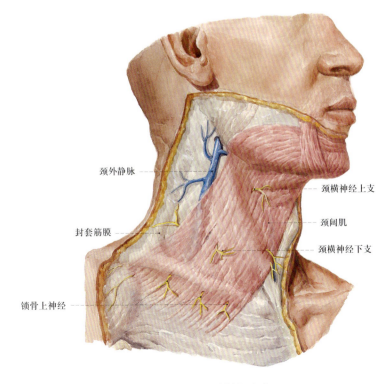

颈外静脉
颈横神经上支
封套筋膜
颈阔肌
颈横神经下支
锁骨上神经

586.颈丛神经分支

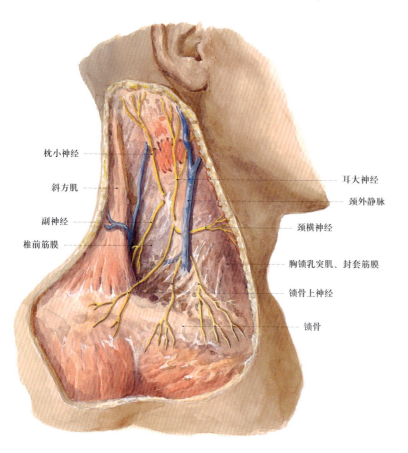

枕小神经

斜方肌

副神经

椎前筋膜

耳大神经

颈外静脉

颈横神经

胸锁乳突肌、封套筋膜

锁骨上神经

锁骨

587.颈丛神经　浅层

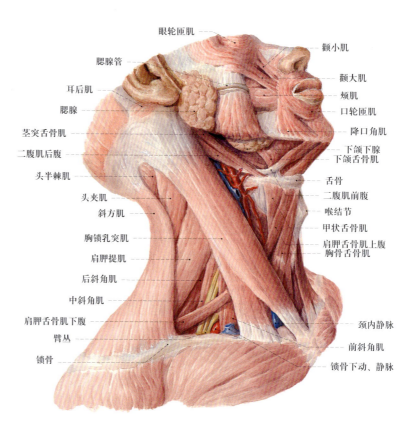

眼轮匝肌

腮腺管

耳后肌

腮腺

茎突舌骨肌

二腹肌后腹

头半棘肌

头夹肌

斜方肌

胸锁乳突肌

肩胛提肌

后斜角肌

中斜角肌

肩胛舌骨肌下腹

臂丛

锁骨

颧小肌

颧大肌

颊肌

口轮匝肌

降口角肌

下颌下腺
下颌舌骨肌

舌骨

二腹肌前腹

喉结节

甲状舌骨肌

肩胛舌骨肌上腹
胸骨舌骨肌

颈内静脉

前斜角肌

锁骨下动、静脉

588.枕三角肌

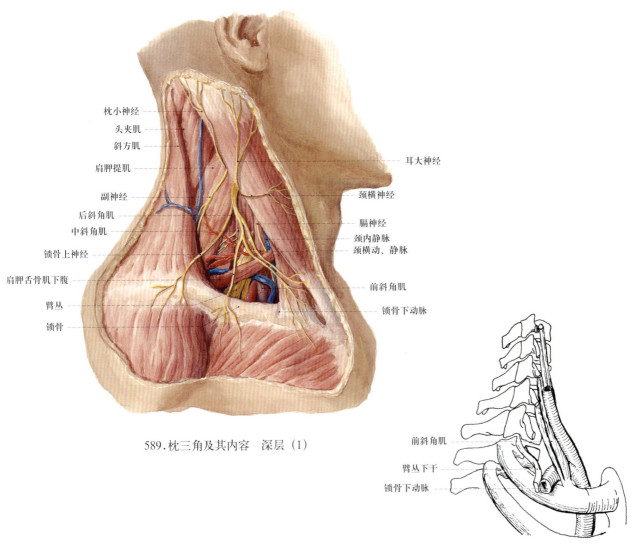

枕小神经
头夹肌
斜方肌
肩胛提肌
副神经
后斜角肌
中斜角肌
锁骨上神经
肩胛舌骨肌下腹
臂丛
锁骨

耳大神经
颈横神经
膈神经
颈内静脉
颈横动、静脉
前斜角肌
锁骨下动脉

589.枕三角及其内容　深层（1）

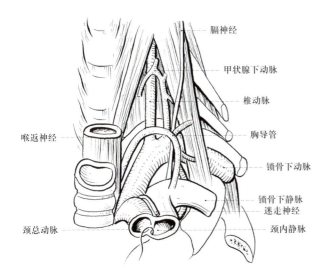

膈神经
甲状腺下动脉
椎动脉
胸导管
锁骨下动脉
锁骨下静脉
迷走神经
颈内静脉

喉返神经
颈总动脉

590.枕三角及其内容　深层（2）

前斜角肌
臂丛下干
锁骨下动脉

591.正常颈根部结构

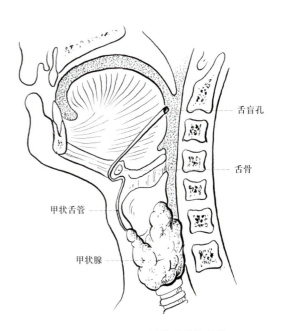

舌盲孔
舌骨
甲状舌管
甲状腺

592.甲状舌管的径路

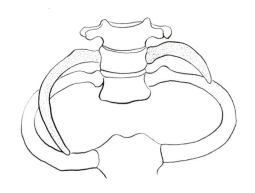

593.颈肋　模式图

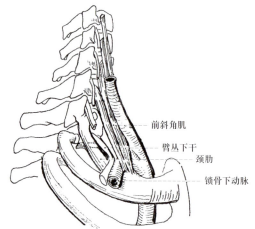

前斜角肌
臂丛下干
颈肋
锁骨下动脉

594.颈肋导致臂丛下干与锁骨下动脉受压

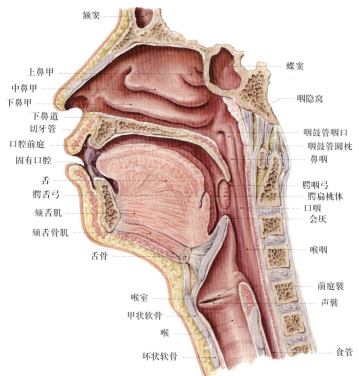

额窦
蝶窦
上鼻甲
中鼻甲
下鼻甲
下鼻道
切牙管
口腔前庭
固有口腔
舌
腭舌弓
颏舌肌
颏舌骨肌
舌骨
喉室
甲状软骨
喉
环状软骨
咽隐窝
咽鼓管咽口
咽鼓管圆枕
鼻咽
腭咽弓
腭扁桃体
口咽
会厌
喉咽
前庭襞
声襞
食管

595.咽的矢状切面

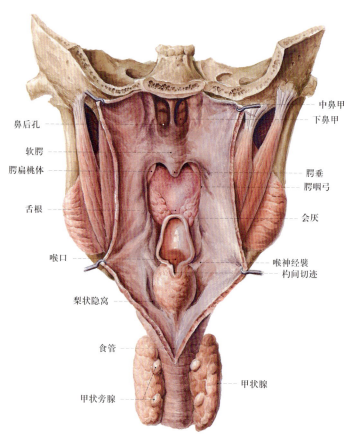

鼻后孔
软腭
腭扁桃体
舌根
喉口
梨状隐窝
食管
甲状旁腺
中鼻甲
下鼻甲
腭垂
腭咽弓
会厌
喉神经襞
杓间切迹
甲状腺

596.咽腔　后面观

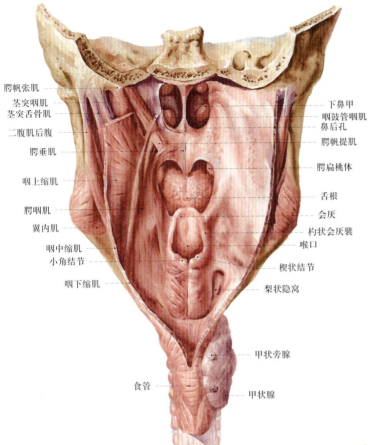

腭帆张肌

茎突咽肌
茎突舌骨肌

二腹肌后腹

腭垂肌

咽上缩肌

腭咽肌

翼内肌

咽中缩肌
小角结节

咽下缩肌

下鼻甲
咽鼓管咽肌
鼻后孔

腭帆提肌

腭扁桃体

舌根

会厌

杓状会厌襞
喉口

楔状结节

梨状隐窝

甲状旁腺

食管

甲状腺

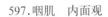

597. 咽肌　内面观

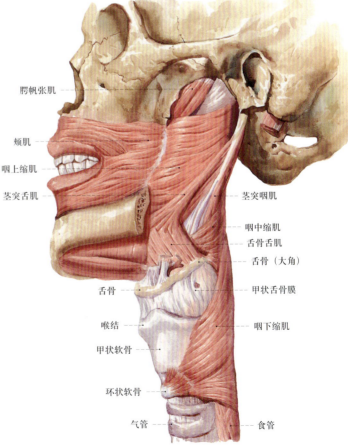

腭帆张肌

颊肌

咽上缩肌

茎突舌肌

舌骨

喉结

甲状软骨

环状软骨

气管

茎突咽肌

咽中缩肌
舌骨舌肌

舌骨（大角）

甲状舌骨膜

咽下缩肌

食管

598. 咽肌　侧面观

咽颅底筋膜

茎突咽肌

茎突舌骨肌

咽缝

翼内肌

二腹肌后腹

舌骨（大角）

咽中缩肌

腭咽肌

食管

茎突

咽上缩肌

二腹肌后腹

茎突咽肌

咽下缩肌

甲状旁腺

甲状腺

599.咽肌　背面观

会厌软骨

甲状舌骨外侧韧带

甲状舌骨正中韧带

上切迹

下角

环状软骨

环状韧带

舌骨

麦粒软骨

喉结

环甲正中韧带

气管软骨

600.喉软骨和韧带　前面观

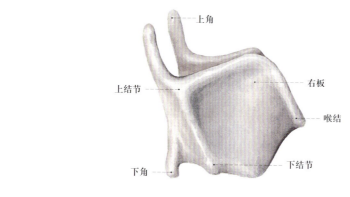

上角

上结节

右板

喉结

下角

下结节

601.甲状软骨　侧面观

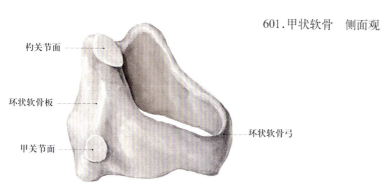

杓关节面

环状软骨板

甲关节面

环状软骨弓

602.环状软骨　侧面观

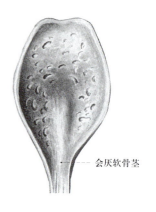

会厌软骨茎

603.会厌软骨　后面观

小角软骨
杓状软骨尖
弓状嵴
三角凹
声带突
椭圆凹
肌突
杓状软骨底

604.杓状软骨和小角软骨　前面观

会厌软骨
甲状舌骨膜
甲状会厌韧带
声带突
环状软骨板
环杓后韧带
膜壁
舌骨
上角
小角软骨
杓状软骨
肌突
下角
气管软骨

605.喉软骨及韧带　后面观

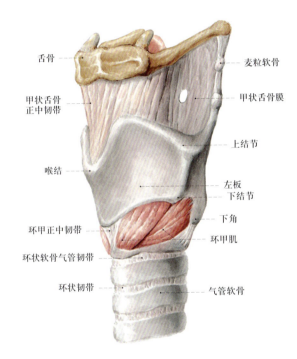

舌骨
甲状舌骨正中韧带
喉结
环甲正中韧带
环状软骨气管韧带
环状韧带
麦粒软骨
甲状舌骨膜
上结节
左板
下结节
下角
环甲肌
气管软骨

606.喉软骨和韧带　外侧面观

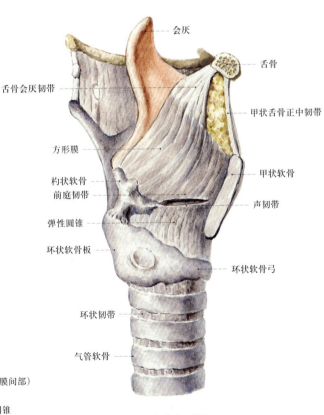

会厌
舌骨
舌骨会厌韧带
方形膜
杓状软骨
前庭韧带
弹性圆锥
环状软骨板
甲状舌骨正中韧带
甲状软骨
声韧带
环状软骨弓
环状韧带
气管软骨

607.喉的方形膜

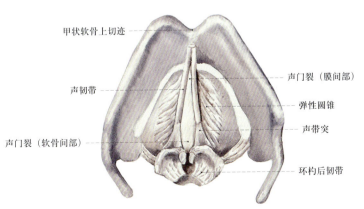

甲状软骨上切迹
声韧带
声门裂（软骨间部）
声门裂（膜间部）
弹性圆锥
声带突
环杓后韧带

608.弹性圆锥　上面观

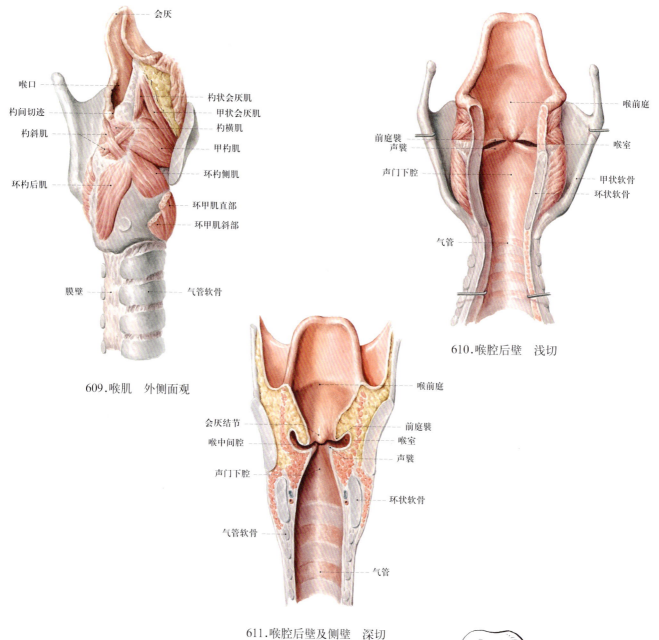

会厌

喉口
杓间切迹
杓斜肌

环杓后肌

杓状会厌肌
甲状会厌肌
杓横肌
甲杓肌
环杓侧肌
环甲肌直部
环甲肌斜部

膜壁
气管软骨

609.喉肌　外侧面观

喉前庭

前庭襞
声襞
声门下腔

气管

喉室
甲状软骨
环状软骨

610.喉腔后壁　浅切

喉前庭

会厌结节
喉中间腔
声门下腔

气管软骨

前庭襞
喉室
声襞
环状软骨

气管

611.喉腔后壁及侧壁　深切

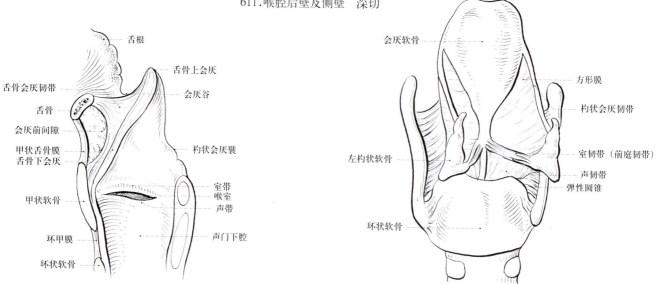

舌根

舌骨会厌韧带
舌骨
会厌前间隙
甲状舌骨膜
舌骨下会厌
甲状软骨

环甲膜
环状软骨

舌骨上会厌
会厌谷

杓状会厌襞

室带
喉室
声带

声门下腔

612.喉的正中矢状切面　右侧壁

会厌软骨

左杓状软骨

环状软骨

方形膜
杓状会厌韧带

室韧带（前庭韧带）
声韧带
弹性圆锥

613.喉后面观　示喉的韧带

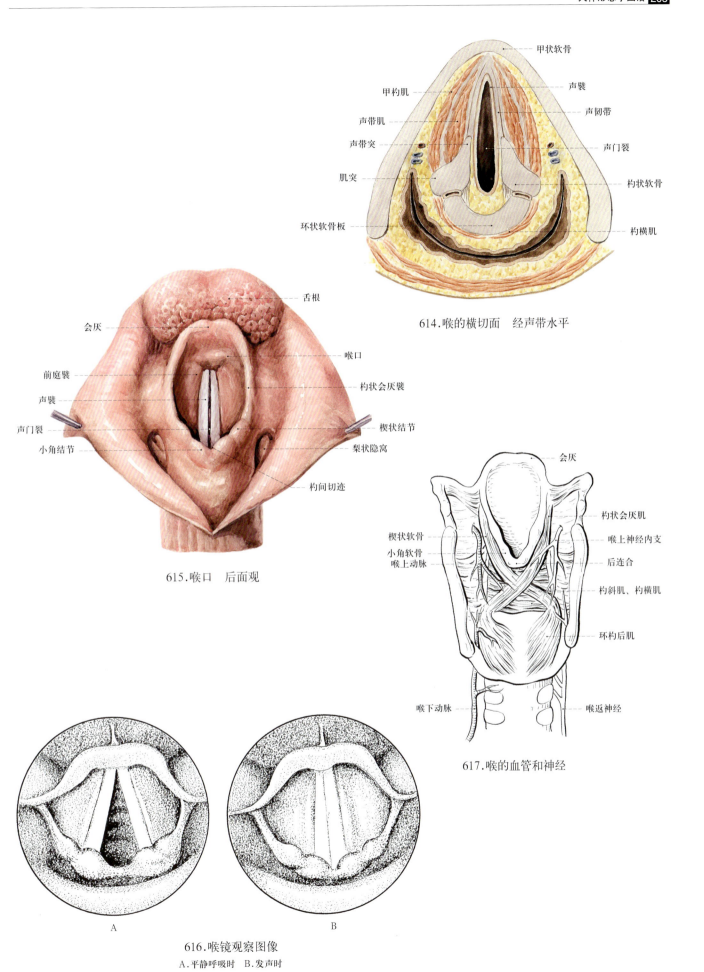

甲状软骨

甲杓肌 —— 声襞

声带肌 —— 声韧带

声带突 —— 声门裂

肌突 —— 杓状软骨

环状软骨板 —— 杓横肌

614.喉的横切面　经声带水平

舌根

会厌 —— 喉口

前庭襞 —— 杓状会厌襞

声襞

声门裂 —— 楔状结节

小角结节 —— 梨状隐窝

杓间切迹

615.喉口　后面观

会厌

楔状软骨 —— 杓状会厌肌

小角软骨 —— 喉上神经内支

喉上动脉 —— 后连合

杓斜肌、杓横肌

环杓后肌

喉下动脉 —— 喉返神经

617.喉的血管和神经

A B

616.喉镜观察图像

A.平静呼吸时　B.发声时

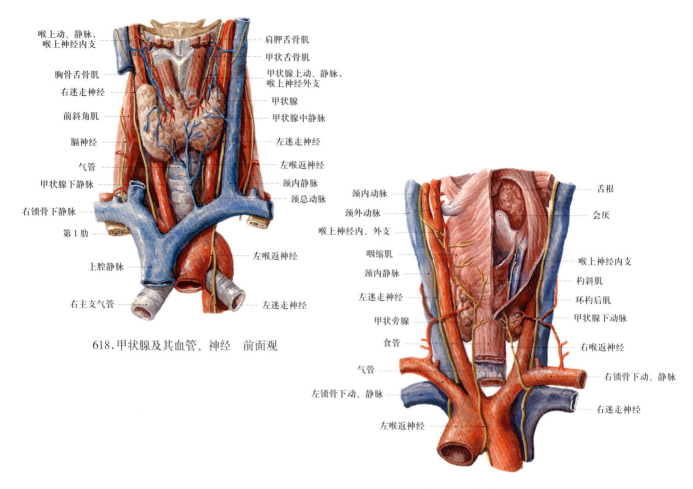

喉上动、静脉，喉上神经内支

胸骨舌骨肌

右迷走神经

前斜角肌

膈神经

气管

甲状腺下静脉

右锁骨下静脉

第1肋

上腔静脉

右主支气管

肩胛舌骨肌

甲状舌骨肌

甲状腺上动、静脉，喉上神经外支

甲状腺

甲状腺中静脉

左迷走神经

左喉返神经

颈内静脉

颈总动脉

左喉返神经

左迷走神经

618.甲状腺及其血管、神经　前面观

颈内动脉

颈外动脉

喉上神经内、外支

咽缩肌

颈内静脉

左迷走神经

甲状旁腺

食管

气管

左锁骨下动、静脉

左喉返神经

舌根

会厌

喉上神经内支

杓斜肌

环杓后肌

甲状腺下动脉

右喉返神经

右锁骨下动、静脉

右迷走神经

619.甲状腺及其血管、神经　后面观

迷走神经

颈内静脉

颈总动脉

食管

气管

椎前筋膜

颈动脉鞘

甲状腺

气管前筋膜

喉返神经

620.甲状腺的毗邻结构

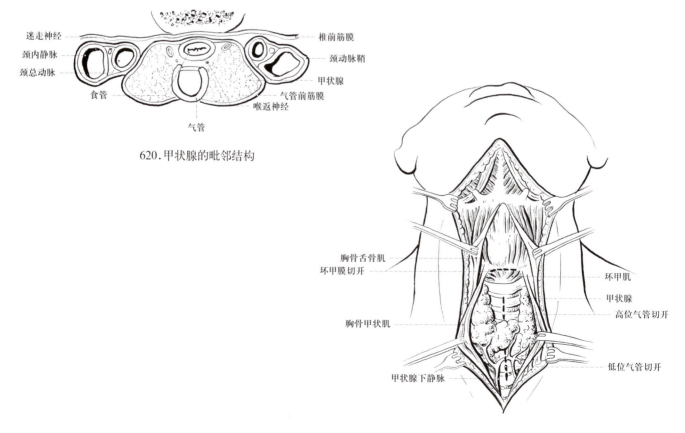

胸骨舌骨肌

环甲膜切开

胸骨甲状肌

甲状腺下静脉

环甲肌

甲状腺

高位气管切开

低位气管切开

621.气管切开的部位

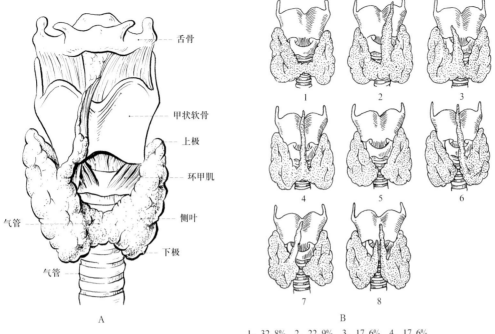

1. 32.8%　2. 22.9%　3. 17.6%　4. 17.6%
5. 3.8%　6. 3.0%　7. 1.5%　8. 0.8%

622.甲状腺的形态及类型

A.甲状腺的形态　B.甲状腺的类型

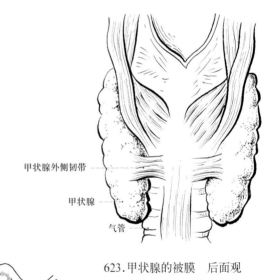

623.甲状腺的被膜　后面观

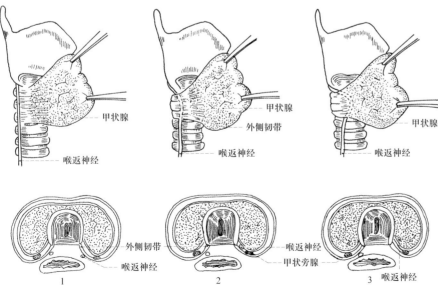

624.甲状腺外侧韧带与喉返神经的关系

1.神经经韧带后方65%　2.神经经韧带前方25%　3.神经穿腺实质10%

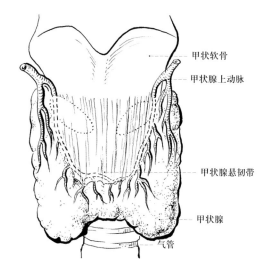

625.甲状腺的被膜前面观 示甲状腺悬韧带

甲状软骨
甲状腺上动脉
甲状腺悬韧带
甲状腺
气管

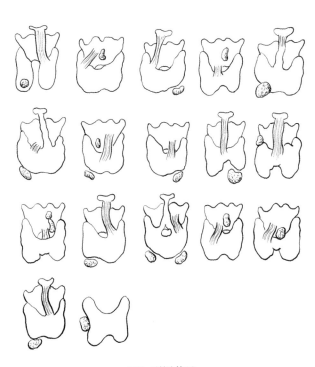

626.副甲状腺

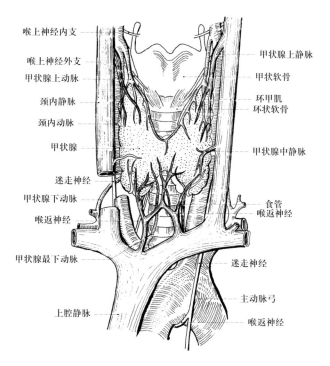

627.甲状腺的血管 前面观

喉上神经内支
喉上神经外支
甲状腺上动脉
颈内静脉
颈内动脉
甲状腺
迷走神经
甲状腺下动脉
喉返神经
甲状腺最下动脉
上腔静脉

甲状腺上静脉
甲状软骨
环甲肌
环状软骨
甲状腺中静脉
食管
喉返神经
迷走神经
主动脉弓
喉返神经

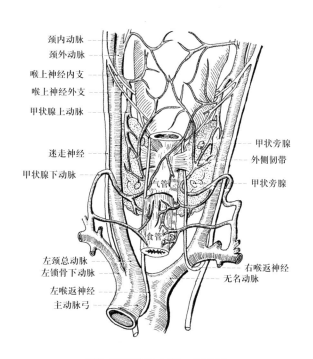

628.甲状腺的血管 后面观

颈内动脉
颈外动脉
喉上神经内支
喉上神经外支
甲状腺上动脉
迷走神经
甲状腺下动脉
甲状旁腺
外侧韧带
甲状旁腺
左颈总动脉
左锁骨下动脉
左喉返神经
主动脉弓
右喉返神经
无名动脉
气管
食管

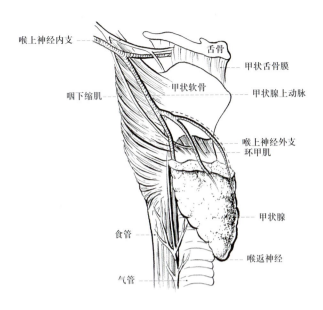

舌骨

甲状舌骨肌

喉结

喉上神经外支

甲状腺

甲状腺中静脉

气管

甲状腺下静脉

喉返神经

喉上神经内支

喉上动、静脉

甲状腺上动、静脉

交感干

咽下缩肌

膈神经

迷走神经

颈中神经节

颈内静脉

甲状腺下动脉

颈总动脉

食管

629.甲状腺的血管、神经及其毗邻结构　侧面观

喉上神经内支

咽下缩肌

食管

气管

舌骨

甲状舌骨膜

甲状软骨

甲状腺上动脉

喉上神经外支

环甲肌

甲状腺

喉返神经

630.甲状腺上动脉与喉上神经的关系

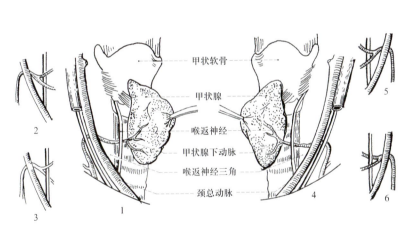

甲状软骨

甲状腺

喉返神经

甲状腺下动脉

喉返神经三角

颈总动脉

2

3

1

5

6

4

631.甲状腺下动脉与喉返神经的关系

1. 44%　2. 14%　3. 42%　4. 63%　5. 14.3%　6. 22.4%

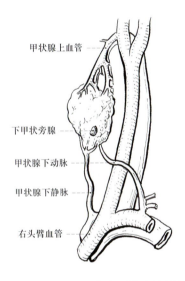

甲状腺上血管

下甲状旁腺

甲状腺下动脉

甲状腺下静脉

右头臂血管

633.甲状腺和甲状旁腺的血液循环

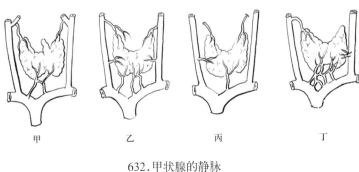

甲　　　　乙　　　　丙　　　　丁

632.甲状腺的静脉

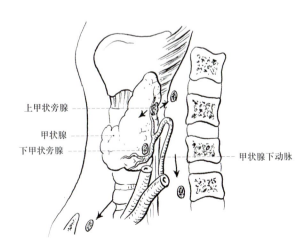

上甲状旁腺

甲状腺

下甲状旁腺

甲状腺下动脉

634.甲状旁腺的位置和异位

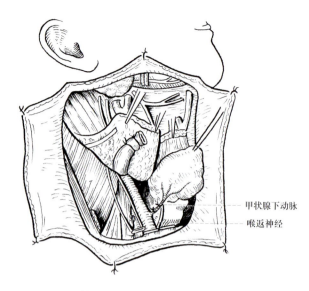

受区血管

供体血管蒂

胎儿甲状腺
和甲状旁腺

635.甲状腺移植术

甲状腺下动脉

喉返神经

636.结扎、切断甲状腺下动脉

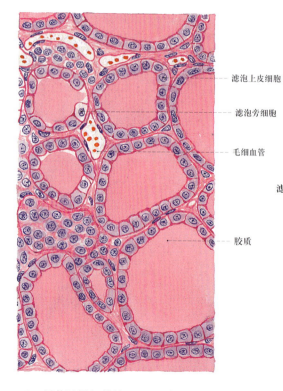

滤泡上皮细胞

滤泡旁细胞

毛细血管

胶质

637.甲状腺微细结构 HE 染色 低倍

间质

滤泡上皮

胶质

滤泡

638.甲状腺滤泡 HE 染色 低倍

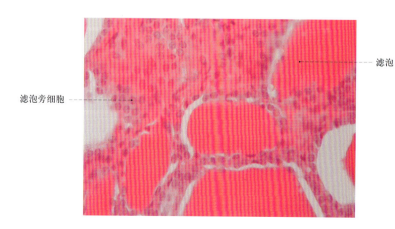

滤泡

滤泡旁细胞

639.滤泡旁细胞 HE 染色 高倍

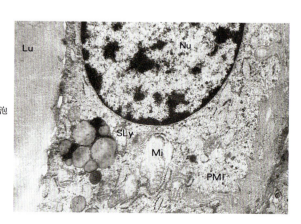

640.人甲状腺滤泡上皮细胞 电镜

Lu：lumen 腔
SLy：secondary lysosome 次级溶酶体
Mi：mitochondrion 线粒体
PMI：plasma membrane infolding 质膜内褶
Nu：细胞核

耳后淋巴结

腮腺浅淋巴结

颊肌淋巴结

腮腺

枕淋巴结

颈前浅淋巴结

颈外侧浅淋巴结

颈外静脉

颈前静脉

锁骨上淋巴结

封套筋膜

641.颈部浅层淋巴

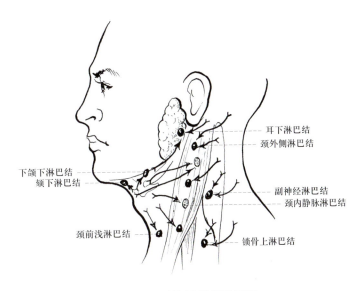

耳下淋巴结

颈外侧淋巴结

下颌下淋巴结

颏下淋巴结

副神经淋巴结

颈内静脉淋巴结

颈前浅淋巴结

锁骨上淋巴结

642.颈部皮肤淋巴回流

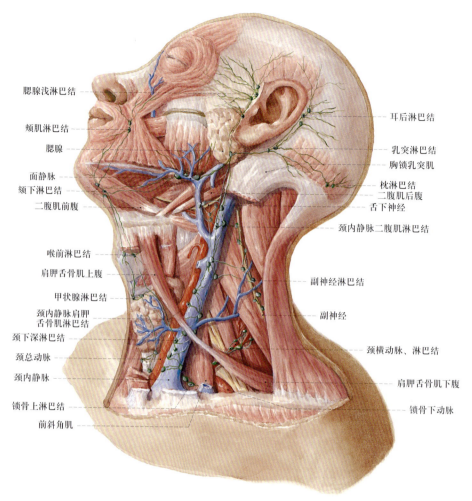

腮腺浅淋巴结

颊肌淋巴结

腮腺

面静脉
颏下淋巴结
二腹肌前腹

喉前淋巴结

肩胛舌骨肌上腹

甲状腺淋巴结

颈内静脉肩胛
舌骨肌淋巴结

颈下深淋巴结

颈总动脉

颈内静脉

锁骨上淋巴结

前斜角肌

耳后淋巴结

乳突淋巴结
胸锁乳突肌
枕淋巴结
二腹肌后腹
舌下神经

颈内静脉二腹肌淋巴结

副神经淋巴结

副神经

颈横动脉、淋巴结

肩胛舌骨肌下腹

锁骨下动脉

643.颈部深层淋巴结（1）

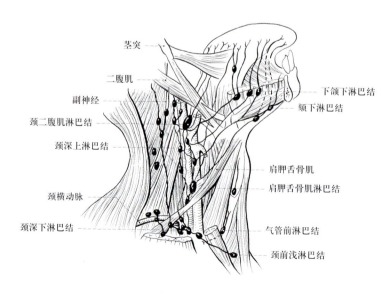

茎突

二腹肌

副神经

颈二腹肌淋巴结

颈深上淋巴结

颈横动脉

颈深下淋巴结

下颌下淋巴结
颏下淋巴结

肩胛舌骨肌
肩胛舌骨肌淋巴结

气管前淋巴结

颈前浅淋巴结

644.颈部深层淋巴结（2）

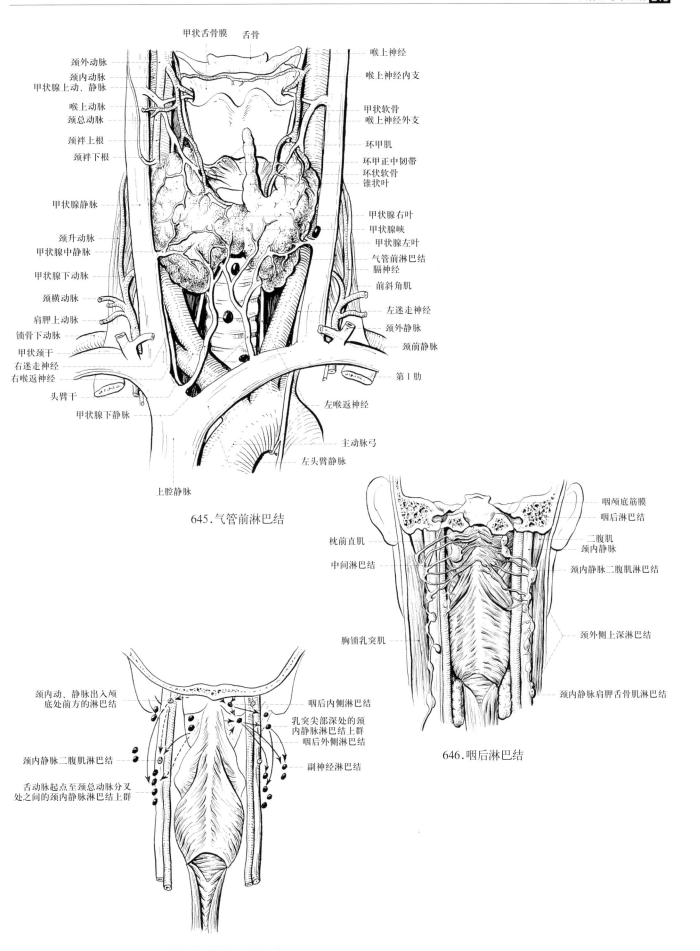

甲状舌骨膜　舌骨

颈外动脉
颈内动脉
甲状腺上动、静脉
喉上动脉
颈总动脉
颈袢上根
颈袢下根

甲状腺静脉

颈升动脉
甲状腺中静脉

甲状腺下动脉

颈横动脉
肩胛上动脉
锁骨下动脉
甲状颈干
右迷走神经
右喉返神经
头臂干
甲状腺下静脉

喉上神经
喉上神经内支
甲状软骨
喉上神经外支
环甲肌
环甲正中韧带
环状软骨
锥状叶
甲状腺右叶
甲状腺峡
甲状腺左叶
气管前淋巴结
膈神经
前斜角肌
左迷走神经
颈外静脉
颈前静脉
第1肋
左喉返神经
主动脉弓
左头臂静脉
上腔静脉

645.气管前淋巴结

咽颅底筋膜
咽后淋巴结
二腹肌
颈内静脉
颈内静脉二腹肌淋巴结
颈外侧上深淋巴结
颈内静脉肩胛舌骨肌淋巴结

枕前直肌
中间淋巴结
胸锁乳突肌

646.咽后淋巴结

颈内动、静脉出入颅
底处前方的淋巴结
咽后内侧淋巴结
乳突尖部深处的颈
内静脉淋巴结上群
咽后外侧淋巴结
副神经淋巴结
颈内静脉二腹肌淋巴结
舌动脉起点至颈总动脉分叉
处之间的颈内静脉淋巴结上群

647.鼻咽部的淋巴回流

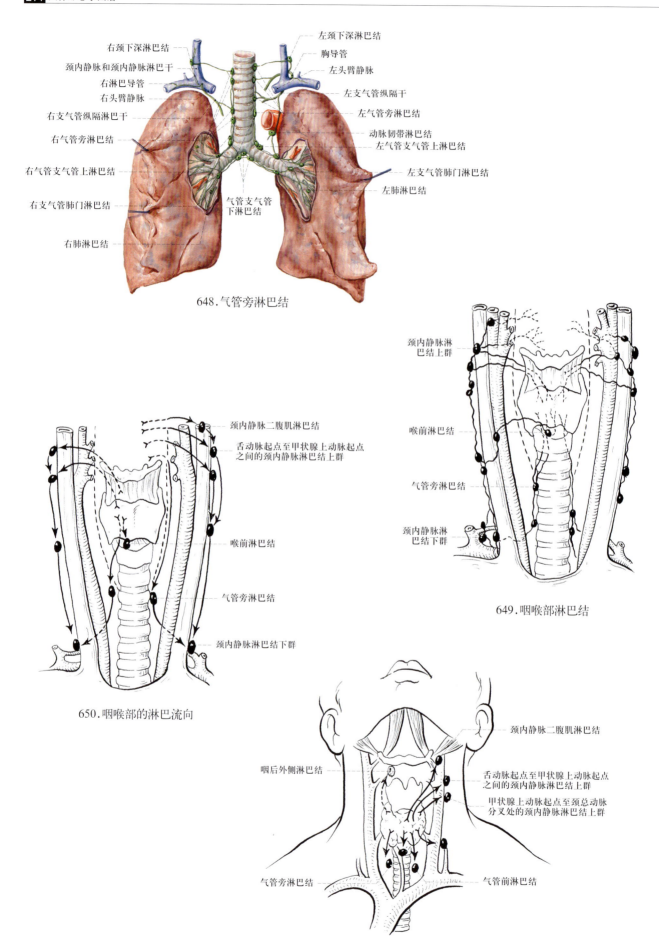

右颈下深淋巴结
颈内静脉和颈内静脉淋巴干
右淋巴导管
右头臂静脉
右支气管纵隔淋巴干
右气管旁淋巴结
右气管支气管上淋巴结
右支气管肺门淋巴结
右肺淋巴结

左颈下深淋巴结
胸导管
左头臂静脉
左支气管纵隔干
左气管旁淋巴结
动脉韧带淋巴结
左气管支气管上淋巴结
左支气管肺门淋巴结
左肺淋巴结

气管支气管下淋巴结

648.气管旁淋巴结

颈内静脉二腹肌淋巴结
舌动脉起点至甲状腺上动脉起点之间的颈内静脉淋巴结上群

喉前淋巴结

气管旁淋巴结

颈内静脉淋巴结下群

650.咽喉部的淋巴流向

颈内静脉淋巴结上群
喉前淋巴结
气管旁淋巴结
颈内静脉淋巴结下群

649.咽喉部淋巴结

咽后外侧淋巴结

气管旁淋巴结

颈内静脉二腹肌淋巴结
舌动脉起点至甲状腺上动脉起点之间的颈内静脉淋巴结上群
甲状腺上动脉起点至颈总动脉分叉处的颈内静脉淋巴结上群

气管前淋巴结

651.甲状腺的淋巴流向

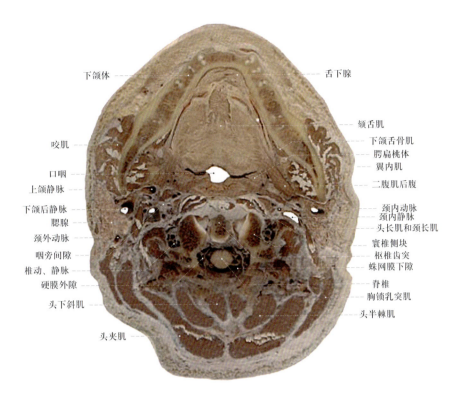

下颌体　舌下腺
颏舌肌
咬肌　下颌舌骨肌
腭扁桃体
翼内肌
口咽　二腹肌后腹
上颌静脉
下颌后静脉　颈内动脉
腮腺　颈内静脉
颈外动脉　头长肌和颈长肌
咽旁间隙　寰椎侧块
椎动、静脉　枢椎齿突
硬膜外隙　蛛网膜下隙
头下斜肌　脊椎
胸锁乳突肌
头半棘肌
头夹肌

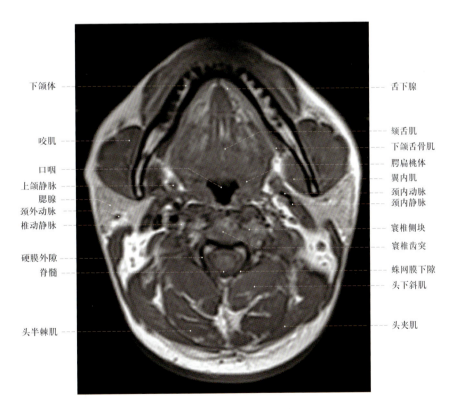

下颌体　舌下腺
颏舌肌
咬肌　下颌舌骨肌
腭扁桃体
口咽　翼内肌
上颌静脉　颈内动脉
腮腺　颈内静脉
颈外动脉
椎动静脉　寰椎侧块
寰椎齿突
硬膜外隙　蛛网膜下隙
脊髓　头下斜肌
头半棘肌　头夹肌

652.经寰枢正中关节的横断层面与MRI

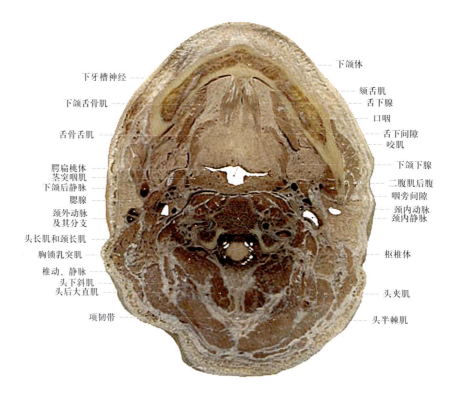

下牙槽神经
下颌舌骨肌
舌骨舌肌
腭扁桃体
茎突咽肌
下颌后静脉
腮腺
颈外动脉
及其分支
头长肌和颈长肌
胸锁乳突肌
椎动、静脉
头下斜肌
头后大直肌
项韧带

下颌体
颏舌肌
舌下腺
口咽
舌下间隙
咬肌
下颌下腺
二腹肌后腹
咽旁间隙
颈内动脉
颈内静脉
枢椎体
头夹肌
头半棘肌

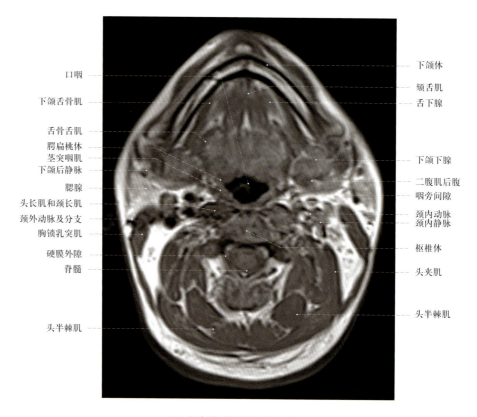

口咽
下颌舌骨肌
舌骨舌肌
腭扁桃体
茎突咽肌
下颌后静脉
腮腺
头长肌和颈长肌
颈外动脉及分支
胸锁乳突肌
硬膜外隙
脊髓
头半棘肌

下颌体
颏舌肌
舌下腺
下颌下腺
二腹肌后腹
咽旁间隙
颈内动脉
颈内静脉
枢椎体
头夹肌
头半棘肌

653.经枢椎体的横断层面与MRI

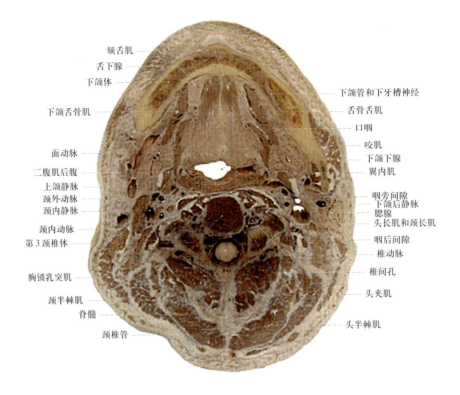

颏舌肌
舌下腺
下颌体
下颌舌骨肌
面动脉
二腹肌后腹
上颌静脉
颈外动脉
颈内静脉
颈内动脉
第3颈椎体
胸锁乳突肌
颈半棘肌
脊髓
颈椎管

下颌管和下牙槽神经
舌骨舌肌
口咽
咬肌
下颌下腺
翼内肌
咽旁间隙
下颌后静脉
腮腺
头长肌和颈长肌
咽后间隙
椎动脉
椎间孔
头夹肌
头半棘肌

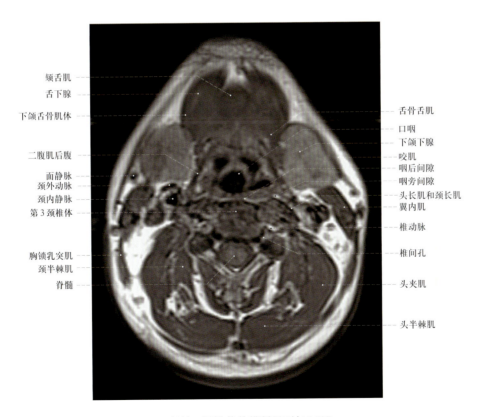

颏舌肌
舌下腺
下颌舌骨肌体
二腹肌后腹
面静脉
颈外动脉
颈内静脉
第3颈椎体
胸锁乳突肌
颈半棘肌
脊髓

舌骨舌肌
口咽
下颌下腺
咬肌
咽后间隙
咽旁间隙
头长肌和颈长肌
翼内肌
椎动脉
椎间孔
头夹肌
头半棘肌

654.经第3颈椎体的横断层面与MRI

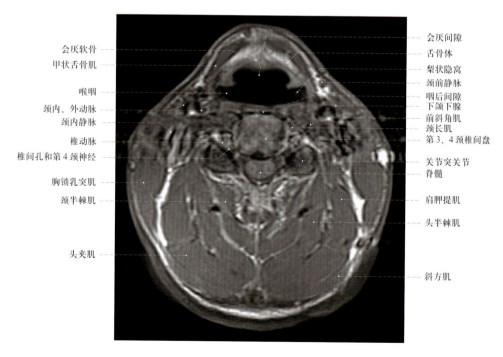

会厌软骨　　会厌前间隙
喉咽　　舌骨体
甲状舌骨肌　　颈前静脉
甲状软骨上角　　下颌下腺
颈内、外动脉　　梨状隐窝
腭扁桃体　　咽后间隙
颈内动脉　　前斜角肌
　　颈长肌
　　颈外静脉
椎动脉
胸锁乳突肌　　关节突关节
椎间孔和第4颈神经　　肩胛提肌
脊髓
颈半棘肌　　第3、4颈椎间盘
颈深静脉　　头半棘肌
头夹肌　　项韧带
　　斜方肌

会厌软骨　　会厌间隙
甲状舌骨肌　　舌骨体
　　梨状隐窝
喉咽　　颈前静脉
颈内、外动脉　　咽后间隙
颈内静脉　　下颌下腺
　　前斜角肌
椎动脉　　颈长肌
椎间孔和第4颈神经　　第3、4颈椎间盘
胸锁乳突肌　　关节突关节
颈半棘肌　　脊髓
　　肩胛提肌
　　头半棘肌
头夹肌
　　斜方肌

655.经舌骨体的横断层面与MRI

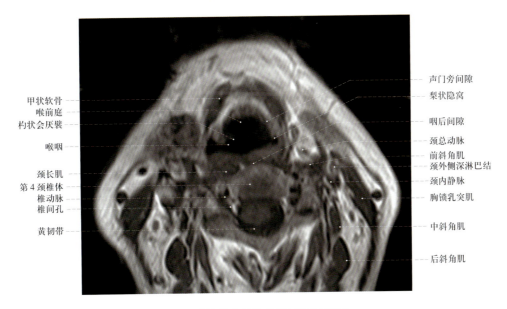

甲状软骨
会厌前间隙
喉前庭
杓状会厌襞
喉咽
颈总动脉
前斜角肌
颈内静脉
第 4 颈椎体
椎动脉
椎间孔

黄韧带

会厌软骨
声门旁间隙
咽后间隙
颈前静脉
梨状隐窝
甲状腺上动、静脉
颈外侧深淋巴结
颈长肌
胸锁乳突肌
中斜角肌
后斜角肌

声门旁间隙
梨状隐窝

咽后间隙
颈总动脉
前斜角肌
颈外侧深淋巴结
颈内静脉
胸锁乳突肌

中斜角肌

后斜角肌

甲状软骨
喉前庭
杓状会厌襞
喉咽
颈长肌
第 4 颈椎体
椎动脉
椎间孔
黄韧带

656.经甲状软骨上份的横断层面与MRI

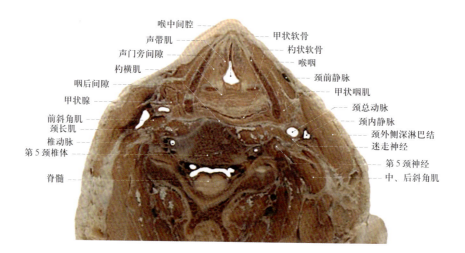

喉中间腔
声带肌
声门旁间隙
杓横肌
咽后间隙
甲状腺
前斜角肌
颈长肌
椎动脉
第5颈椎体
脊髓

甲状软骨
杓状软骨
喉咽
颈前静脉
甲状咽肌
颈总动脉
颈内静脉
颈外侧深淋巴结
迷走神经
第5颈神经
中、后斜角肌

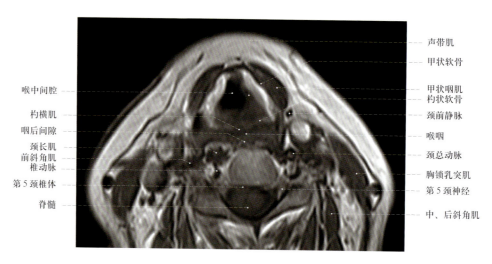

喉中间腔
杓横肌
咽后间隙
颈长肌
前斜角肌
椎动脉
第5颈椎体
脊髓

声带肌
甲状软骨
甲状咽肌
杓状软骨
颈前静脉
喉咽
颈总动脉
胸锁乳突肌
第5颈神经
中、后斜角肌

657.经甲状软骨中份的横断层面与MRI

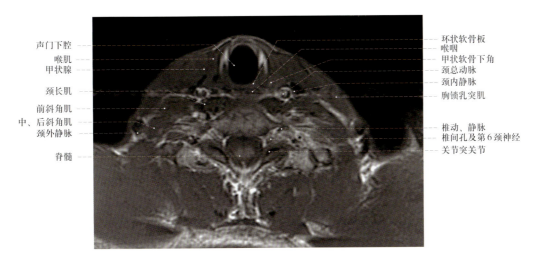

声门下腔　　　环状软骨板
　　　　　　　　喉咽
喉肌　　　　　　甲状软骨下角
甲状腺　　　　　颈前静脉
颈长肌　　　　　胸锁乳突肌
前斜角肌　　　　颈内静脉
臂丛　　　　　　颈总动脉
　　　　　　　　迷走神经
中、后斜角肌　　椎动、静脉
颈外静脉　　　　椎间孔及第6颈神经
脊髓　　　　　　关节突关节

声门下腔　　　　环状软骨板
喉肌　　　　　　喉咽
甲状腺　　　　　甲状软骨下角
　　　　　　　　颈总动脉
颈长肌　　　　　颈内静脉
前斜角肌　　　　胸锁乳突肌
中、后斜角肌
颈外静脉　　　　椎动、静脉
　　　　　　　　椎间孔及第6颈神经
脊髓　　　　　　关节突关节

658.经环状软骨板的横断层面与MRI

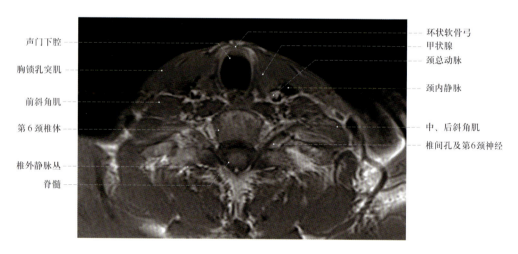

声门下腔　　　环状软骨弓
甲状腺　　　　喉咽
胸锁乳突肌　　颈前静脉
椎动、静脉　　颈总动脉
前斜角肌　　　迷走神经
　　　　　　　颈内静脉
第6颈椎体　　臂丛
椎外静脉丛　　中、后斜角肌
脊髓　　　　　椎间孔及第6颈神经

声门下腔　　　环状软骨弓
　　　　　　　甲状腺
胸锁乳突肌　　颈总动脉
前斜角肌　　　颈内静脉
第6颈椎体　　中、后斜角肌
　　　　　　　椎间孔及第6颈神经
椎外静脉丛
脊髓

659. 经环状软骨弓的横断层面与MRI

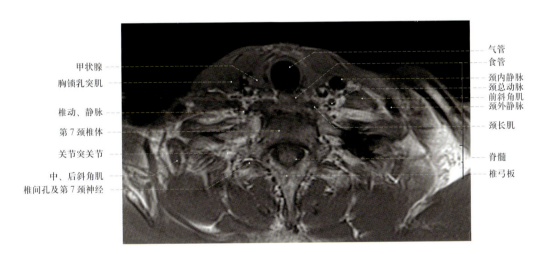

气管
食管
颈前静脉
颈长肌
颈总动脉

甲状腺
胸锁乳突肌
颈内静脉

环状软骨板
椎动、静脉
椎间孔及第7颈神经
中、后斜角肌
关节突关节
椎弓板

迷走神经
前斜角肌
臂丛
颈外静脉
脊髓
第1肋

甲状腺
胸锁乳突肌
椎动、静脉
第7颈椎体
关节突关节
中、后斜角肌
椎间孔及第7颈神经

气管
食管
颈内静脉
颈总动脉
前斜角肌
颈外静脉
颈长肌
脊髓
椎弓板

660.经第7颈椎体的横断层面与MRI

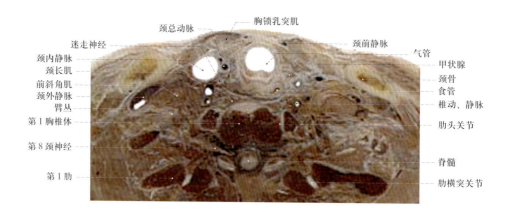

颈总动脉　　胸锁乳突肌

迷走神经　　　　　　　　　　　颈前静脉　　气管

颈内静脉　　　　　　　　　　　　　　　　　甲状腺

颈长肌　　　　　　　　　　　　　　　　　　颈骨

前斜角肌　　　　　　　　　　　　　　　　　食管

颈外静脉　　　　　　　　　　　　　　　椎动、静脉

臂丛　　　　　　　　　　　　　　　　　肋头关节

第1胸椎体

第8颈神经　　　　　　　　　　　　　　脊髓

第1肋　　　　　　　　　　　　　　肋横突关节

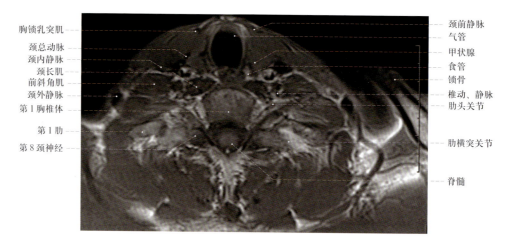

胸锁乳突肌　　　　　　　　　　　　　颈前静脉

颈总动脉　　　　　　　　　　　　　　气管

颈内静脉　　　　　　　　　　　　　　甲状腺

颈长肌　　　　　　　　　　　　　　　食管

前斜角肌　　　　　　　　　　　　　　锁骨

颈外静脉　　　　　　　　　　　　椎动、静脉

第1胸椎体　　　　　　　　　　　肋头关节

第1肋

第8颈神经　　　　　　　　　　　肋横突关节

脊髓

661.经第1胸椎体上份的横断层面与MRI

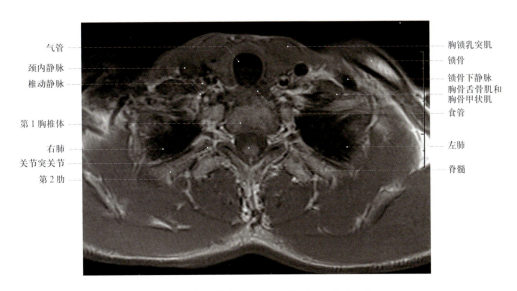

胸腺内动脉
气管
右锁骨下动脉
颈内静脉
椎动、静脉
第1胸椎体
右肺
肋间后动、静脉
关节突关节
第2肋

胸锁乳突肌
胸骨舌骨肌和胸骨甲状肌
锁骨
颈骨下静脉
颈总动脉
左锁骨下动脉
食管
左肺
脊髓

气管
颈内静脉
椎动静脉
第1胸椎体
右肺
关节突关节
第2肋

胸锁乳突肌
锁骨
锁骨下静脉
胸骨舌骨肌和
胸骨甲状肌
食管
左肺
脊髓

662.经第1胸椎体下份的横断层面与MRI

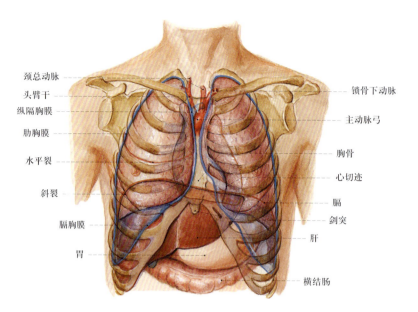

颈总动脉
头臂干
纵隔胸膜
肋胸膜
水平裂
斜裂
膈胸膜
胃

锁骨下动脉
主动脉弓
胸骨
心切迹
膈
剑突
肝
横结肠

663.胸及上腹内器官体表投影　前面观

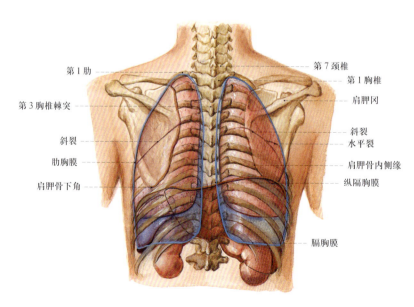

第1肋
第3胸椎棘突
斜裂
肋胸膜
肩胛骨下角

第7颈椎
第1胸椎
肩胛冈
斜裂
水平裂
肩胛骨内侧缘
纵隔胸膜
膈胸膜

664.胸及上腹内器官体表投影　后面观

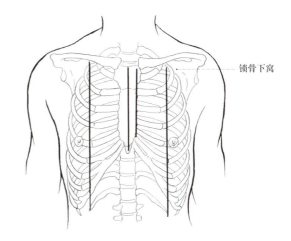

665.胸前部的主要骨性标志

666.胸前部的体表标志

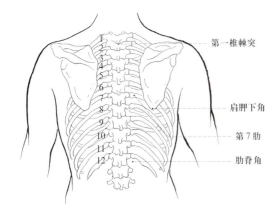

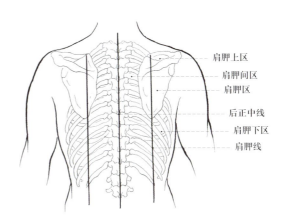

667.胸背部的主要骨性标志

668.胸背部的体表标志

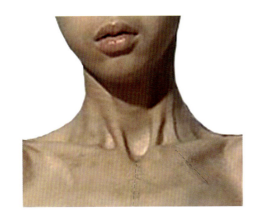

669.颈胸交界处的凹陷标志

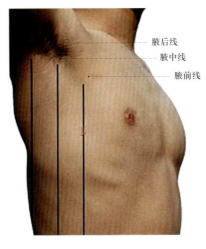

670.胸外部的体表标志

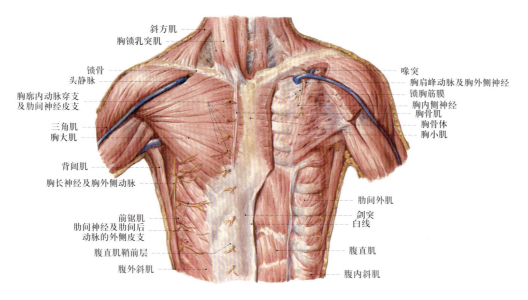

斜方肌
胸锁乳突肌
锁骨
头静脉
胸廓内动脉穿支
及肋间神经皮支
三角肌
胸大肌
背阔肌
胸长神经及胸外侧动脉
前锯肌
肋间神经及肋间后
动脉的外侧皮支
腹直肌鞘前层
腹外斜肌

喙突
胸肩峰动脉及胸外侧神经
锁胸筋膜
胸内侧神经
胸骨肌
胸骨体
胸小肌
肋间外肌
剑突
白线
腹直肌
腹内斜肌

671. 胸壁结构　前面观

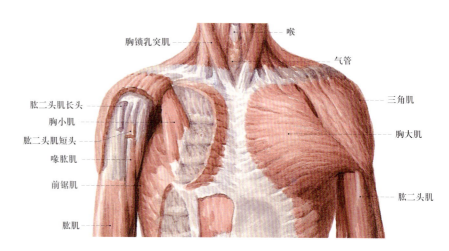

胸锁乳突肌
肱二头肌长头
胸小肌
肱二头肌短头
喙肱肌
前锯肌
肱肌

喉
气管
三角肌
胸大肌
肱二头肌

672. 胸大肌与胸小肌

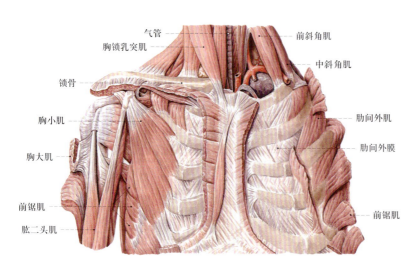

气管
胸锁乳突肌
锁骨
胸小肌
胸大肌
前锯肌
肱二头肌

前斜角肌
中斜角肌
肋间外肌
肋间外膜
前锯肌

673. 胸小肌与前锯肌、肋间肌

锁骨

膈神经

胸廓内动、静脉

肋间前动、静脉

胸骨

膈

腹直肌鞘后层

锁骨下动脉

上腔静脉

胸横肌

肋间神经

肋间内肌

肋间最内肌

腹壁上动、静脉

674.胸横肌与肋间内肌、肋间最内肌

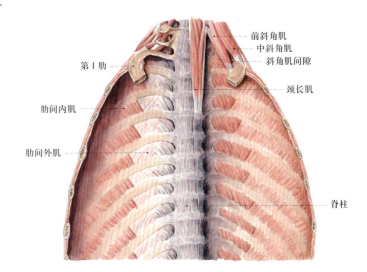

第1肋

肋间内肌

肋间外肌

前斜角肌

中斜角肌

斜角肌间隙

颈长肌

脊柱

675.肋间内、外肌　内面观

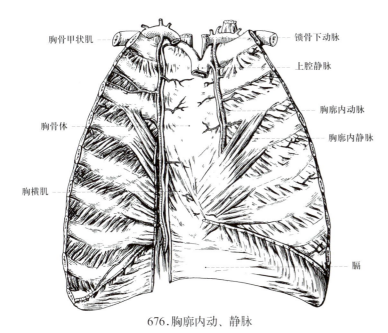

胸骨甲状肌

胸骨体

胸横肌

锁骨下动脉

上腔静脉

胸廓内动脉

胸廓内静脉

膈

676.胸廓内动、静脉

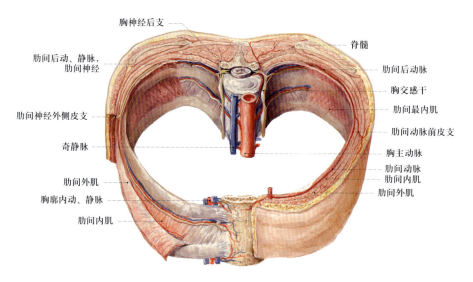

胸神经后支

肋间后动、静脉，
肋间神经

肋间神经外侧皮支

奇静脉

肋间外肌

胸廓内动、静脉

肋间内肌

脊髓

肋间后动脉

胸交感干

肋间最内肌

肋间动脉前皮支

胸主动脉

肋间动脉
肋间内肌

肋间外肌

677.肋间的肌肉、血管、神经

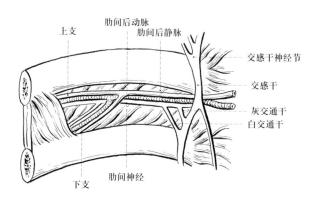

上支

肋间后动脉

肋间后静脉

交感干神经节

交感干

灰交通干
白交通干

下支

肋间神经

678.肋间隙的结构和层次

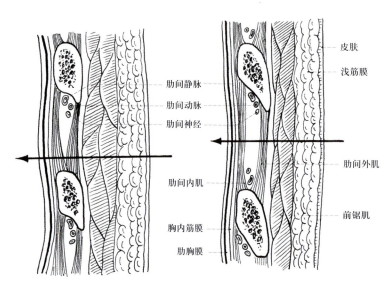

皮肤

浅筋膜

肋间静脉

肋间动脉

肋间神经

肋间外肌

肋间内肌

前锯肌

胸内筋膜

肋胸膜

679.胸壁层次与胸膜腔穿刺部位

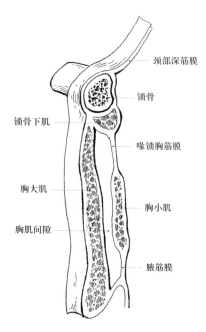

颈部深筋膜

锁骨

锁骨下肌

喙锁胸筋膜

胸大肌

胸小肌

胸肌间隙

腋筋膜

680.胸前区深筋膜　矢状面

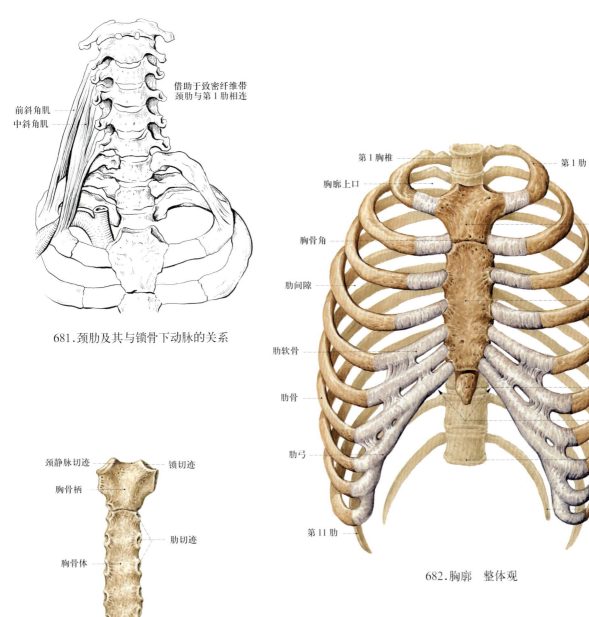

前斜角肌
中斜角肌

借助于致密纤维带
颈肋与第1肋相连

681.颈肋及其与锁骨下动脉的关系

第1胸椎
胸廓上口
胸骨角
肋间隙
肋软骨
肋骨
肋弓
第11肋

第1肋
胸骨柄
胸骨体
剑突
胸骨下角
第12胸椎
第12肋

682.胸廓　整体观

颈静脉切迹
胸骨柄
胸骨体

锁切迹
肋切迹
剑突

683.胸骨　前面观

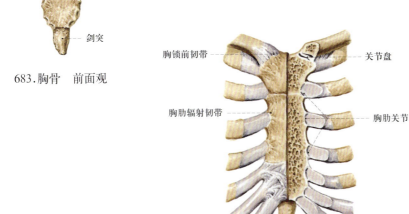

胸锁前韧带
胸肋辐射韧带
剑突

关节盘
胸肋关节

684.胸骨与锁骨及肋的连结关系

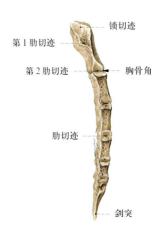

锁切迹
第1肋切迹
第2肋切迹
胸骨角
肋切迹
剑突

685.胸骨　侧面观

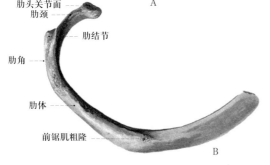

686.第1肋与第2肋

A.第1肋 B.第2肋

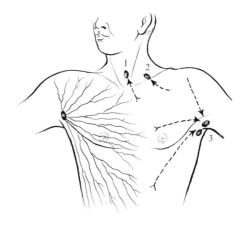

687.胸部浅层淋巴管与淋巴结

1.颈前淋巴结 2.锁骨上淋巴结
3.腋淋巴结前群

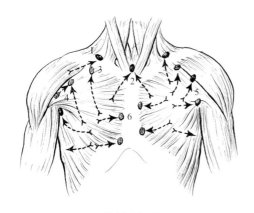

688.胸前壁深淋巴结

1.锁骨上淋巴结 2.颈前淋巴结 3.腋淋巴
结尖群 4.腋淋巴结胸肌间群 5.腋淋巴结
前群 6.胸骨旁淋巴结

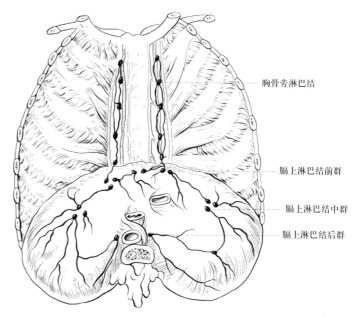

689.胸骨旁淋巴结

锁骨上神经

胸长神经

肋间神经
前皮支

肋间神经
外侧皮支

690.胸前外侧壁的皮神经

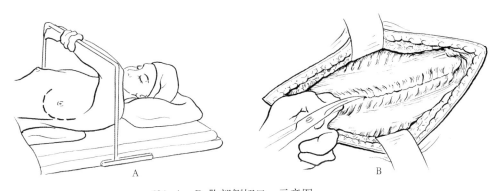

A

B

691.A、B.胸部侧切口　示意图

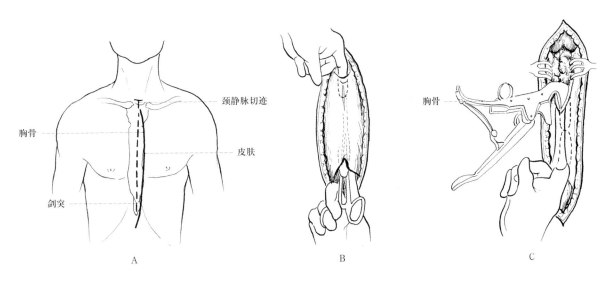

颈静脉切迹

胸骨

皮肤

剑突

胸骨

A

B

C

692.A～C.胸部纵切口　示意图

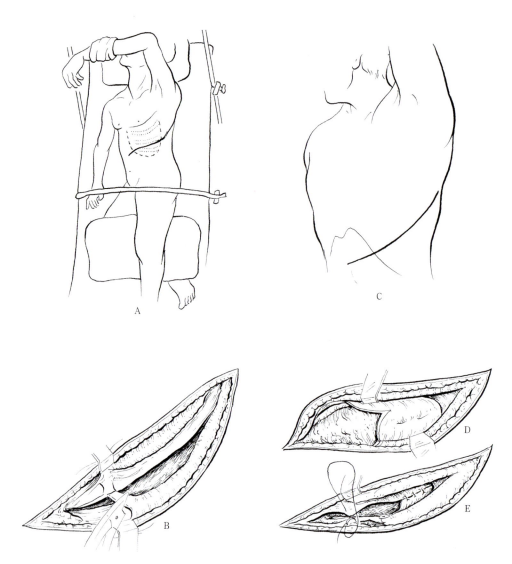

693.A～E.胸部联合切口　示意图

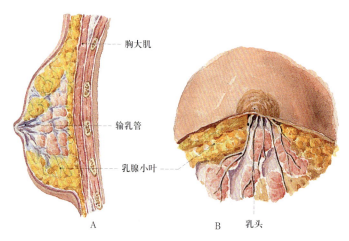

胸大肌

输乳管

乳腺小叶

乳头

694.乳房的结构

A.侧面观　B.正面观

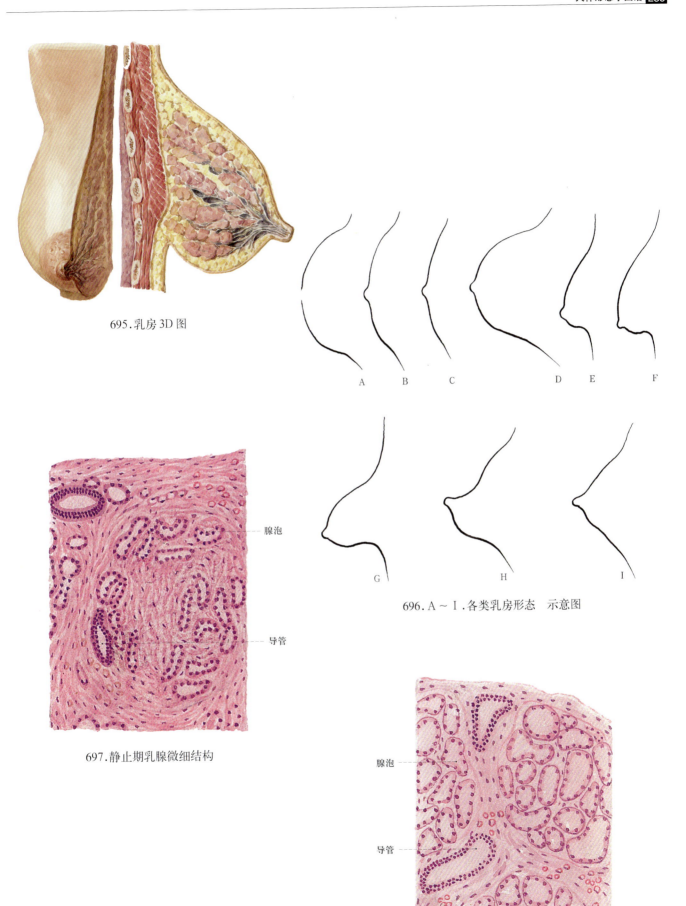

695.乳房 3D 图

696.A～Ⅰ.各类乳房形态　示意图

腺泡

导管

697.静止期乳腺微细结构

腺泡

导管

698.妊娠期乳腺微细结构

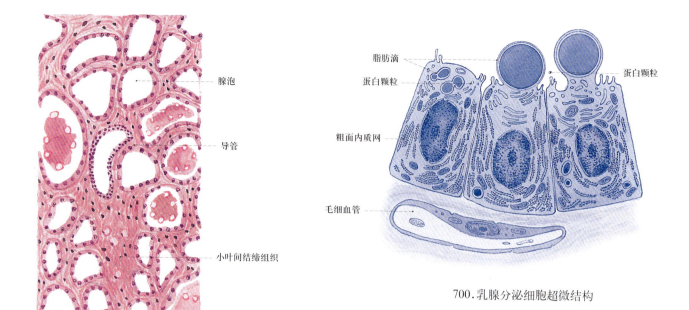

腺泡

导管

小叶间结缔组织

699.授乳期乳腺微细结构

脂肪滴

蛋白颗粒

蛋白颗粒

粗面内质网

毛细血管

700.乳腺分泌细胞超微结构

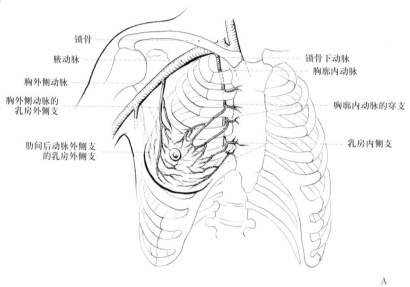

锁骨

腋动脉

胸外侧动脉

胸外侧动脉的乳房外侧支

肋间后动脉外侧支的乳房外侧支

锁骨下动脉

胸廓内动脉

胸廓内动脉的穿支

乳房内侧支

A

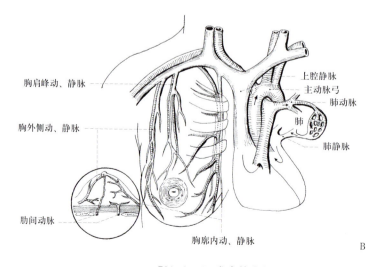

胸肩峰动、静脉

胸外侧动、静脉

肋间动脉

上腔静脉

主动脉弓

肺动脉

肺

肺静脉

胸廓内动、静脉

B

701.A、B.乳房的血供

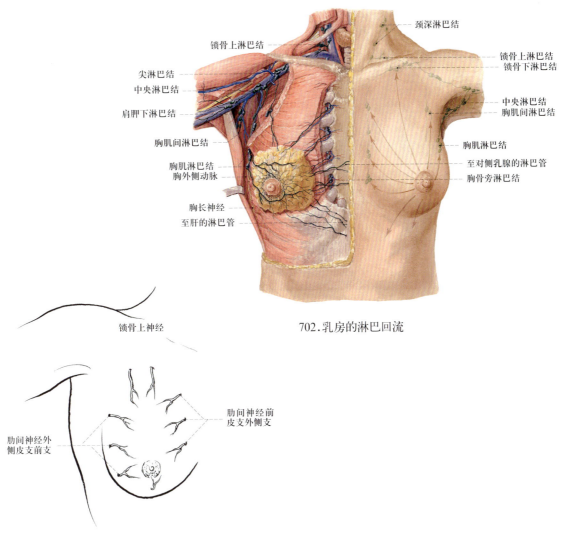

颈深淋巴结

锁骨上淋巴结
锁骨上淋巴结
锁骨下淋巴结

尖淋巴结
中央淋巴结
肩胛下淋巴结

中央淋巴结
胸肌间淋巴结

胸肌间淋巴结

胸肌淋巴结

胸肌淋巴结
胸外侧动脉

至对侧乳腺的淋巴管
胸骨旁淋巴结

胸长神经
至肝的淋巴管

702.乳房的淋巴回流

锁骨上神经

肋间神经前
皮支外侧支

肋间神经外
侧皮支前支

703.乳房的神经支配

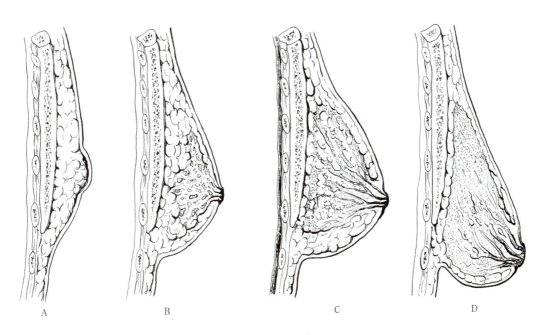

A   B   C   D

704.乳房的发育

A.儿童　B.青年　C.成年绝经前　D.成年绝经后

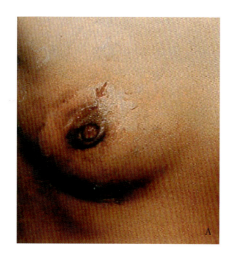

705.A、B.乳腺炎

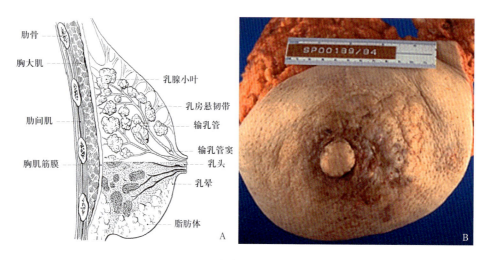

肋骨
胸大肌
乳腺小叶
乳房悬韧带
肋间肌
输乳管
输乳管窦
乳头
胸肌筋膜
乳晕
脂肪体

706.A、B.乳房悬韧带及其形成的橘皮样变

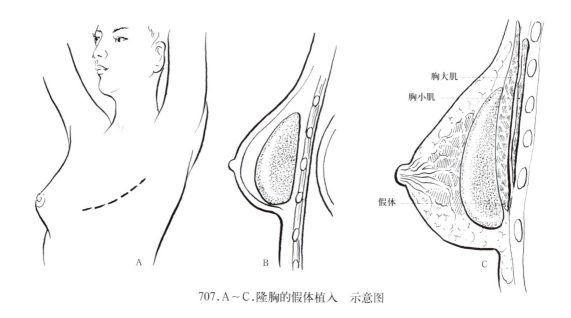

胸大肌
胸小肌
假体

707.A~C.隆胸的假体植入　示意图

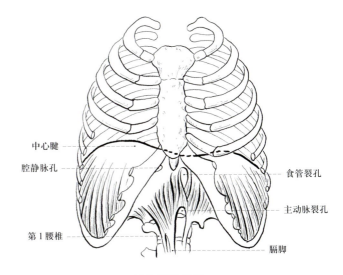

中心腱

腔静脉孔

食管裂孔

主动脉裂孔

第1腰椎

膈脚

708.膈的位置

肋膈隐窝

肋胸膜

交感神经干

膈胸膜

内脏大神经

半奇静脉

中心腱

心包膈动、静脉，膈神经

胸主动脉

纵隔胸膜

胸廓内动、静脉

脊髓

胸导管

奇静脉

中心腱

膈

下腔静脉

纵隔胸膜

心包膈部

胸骨

709.膈的上面观

膈神经分支

食管

左膈脚

腹主动脉

右膈脚的左翼

右膈脚的右翼

711.膈的食管裂孔

胸肋三角
肋部

胸骨部

下腔静脉

中心腱

食管

正中弓状韧带

腹主动脉
内侧弓状韧带
腰肋三角
外侧弓状韧带

左内侧脚

右内侧脚

腹横肌

腰方肌

腰大肌

710.膈的位置与形态

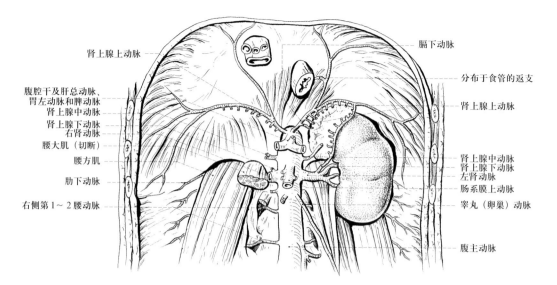

肾上腺上动脉

腹腔干及肝总动脉、
胃左动脉和脾动脉
肾上腺中动脉
肾上腺下动脉
右肾动脉
腰大肌（切断）

腰方肌

肋下动脉

右侧第1~2腰动脉

膈下动脉

分布于食管的返支

肾上腺上动脉

肾上腺中动脉
肾上腺下动脉
左肾动脉
肠系膜上动脉
睾丸（卵巢）动脉

腹主动脉

712.膈的动脉供应

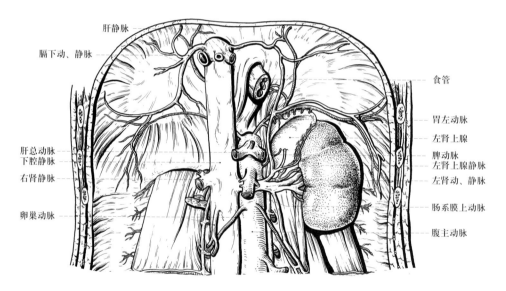

肝静脉

膈下动、静脉

肝总动脉
下腔静脉

右肾静脉

卵巢动脉

食管

胃左动脉

左肾上腺
脾动脉
左肾上腺静脉
左肾动、静脉

肠系膜上动脉

腹主动脉

713.膈的静脉引流

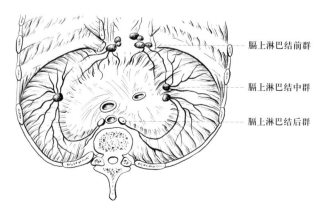

膈上淋巴结前群

膈上淋巴结中群

膈上淋巴结后群

714.膈上淋巴结的前、中、后群

膈神经后支(腰支) —

膈神经外侧支(肋支) —

下腔静脉 —

膈神经前支(胸骨支) —

— 肋

— 胸主动脉

— 食管

— 左膈神经

— 胸骨

715.膈的神经支配

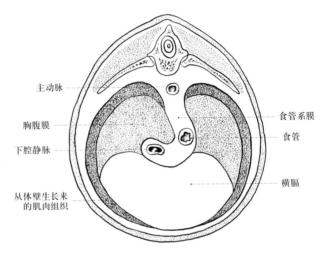

主动脉 —

胸腹膜 —

下腔静脉 —

从体壁生长来
的肌肉组织 —

— 食管系膜

— 食管

— 横膈

716.膈的发育

— 损伤性疝

— 食管裂孔疝

胸腹裂孔疝 —

717.各种膈疝的发生部位

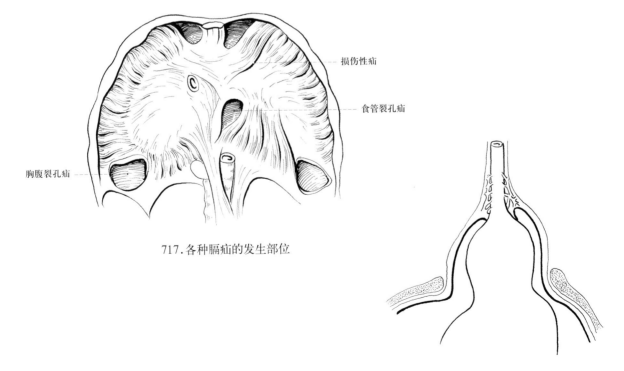

718.后天性食管裂孔疝

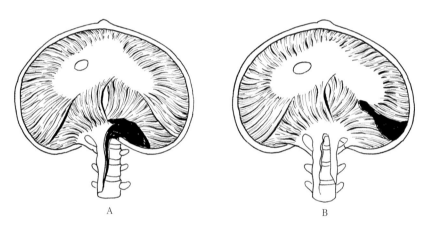

719.A、B.膈的薄弱处与先天性膈疝（1）

720.A、B.膈的薄弱处与先天性膈疝（2）

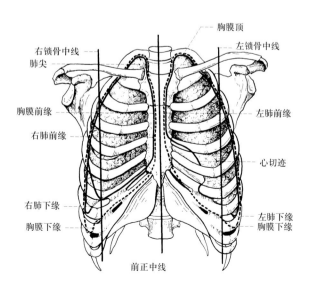

721.肺和胸膜的体表投影　前面观

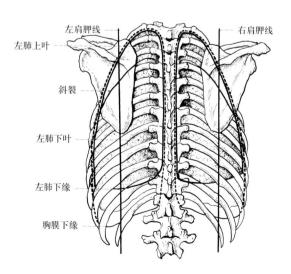

722.肺和胸膜的体表投影　后面观

第1肋 ——
左肺上叶 ——

—— 第4胸椎

—— 斜裂

—— 左肺下叶

肺下界 ——

胸膜下界 ——

723.肺和胸膜的体表投影　左外侧面观

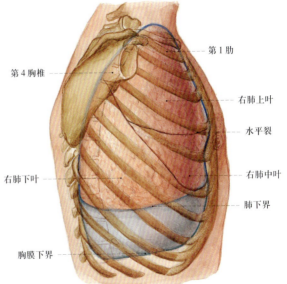

第4胸椎 ——
—— 第1肋

—— 右肺上叶

—— 水平裂

右肺下叶 ——
—— 右肺中叶

—— 肺下界

胸膜下界 ——

724.肺和胸膜的体表投影　右外侧面观

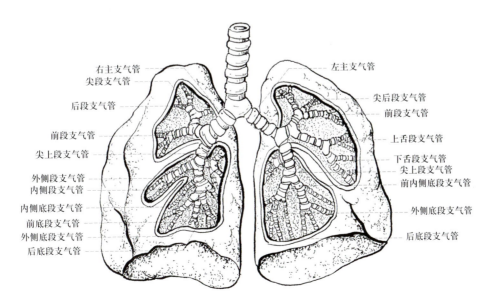

右主支气管 ——
尖段支气管 ——
后段支气管 ——
前段支气管 ——
尖上段支气管 ——
外侧段支气管 ——
内侧段支气管 ——
内侧底段支气管 ——
前底段支气管 ——
外侧底段支气管 ——
后底段支气管 ——

—— 左主支气管
—— 尖后段支气管
—— 前段支气管
—— 上舌段支气管
—— 下舌段支气管
—— 尖上段支气管
—— 前内侧底段支气管
—— 外侧底段支气管
—— 后底段支气管

725.肺叶与肺段支气管整体观

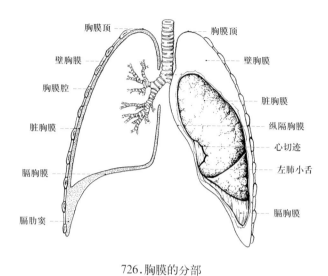

726.胸膜的分部

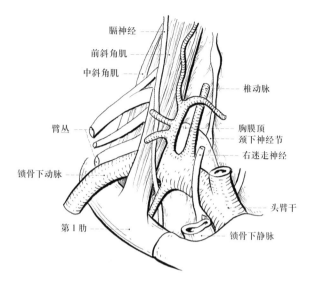

727.胸膜顶的位置与毗邻结构

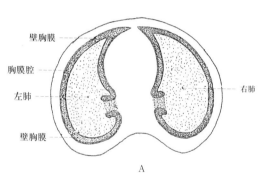

A

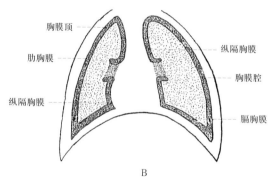

B

728.胸膜和胸膜腔

A.胸膜腔 水平面　B.胸膜腔 冠状面

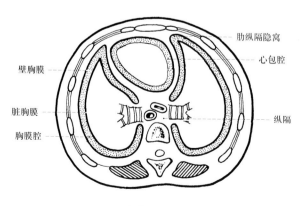

729.胸膜腔　水平切面

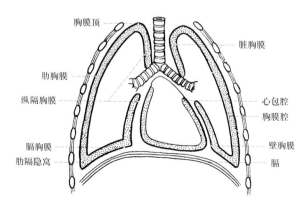

730.胸膜腔　冠状切面

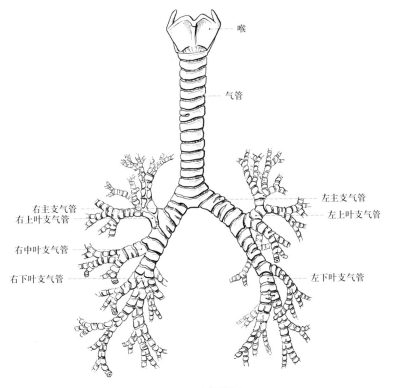

喉

气管

右主支气管
右上叶支气管

右中叶支气管

右下叶支气管

左主支气管
左上叶支气管

左下叶支气管

731.支气管树

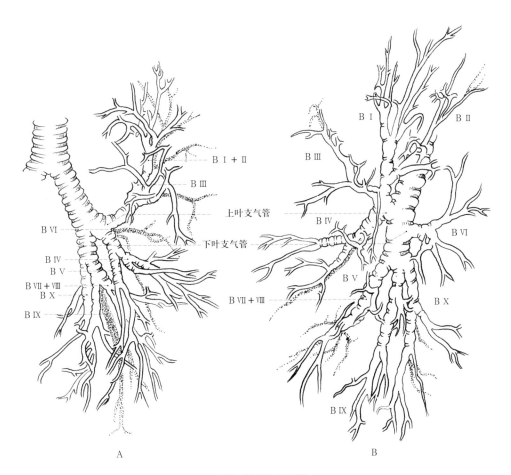

ＢⅠ＋Ⅱ

ＢⅢ

上叶支气管

下叶支气管

ＢⅥ

ＢⅣ
ＢⅤ

ＢⅦ＋Ⅷ
ＢⅩ

ＢⅨ

ＢⅠ

ＢⅡ

ＢⅢ

ＢⅣ

ＢⅥ

ＢⅤ

ＢⅦ＋Ⅷ

ＢⅩ

ＢⅨ

A

B

732.左肺叶肺段支气管

A.正面　B.侧面

ＢⅠ＋Ⅱ尖后段支　ＢⅢ.前段支　ＢⅣ.上舌段支　ＢⅤ.下舌段支　ＢⅥ.上段支　ＢⅦ＋Ⅷ.前内底段支
ＢⅩ.后底段支　ＢⅨ.外侧底段支　ＢⅠ.尖段支　ＢⅡ.后段支

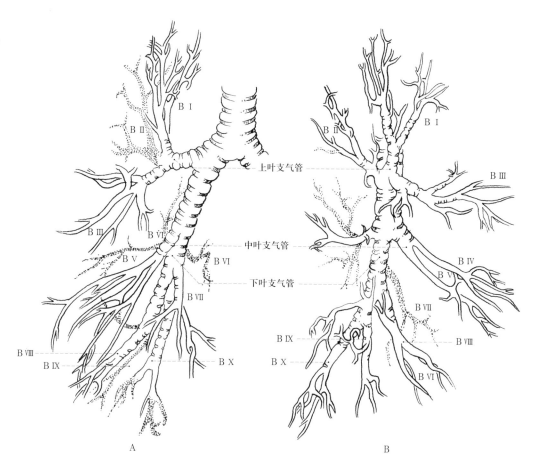

733.右肺叶肺段支气管

A.正面　B.侧面

BⅠ.尖段支　BⅡ.后段支　BⅢ.前段支　BⅣ.外侧段支　BⅤ.内侧段支　BⅥ.上段支
BⅦ.内侧底段支　BⅧ.前底段支　BⅨ.外侧底段支　BⅩ.后底段支

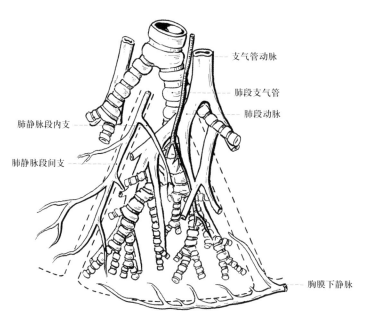

734.支气管肺段的构成

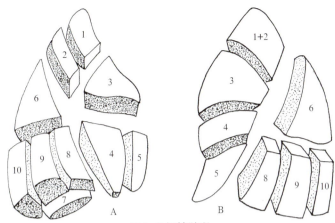

735.支气管肺段

A.右肺 B.左肺

上叶　1.尖段（SⅠ）　　下叶　6.上段（SⅥ）　　上叶　1+2.尖后段（SⅠ+Ⅱ）　下叶　6.上段（SⅥ）
　　　2.后段（SⅡ）　　　　　7.内侧（心）底段（SⅦ）　　　3.前段（SⅢ）　　　　　8.前底段（SⅧ）
　　　3.前段（SⅢ）　　　　　8.前底段（SⅧ）　　　　　4.上舌段（SⅣ）　　　　9.外侧底段（SⅨ）
中叶　4.外侧段（SⅣ）　　　　9.外侧底段（SⅨ）　中叶　5.下舌段（SⅤ）　　　　10.后底段（SⅩ）
　　　5.内侧段（SⅤ）　　　　10.后底段（SⅩ）

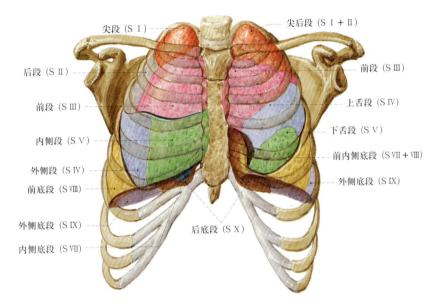

736.支气管肺段　前面观

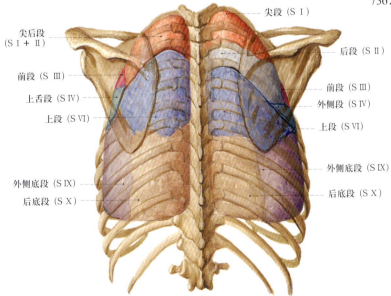

737.支气管肺段　后面观

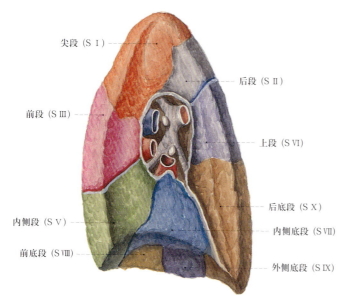

尖段（S Ⅰ）

后段（S Ⅱ）

前段（S Ⅲ）

上段（S Ⅵ）

后底段（S Ⅹ）

内侧段（S Ⅴ）

内侧底段（S Ⅶ）

前底段（S Ⅷ）

外侧底段（S Ⅸ）

738.支气管肺段　右内面观

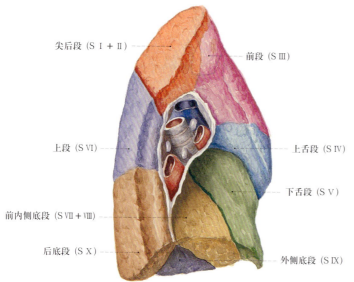

尖后段（S Ⅰ＋Ⅱ）

前段（S Ⅲ）

上段（S Ⅵ）

上舌段（S Ⅳ）

下舌段（S Ⅴ）

前内侧底段（S Ⅶ＋Ⅷ）

后底段（S Ⅹ）

外侧底段（S Ⅸ）

740.支气管肺段　左内面观

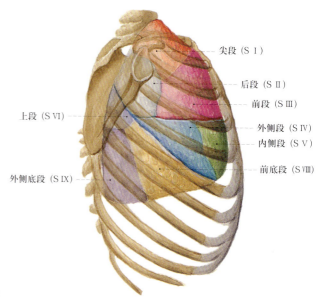

尖段（S Ⅰ）

后段（S Ⅱ）

前段（S Ⅲ）

上段（S Ⅵ）

外侧段（S Ⅳ）

内侧段（S Ⅴ）

外侧底段（S Ⅸ）

前底段（S Ⅷ）

739.支气管肺段　右外侧面观

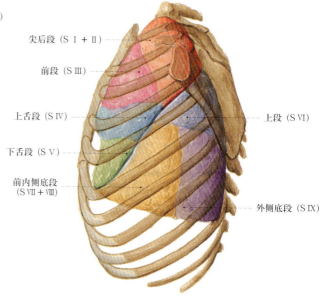

尖后段（S Ⅰ＋Ⅱ）

前段（S Ⅲ）

上舌段（S Ⅳ）

上段（S Ⅵ）

下舌段（S Ⅴ）

前内侧底段
（S Ⅶ＋Ⅷ）

外侧底段（S Ⅸ）

741.支气管肺段　左外侧面观

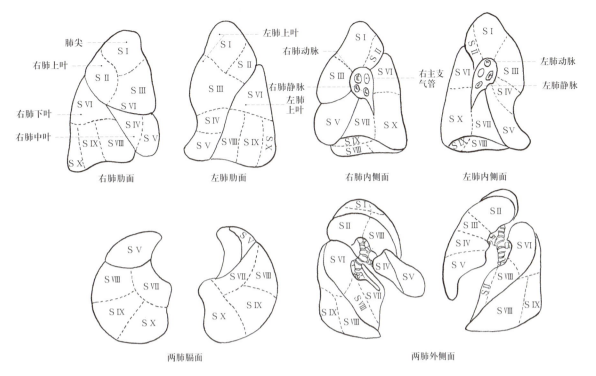

肺尖
右肺上叶
右肺下叶
右肺中叶
S I
S II
S III
S VI
S IV
S V
S IX
S VIII
S X

右肺肋面

左肺上叶
S I
S II
S III
S VI
S IV
S V
S VIII
S IX
S X

左肺肋面

右肺动脉
右肺静脉
左肺上叶
S I
S II
S VI
S III
S V
S VII
S X
S IX
S VIII

右肺内侧面

右主支气管
左肺动脉
左肺静脉
S I
S II
S VI
S III
S IV
S X
S VII
S V
S IX
S VIII

左肺内侧面

S V
S VIII
S VII
S IX
S X

S V
S VII
S VIII
S IX
S X

两肺膈面

S I
S II
S VI
S IV
S V
S IX
S VIII
S VII
S VIII

S II
S III
S IV
S VI
S V
S VII
S IX
S VIII
S III

两肺外侧面

742.支气管肺段　示意图

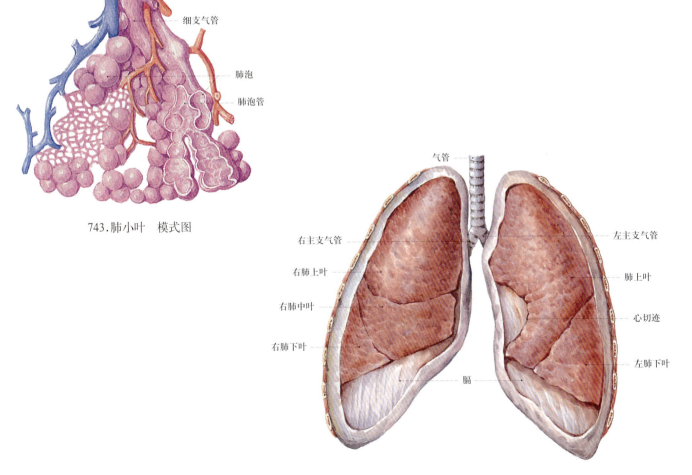

肺动、静脉
细支气管
肺泡
肺泡管

743.肺小叶　模式图

气管
右主支气管
右肺上叶
右肺中叶
右肺下叶
左主支气管
肺上叶
心切迹
左肺下叶
膈

744.肺　前面观

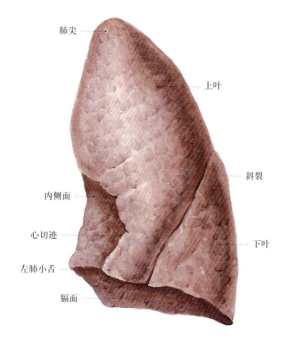

745.左肺 前面观

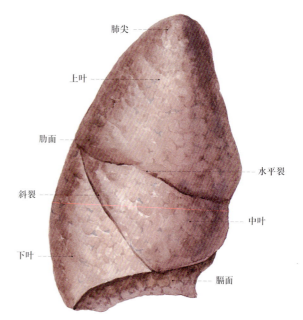

746.右肺 前面观

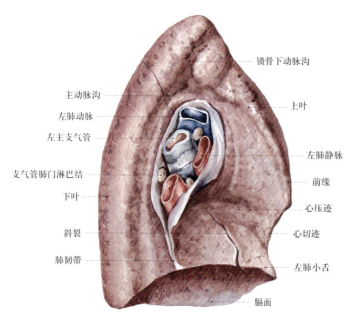

747.左肺 内侧面观

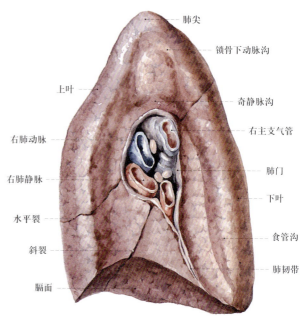

748.右肺 内侧面观

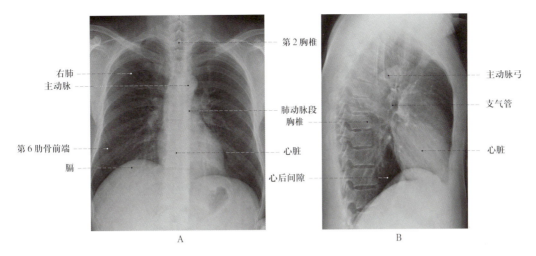

右肺
主动脉

第6肋骨前端
膈

第2胸椎

肺动脉段
胸椎

心脏

心后间隙

主动脉弓

支气管

心脏

A

B

749.胸部　X线片

A.胸部X线片　后前位　　B.胸部X线片　侧位

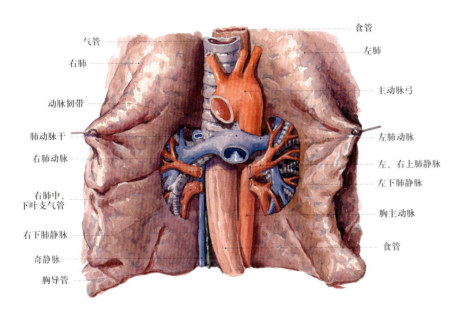

气管
右肺
动脉韧带
肺动脉干
右肺动脉
右肺中、
下叶支气管
右下肺静脉
奇静脉
胸导管

食管
左肺
主动脉弓
左肺动脉
左、右上肺静脉
左下肺静脉
胸主动脉
食管

750.肺根结构　前面观

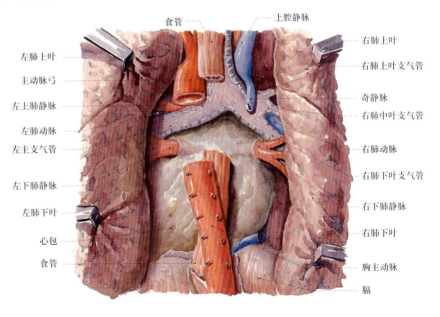

食管
上腔静脉

左肺上叶
主动脉弓
左上肺静脉
左肺动脉
左主支气管
左下肺静脉
左肺下叶
心包
食管

右肺上叶
右肺上叶支气管
奇静脉
右肺中叶支气管
右肺动脉
右肺下叶支气管
右下肺静脉
右肺下叶
胸主动脉
膈

751.肺根结构　后面观

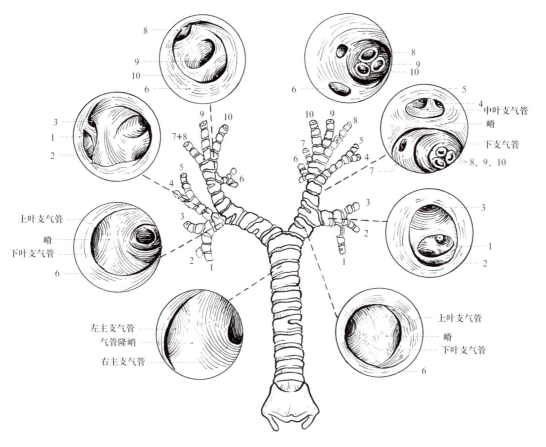

752.气管镜观察　支气管口

左侧　1+2.尖后段　3.前段　4.上舌段　5.下舌段　6.上段
　　　7+8.前内侧底段　9.外侧底段　10.后底段
右侧　1.尖段　2.后段　3.前段　4.外侧段　5.内侧段　6.上段
　　　7.内侧底段　8.前底段　9.外侧底段　10.后底段

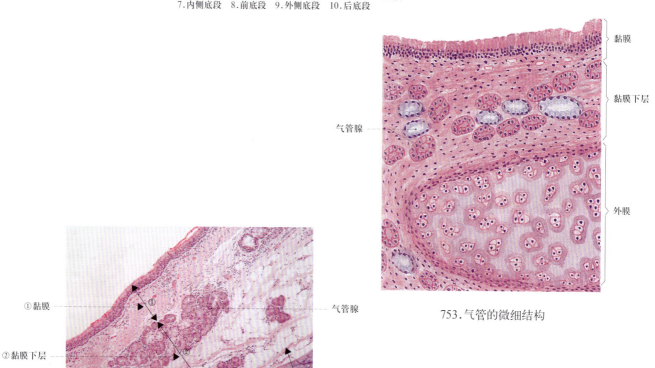

753.气管的微细结构

754.气管壁的微细结构

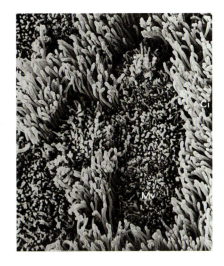

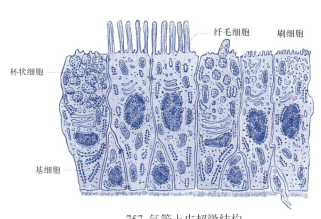

755.气管黏膜微细结构 HE 染色 高倍

假复层纤毛柱状上皮

固有层

756.人气管上皮的纤毛细胞超微结构

Mv：microvilli 微绒毛
Ci：cilia 纤毛

纤毛细胞　刷细胞

杯状细胞

基细胞

757.气管上皮超微结构

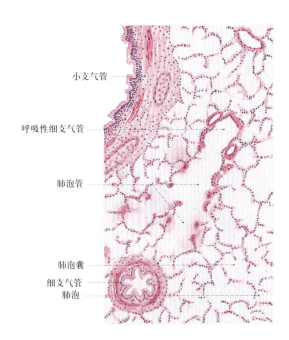

小支气管

呼吸性细支气管

肺泡管

肺泡囊
细支气管
肺泡

758.肺小叶微细结构

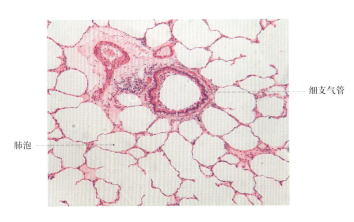

细支气管

肺泡

759.细支气管微细结构 HE 染色 高倍

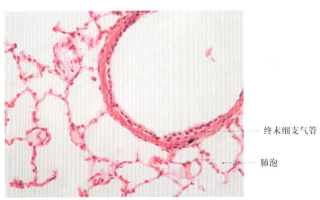

终末细支气管

肺泡

760.终末细支气管微细结构 HE 染色 高倍

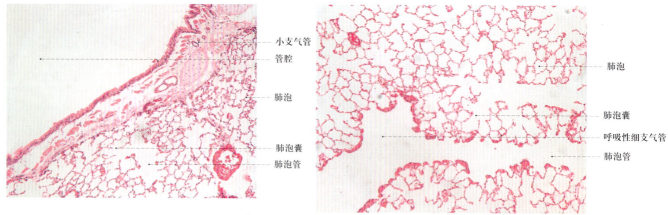

761.肺的微细结构　HE 染色　低倍

762.呼吸性细支气管及肺泡管微细结构　HE 染色　低倍

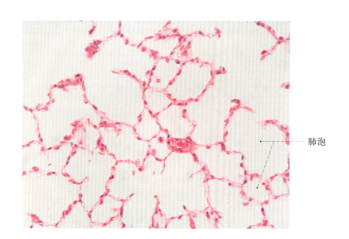

763.肺泡微细结构　HE 染色　低倍

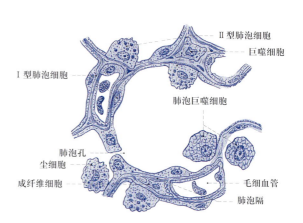

764.肺泡超微结构

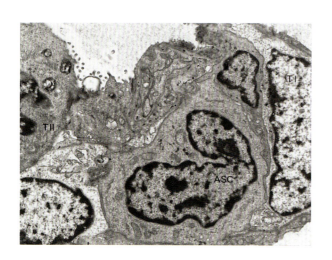

765.肺泡上皮超微结构

T I：type I alveolar cell Ⅰ型肺泡细胞
T Ⅱ：type Ⅱ alveolar cell Ⅱ型肺泡细胞
ASC：alveolar septum cell 肺泡隔细胞

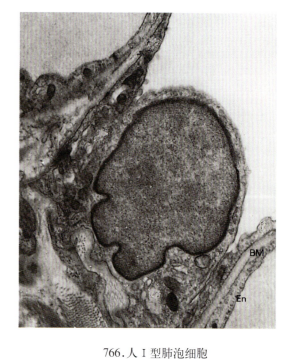

766.人 Ⅰ型肺泡细胞

BM：basement membrane 基膜
En：endothelium 内皮

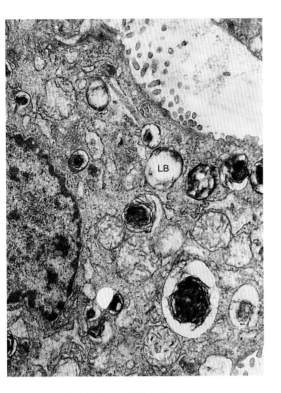

767.人Ⅱ型肺泡细胞

LB：lamellar body 板层小体

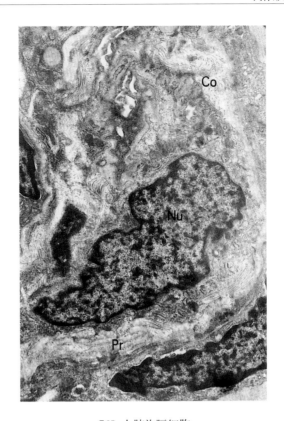

768.人肺泡隔细胞

胞体较大，形状不规则，有的突起（Pr）伸向毛细血管附近。细胞核（Nu）较大。细胞周围有许多胶原微纤维（Co）。× 7500

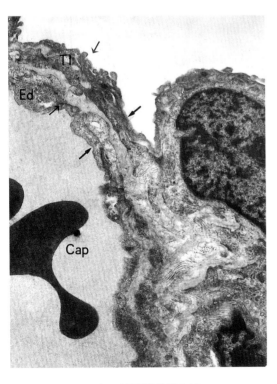

769.血－气屏障投射电镜

图示毛细血管（Cap）、内皮细胞（Ed）外有基层与Ⅰ型肺泡细胞（TI）及其基膜共同构成血－气屏障（→←）。× 7500

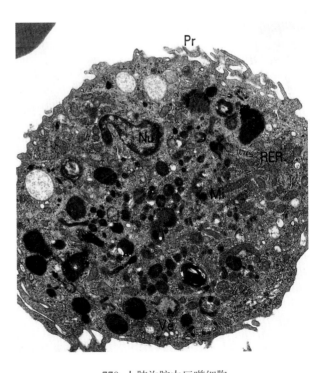

770.人肺泡腔内巨噬细胞

细胞表面有较多不规则的突起（Pr），细胞核（Nu）形状不规则。胞质内有丰富的粗面内质网（RER）、线粒体（Mi）和小泡（Ve），特别是含有较多大小不等的嗜天青颗粒及初级和次级溶酶体，能攻击、吞噬外来异物和变性细胞。× 10 000

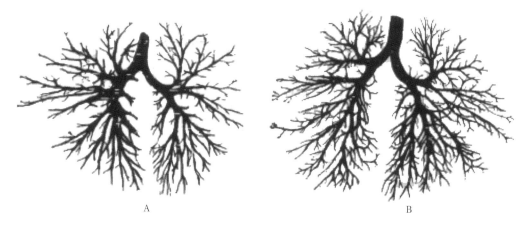

A   B

771.支气管树的增龄变化（1）
A.两岁半小儿　B.17岁青少年

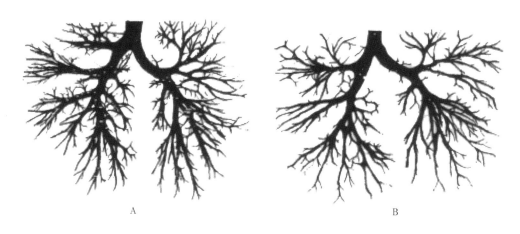

A   B

772.支气管树的增龄变化（2）
A.37岁　B.55岁

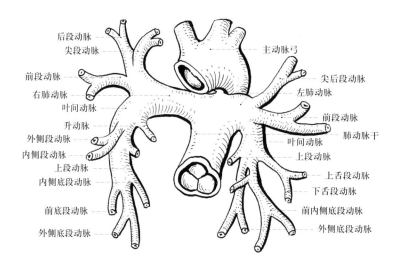

后段动脉
尖段动脉
前段动脉
右肺动脉
叶间动脉
升动脉
外侧段动脉
内侧段动脉
上段动脉
内侧底段动脉
前底段动脉
外侧底段动脉

主动脉弓
尖后段动脉
左肺动脉
前段动脉
肺动脉干
叶间动脉
上段动脉
上舌段动脉
下舌段动脉
前内侧底段动脉
外侧底段动脉

773.肺动脉

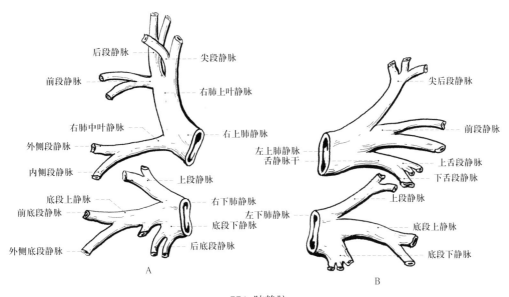

774. 肺静脉

A. 右肺静脉 B. 左肺静脉

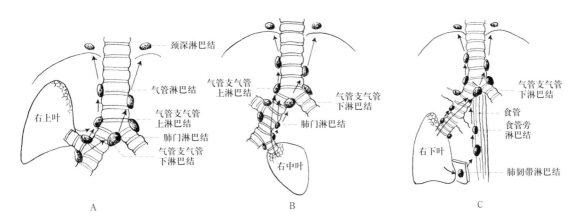

775. 右肺淋巴回流

A. 上叶 B. 中叶 C. 下叶

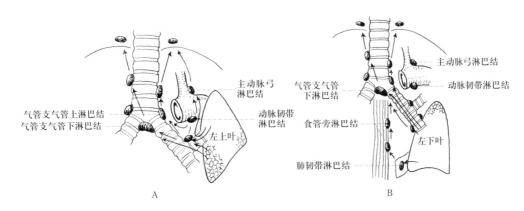

776. 左肺淋巴回流

A. 上叶 B. 下叶

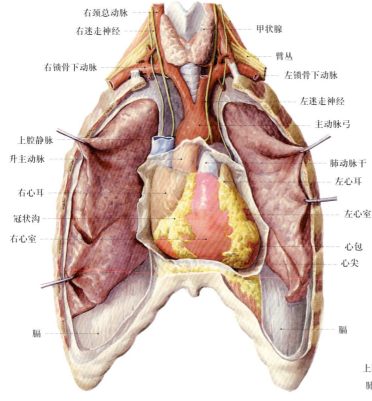

右颈总动脉
右迷走神经
右锁骨下动脉
甲状腺
臂丛
左锁骨下动脉
左迷走神经
主动脉弓
上腔静脉
升主动脉
肺动脉干
左心耳
右心耳
左心室
冠状沟
心包
右心室
心尖
膈
膈

777.心的位置和毗邻结构

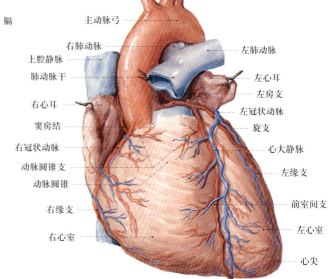

主动脉弓
右肺动脉
左肺动脉
上腔静脉
肺动脉干
左心耳
右心耳
左房支
窦房结
左冠状动脉
右冠状动脉
旋支
动脉圆锥支
心大静脉
动脉圆锥
左缘支
右缘支
前室间支
右心室
左心室
心尖

778.心脏的外形和血管　前面观

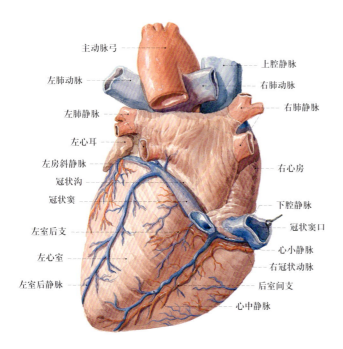

主动脉弓
上腔静脉
左肺动脉
右肺动脉
左肺静脉
右肺静脉
左心耳
左房斜静脉
右心房
冠状沟
冠状窦
下腔静脉
左室后支
冠状窦口
左心室
心小静脉
左室后静脉
右冠状动脉
后室间支
心中静脉

779.心脏的外形和血管　后面观

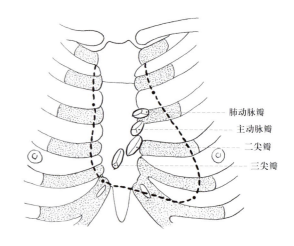

肺动脉瓣
主动脉瓣
二尖瓣
三尖瓣

780.心的体表投影及瓣膜听诊部位

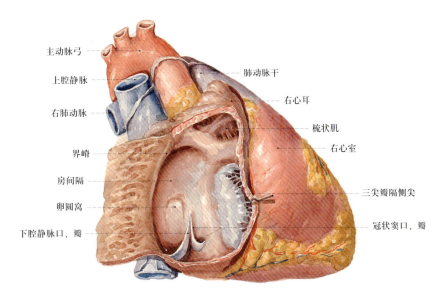

主动脉弓 — 肺动脉干
上腔静脉 — 右心耳
右肺动脉 — 梳状肌
界嵴 — 右心室
房间隔 — 三尖瓣隔侧尖
卵圆窝 — 冠状窦口、瓣
下腔静脉口、瓣

781.右心房　内面观

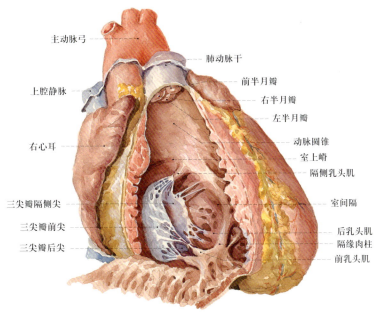

主动脉弓 — 肺动脉干
上腔静脉 — 前半月瓣
右半月瓣
左半月瓣
右心耳 — 动脉圆锥
室上嵴
隔侧乳头肌
三尖瓣隔侧尖 — 室间隔
三尖瓣前尖 — 后乳头肌
三尖瓣后尖 — 隔缘肉柱
前乳头肌

782.右心室内部结构

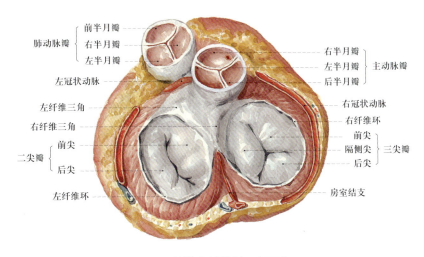

前半月瓣
肺动脉瓣 { 右半月瓣 — 右半月瓣
左半月瓣 — 左半月瓣 } 主动脉瓣
左冠状动脉 — 后半月瓣
左纤维三角 — 右冠状动脉
右纤维三角 — 右纤维环
二尖瓣 { 前尖 — 前尖
后尖 — 隔侧尖 } 三尖瓣
后尖
左纤维环 — 房室结支

783.心瓣膜和纤维环　上面观

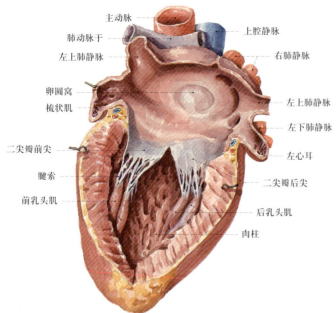

784.左心房和左心室　内面观

主动脉
肺动脉干
左上肺静脉
卵圆窝
梳状肌
二尖瓣前尖
腱索
前乳头肌
上腔静脉
右肺静脉
左上肺静脉
左下肺静脉
左心耳
二尖瓣后尖
后乳头肌
肉柱

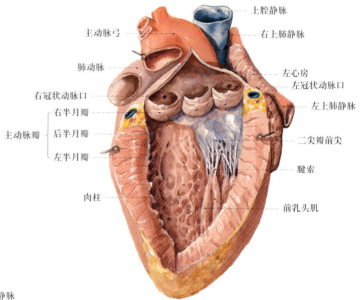

785.左心室　内面观

主动脉弓
肺动脉
右冠状动脉口
右半月瓣
主动脉瓣 后半月瓣
左半月瓣
肉柱
上腔静脉
右上肺静脉
左心房
左冠状动脉口
左上肺静脉
二尖瓣前尖
腱索
前乳头肌

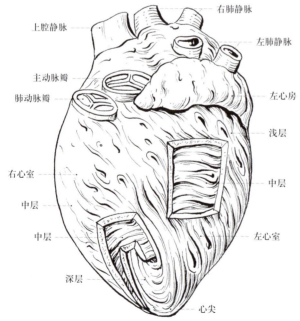

786.心肌层构筑

上腔静脉
主动脉瓣
肺动脉瓣
右心室
中层
中层
深层
右肺静脉
左肺静脉
左心房
浅层
中层
左心室
心尖

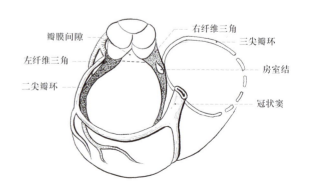

787.心纤维支架模式

瓣膜间隙
左纤维三角
二尖瓣环
右纤维三角
三尖瓣环
房室结
冠状窦

右肺静脉
左心房
右心房
右肺静脉口
卵圆窝
左肺静脉
下腔静脉口
房间隔
冠状窦口
隔侧尖
室间隔膜部
后尖
二尖瓣
腱索
腱索
乳头肌
乳头肌
肉柱
肉柱
室间隔肌部

788.房间隔和室间隔　切面

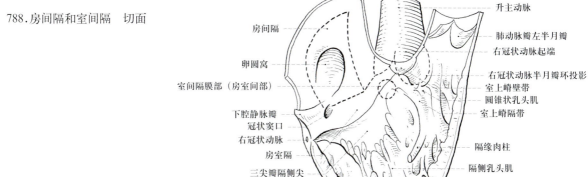

房间隔
升主动脉
肺动脉瓣左半月瓣
卵圆窝
右冠状动脉起端
室间隔膜部（房室间部）
右冠状动脉半月瓣环投影
室上嵴壁带
下腔静脉瓣
圆锥状乳头肌
冠状窦口
室上嵴隔带
右冠状动脉
房室隔
隔缘肉柱
三尖瓣隔侧尖
隔侧乳头肌
后乳头肌
肉柱

789.房间隔和室间隔　右面

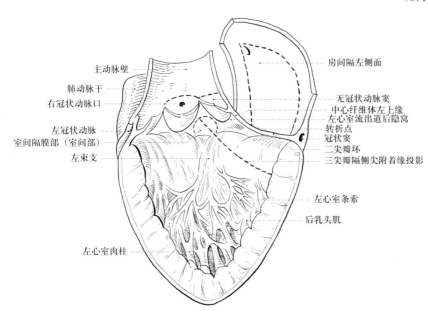

主动脉壁
房间隔左侧面
肺动脉干
右冠状动脉口
无冠状动脉窦
中心纤维体左上缘
左心室流出道后隐窝
左冠状动脉
转折点
室间隔膜部（室间部）
冠状窦
左束支
二尖瓣环
三尖瓣隔侧尖附着缘投影
左心室条索
后乳头肌
左心室肉柱

790.房间隔和室间隔　左面

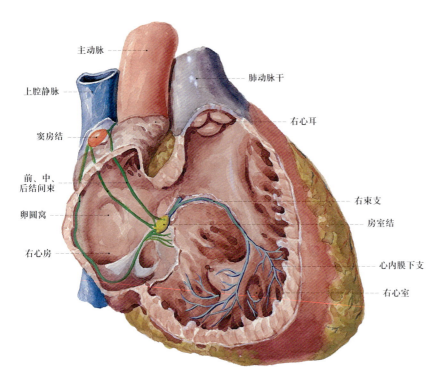

791.心传导系统　模式图

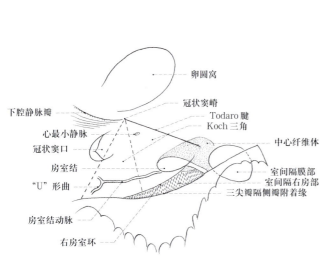

793.房室交界三角 Koch 三角　示意图

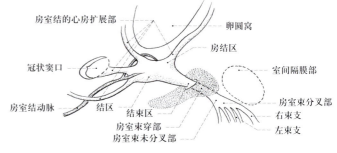

792.房室交界区　模式图

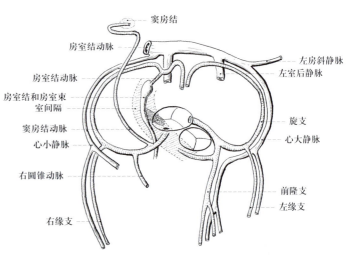

794.心的血管

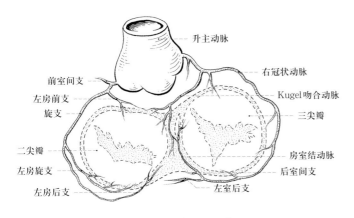

795.窦房结动脉的分支分布于窦房结

796.Kugel 动脉　示意图

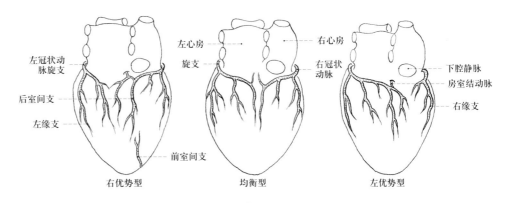

797.冠状动脉的分支类型　后面观

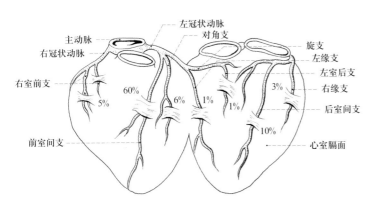

798.心肌桥分布　示意图

主动脉

上腔静脉

右心房

心前静脉

心小静脉

肺动脉

左心耳

心大静脉

左心房斜静脉

冠状窦

左心室后静脉

心中静脉

799.心静脉模式图　前面观

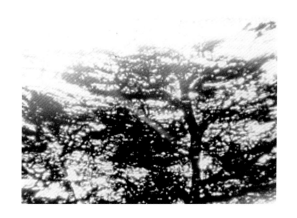

800.左心室心肌微循环血管树（1）

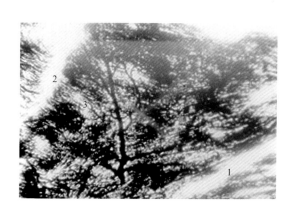

801.左心室心肌微循环血管树（2）

1、2.心肌侧边带　3.心肌毛细血管

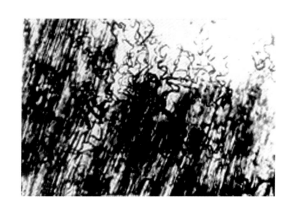

802.左心室心肌侧边带　光镜×100

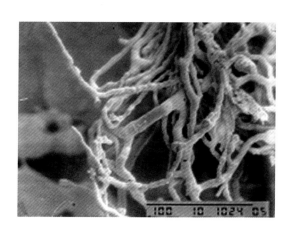

803.左心室心肌侧边带

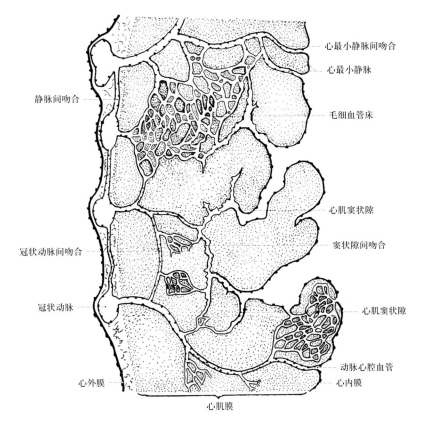

心最小静脉间吻合
心最小静脉
毛细血管床
心肌窦状隙
窦状隙间吻合
心肌窦状隙
动脉心腔血管
心内膜

静脉间吻合
冠状动脉间吻合
冠状动脉
心外膜
心肌膜

804.心肌壁内循环　模式图

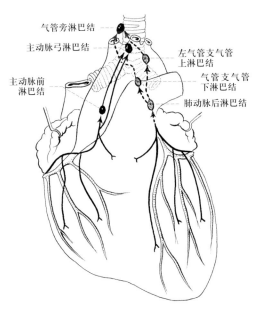

气管旁淋巴结
主动脉弓淋巴结
主动脉前淋巴结
左气管支气管上淋巴结
气管支气管下淋巴结
肺动脉后淋巴结

805.心的淋巴流向　示意图

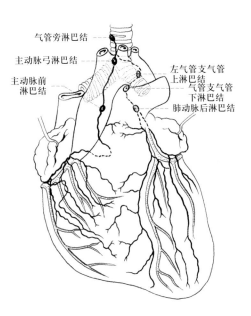

气管旁淋巴结
主动脉弓淋巴结
主动脉前淋巴结
左气管支气管上淋巴结
气管支气管下淋巴结
肺动脉后淋巴结

806.心外膜内的淋巴结分布

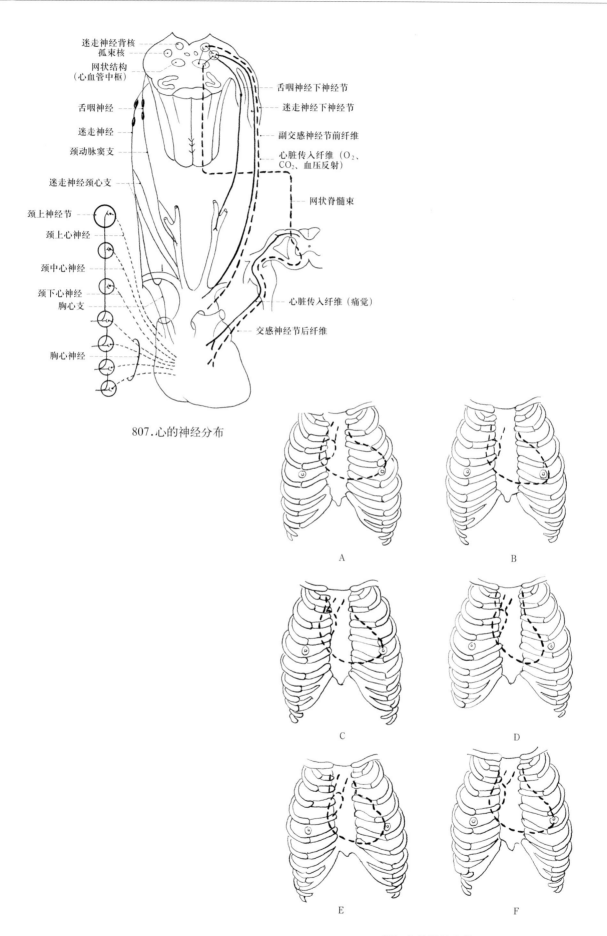

迷走神经背核
孤束核
网状结构
（心血管中枢）

舌咽神经

迷走神经

颈动脉窦支

迷走神经颈心支

颈上神经节
颈上心神经
颈中心神经
颈下心神经
胸心支

胸心神经

舌咽神经下神经节
迷走神经下神经节
副交感神经节前纤维
心脏传入纤维（O_2、
CO_2、血压反射）
网状脊髓束

心脏传入纤维（痛觉）
交感神经节后纤维

807.心的神经分布

A　　　　　　　　B

C　　　　　　　　D

E　　　　　　　　F

808.心的增龄变化

A.生后6个月　B.7~12个月　C.1~3岁　D.4~5岁　E.6~7岁　F.8岁

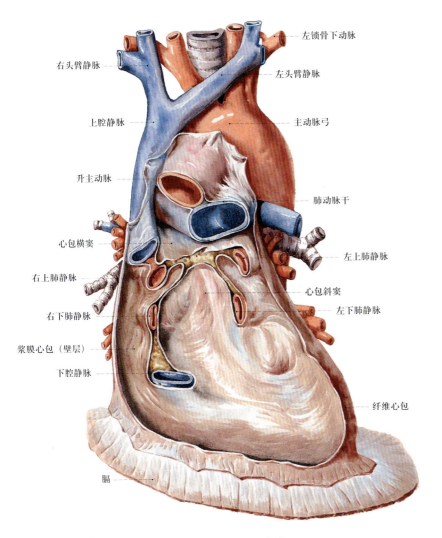

右头臂静脉

上腔静脉

升主动脉

心包横窦

右上肺静脉

右下肺静脉

浆膜心包（壁层）

下腔静脉

膈

左锁骨下动脉

左头臂静脉

主动脉弓

肺动脉干

左上肺静脉

心包斜窦

左下肺静脉

纤维心包

809.心包窦

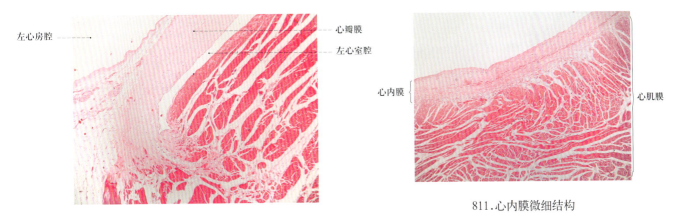

左心房腔

心瓣膜

左心室腔

心内膜

心肌膜

810.心瓣膜微细结构

811.心内膜微细结构

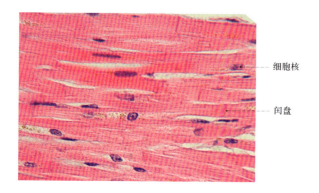

812.心肌纤维微细结构　纵切面

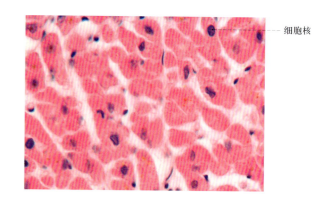

细胞核

813.心肌纤维微细结构　横切面

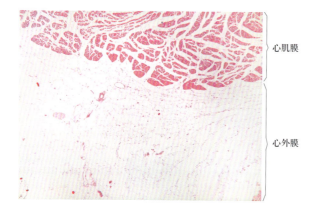

心肌膜

心外膜

814.心外膜微细结构

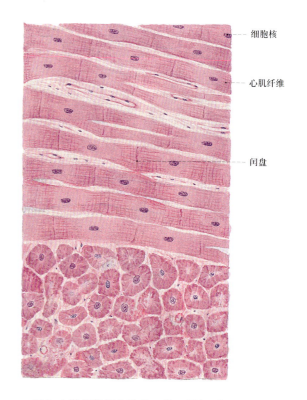

细胞核

心肌纤维

闰盘

815.心肌纤维微细结构　纵、横切面

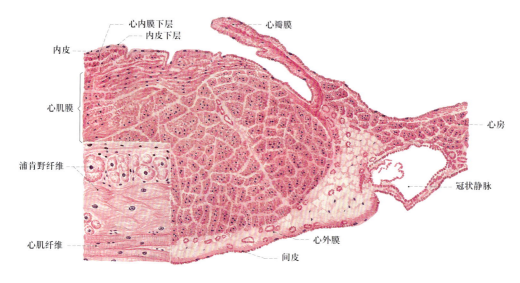

心内膜下层

内皮下层

心瓣膜

内皮

心肌膜

心房

浦肯野纤维

冠状静脉

心肌纤维

心外膜

间皮

816.心壁的微细结构

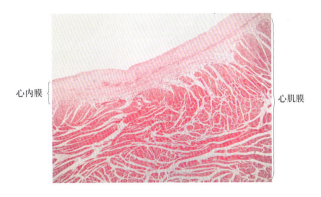

心内膜　　　　　　　　　　　　　　　　　心肌膜

817.心内膜微细结构

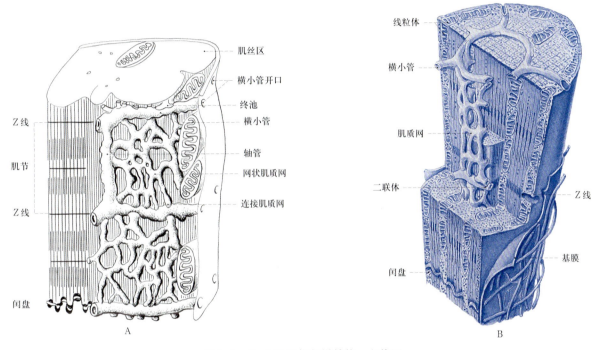

肌丝区
横小管开口
终池
横小管
轴管
网状肌质网
连接肌质网
Z线
肌节
Z线
闰盘
A

线粒体
横小管
肌质网
二联体
闰盘
Z线
基膜
B

818.A、B.心肌纤维超微结构　立体图

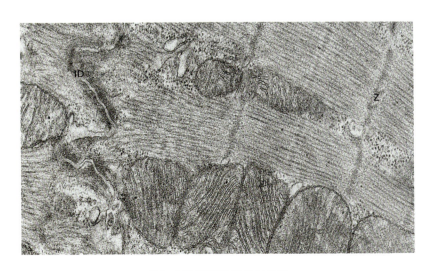

819.心肌细胞的闰盘与Z线

ID：intercalated disk　闰盘
Z：z line　Z线

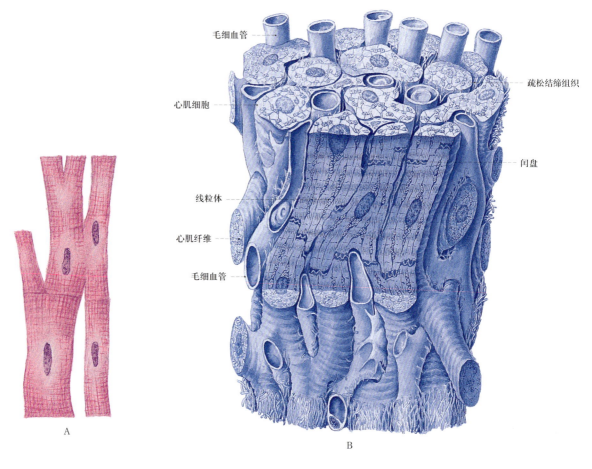

毛细血管

疏松结缔组织

心肌细胞

闰盘

线粒体

心肌纤维

毛细血管

A

B

820.心肌超微结构　模式图

A.光镜　B.电镜

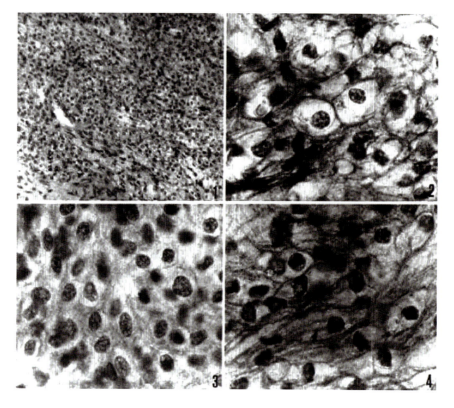

821.胎儿房室结中心区的细胞成分　矢状切面

1.×200　2.示亮细胞，×1000　3.暗细胞群，×1000　4.↑示移行细胞，×1000

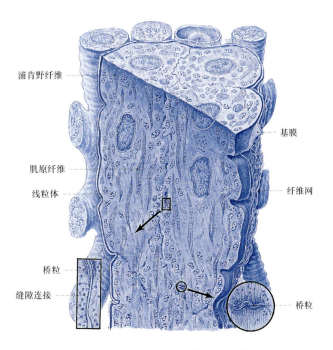

浦肯野纤维

基膜

肌原纤维

线粒体

纤维网

桥粒

缝隙连接

桥粒

822.浦肯野纤维超微结构　立体图

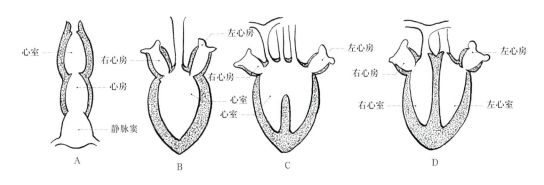

心室

右心房

心房

静脉窦

左心房

右心房

心室

左心房

心室

左心房

右心房

右心室

左心室

A　　　　　B　　　　　C　　　　　D

823.心脏进化　示意图

A.鱼类　B.两栖类　C.爬行类　D.鸟类和哺乳类

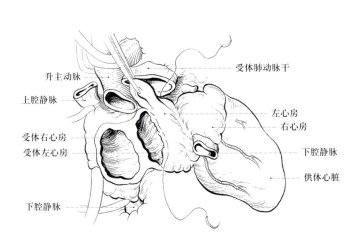

升主动脉

受体肺动脉干

上腔静脉

左心房

右心房

受体右心房

受体左心房

下腔静脉

供体心脏

下腔静脉

824.原位心脏移植术　示意图（1）

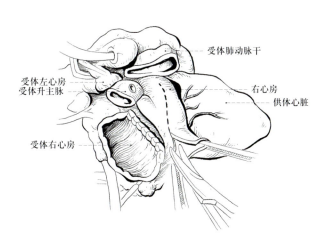

受体肺动脉干

受体左心房

右心房

受体升主脉

供体心脏

受体右心房

825.原位心脏移植术　示意图（2）

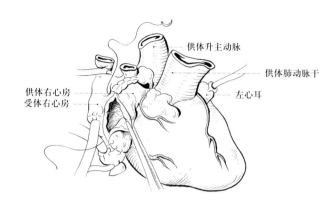

受体升主动脉
供体右心房
受体升主动脉

826.原位心脏移植术　示意图（3）

供体升主动脉
供体肺动脉干
供体右心房
受体右心房
左心耳

827.原位心脏移植术　示意图（4）

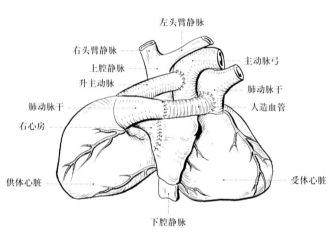

左头臂静脉
右头臂静脉
上腔静脉
升主动脉
主动脉弓
肺动脉干
肺动脉干
人造血管
右心房
供体心脏
受体心脏
下腔静脉

828.异位心脏移植术　示意图

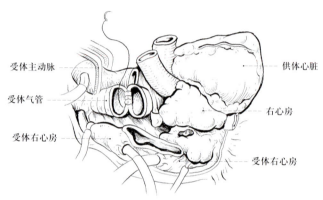

受体主动脉
供体心脏
受体气管
右心房
受体右心房
受体右心房

829.心肺联合移植术　示意图（1）

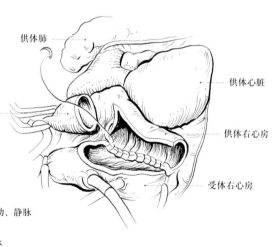

供体肺
供体心脏
受体升主动脉
供体右心房
受体右心房

830.心肺联合移植术　示意图（2）

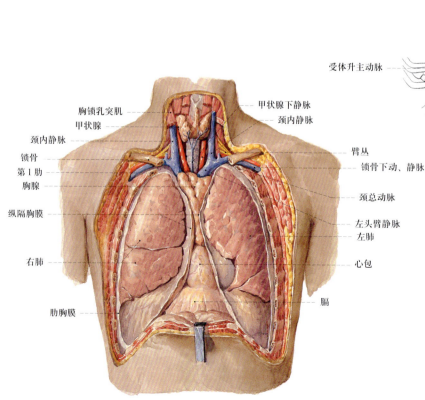

胸锁乳突肌
甲状腺
颈内静脉
锁骨
第1肋
胸腺
纵隔胸膜
右肺
肋胸膜
甲状腺下静脉
颈内静脉
臂丛
锁骨下动、静脉
颈总动脉
左头臂静脉
左肺
心包
膈

831.纵隔　前面观

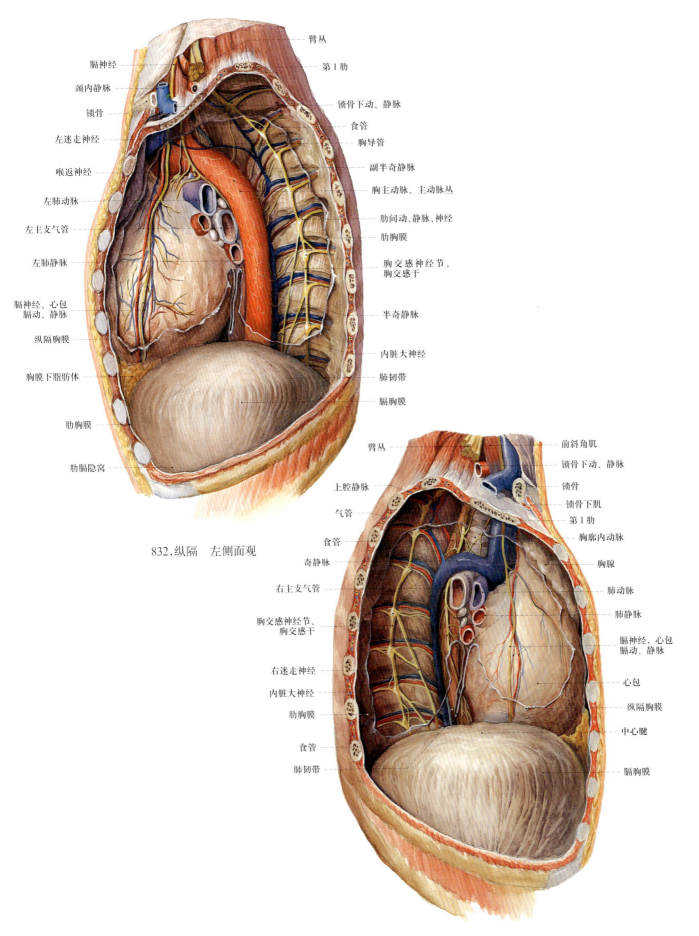

臂丛
第 1 肋
锁骨下动、静脉
食管
胸导管
副半奇静脉
胸主动脉、主动脉丛
肋间动、静脉、神经
肋胸膜
胸交感神经节、胸交感干
半奇静脉
内脏大神经
肺韧带
膈胸膜

膈神经
颈内静脉
锁骨
左迷走神经
喉返神经
左肺动脉
左主支气管
左肺静脉
膈神经、心包膈动、静脉
纵隔胸膜
胸膜下脂肪体
肋胸膜
肋膈隐窝

832.纵隔 左侧面观

臂丛
前斜角肌
锁骨下动、静脉
锁骨
锁骨下肌
第 1 肋
胸廓内动脉
胸腺
肺动脉
肺静脉
膈神经、心包膈动、静脉
心包
纵隔胸膜
中心腱
膈胸膜

上腔静脉
气管
食管
奇静脉
右主支气管
胸交感神经节、胸交感干
右迷走神经
内脏大神经
肋胸膜
食管
肺韧带

833.纵隔 右侧面观

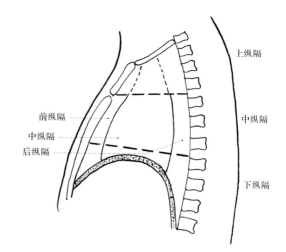

834.纵隔的四分法

835.纵隔的九分法

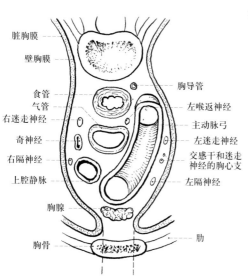

836.上纵隔内器官

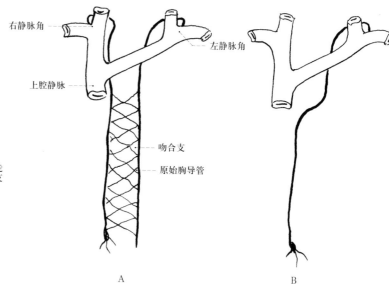

837.胸导管

A.原始型 B.正常型

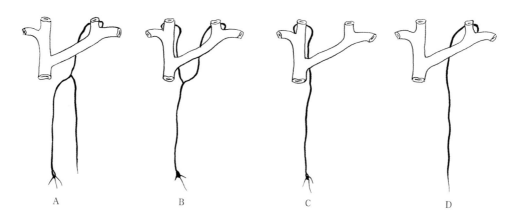

838.胸导管畸形

A.双干型 B.分叉型 C.右位型 D.左位型

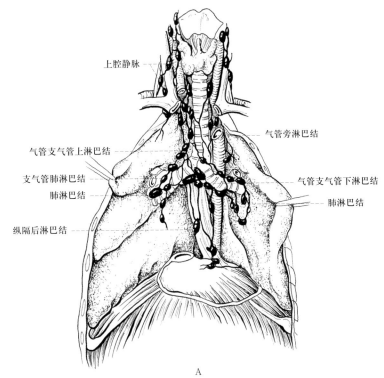

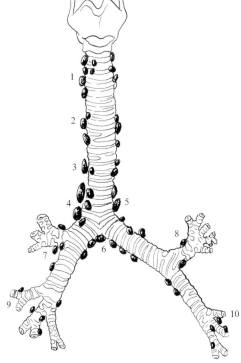

839.纵隔前淋巴结

1.静脉前淋巴结　2.主动脉弓淋巴结　3.动脉韧带淋巴结　4.心包外侧淋巴结　5.心包前淋巴结　6.膈上淋巴结

A

上腔静脉

气管旁淋巴结

气管支气管上淋巴结

支气管肺淋巴结

肺淋巴结

纵隔后淋巴结

气管支气管下淋巴结

肺淋巴结

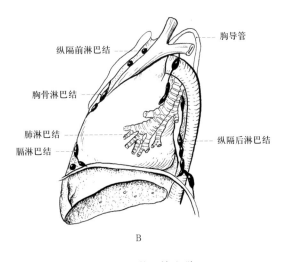

纵隔前淋巴结

胸导管

胸骨淋巴结

肺淋巴结

膈淋巴结

纵隔后淋巴结

B

840.纵隔淋巴结分群

A.前面观　B.侧面观

841.纵隔后淋巴结

1.气管旁淋巴结上群　2.气管旁淋巴结中群　3.气管旁淋巴结下群　4.右气管支气管上淋巴结　5.左气管支气管上淋巴结　6.气管支气管下淋巴结　7.右支气管肺淋巴结　8.左支气管肺淋巴结　9.右肺淋巴结　10.左肺淋巴结

气管

头臂干

左锁骨下动脉

2R

2L

主动脉弓

奇静脉弓

4R

4L

左肺动脉

11R

7

11L

食管

左颈总动脉

头臂干

上腔静脉

主动脉弓

升主动脉

动脉韧带

肺动脉干

842.肺局部淋巴结 ATS 图

甲状腺腺瘤

甲状旁腺腺瘤

胸腺瘤

皮样囊肿

淋巴瘤

心包囊肿

支气管囊肿

神经瘤

膈疝

843.纵隔肿瘤的好发部位

膈神经

前斜角肌

甲状腺下静脉

臂丛

锁骨下动、静脉

心包膈动、静脉

膈神经

上腔静脉

右主支气管

右肺静脉

右肺

膈

甲状腺

迷走神经

颈总动脉

心包膈动、静脉

迷走神经

喉返神经

膈神经

胸腺

左肺静脉

肺动脉

心包

左肺

844.胸腺的位置

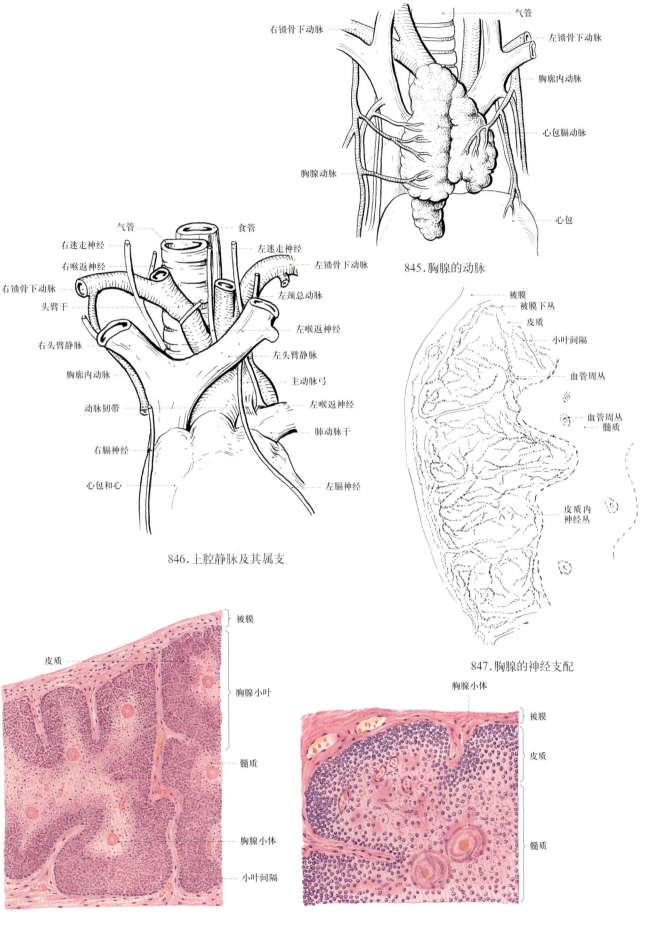

右锁骨下动脉
气管
左锁骨下动脉
胸廓内动脉
心包膈动脉
胸腺动脉
心包

845.胸腺的动脉

气管　食管
右迷走神经　左迷走神经
右喉返神经　左锁骨下动脉
右锁骨下动脉　左颈总动脉
头臂干　左喉返神经
右头臂静脉　左头臂静脉
胸廓内动脉　主动脉弓
动脉韧带　左喉返神经
右膈神经　肺动脉干
心包和心　左膈神经

846.上腔静脉及其属支

被膜
被膜下丛
皮质
小叶间隔
血管周丛
血管周丛
髓质
皮质内
神经丛

847.胸腺的神经支配

被膜
皮质
胸腺小叶
髓质
胸腺小体
小叶间隔

848.胸腺微细结构（1）

胸腺小体
被膜
皮质
髓质

849.胸腺微细结构（2）

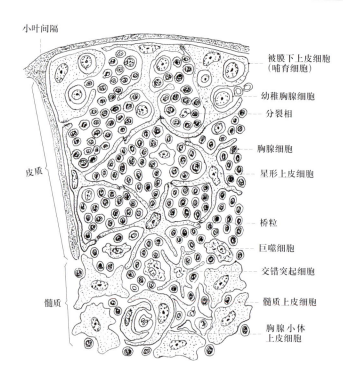

851.胸腺哺育细胞超微结构（1）

850.胸腺超微结构

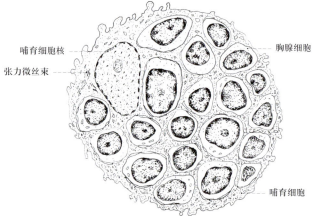

852.胸腺哺育细胞超微结构（2）

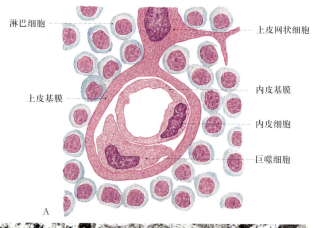

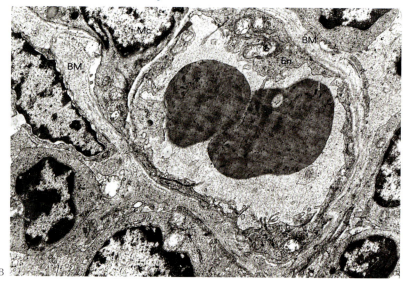

Mc：macrophage 巨噬细胞 En：endothelium 内皮 BM：基底膜

853.血－胸腺屏障

A.模式图 B.超微结构

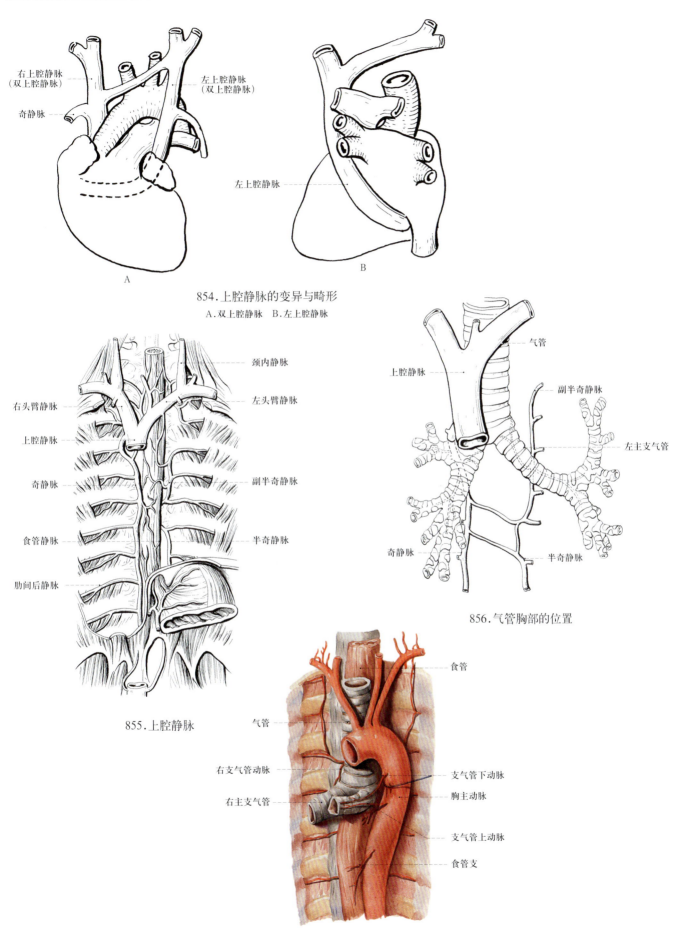

右上腔静脉
（双上腔静脉）

奇静脉

左上腔静脉
（双上腔静脉）

左上腔静脉

A

B

854.上腔静脉的变异与畸形

A.双上腔静脉　B.左上腔静脉

颈内静脉

右头臂静脉

左头臂静脉

上腔静脉

奇静脉

副半奇静脉

食管静脉

半奇静脉

肋间后静脉

855.上腔静脉

上腔静脉

气管

副半奇静脉

左主支气管

奇静脉

半奇静脉

856.气管胸部的位置

食管

气管

右支气管动脉

支气管下动脉

胸主动脉

右主支气管

支气管上动脉

食管支

857.主动脉弓及其分支

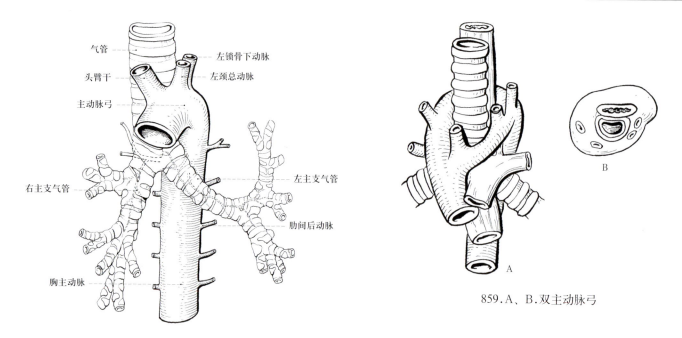

858.左、右主支气管与主动脉弓

859.A、B.双主动脉弓

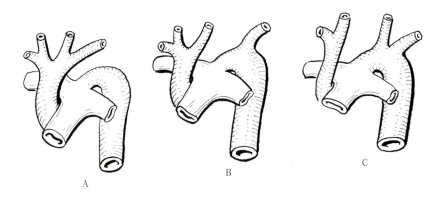

860.主动脉弓中断畸形
A.A型（44%）　B.B型（52%）　C.C型（4%）

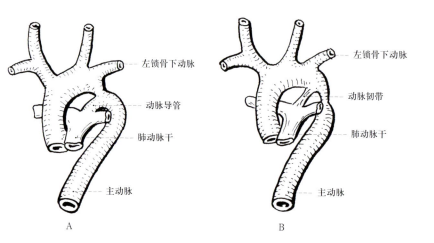

861.A、B.主动脉狭窄

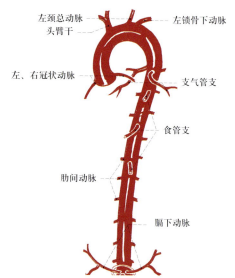

862.支气管动脉、食管支、肋间动脉发出部位

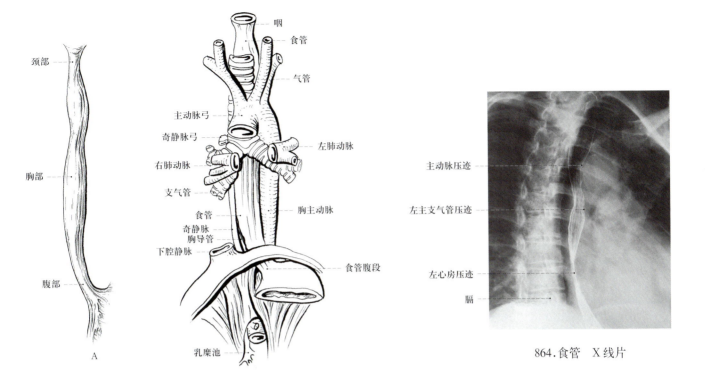

咽
食管
气管
颈部
主动脉弓
奇静脉弓
左肺动脉
右肺动脉
支气管
胸主动脉
胸部
食管
奇静脉
胸导管
下腔静脉
食管腹段
腹部
乳糜池

A

B

863.食管位置

A.食管分部　B.食管的位置与毗邻结构

主动脉压迹
左主支气管压迹
左心房压迹
膈

864.食管　X线片

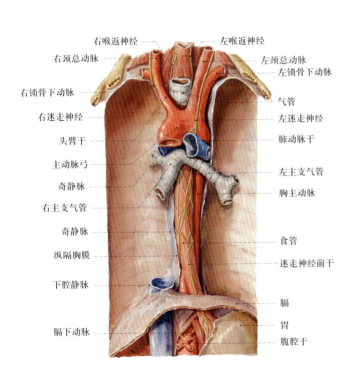

右喉返神经　　　左喉返神经
右颈总动脉　　　　　左颈总动脉
　　　　　　　　　左锁骨下动脉
右锁骨下动脉
右迷走神经　　　　　气管
头臂干　　　　　　　左迷走神经
主动脉弓　　　　　　肺动脉干
奇静脉　　　　　　　左主支气管
右主支气管　　　　　胸主动脉
奇静脉
纵隔胸膜　　　　　　食管
下腔静脉　　　　　　迷走神经前干
膈下动脉　　　　　　膈
　　　　　　　　　　胃
　　　　　　　　　　腹腔干

865.胸主动脉与食管的位置

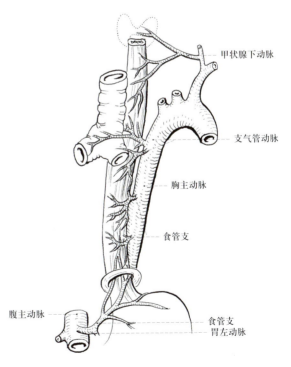

甲状腺下动脉
支气管动脉
胸主动脉
食管支
腹主动脉
食管支
胃左动脉

866.食管的动脉

甲状腺下静脉

副半奇静脉

奇静脉

半奇静脉

胃左静脉

胃短静脉

胃网膜左静脉

867.食管的静脉

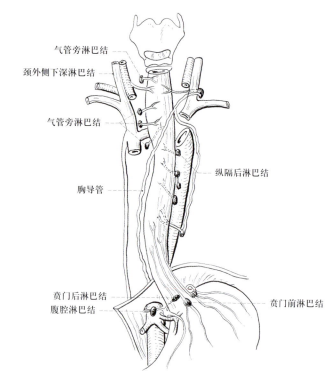

气管旁淋巴结

颈外侧下深淋巴结

气管旁淋巴结

胸导管

纵隔后淋巴结

贲门后淋巴结

腹腔淋巴结

贲门前淋巴结

868.食管的淋巴回流

右迷走神经

左迷走神经

交感干

交感神经节后纤维
(参与食管丛)

食管前丛

内脏大神经

腹腔神经节(丛)

869.食管的神经

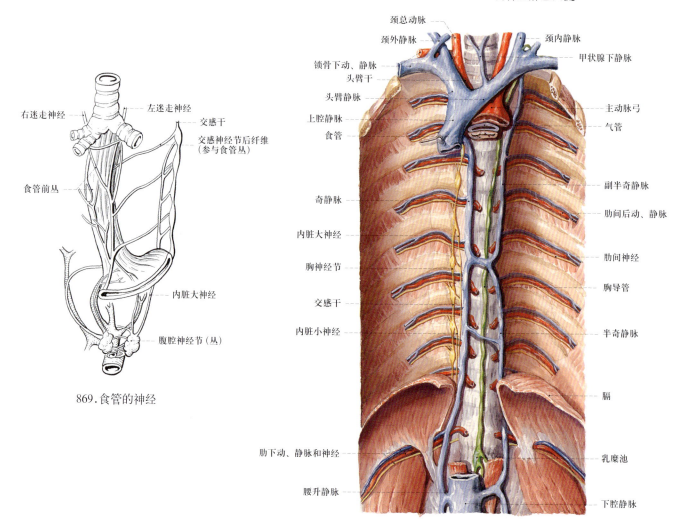

颈总动脉

颈外静脉

颈内静脉

锁骨下动、静脉

甲状腺下静脉

头臂干

头臂静脉

上腔静脉

食管

主动脉弓

气管

奇静脉

副半奇静脉

肋间后动、静脉

内脏大神经

肋间神经

胸神经节

胸导管

交感干

半奇静脉

内脏小神经

膈

肋下动、静脉和神经

乳糜池

腰升静脉

下腔静脉

870.胸导管

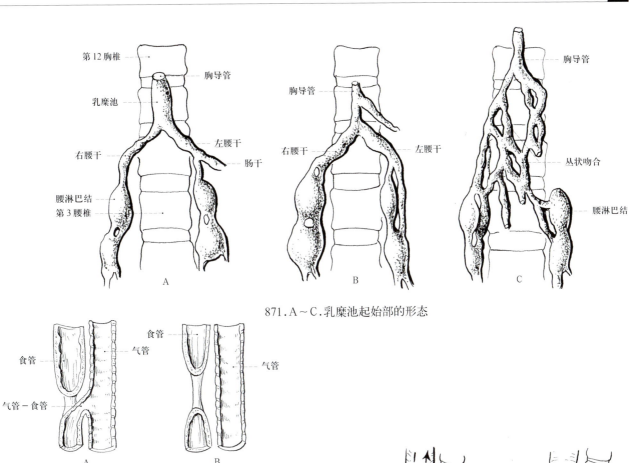

871.A~C.乳糜池起始部的形态

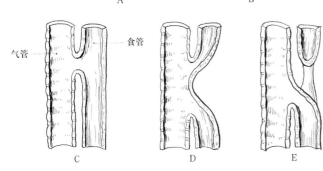

872.A~E.先天性食管异常

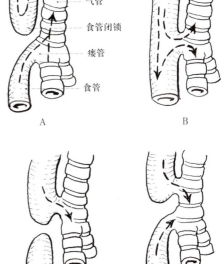

873.气管食管瘘

A.食管上部为盲端，下部与气管相连　B.食管与气管相连　C.食管上部与气管相连，下部上为盲端　D.食管上、下部分别与气管相连

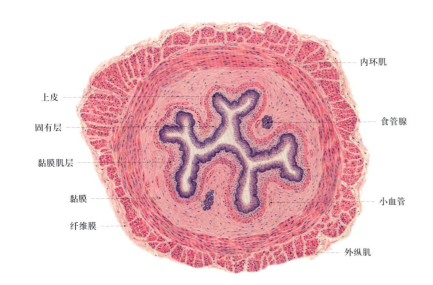

874.食管的微细结构

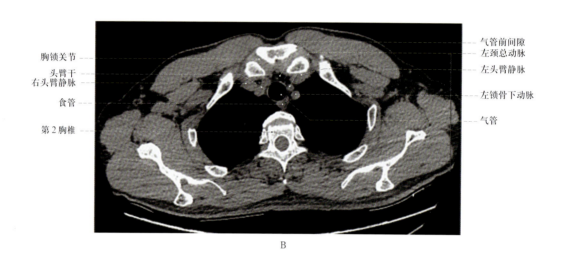

A

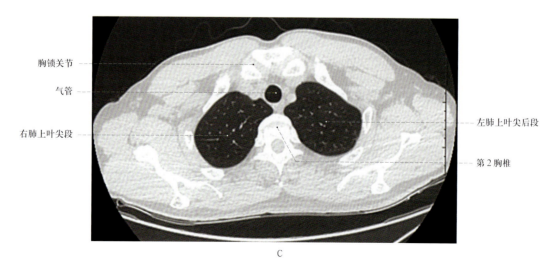

B

C

875.A～C.经胸锁关节的横断层面与CT 纵隔窗、肺窗

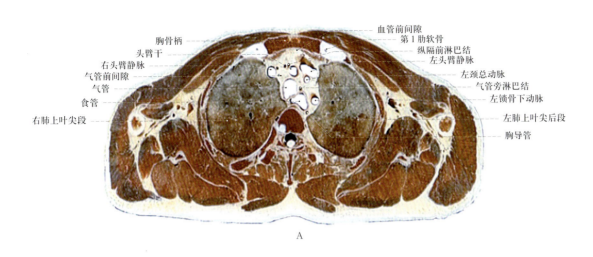

血管前间隙
胸骨柄
第1肋软骨
头臂干
纵隔前淋巴结
右头臂静脉
左头臂静脉
气管前间隙
左颈总动脉
气管
气管旁淋巴结
食管
左锁骨下动脉
右肺上叶尖段
左肺上叶尖后段
胸导管

A

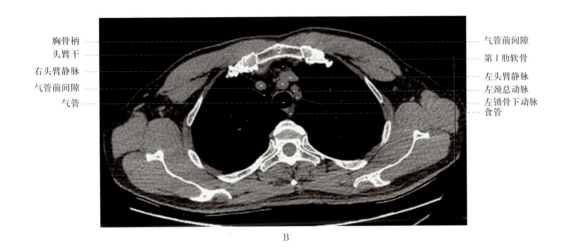

胸骨柄
气管前间隙
头臂干
第1肋软骨
右头臂静脉
左头臂静脉
气管前间隙
左颈总动脉
气管
左锁骨下动脉
食管

B

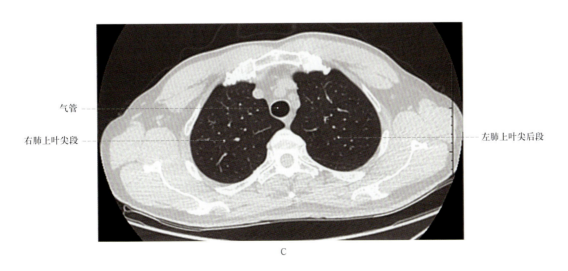

气管
右肺上叶尖段
左肺上叶尖后段

C

876.A～C.经主动脉弓三大分支的横断层面与CT　纵隔窗、肺窗

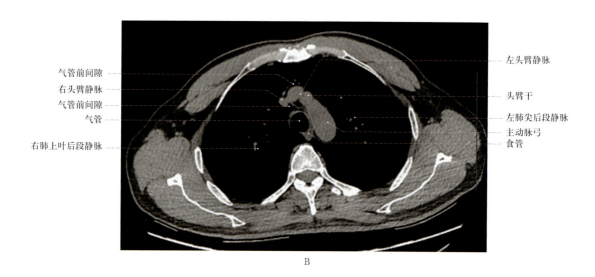

血管前间隙
右头臂静脉
气管前间隙
气管
后段静脉
食管
肋间后静脉

左头臂静脉
头臂干
左颈总动脉
主动脉弓
尖后段静脉
左锁骨下动脉
胸导管

A

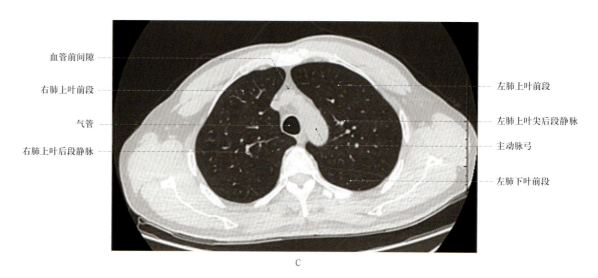

气管前间隙
右头臂静脉
气管前间隙
气管
右肺上叶后段静脉

左头臂静脉
头臂干
左肺尖后段静脉
主动脉弓
食管

B

血管前间隙
右肺上叶前段
气管
右肺上叶后段静脉

左肺上叶前段
左肺上叶尖后段静脉
主动脉弓
左肺下叶前段

C

877. A～C.经主动脉弓上份的横断层面与CT　纵隔窗、肺窗

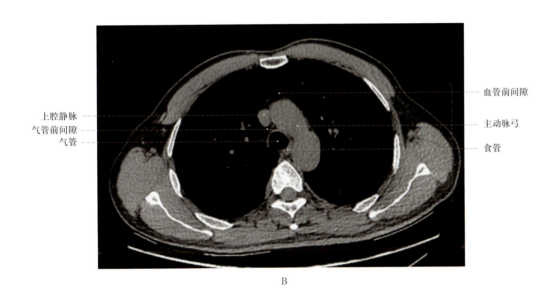

胸廓内血管　　　　　　　　　　　　　　　　血管前间隙
　　　　　　　　　　　　　　　　　　　　　气管前间隙
上腔静脉　　　　　　　　　　　　　　　　　主动脉弓
气管旁淋巴结
气管　　　　　　　　　　　　　　　　　　　前段支气管和动脉
尖段支气管和动脉　　　　　　　　　　　　　尖后段静脉
后段静脉
后段支气管和动脉　　　　　　　　　　　　　尖后段支气管和动脉
食管　　　　　　　　　　　　　　　　　　　左肺斜裂
　　　　　　　　　　　　　　　　　　　　　左肺下叶上段

A

上腔静脉　　　　　　　　　　　　　　　　　血管前间隙
气管前间隙　　　　　　　　　　　　　　　　主动脉弓
气管　　　　　　　　　　　　　　　　　　　食管

B

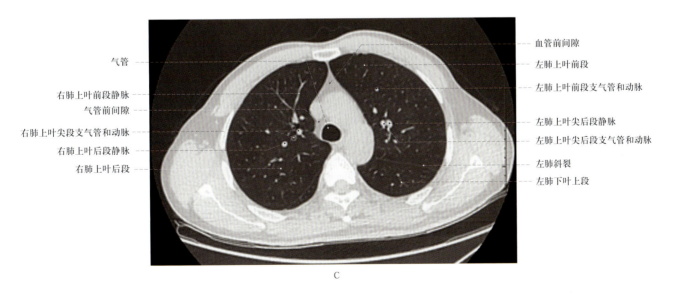

气管　　　　　　　　　　　　　　　　　　　血管前间隙
　　　　　　　　　　　　　　　　　　　　　左肺上叶前段
右肺上叶前段静脉　　　　　　　　　　　　　左肺上叶前段支气管和动脉
气管前间隙
右肺上叶尖段支气管和动脉　　　　　　　　　左肺上叶尖后段静脉
右肺上叶后段静脉　　　　　　　　　　　　　左肺上叶尖后段支气管和动脉
右肺上叶后段　　　　　　　　　　　　　　　左肺斜裂
　　　　　　　　　　　　　　　　　　　　　左肺下叶上段

C

878. A～C. 经主动脉弓中下份的横断层面与CT　纵隔窗、肺窗

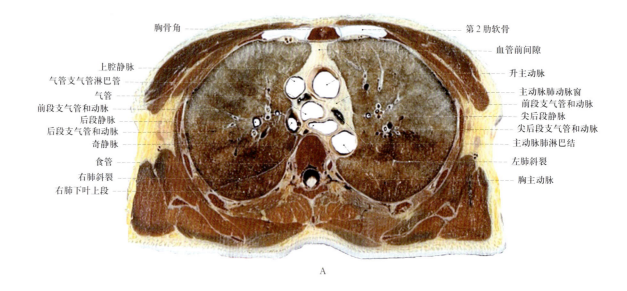

胸骨角 — 第2肋软骨

— 血管前间隙

上腔静脉 — 升主动脉
气管支气管淋巴管 — 主动脉肺动脉窗
气管 — 前段支气管和动脉
前段支气管和动脉 — 尖后段静脉
后段静脉 — 尖后段支气管和动脉
后段支气管和动脉 — 主动脉肺淋巴结
奇静脉 — 左肺斜裂
食管 — 胸主动脉
右肺斜裂 —
右肺下叶上段 —

A

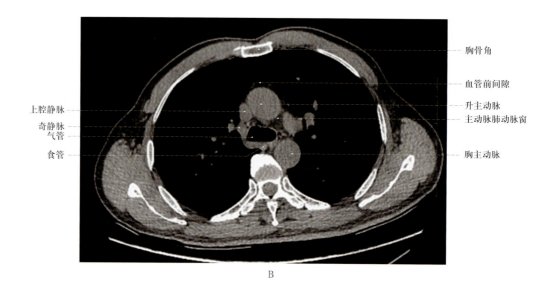

胸骨角

血管前间隙

上腔静脉 — 升主动脉
奇静脉 — 主动脉肺动脉窗
气管 —
食管 — 胸主动脉

B

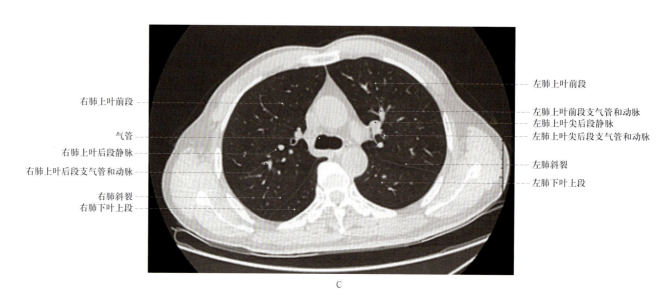

左肺上叶前段

右肺上叶前段 — 左肺上叶前段支气管和动脉
左肺上叶尖后段静脉
气管 — 左肺上叶尖后段支气管和动脉
右肺上叶后段静脉 — 左肺斜裂
右肺上叶后段支气管和动脉 — 左肺下叶上段
右肺斜裂 —
右肺下叶上段 —

C

879.A～C.经主动脉肺动脉窗的横断层面与CT 纵隔窗、肺窗

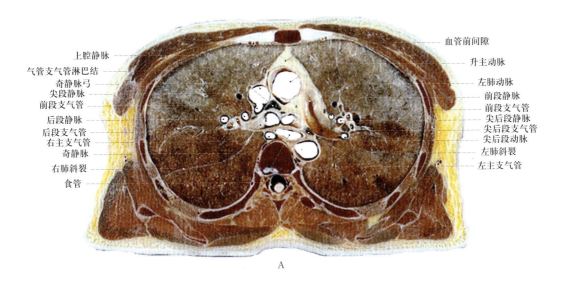

A 图标注：
- 上腔静脉
- 气管支气管淋巴结
- 奇静脉弓
- 尖段静脉
- 前段支气管
- 后段静脉
- 后段支气管
- 右主支气管
- 奇静脉
- 右肺斜裂
- 食管
- 血管前间隙
- 升主动脉
- 左肺动脉
- 前段静脉
- 前段支气管
- 尖后段静脉
- 尖后段支气管
- 尖后段动脉
- 左肺斜裂
- 左主支气管

A

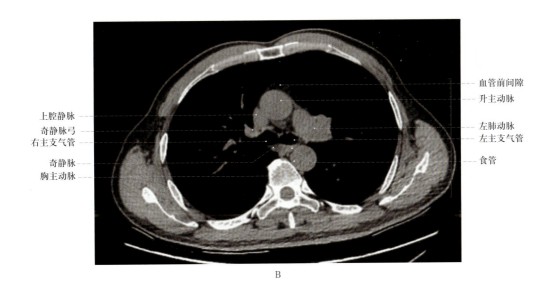

B 图标注：
- 上腔静脉
- 奇静脉弓
- 右主支气管
- 奇静脉
- 胸主动脉
- 血管前间隙
- 升主动脉
- 左肺动脉
- 左主支气管
- 食管

B

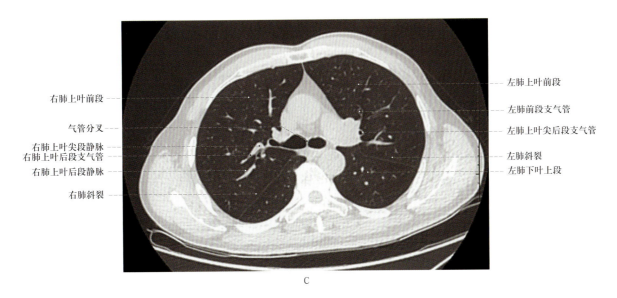

C 图标注：
- 右肺上叶前段
- 气管分叉
- 右肺上叶尖段静脉
- 右肺上叶后段支气管
- 右肺上叶后段静脉
- 右肺斜裂
- 左肺上叶前段
- 左肺前段支气管
- 左肺上叶尖后段支气管
- 左肺斜裂
- 左肺下叶上段

C

880.A～C.经左肺动脉上份的横断层面与CT　纵隔窗、肺窗

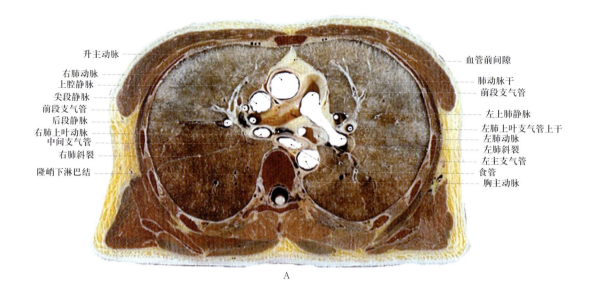

升主动脉
右肺动脉
上腔静脉
尖段静脉
前段支气管
后段静脉
右肺上叶动脉
中间支气管
右肺斜裂
隆嵴下淋巴结

血管前间隙
肺动脉干
前段支气管
左上肺静脉
左肺上叶支气管上干
左肺动脉
左肺斜裂
左主支气管
食管
胸主动脉

A

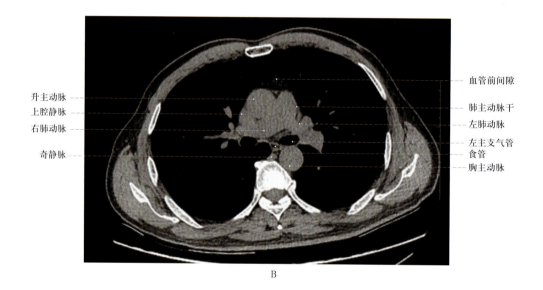

升主动脉
上腔静脉
右肺动脉
奇静脉

血管前间隙
肺主动脉干
左肺动脉
左主支气管
食管
胸主动脉

B

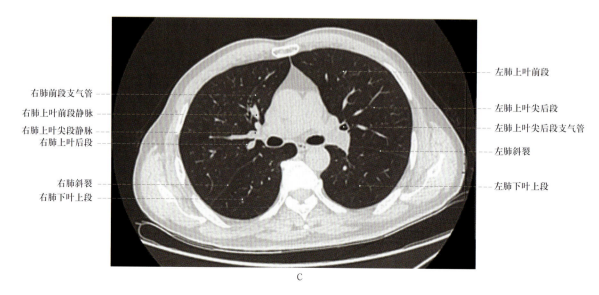

右肺前段支气管
右肺上叶前段静脉
右肺上叶尖段静脉
右肺上叶后段

右肺斜裂
右肺下叶上段

左肺上叶前段
左肺上叶尖后段
左肺上叶尖后段支气管
左肺斜裂
左肺下叶上段

C

881. A～C.经肺动脉权的横断层面与CT　纵隔窗、肺窗

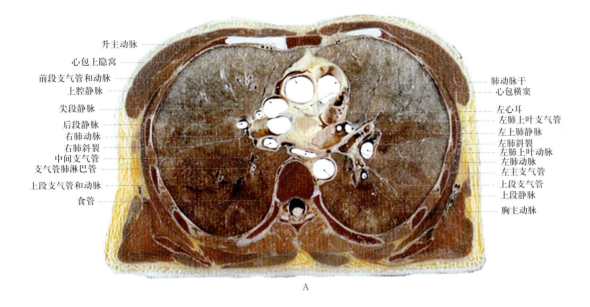

升主动脉
心包上隐窝
前段支气管和动脉
上腔静脉
尖段静脉
后段静脉
右肺动脉
右肺斜裂
中间支气管
支气管肺淋巴管
上段支气管和动脉
食管

肺动脉干
心包横窦
左心耳
左肺上叶支气管
左上肺静脉
左肺斜裂
左肺上叶动脉
左肺动脉
左主支气管
上段支气管
上段静脉
胸主动脉

A

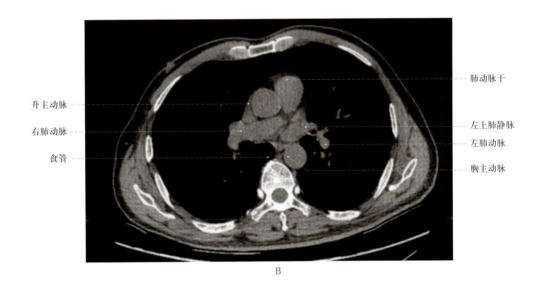

升主动脉
右肺动脉
食管

肺动脉干
左上肺静脉
左肺动脉
胸主动脉

B

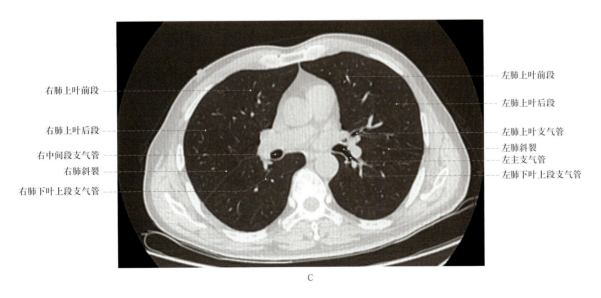

右肺上叶前段
右肺上叶后段
右中间段支气管
右肺斜裂
右肺下叶上段支气管

左肺上叶前段
左肺上叶后段
左肺上叶支气管
左肺斜裂
左主支气管
左肺下叶上段支气管

C

882. A～C.经左上肺静脉的横断层面与CT　纵隔窗、肺窗

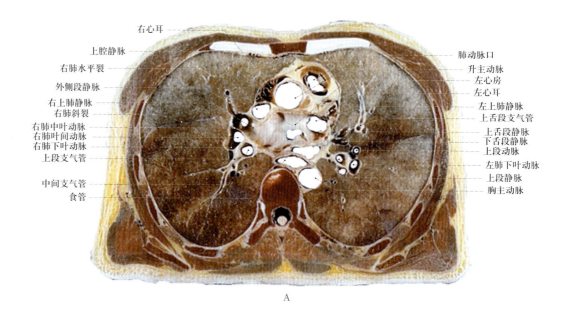

右心耳
上腔静脉
右肺水平裂
外侧段静脉
右上肺静脉
右肺斜裂
右肺中叶动脉
右肺叶间动脉
右肺下叶动脉
上段支气管
中间支气管
食管

肺动脉口
升主动脉
左心房
左心耳
左上肺静脉
上舌段支气管
上舌段静脉
下舌段静脉
上段动脉
左肺下叶动脉
上段静脉
胸主动脉

A

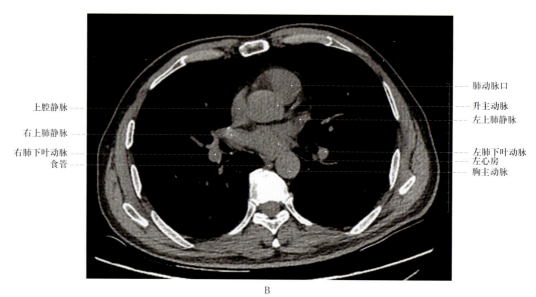

上腔静脉
右上肺静脉
右肺下叶动脉
食管

肺动脉口
升主动脉
左上肺静脉
左肺下叶动脉
左心房
胸主动脉

B

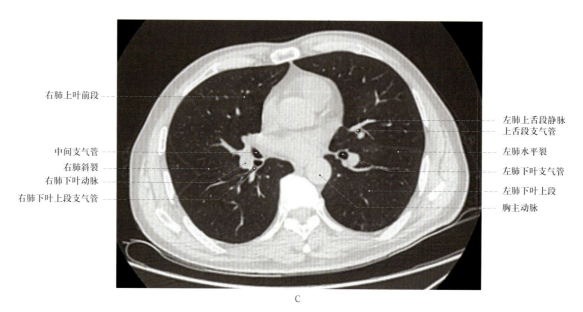

右肺上叶前段
中间支气管
右肺斜裂
右肺下叶动脉
右肺下叶上段支气管

左肺上舌段静脉
上舌段支气管
左肺水平裂
左肺下叶支气管
左肺下叶上段
胸主动脉

C

883. A～C. 经右上肺静脉的横断层面与CT　纵隔窗、肺窗

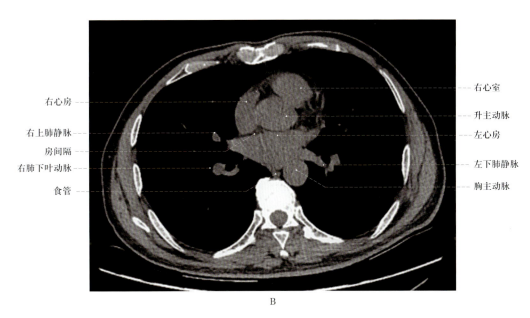

右心房
房间隔
右肺水平裂
右肺中叶动脉
右上肺静脉
右肺中叶支气管
右肺斜裂
右肺下叶动脉
右肺下叶支气管
上段静脉
食管

右心室
升主动脉
左心房
下舌段支气管
左肺斜裂
前内侧底段支气管
外侧后底段支气管
左下肺静脉
胸主动脉

A

右心房
右上肺静脉
房间隔
右肺下叶动脉
食管

右心室
升主动脉
左心房
左下肺静脉
胸主动脉

B

右肺中叶内侧段支气管
右肺中叶外侧段支气管
右肺斜裂
右肺下叶支气管

左肺下舌段
左肺斜裂
左肺下叶支气管

C

884.A～C.经左下肺静脉的横断层面与CT　纵隔窗、肺窗

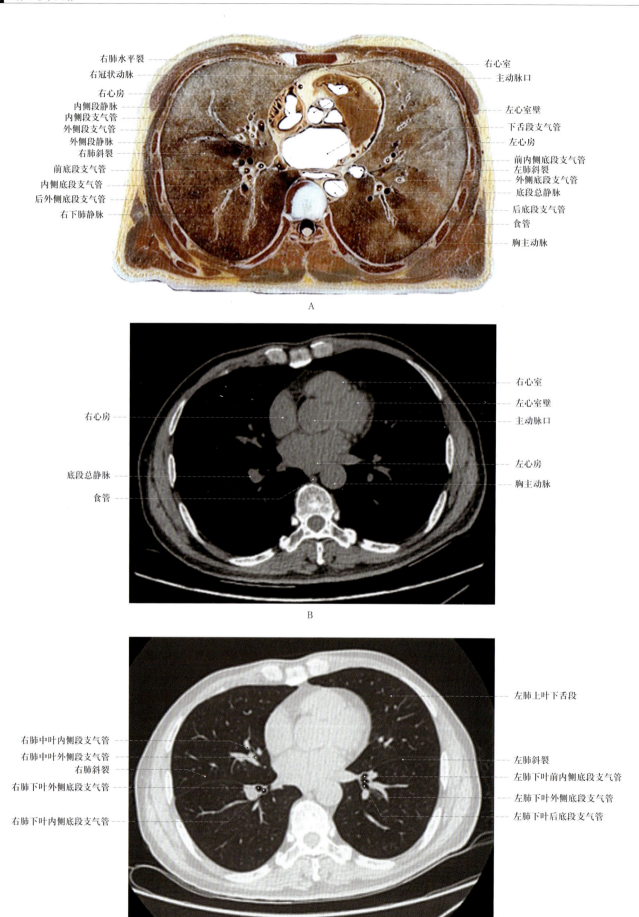

右肺水平裂 — 右心室
右冠状动脉 — 主动脉口
右心房
内侧段静脉 — 左心室壁
内侧段支气管 — 下舌段支气管
外侧段支气管 — 左心房
外侧段静脉
右肺斜裂 — 前内侧底段支气管
前底段支气管 — 左肺斜裂
内侧底段支气管 — 外侧底段支气管
后外侧底段支气管 — 底段总静脉
右下肺静脉 — 后底段支气管
食管
胸主动脉

A

右心房 — 右心室
左心室壁
主动脉口
底段总静脉 — 左心房
食管 — 胸主动脉

B

右肺中叶内侧段支气管 — 左肺上叶下舌段
右肺中叶外侧段支气管
右肺斜裂 — 左肺斜裂
右肺下叶外侧底段支气管 — 左肺下叶前内侧底段支气管
左肺下叶外侧底段支气管
右肺下叶内侧底段支气管 — 左肺下叶后底段支气管

C

885.A～C.经主动脉口的横断层面与CT　纵隔窗、肺窗

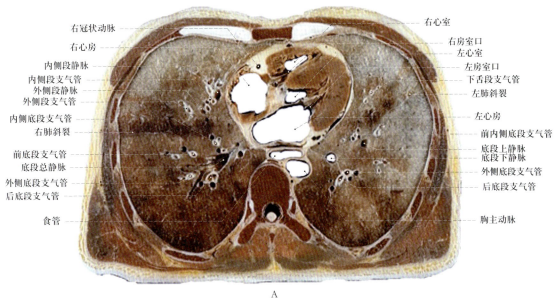

右冠状动脉
右心房
内侧段静脉
内侧段支气管
外侧段静脉
外侧段支气管
内侧底段支气管
右肺斜裂
前底段支气管
底段总静脉
外侧底段支气管
后底段支气管
食管

右心室
右房室口
左心室
左房室口
下舌段支气管
左肺斜裂
左心房
前内侧底段支气管
底段上静脉
底段下静脉
外侧底段支气管
后底段支气管
胸主动脉

A

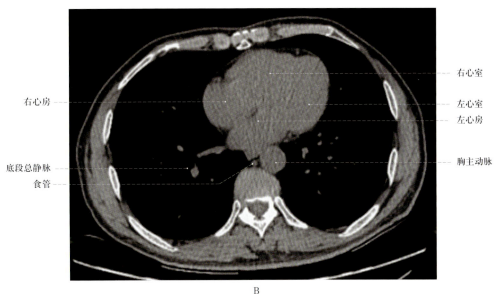

右心房
底段总静脉
食管

右心室
左心室
左心房
胸主动脉

B

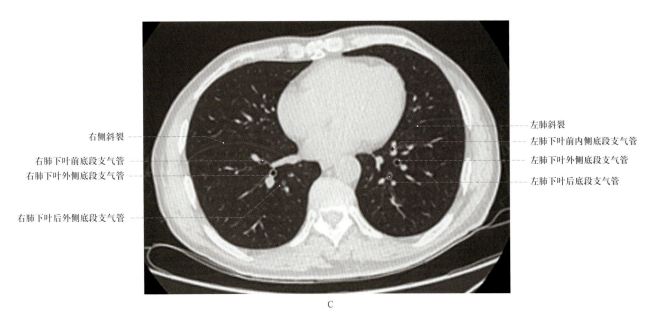

右侧斜裂
右肺下叶前底段支气管
右肺下叶外侧底段支气管
右肺下叶后外侧底段支气管

左肺斜裂
左肺下叶前内侧底段支气管
左肺下叶外侧底段支气管
左肺下叶后底段支气管

C

886.A～C.经四心腔的横断层面与CT　纵隔窗、肺窗

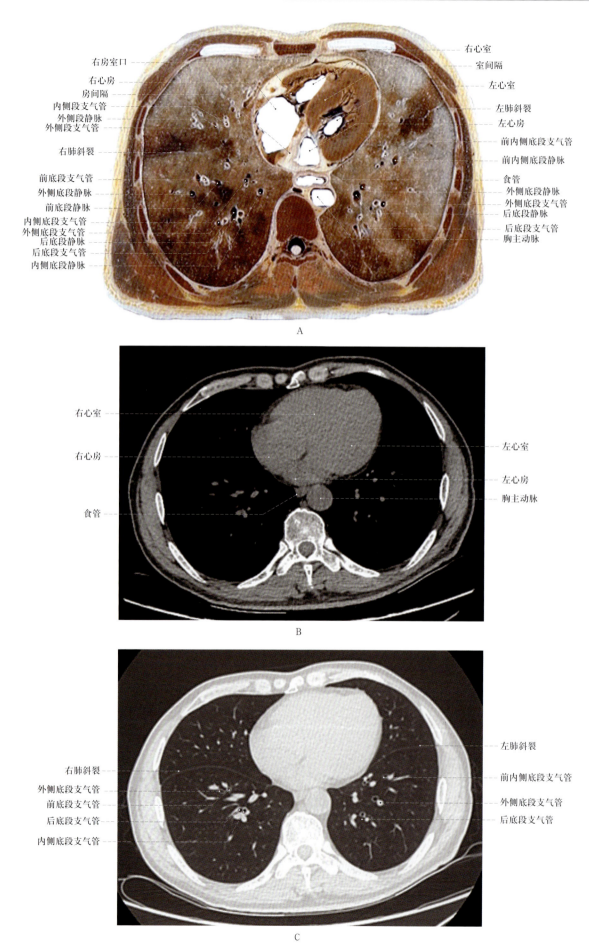

887. A～C. 经右房室口中份的横断层面与 CT 纵隔窗、肺窗

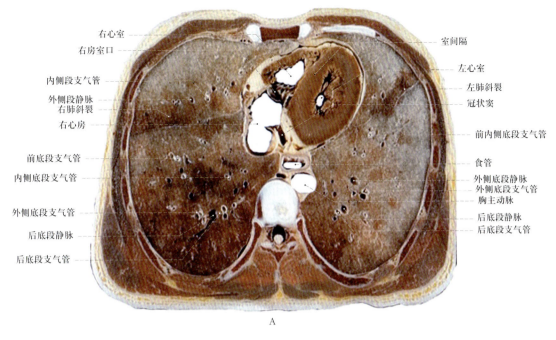

右心室
右房室口
内侧段支气管
外侧段静脉
右肺斜裂
右心房
前底段支气管
内侧底段支气管
外侧底段支气管
后底段静脉
后底段支气管

室间隔
左心室
左肺斜裂
冠状窦
前内侧底段支气管
食管
外侧底段静脉
外侧底段支气管
胸主动脉
后底段静脉
后底段支气管

A

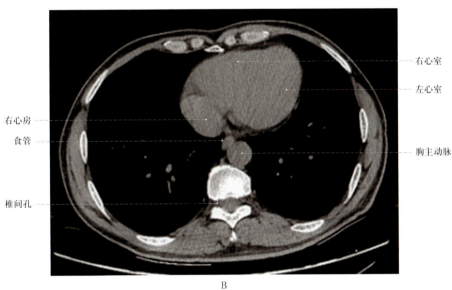

右心房
食管
椎间孔

右心室
左心室
胸主动脉

B

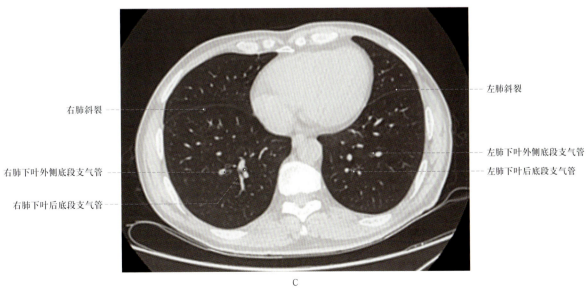

右肺斜裂
右肺下叶外侧底段支气管
右肺下叶后底段支气管

左肺斜裂
左肺下叶外侧底段支气管
左肺下叶后底段支气管

C

888.A～C.经右房室口下份的横断层面与CT 纵隔窗、肺窗

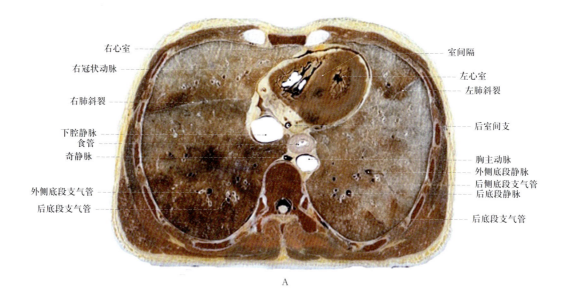

右心室 —— 室间隔
右冠状动脉 —— 左心室
—— 左肺斜裂
右肺斜裂 ——
—— 后室间支
下腔静脉 ——
食管 —— —— 胸主动脉
奇静脉 —— —— 外侧底段静脉
—— 后侧底段支气管
—— 后底段静脉
外侧底段支气管 ——
后底段支气管 —— —— 后底段支气管

A

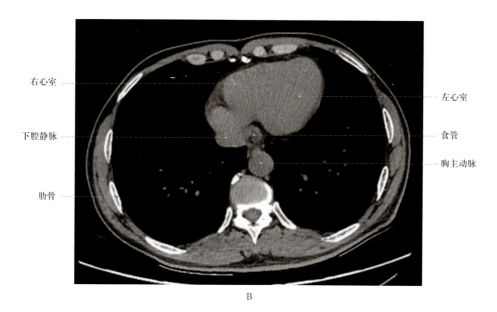

右心室 ——
—— 左心室
下腔静脉 —— —— 食管
—— 胸主动脉
肋骨 ——

B

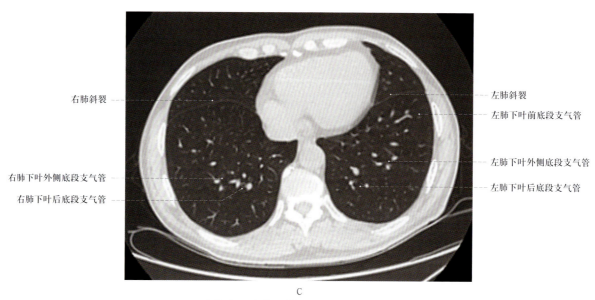

右肺斜裂 —— —— 左肺斜裂
—— 左肺下叶前底段支气管

—— 左肺下叶外侧底段支气管
右肺下叶外侧底段支气管 ——
—— 左肺下叶后底段支气管
右肺下叶后底段支气管 ——

C

889.A～C.经胸段下腔静脉的横断层面与CT　纵隔窗、肺窗

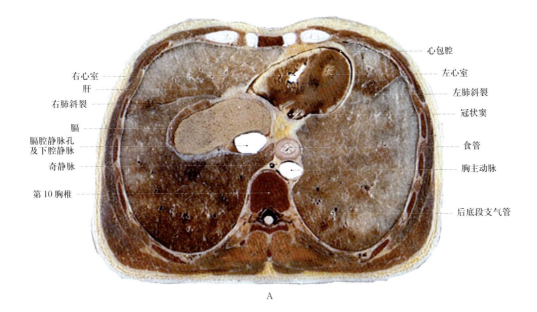

右心室　　心包腔
肝　　左心室
右肺斜裂　　左肺斜裂
膈　　冠状窦
膈腔静脉孔　　食管
及下腔静脉
奇静脉　　胸主动脉
第10胸椎　　后底段支气管

A

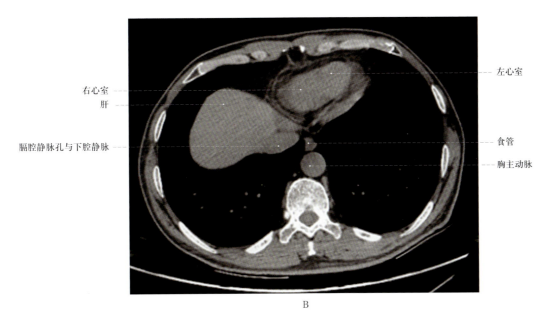

右心室　　左心室
肝
膈腔静脉孔与下腔静脉　　食管
　　胸主动脉

B

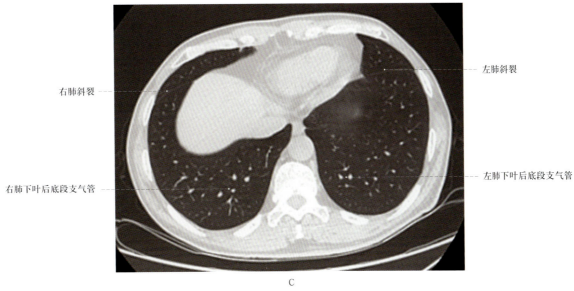

右肺斜裂　　左肺斜裂
右肺下叶后底段支气管　　左肺下叶后底段支气管

C

890.A～C.经膈腔静脉的横断层面与CT　纵隔窗、肺窗

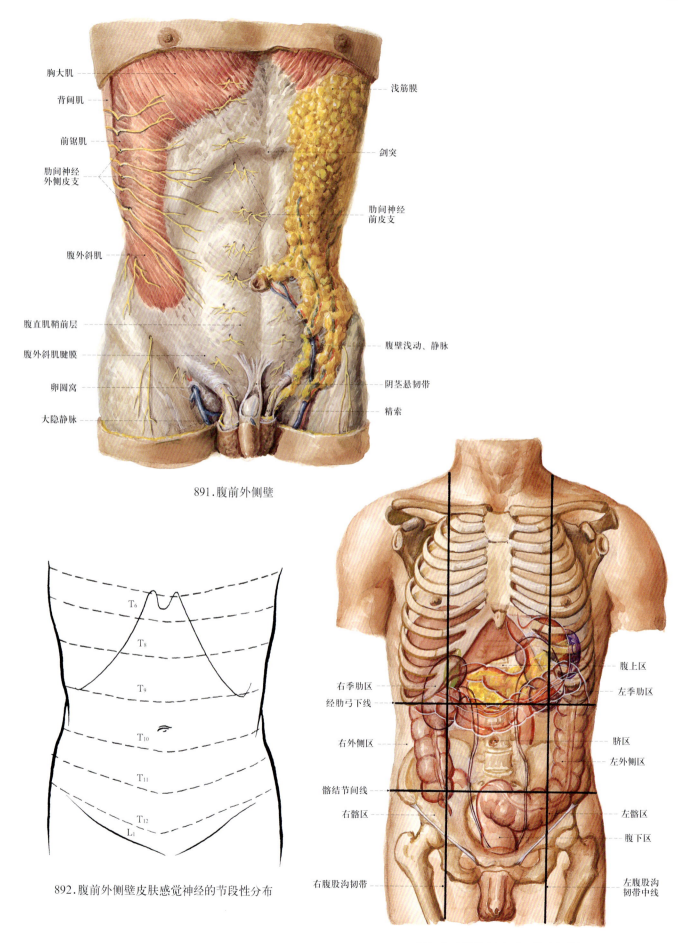

胸大肌
背阔肌
前锯肌
肋间神经
外侧皮支
腹外斜肌
腹直肌鞘前层
腹外斜肌腱膜
卵圆窝
大隐静脉

浅筋膜
剑突
肋间神经
前皮支
腹壁浅动、静脉
阴茎悬韧带
精索

891.腹前外侧壁

T_6
T_8
T_9
T_{10}
T_{11}
T_{12}
L_1

892.腹前外侧壁皮肤感觉神经的节段性分布

右季肋区
经肋弓下线
右外侧区
髂结节间线
右髂区
右腹股沟韧带

腹上区
左季肋区
脐区
左外侧区
左髂区
腹下区
左腹股沟
韧带中线

893.九分法腹部分区及器官投影

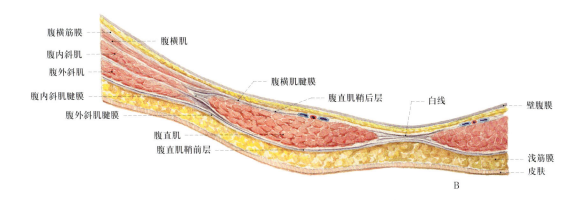

腹外斜肌　膈　腹横筋膜　壁腹膜　腹膜下筋膜
肋软骨　胸骨
腹直肌　浅筋膜
腹直肌鞘前层　皮肤

A

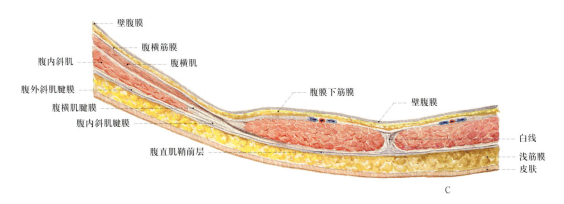

腹横筋膜　腹横肌
腹内斜肌
腹外斜肌　腹横肌腱膜
腹内斜肌腱膜　腹直肌鞘后层　白线　壁腹膜
腹外斜肌腱膜
腹直肌　浅筋膜
腹直肌鞘前层　皮肤

B

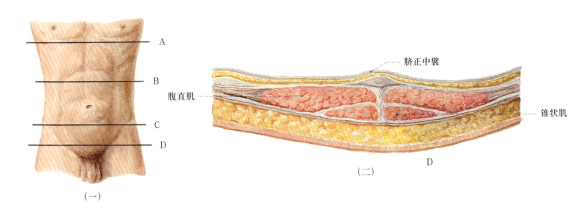

壁腹膜
腹横筋膜
腹内斜肌　腹横肌
腹外斜肌腱膜　腹膜下筋膜　壁腹膜
腹横肌腱膜
腹内斜肌腱膜　白线
腹直肌鞘前层　浅筋膜
皮肤

C

脐正中襞
腹直肌
锥状肌

A
B
C
D

（一）　　　　　（二）

D

894.腹壁层次观

（一）切线（A～D）　　（二）对应切面（A～D）

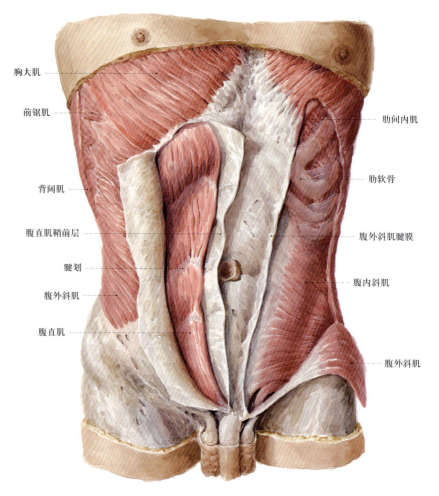

胸大肌

前锯肌

背阔肌

腹直肌鞘前层

腱划

腹外斜肌

腹直肌

肋间内肌

肋软骨

腹外斜肌腱膜

腹内斜肌

腹外斜肌

895.腹前外侧壁的肌肉

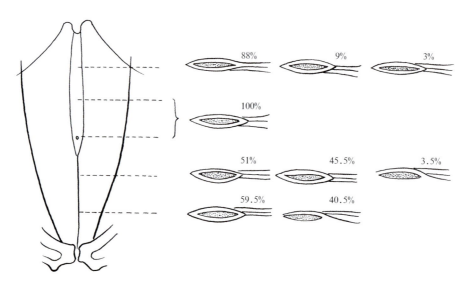

896.腹直肌及腹直肌鞘

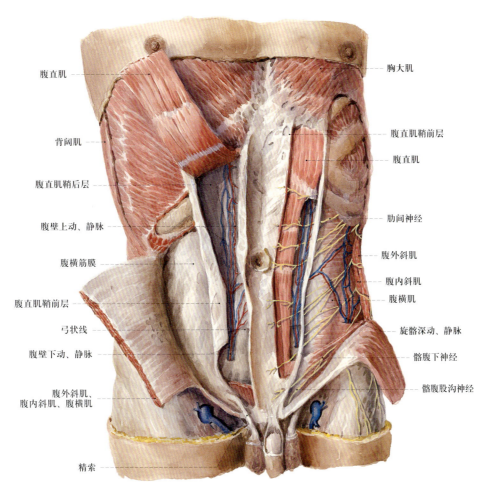

腹直肌

背阔肌

腹直肌鞘后层

腹壁上动、静脉

腹横筋膜

腹直肌鞘前层

弓状线

腹壁下动、静脉

腹外斜肌、
腹内斜肌、腹横肌

精索

胸大肌

腹直肌鞘前层

腹直肌

肋间神经

腹外斜肌

腹内斜肌

腹横肌

旋髂深动、静脉

髂腹下神经

髂腹股沟神经

897.腹前外侧壁深层的神经、血管

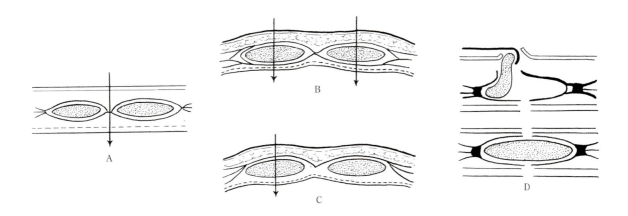

898.腹部切口（1）

A.上腹正中切口　B.上腹部经腹直肌切口　C.下腹部经腹直肌切口（没有腹直肌稍后层）　D.旁正中切口

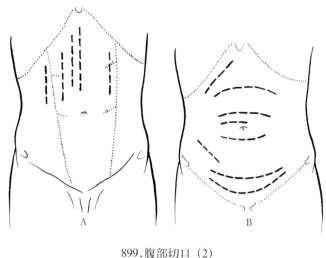

899.腹部切口（2）

A.腹部纵切口　B.腹部横切口和斜切口

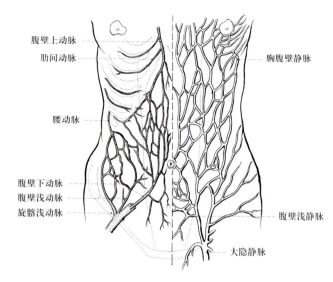

腹壁上动脉
肋间动脉
腰动脉
腹壁下动脉
腹壁浅动脉
旋髂浅动脉

胸腹壁静脉
腹壁浅静脉
大隐静脉

900.腹前外侧壁的血管

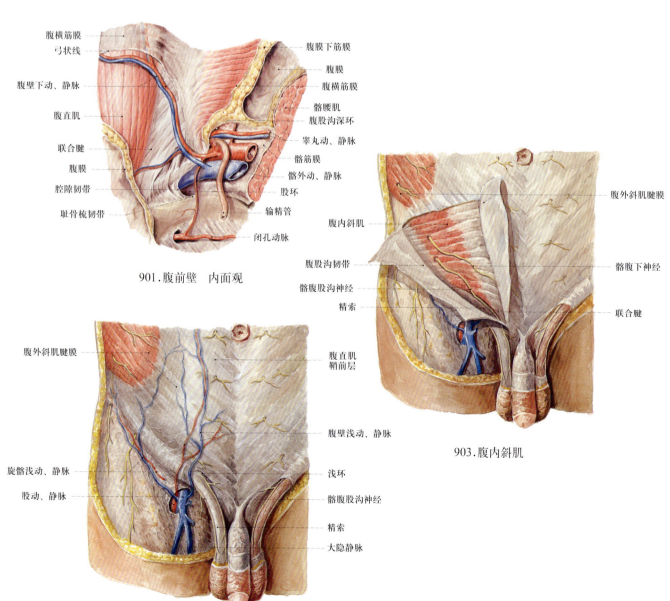

腹横筋膜
弓状线
腹壁下动、静脉
腹直肌
联合腱
腹膜
腔隙韧带
耻骨梳韧带

腹膜下筋膜
腹膜
腹横筋膜
髂腰肌
腹股沟深环
睾丸动、静脉
髂筋膜
髂外动、静脉
股环
输精管
闭孔动脉

901.腹前壁　内面观

腹内斜肌
腹股沟韧带
髂腹股沟神经
精索

腹外斜肌腱膜
髂腹下神经
联合腱

903.腹内斜肌

腹外斜肌腱膜
旋髂浅动、静脉
股动、静脉

腹直肌鞘前层
腹壁浅动、静脉
浅环
髂腹股沟神经
精索
大隐静脉

902.腹外斜肌

旁髂深动、静脉

腹横筋

深环

精索

腹外斜肌腱膜

腹内斜肌

腹横肌

联合腱

904.腹横肌

腹外斜肌腱膜

腹内斜肌

腹壁下动、静脉

深环

精索

腹外斜肌腱膜

腹内斜肌

腹横肌

髂外静脉

腔隙韧带

提睾肌

905.腹横筋膜

腹股沟韧带

髂腰肌

股神经

髂耻骨韧带

耻骨梳韧带

髂臼

股动脉

股静脉

股环

耻骨肌

906.肌腔隙及血管腔隙

腹壁下动脉

输精管

髂血管

闭孔动脉

耻骨

腔隙韧带

股环

闭孔神经和静脉

闭孔内肌

907.异常闭孔动脉

腹横肌

股外侧皮神经

旋髂深动脉

腹横筋膜

深环

髂肌

髂外动脉、静脉

股神经

腰大肌

闭膜管

弓状线

腹壁下动脉

腹内斜肌

腹外斜肌腱膜

精索及被膜

腹股沟镰

腹股沟韧带

耻骨支

陷窝韧带

耻骨梳韧带

股管（脂肪充盈）

闭孔动脉耻骨支

闭孔筋膜

908.腹股沟区 内面观

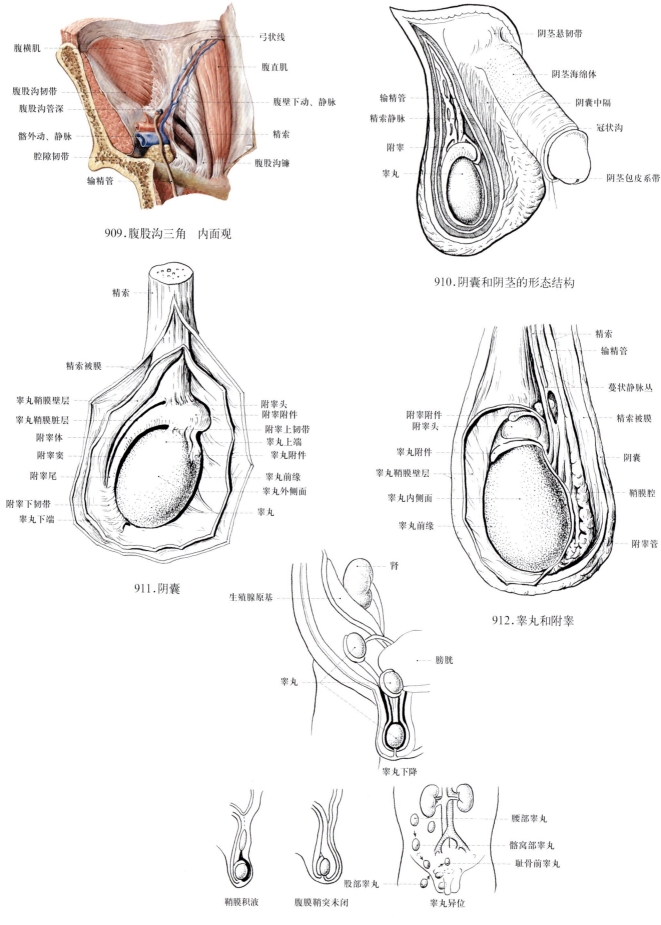

腹横肌
腹股沟韧带
腹股沟管深
髂外动、静脉
腔隙韧带
输精管
弓状线
腹直肌
腹壁下动、静脉
精索
腹股沟镰

909.腹股沟三角　内面观

阴茎悬韧带
阴茎海绵体
阴囊中隔
冠状沟
阴茎包皮系带
输精管
精索静脉
附睾
睾丸

910.阴囊和阴茎的形态结构

精索
精索被膜
睾丸鞘膜壁层
睾丸鞘膜脏层
附睾体
附睾窦
附睾尾
附睾下韧带
睾丸下端
附睾头、附睾附件
附睾上韧带
睾丸上端
睾丸附件
睾丸前缘
睾丸外侧面
睾丸

911.阴囊

精索
输精管
蔓状静脉丛
精索被膜
阴囊
鞘膜腔
附睾管
附睾附件、附睾头
睾丸附件
睾丸鞘膜壁层
睾丸内侧面
睾丸前缘

912.睾丸和附睾

肾
生殖腺原基
膀胱
睾丸
睾丸下降

鞘膜积液
腹膜鞘突未闭
股部睾丸
睾丸异位
腰部睾丸
髂窝部睾丸
耻骨前睾丸

913.睾丸下降与腹膜鞘突

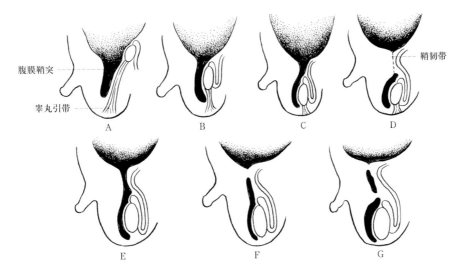

腹膜鞘突

鞘韧带

睾丸引带

A　　B　　C　　D

E　　F　　G

914.A～G.睾丸下降和先天性鞘膜异常

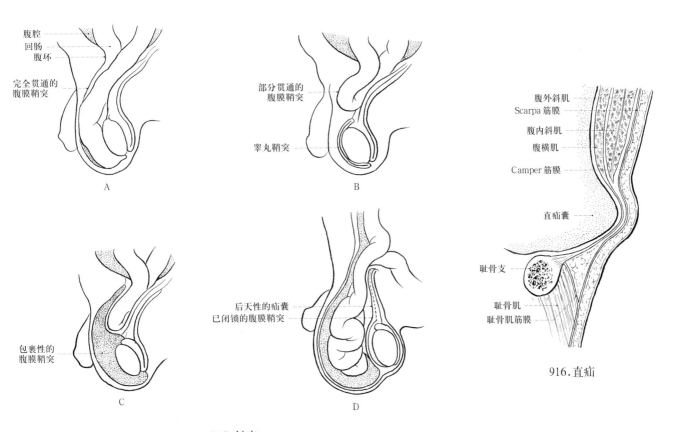

腹腔
回肠
腹环

完全贯通的
腹膜鞘突

A

部分贯通的
腹膜鞘突

睾丸鞘突

B

包裹性的
腹膜鞘突

C

后天性的疝囊
已闭锁的腹膜鞘突

D

腹外斜肌
Scarpa 筋膜

腹内斜肌

腹横肌

Camper 筋膜

直疝囊

耻骨支

耻骨肌
耻骨肌筋膜

916.直疝

915.斜疝

A.先天性睾丸疝　B.先天性精索疝　C.先天性包囊性疝　D.后天性斜疝

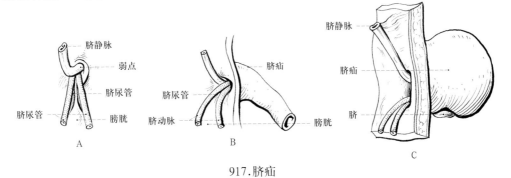

脐静脉

弱点

脐尿管

脐尿管

膀胱

A

脐尿管

脐动脉

脐疝

膀胱

B

脐静脉

脐疝

脐疝

脐

C

917.脐疝

A.脐的上右方为通常的弱点所在　B.新生婴儿小型脐疝的外观,疝块常在脐动脉的上右方　C.大型脐疝,脐常在疝块的下方

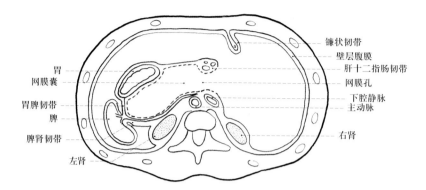

胃
网膜囊

胃脾韧带
脾

脾肾韧带

左肾

镰状韧带
壁层腹膜
肝十二指肠韧带
网膜孔
下腔静脉
主动脉

右肾

918.通过网膜孔的腹部横切面　示腹膜返折

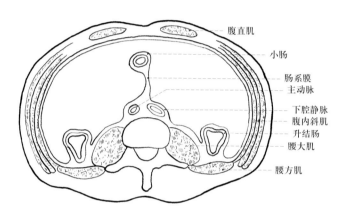

腹直肌

小肠

肠系膜
主动脉

下腔静脉
腹内斜肌
升结肠
腰大肌

腰方肌

919.下腹部横切面　示腹膜返折

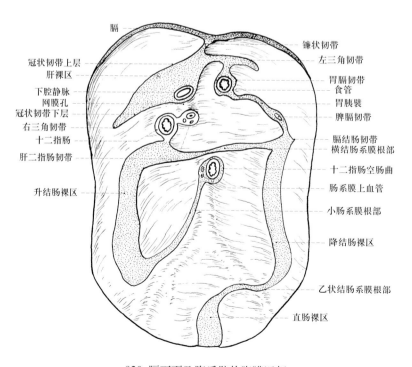

膈

冠状韧带上层
肝裸区

下腔静脉
网膜孔
冠状韧带下层
右三角韧带
十二指肠
肝二指肠韧带

升结肠裸区

镰状韧带
左三角韧带

胃膈韧带
食管
胃胰襞
脾膈韧带

膈结肠韧带
横结肠系膜根部

十二指肠空肠曲

肠系膜上血管

小肠系膜根部

降结肠裸区

乙状结肠系膜根部

直肠裸区

920.膈下面及腹后壁的腹膜返折

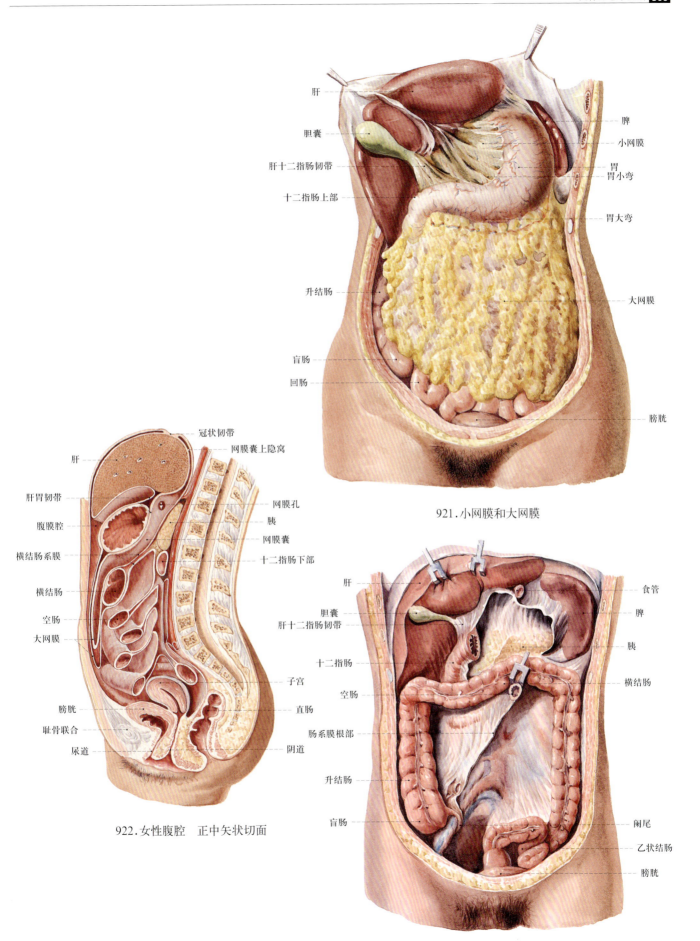

肝

胆囊

肝十二指肠韧带

十二指肠上部

升结肠

盲肠

回肠

脾

小网膜

胃

胃小弯

胃大弯

大网膜

膀胱

921.小网膜和大网膜

冠状韧带

网膜囊上隐窝

肝

肝胃韧带

腹膜腔

横结肠系膜

横结肠

空肠

大网膜

膀胱

耻骨联合

尿道

网膜孔

胰

网膜囊

十二指肠下部

子宫

直肠

阴道

922.女性腹腔 正中矢状切面

肝

胆囊

肝十二指肠韧带

十二指肠

空肠

肠系膜根部

升结肠

盲肠

食管

脾

胰

横结肠

阑尾

乙状结肠

膀胱

923.腹内系膜

肝静脉
下腔静脉
右肾上腺
右肾
胰头
十二指肠降部
肠系膜根
升结肠区
直肠
子宫

食管
网膜囊上隐窝
左肾
胰尾
横结肠系膜根部
十二指肠空肠曲
降结肠区
输尿管
乙状结肠系膜根
膀胱

924.腹后壁腹膜的配布　示系膜根部

黏膜
肌层
外膜
膈上筋膜
膈下筋膜
膈食管韧带
上叶
下叶
食管－胃脂肪垫
食管－胃括约肌

胸膜
膈上筋膜
膈
膈上筋膜
腹膜
鳞状－柱状黏膜连接
食管－胃括约肌

925.食管腹部的结构

黏膜下层

上皮
固有层
黏膜肌层
食管腺

926.食管微细结构

食管
胃小弯
幽门
角切迹
幽门部
十二指肠

胃底
纵层
斜纤维
胃体
胃大弯
环层

927.胃的形态

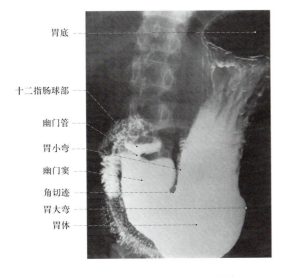

胃底

十二指肠球部

幽门管

胃小弯

幽门窦

角切迹

胃大弯

胃体

928.胃前后位　X线片

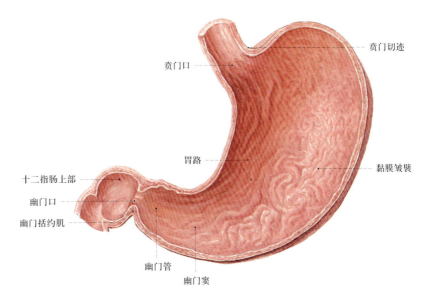

贲门切迹

贲门口

胃路

黏膜皱襞

十二指肠上部

幽门口

幽门括约肌

幽门管

幽门窦

929.胃腔的结构

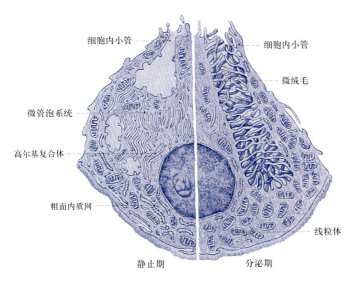

细胞内小管

细胞内小管

微绒毛

微管泡系统

高尔基复合体

粗面内质网

线粒体

静止期

分泌期

930.壁细胞超微结构

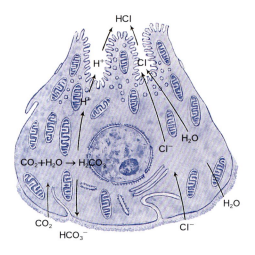

931.壁细胞合成盐酸 示意图

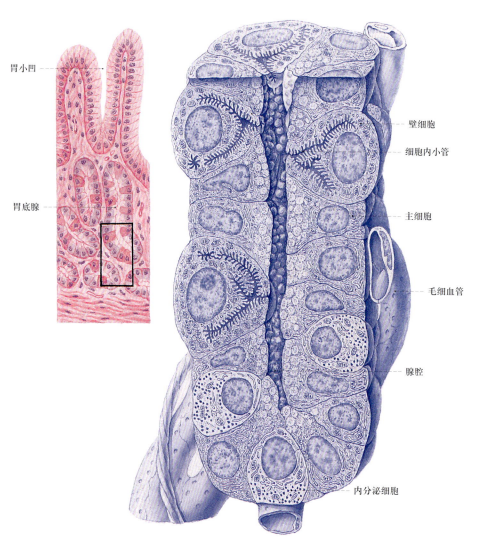

932.胃底腺超微结构 立体图

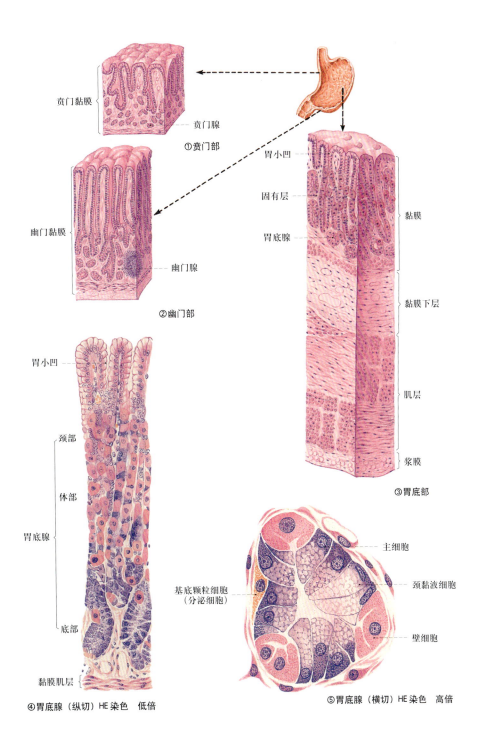

贲门黏膜

贲门腺

①贲门部

幽门黏膜

幽门腺

②幽门部

胃小凹

固有层

胃底腺

黏膜

黏膜下层

肌层

浆膜

③胃底部

胃小凹

颈部

体部

胃底腺

底部

黏膜肌层

④胃底腺（纵切）HE 染色　低倍

基底颗粒细胞
（分泌细胞）

主细胞

颈黏液细胞

壁细胞

⑤胃底腺（横切）HE 染色　高倍

933.胃微细结构

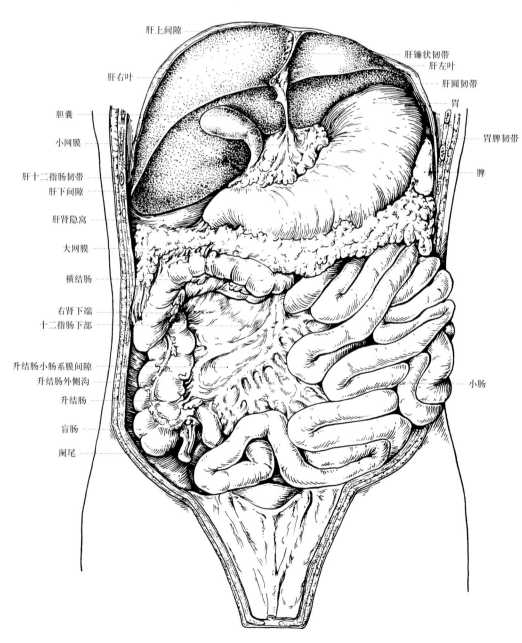

镰状韧带
肝圆韧带
肝右叶
胃胰襞
胆囊
十二指肠上部
右肾
幽门
结肠右曲
升结肠

肝左叶
贲门
左肾上腺
脾
左肾
胰尾
胰体
横结肠
横结肠系膜
小肠系膜（断面）

934.胃床

肝上间隙
肝右叶
胆囊
小网膜
肝十二指肠韧带
肝下间隙
肝肾隐窝
大网膜
横结肠
右肾下端
十二指肠下部
升结肠小肠系膜间隙
升结肠外侧沟
升结肠
盲肠
阑尾

肝镰状韧带
肝左叶
肝圆韧带
胃
胃脾韧带
脾
小肠

935.小网膜和大网膜

肝

胆囊

肝十二指肠韧带

十二指肠上部

幽门

右肾

肝胃韧带
胃胰襞
脾
胰
胃小弯

936.网膜囊（1）

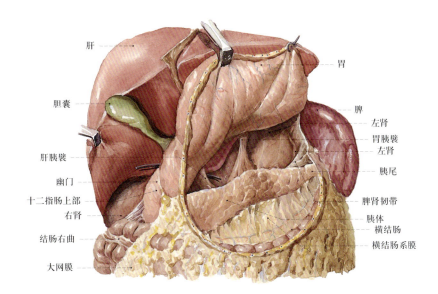

肝

胆囊

肝胰襞

幽门

十二指肠上部

右肾

结肠右曲

大网膜

胃

脾
左肾
胃胰襞
左肾
胰尾
脾肾韧带
胰体
横结肠
横结肠系膜

937.网膜囊（2）

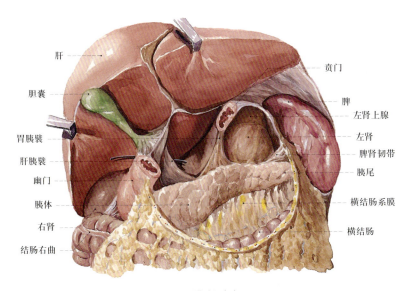

肝

胆囊

胃胰襞

肝胰襞

幽门

胰体

右肾

结肠右曲

贲门

脾
左肾上腺
左肾
脾肾韧带
胰尾
横结肠系膜
横结肠

938.网膜囊（3）

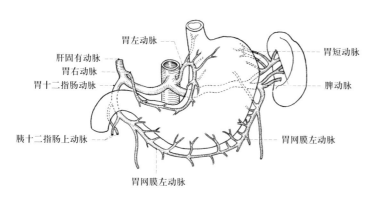

胃左动脉
肝固有动脉
胃右动脉
胃十二指肠动脉
胃短动脉
脾动脉
胰十二指肠上动脉
胃网膜左动脉
胃网膜左动脉

939.胃的动脉

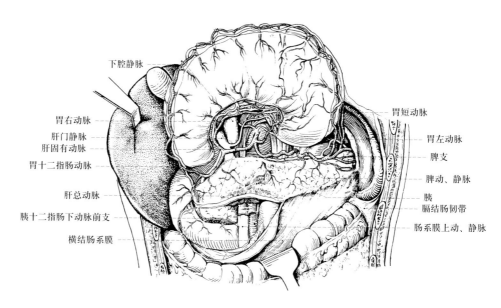

下腔静脉
胃右动脉
肝门静脉
肝固有动脉
胃十二指肠动脉
肝总动脉
胰十二指肠下动脉前支
横结肠系膜
胃短动脉
胃左动脉
脾支
脾动、静脉
胰
膈结肠韧带
肠系膜上动、静脉

940.胃的血管

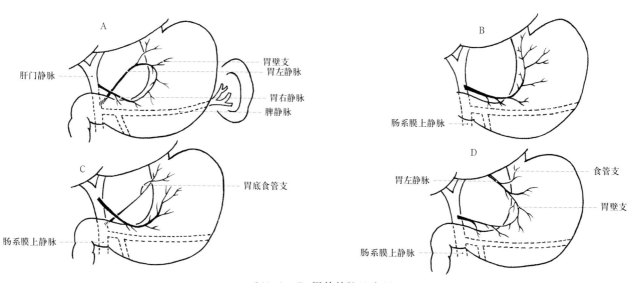

A
肝门静脉
胃壁支
胃左静脉
胃右静脉
脾静脉

B
肠系膜上静脉

C
胃底食管支
肠系膜上静脉

D
胃左静脉
食管支
胃壁支
肠系膜上静脉

941.A~D.胃的静脉及变异

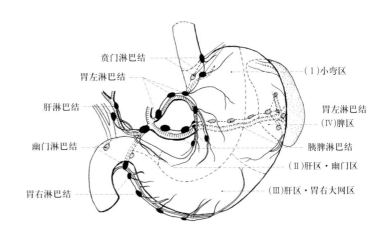

胃网膜左淋巴结

胃网膜右淋巴结

腹腔淋巴结
脾淋巴结
胰上淋巴结

幽门下淋巴结

肠系膜上淋巴结

942.胃的淋巴（后面观）

贲门淋巴结

胃左淋巴结

肝淋巴结

幽门淋巴结

胃右淋巴结

（Ⅰ）小弯区

胃左淋巴结
（Ⅳ）脾区

胰脾淋巴结

（Ⅱ）肝区·幽门区

（Ⅲ）肝区·胃右大网区

943.胃淋巴结分组

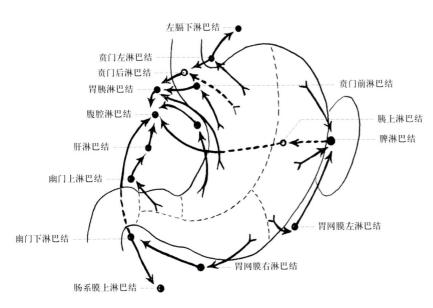

左膈下淋巴结

贲门左淋巴结
贲门后淋巴结
胃胰淋巴结

腹腔淋巴结

肝淋巴结

幽门上淋巴结

幽门下淋巴结

肠系膜上淋巴结

贲门前淋巴结

胰上淋巴结
脾淋巴结

胃网膜左淋巴结

胃网膜右淋巴结

944.胃的淋巴回流

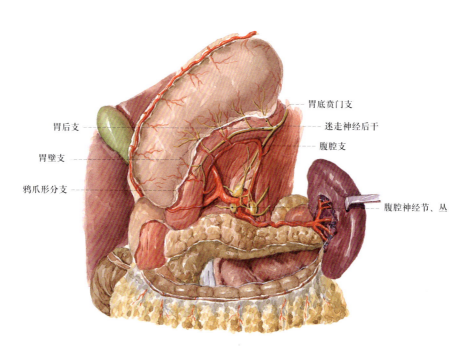

945.腹腔器官淋巴结

①贲门右淋巴结　②贲门左淋巴结　③贲门后淋巴结　④胃上淋巴结　⑤胃下右淋巴结　⑥幽门上淋巴结　⑦幽门下淋巴结　⑧沿胃十二指肠静脉分布的淋巴结　⑨腹腔上左淋巴结　⑩腹腔上右淋巴结　⑪幽门后淋巴结　⑫腹腔上左淋巴结　⑬腹腔上右淋巴结　⑭腹腔右淋巴结　⑮腹腔左淋巴结　⑯胃下左淋巴结　⑰脾淋巴结　⑱胰上淋巴结　⑲胃后淋巴结　⑳胆管旁淋巴结　㉑胆囊旁淋巴结　㉒肝淋巴结　㉓韧带后淋巴结　㉔胰后十二指肠淋巴结　㉕沿肠系膜上动脉根部淋巴结　㉖胰十二指肠前下淋巴结　㉗胰下淋巴结　㉘结肠系膜内淋巴结　㉙主动脉淋巴结(⑨、⑩胃左动脉干淋巴结　⑫、⑬胃左动脉根淋巴结)

胃底贲门支

迷走神经后干

胃后支

腹腔支

胃壁支

鸦爪形分支

腹腔神经节、丛

946.胃的迷走神经

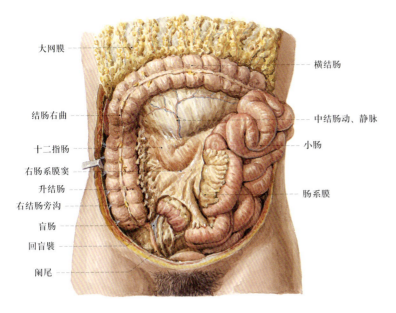

大网膜

结肠右曲

十二指肠

右肠系膜窦

升结肠

右结肠旁沟

盲肠

回盲襞

阑尾

横结肠

中结肠动、静脉

小肠

肠系膜

947.十二指肠和回盲部隐窝

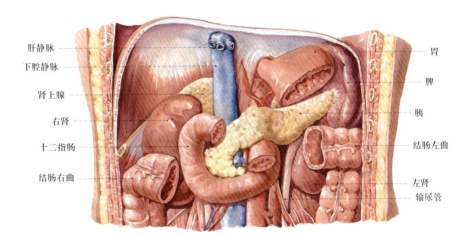

肝静脉

下腔静脉

肾上腺

右肾

十二指肠

结肠右曲

胃

脾

胰

结肠左曲

左肾

输尿管

948.十二指肠的形态

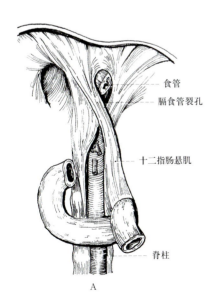

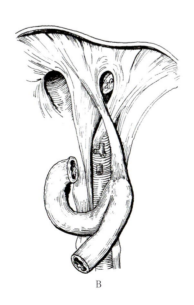

食管

膈食管裂孔

十二指肠悬肌

脊柱

A

B

949.十二指肠悬肌

A.长的十二指肠悬肌　B.短的十二指肠悬肌

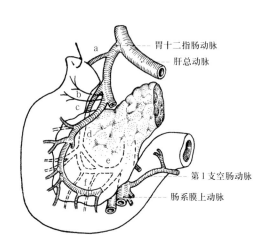

950.十二指肠动脉

a.十二指肠上支动脉　b.十二指肠第一段的后支与返支　c、d.胰十二指肠上后、上前动脉　e、f.胰十二指肠下后、下前动脉

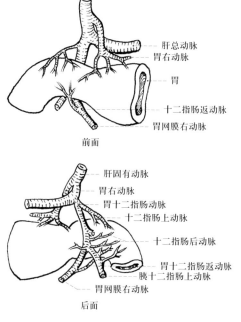

951.十二指肠上动脉与十二指肠后动脉

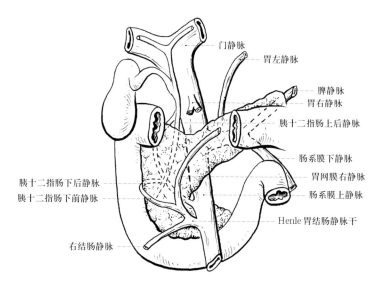

952.十二指肠静脉

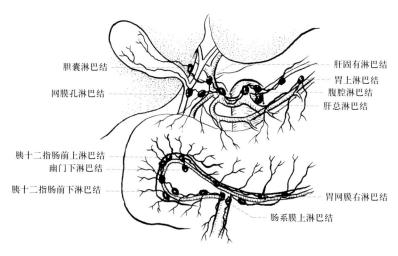

953.十二指肠及胆囊的淋巴管和淋巴结

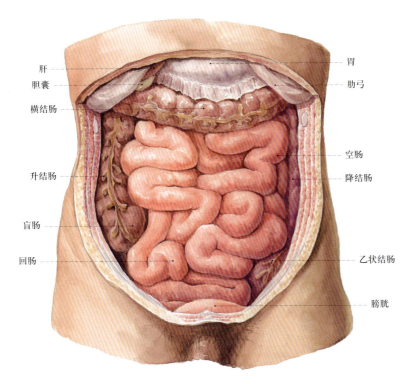

肝
胆囊
横结肠
升结肠
盲肠
回肠

胃
肋弓
空肠
降结肠
乙状结肠
膀胱

954.空肠和回肠

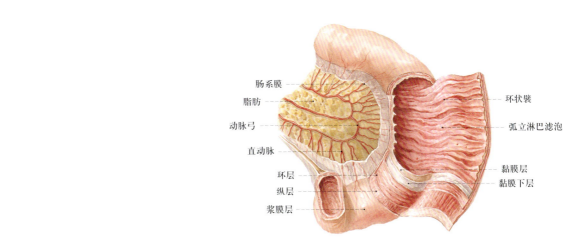

肠系膜
脂肪
动脉弓
直动脉
环层
纵层
浆膜层

环状襞
弧立淋巴滤泡
黏膜层
黏膜下层

955.空肠

肠系膜
脂肪
动脉弓
直动脉
纵层
浆膜层

集合淋巴滤泡
黏膜层
黏膜下层
环层

956.回肠

空肠
横结肠
小肠系膜
回肠
小肠系膜
系膜三角

957.肠系膜

腹主动脉
膈肌主动脉裂孔
腹腔动脉
胰
肠系膜上动脉
1
肾动脉
十二指肠
2
横结肠
腹主动脉
肠系膜下动脉
3
小肠
4
髂总动脉
5
乙状结肠
骶中动脉
直肠

958.肠系膜上动脉与肠系膜下动脉（1）

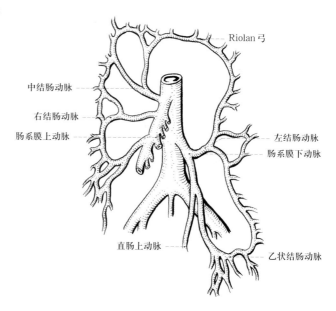

Riolan 弓
中结肠动脉
右结肠动脉
肠系膜上动脉
左结肠动脉
肠系膜下动脉
直肠上动脉
乙状结肠动脉

959.肠系膜上动脉与肠系膜下动脉（2）

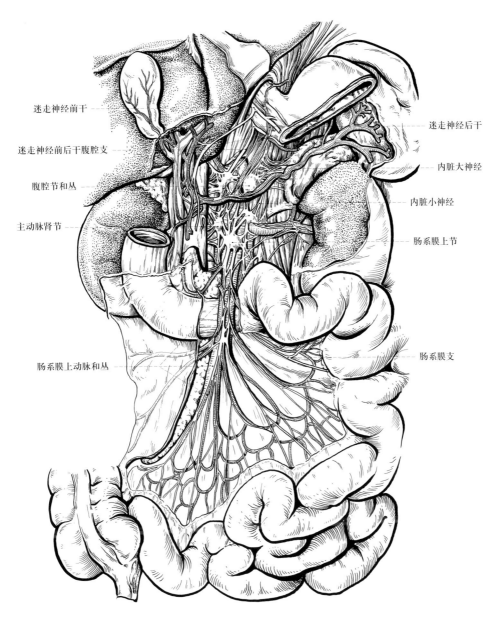

迷走神经前干

迷走神经前后干腹腔支

腹腔节和丛

主动脉肾节

肠系膜上动脉和丛

迷走神经后干

内脏大神经

内脏小神经

肠系膜上节

肠系膜支

960.腹腔神经丛

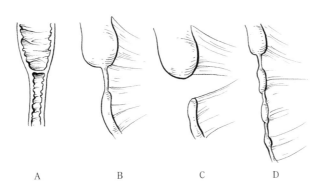

A   B   C   D

961.先天性小肠闭锁

A.肠腔内隔膜 (31.7%) B.闭锁两端呈盲端,其间有纤维索(57.1%) C.两端完全分离 D.多发性闭锁 (11.2%)

梅克尔憩室

962.梅克尔憩室

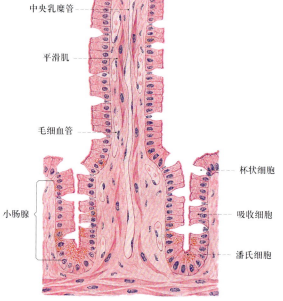

中央乳糜管

平滑肌

毛细血管

小肠腺

杯状细胞

吸收细胞

潘氏细胞

964.肠绒毛和小肠腺

微绒毛

紧密连接

吸收细胞

成纤维细胞

分泌颗粒

微绒毛

杯状细胞

毛细血管

基膜

成纤维细胞

固有层

963.小肠黏膜上皮 立体结构图

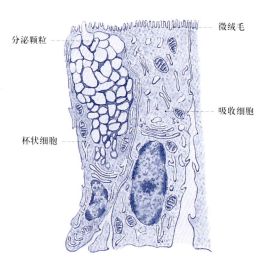

分泌颗粒

微绒毛

吸收细胞

杯状细胞

965.吸收细胞和杯状细胞超微结构

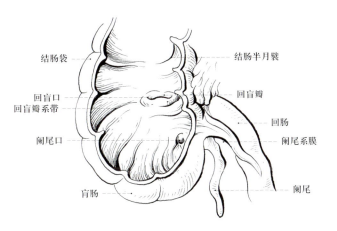

黏膜
- 上皮
- 固有层
- 黏膜肌层
- 黏膜下层

肠绒毛

小肠腺

环形皱襞

肌层
- 内环肌
- 外纵肌

浆膜

966.空肠的纵切面

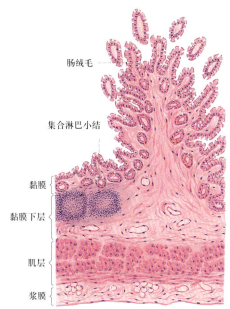

肠绒毛

集合淋巴小结

黏膜

黏膜下层

肌层

浆膜

967.回肠的纵切面

结肠袋

回盲口

回盲瓣系带

阑尾口

盲肠

结肠半月襞

回盲瓣

回肠

阑尾系膜

阑尾

968.回盲部结构（1）

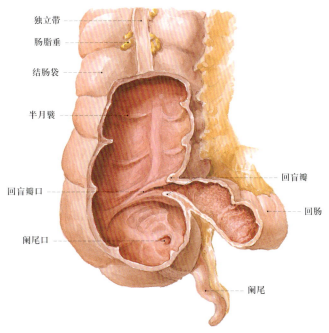

独立带

肠脂垂

结肠袋

半月襞

回盲瓣口

阑尾口

回盲瓣

回肠

阑尾

969.回盲部结构（2）

回盲末段
椎体
椎间盘
升结肠
盲肠
阑尾
小肠

A

B

970.A、B.胃肠造影图像

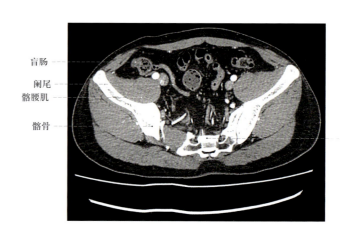

盲肠
阑尾
髂腰肌
髂骨

骶骨

971.阑尾轴位增强CT图像 近骶髂关节平面

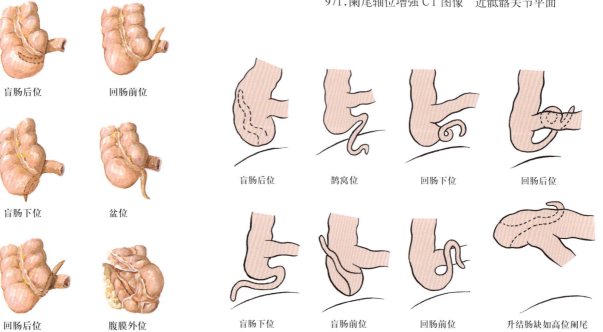

盲肠后位 回肠前位

盲肠下位 盆位

回肠后位 腹膜外位

972.阑尾的位置

盲肠后位 鹊窝位 回肠下位 回肠后位

盲肠下位 盲肠前位 回肠前位 升结肠缺如高位阑尾

973.新生儿阑尾位置类型

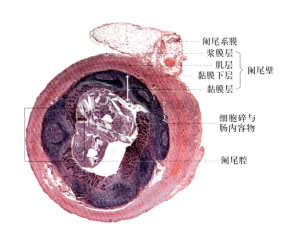

节段型阑尾　　　　　阑尾憩室　　　　　过长阑尾

过粗阑尾　　　　　短小阑尾　　　　　无阑尾

974.阑尾发育异常　年龄解剖

975.阑尾横断面　光镜　HE 染色

阑尾系膜
浆膜层
肌层
黏膜下层 　阑尾壁
黏膜层

细胞碎与肠内容物

阑尾腔

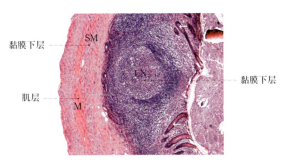

黏膜下层

肌层

SM

LN

M

黏膜下层

976.阑尾淋巴小结　光镜局部放大　HE 染色

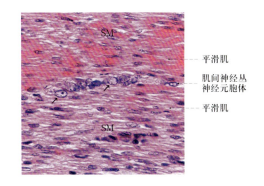

SM

平滑肌

肌间神经丛神经元胞体

平滑肌

SM

977.阑尾的肌间神经丛　光镜　HE 染色

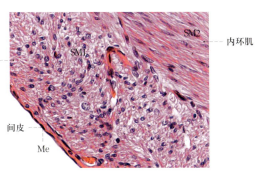

外纵肌

间皮

Me

SM1

SM2

内环肌

978.阑尾肌层和浆膜层　光镜　HE 染色

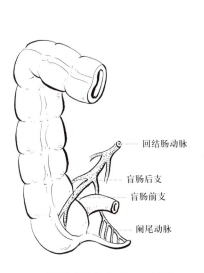

回结肠动脉

盲肠后支
盲肠前支

阑尾动脉

979.阑尾动脉的类型　1 支型

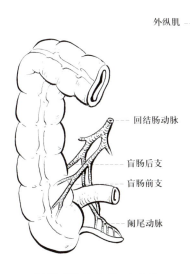

回结肠动脉

盲肠后支
盲肠前支

阑尾动脉

980.阑尾动脉的类型　2 支型

回结肠动脉

结肠支

盲肠前支

回肠支

盲肠后支

阑尾动脉

A

B　　　　　　　C　　　　　　　D　　　　　　　E

F　　　　　　　G　　　　　　　H　　　　　　　I

981.A～I.阑尾动脉的变异

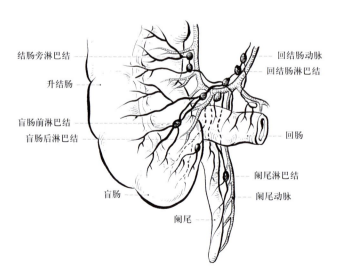

结肠旁淋巴结

升结肠

盲肠前淋巴结

盲肠后淋巴结

盲肠

阑尾

回结肠动脉

回结肠淋巴结

回肠

阑尾淋巴结

阑尾动脉

982.阑尾的淋巴

孤束核

迷走神经

阑尾的其他
感觉纤维

交感神经

回结肠动脉

升结肠

阑尾痛觉纤维

回肠

阑尾动脉

盲肠

阑尾

C₁
C₂
C₃
C₄
C₅
C₆
C₇
C₈
T₁
T₂
T₃
T₄
T₅
T₆
T₇
T₈
T₉
T₁₀
T₁₁
T₁₂
L₁
L₂
L₃
L₄
L₅
S₁
S₂
S₃

983. 阑尾的感觉神经

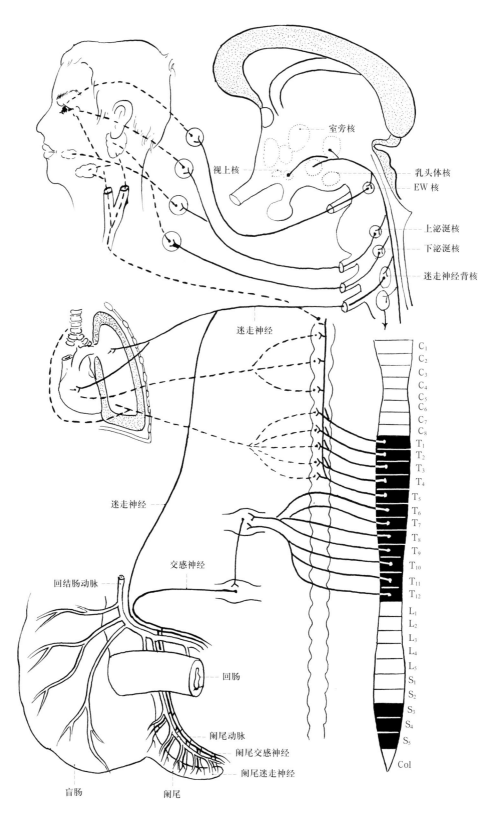

室旁核

视上核

乳头体核

EW 核

上泌涎核

下泌涎核

迷走神经背核

迷走神经

迷走神经

回结肠动脉

交感神经

回肠

阑尾动脉

阑尾交感神经

阑尾迷走神经

盲肠

阑尾

C_1
C_2
C_3
C_4
C_5
C_6
C_7
C_8
T_1
T_2
T_3
T_4
T_5
T_6
T_7
T_8
T_9
T_{10}
T_{11}
T_{12}
L_1
L_2
L_3
L_4
L_5
S_1
S_2
S_3
S_4
S_5
Col

984.阑尾的运动神经

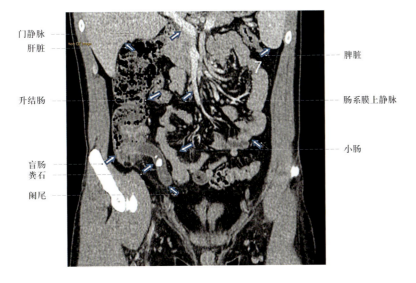

门静脉
肝脏
升结肠
盲肠
粪石
阑尾

脾脏
肠系膜上静脉
小肠

985.急性单纯性阑尾炎　全腹增强静脉期曲面重建图像，冠状位

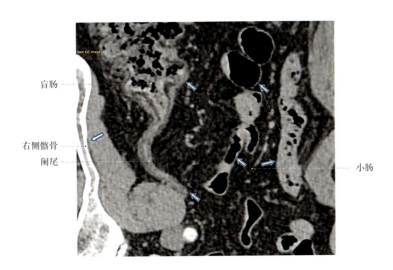

盲肠
右侧髂骨
阑尾

小肠

986.慢性阑尾炎　全腹增强动脉期曲面重建图像，斜冠面

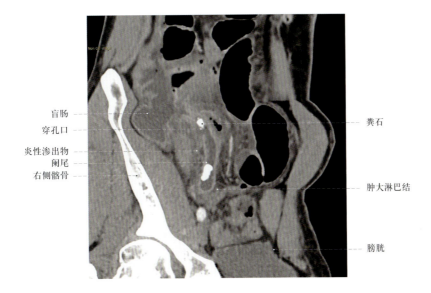

盲肠
穿孔口
炎性渗出物
阑尾
右侧髂骨

粪石

肿大淋巴结

膀胱

987.化脓性阑尾炎，阑尾穿孔　全腹增强动脉期曲面重建图像，斜冠面

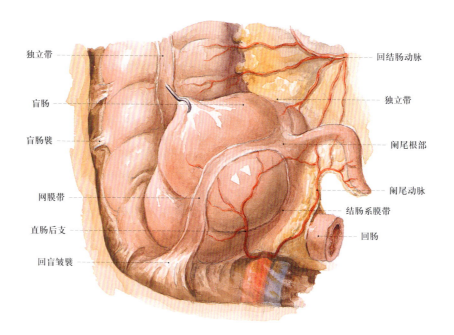

独立带

回结肠动脉

盲肠

独立带

盲肠襞

阑尾根部

网膜带

阑尾动脉

直肠后支

结肠系膜带

回盲皱襞

回肠

988.阑尾根部

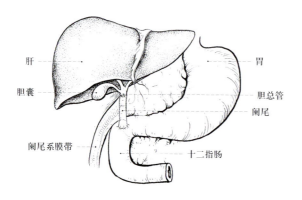

肝

胃

胆囊

胆总管

阑尾

阑尾系膜带

十二指肠

989.移植阑尾代肝外胆道

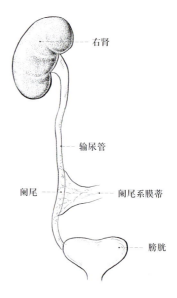

右肾

输尿管

阑尾

阑尾系膜蒂

膀胱

990.移植阑尾代输尿管道

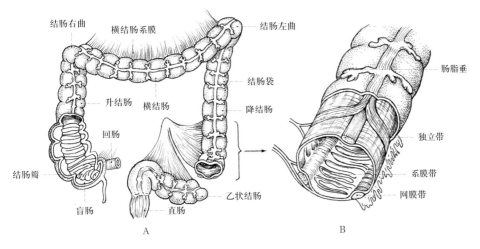

肝

胆囊及胆囊
结肠韧带

右膈结肠韧带

肝结肠韧带

肾结肠韧带

右肾

脾

脾结肠韧带

左膈结肠韧带

胃结肠韧带

左肾

991.结肠左、右曲的毗邻结构和韧带

结肠右曲

横结肠系膜

结肠左曲

升结肠

横结肠

结肠袋

降结肠

回肠

结肠瓣

盲肠

乙状结肠

直肠

肠脂垂

独立带

系膜带

网膜带

A

B

992.A、B.结肠的位置、分部与构造

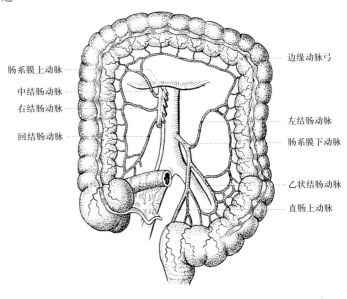

肠系膜上动脉

中结肠动脉

右结肠动脉

回结肠动脉

边缘动脉弓

左结肠动脉

肠系膜下动脉

乙状结肠动脉

直肠上动脉

993.结肠的血管

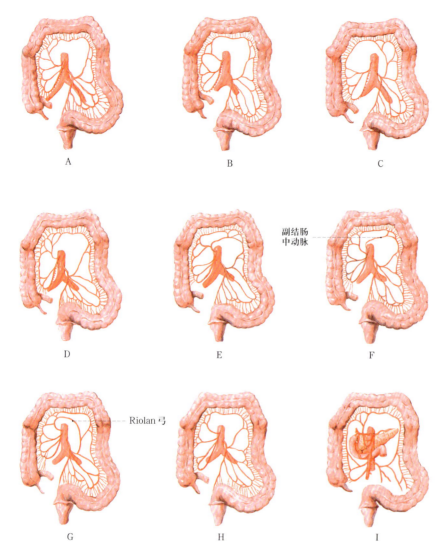

A B C

D E 副结肠中动脉 F

G Riolan 弓 H I

994.结肠动脉的变异

A.右结肠动脉与中结肠动脉发自同干　B.右结肠动脉与回结肠动脉发自同干　C.中结肠动脉缺如　D.右结肠动脉缺如　E.中结肠动脉分支至结肠脾曲　F.副中结肠动脉至结肠脾曲　G.中结肠动脉与左结肠动脉之间的Riolan弓　H.右结肠动脉与回结肠动脉之间的边缘动脉不连续　I.中结肠动脉发自腹腔干

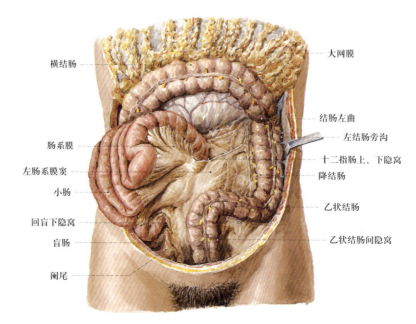

横结肠　　　　　　　　　　　　　　大网膜

结肠左曲

左结肠旁沟

肠系膜　　　　　　　　　　　　　　十二指肠上、下隐窝

左肠系膜窦　　　　　　　　　　　　降结肠

小肠

乙状结肠

回盲下隐窝

盲肠　　　　　　　　　　　　　　　乙状结肠间隐窝

阑尾

995.结肠旁沟和肠系膜窦

结肠袋

独立带

大网膜

中结肠动、静脉及淋巴结

结肠旁淋巴结

结肠右曲

右结肠动、静脉及淋巴结

肠系膜上淋巴结

结肠左曲

肠系膜下淋巴结

肠系膜下动脉

边缘动脉

回结肠动、静脉及淋巴结

左结肠动脉、淋巴结

结肠上淋巴结

盲肠前淋巴结

盲肠

阑尾动脉

阑尾

乙状结肠淋巴结

乙状结肠动、静脉

乙状结肠

996.结肠的血管和淋巴

迷走神经前干和肝支

迷走神经前、后干的腹腔支

腹腔神经节和丛

中结肠动脉和丛

右结肠动脉和丛

回结肠动脉和丛

上腹下丛

左、右腹下神经

右侧下腹下丛

直肠丛

膀胱丛

迷走神经后干

左肾上腺丛

左内脏小神经

左主动脉肾节

左腰交感干

左结肠动脉和丛

肠系膜下节和动脉、丛

乙状结肠动脉和丛

从下腹下丛至乙状结肠、降结肠和脾曲的神经

997.大肠的神经支配

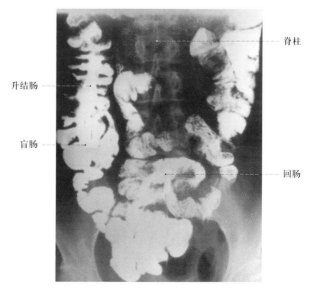

脊柱

升结肠

盲肠

回肠

998.小肠、大肠X线片

食管
十二指肠
升结肠
降结肠
无功能性结肠瓣
直肠

A.正常结肠

食管
十二指肠
降结肠
升结肠
无功能性结肠瓣
直肠

B.无功能性结肠瓣

食管
十二指肠
降结肠
短升结肠有肝曲
直肠

C.短升结肠有肝曲

食管
十二指肠
降结肠
短升结肠
无肝曲
直肠

D.短升结肠无肝曲

食管
十二指肠
巨大升结肠
降结肠
直肠

E.巨大升结肠

食管
十二指肠
肝曲畸形
升结肠
降结肠
直肠

F.肝曲畸形

食管
十二指肠
低位横结肠
升结肠
直肠

G.低位横结肠

食管
十二指肠
升结肠
直肠

H.脾曲弯曲畸形

食管
十二指肠
降结肠
平行变异
升结肠
直肠

I.降结肠平行变异

食管
十二指肠
升结肠
游走乙
状结肠
降结肠
直肠

J.游走乙状结肠

食管
十二指肠
升结肠
短降结肠
无肝曲
直肠

K.短降结肠无肝曲

食管
十二指肠
降结肠扭曲
升结肠
直肠

L.降结肠扭曲

999．A～L.结肠的变异和畸形

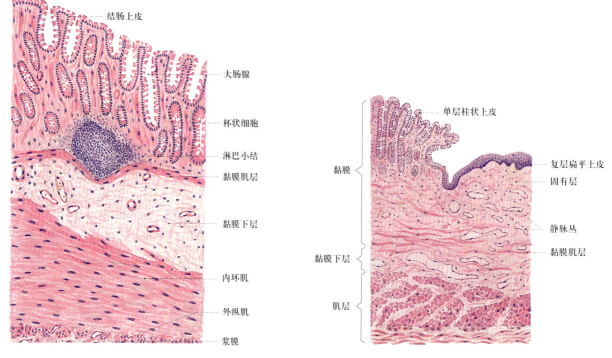

黏膜

黏膜下层

肌层

浆膜

上皮

大肠腺

杯状细胞

固有层

黏膜肌层

环肌

纵肌

1000.大肠　纵切面

结肠上皮

大肠腺

杯状细胞

淋巴小结

黏膜肌层

黏膜下层

内环肌

外纵肌

浆膜

1001.结肠微细结构

单层柱状上皮

复层扁平上皮

固有层

静脉丛

黏膜肌层

黏膜

黏膜下层

肌层

1002.直肠肛门移行部微细结构

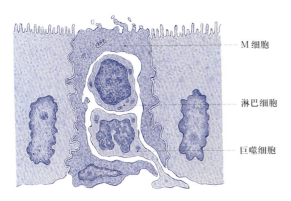

——M 细胞

——淋巴细胞

——巨噬细胞

1003.消化管黏膜上皮内的 M 细胞

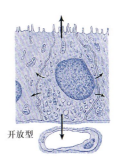

开放型

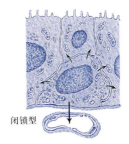

闭锁型

1004.消化管内分泌细胞超微结构

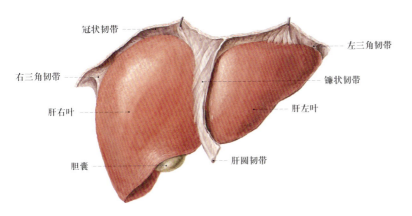

冠状韧带

右三角韧带

肝右叶

胆囊

左三角韧带

镰状韧带

肝左叶

肝圆韧带

1005.肝的韧带（1）

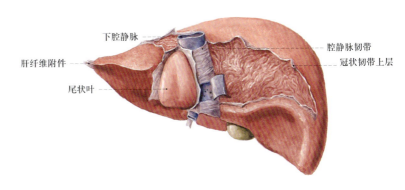

下腔静脉

肝纤维附件

尾状叶

腔静脉韧带

冠状韧带上层

1006.肝的韧带（2）

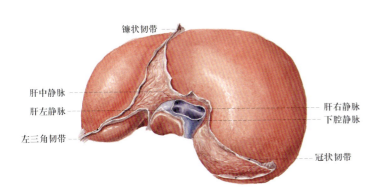

镰状韧带

肝中静脉

肝左静脉

左三角韧带

肝右静脉

下腔静脉

冠状韧带

1007.肝的韧带（3）

胆囊
结肠压迹
十二指肠压迹
肾压迹
下腔静脉
肝圆韧带
胆囊管
胆总管
肝固有动脉
肝门静脉
静脉韧带
肝纤维附件

1008.肝的下面观

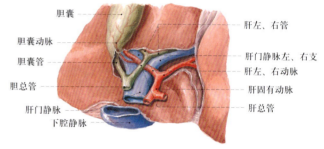

胆囊
胆囊动脉
胆囊管
胆总管
肝门静脉
下腔静脉
肝左、右管
肝门静脉左、右支
肝左、右动脉
肝固有动脉
肝总管

1009.第一肝门及其结构

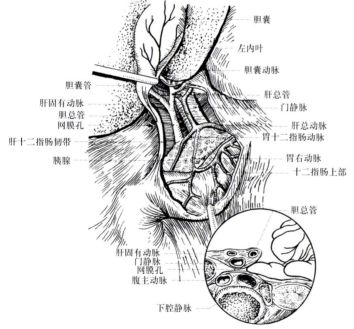

胆囊
左内叶
胆囊动脉
胆囊管
肝固有动脉
胆总管
网膜孔
肝十二指肠韧带
胰腺
肝总管
门静脉
肝总动脉
胃十二指肠动脉
胃右动脉
十二指肠上部
胆总管
肝固有动脉
门静脉
网膜孔
腹主动脉
下腔静脉

1010.肝蒂

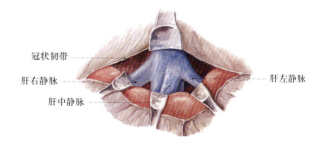

冠状韧带
肝右静脉
肝中静脉
肝左静脉

1011.第二肝门

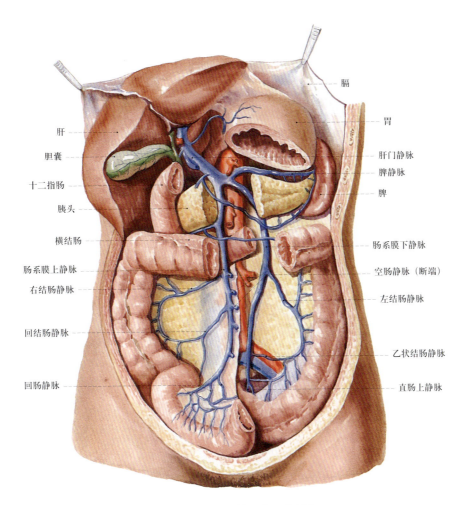

肝

胆囊

十二指肠

胰头

横结肠

肠系膜上静脉

右结肠静脉

回结肠静脉

回肠静脉

膈

胃

肝门静脉

脾静脉

脾

肠系膜下静脉

空肠静脉（断端）

左结肠静脉

乙状结肠静脉

直肠上静脉

1012.肝门静脉的组成及其属支

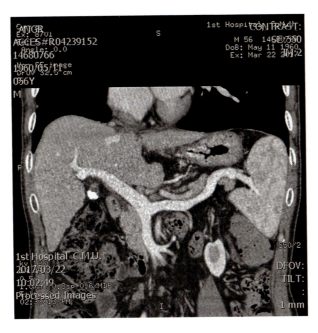

1013.肝门静脉影像图

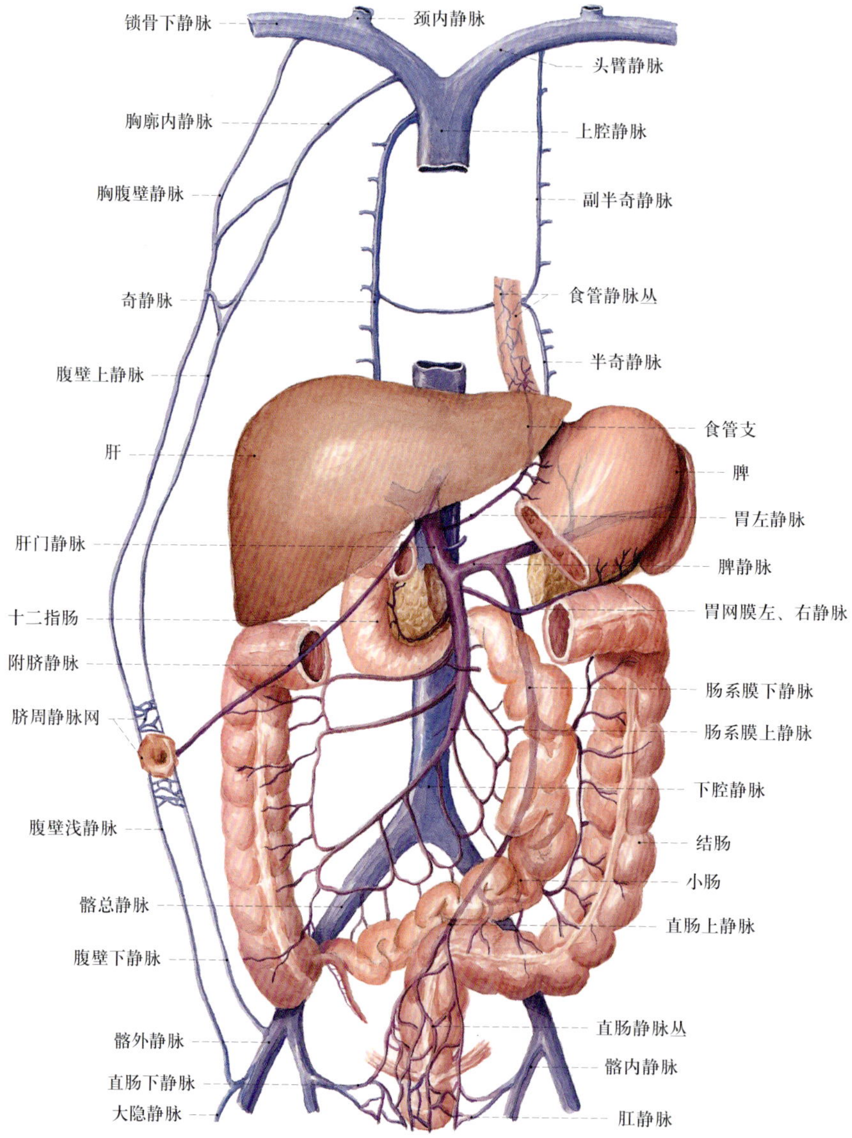

锁骨下静脉
颈内静脉
头臂静脉
上腔静脉
胸廓内静脉
副半奇静脉
胸腹壁静脉
奇静脉
食管静脉丛
半奇静脉
腹壁上静脉
食管支
肝
脾
胃左静脉
肝门静脉
脾静脉
十二指肠
胃网膜左、右静脉
附脐静脉
肠系膜下静脉
脐周静脉网
肠系膜上静脉
下腔静脉
腹壁浅静脉
结肠
小肠
髂总静脉
直肠上静脉
腹壁下静脉
髂外静脉
直肠静脉丛
髂内静脉
直肠下静脉
大隐静脉
肛静脉

1014.肝门静脉和门腔静脉吻合

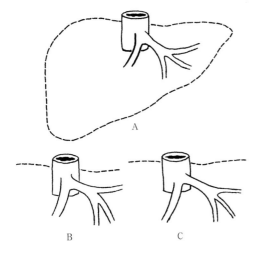

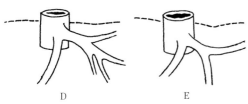

1015.肝左静脉属支及类型

A.52.5%(由上、中支合成)　　B.37.3%(由中、下支合成)
C.3.4%(由上、中、下支合成)　　D.3.4%(由两中支合成)
E.3.4%(由右、中支合成)

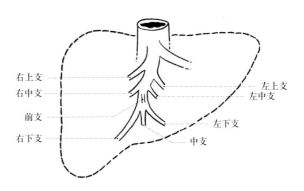

1016.肝中静脉属支及类型

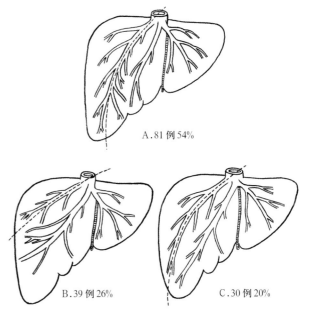

1017.肝右静脉属支及类型

A.右大型　B.右小型　C.等大型(即肝右、中静脉皆起源
于肝右下角),虚线表示肝右静脉在膈面的投影

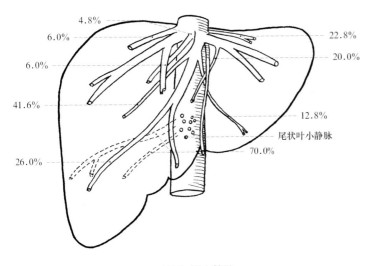

1018.肝小静脉

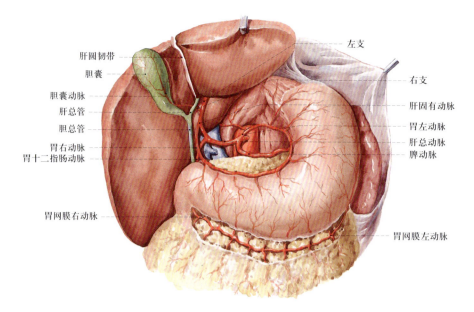

肝圆韧带
胆囊
胆囊动脉
肝总管
胆总管
胃右动脉
胃十二指肠动脉
胃网膜右动脉

左支
右支
肝固有动脉
胃左动脉
肝总动脉
脾动脉
胃网膜左动脉

1019.腹腔干及其分支（1）

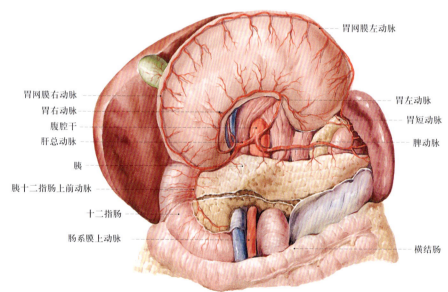

胃网膜右动脉
胃右动脉
腹腔干
肝总动脉
胰
胰十二指肠上前动脉
十二指肠
肠系膜上动脉

胃网膜左动脉
胃左动脉
胃短动脉
脾动脉
横结肠

1020.腹腔干及其分支（2）

1021.肝动脉的肝内分支

1.肝固有动脉　2.肝右动脉　3.右后叶动脉　4.右后叶上段动脉　5.右后叶下段动脉　6.右前叶动脉　7.右前叶上部动脉　8.右前叶下部动脉　9.肝左动脉　10.左内叶动脉　11.左内叶上部动脉　12.左内叶下部动脉　13.左外叶动脉　14.左外叶上段动脉　15.左外叶下段动脉　16.尾状叶左、右支

胸廓内动脉
剑突
胸廓内动脉
镰状韧带
肝右动脉
肝左动脉
副肝左动脉
左膈下动脉
下腔静脉
与脾连接的动脉支
胃左动脉
脾动脉
右膈下动脉
胰十二指肠
上后动脉
胆总管
主动脉

1022.肝脏周围肝外动脉的吻合

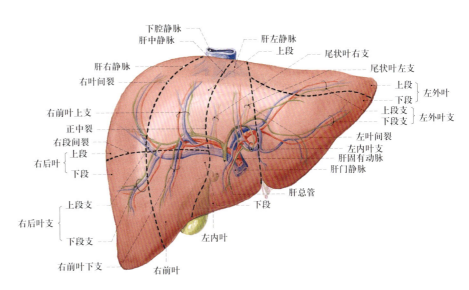

下腔静脉
肝中静脉
肝左静脉
上段
尾状叶右支
尾状叶左支
肝右静脉
右叶间裂
上段
下段
左外叶
右前叶上支
上段支
下段支
左外叶支
正中裂
右段间裂
左叶间裂
左内叶支
上段
肝固有动脉
右后叶
肝门静脉
下段
肝总管
上段支
下段
右后叶支
下段支
左内叶
右前叶下支
右前叶

1023.Glisson系统、肝叶和肝段 上前面观

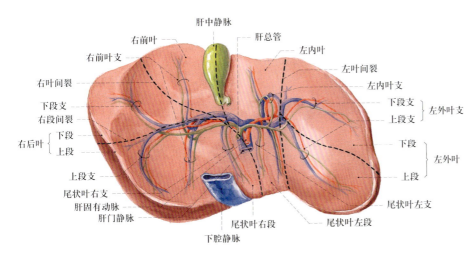

肝中静脉
肝总管
右前叶
左内叶
右前叶支
左叶间裂
右叶间裂
左内叶支
下段支
下段支
右段间裂
左外叶支
上段支
下段
右后叶
上段
左外叶
上段支
下段
尾状叶右支
肝固有动脉
上段
肝门静脉
尾状叶左支
尾状叶右段
尾状叶左段
下腔静脉

1024.Glisson系统、肝叶和肝段 下面观

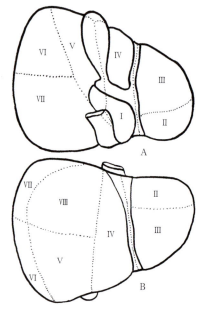

I：尾状叶
II：左外叶上段
III：左外叶下段
IV：左内叶
V：右前叶下段
VI：右后叶下段
VII：右后叶上段
VIII：右前叶上段

1025.Couinaud 肝段

I：尾状叶
II：左外叶上段
III：左外叶下段
IV：左内叶
V：右前叶下段
VI：右后叶下段
VII：右后叶上段
VIII：右前叶上段

1026.肝脏的分叶、分段

A.肝脏的脏面观　B.肝脏的膈面观

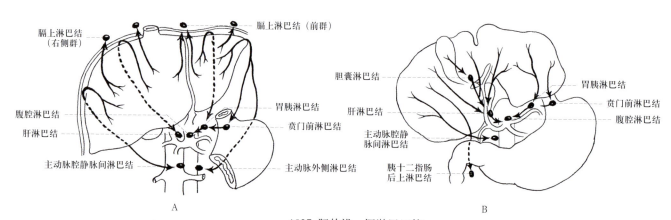

1027.肝的浅、深淋巴回流

A.肝膈面　B.肝下面

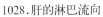

胸骨旁淋巴结

纵隔后淋巴结

膈上淋巴结

膈上淋巴结

肝淋巴结

腹腔淋巴结

1028.肝的淋巴流向

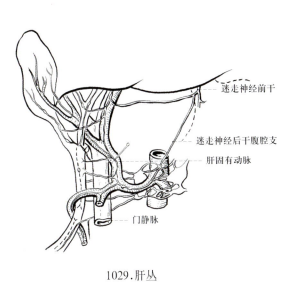

迷走神经前干

迷走神经后干腹腔支

肝固有动脉

门静脉

1029.肝丛

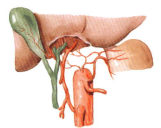

A.代替肝总动脉

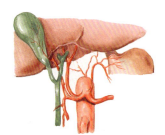

B.肝总动脉近侧分支

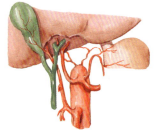

C.代替肝右动脉

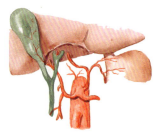

D.代替肝左动脉

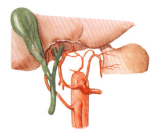

E.副肝右动脉

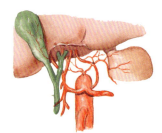

F.副肝左动脉

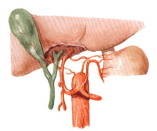

G.副肝左动脉

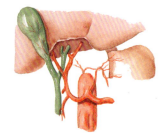

H.肝右动脉在肝总管前

1030.A～H.肝动脉的变异

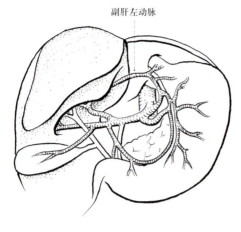

1031.起自胃左动脉的副肝左动脉

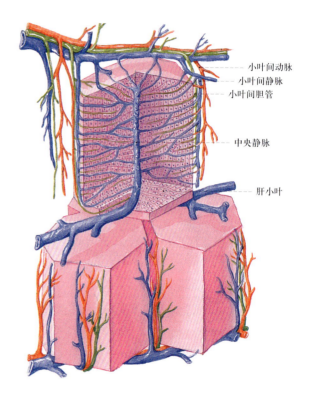

1032.肝小叶　模式图

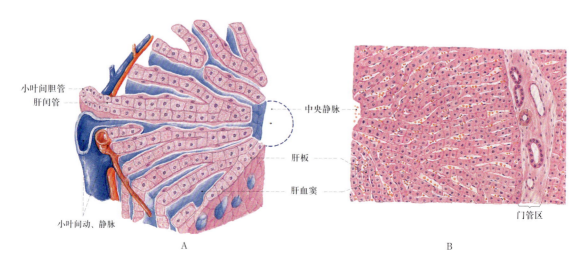

A   B

1033.A、B.肝小叶的微细结构

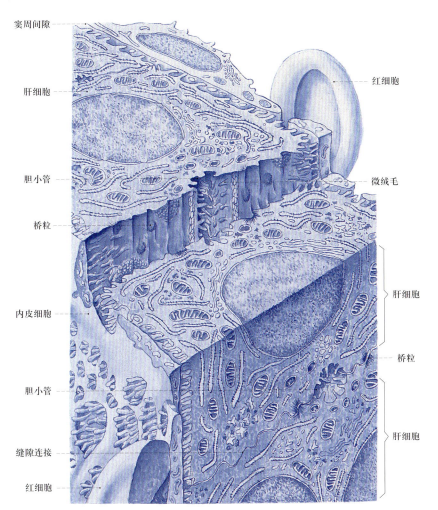

窦周间隙

肝细胞

胆小管

桥粒

内皮细胞

胆小管

缝隙连接

红细胞

红细胞

微绒毛

肝细胞

桥粒

肝细胞

1034.肝板超微结构 立体图

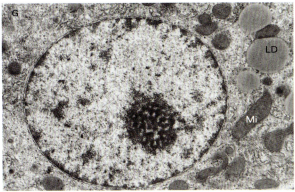

LD:lipid droplet 脂滴
Mi:mitochondrion 线粒体
G:glycogen granule 糖原颗粒

A

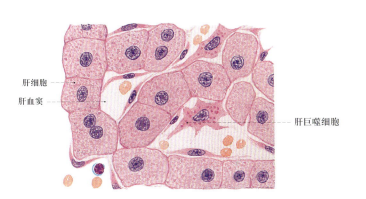

肝细胞

肝血窦

肝巨噬细胞

1035.肝细胞索和肝血窦 HE 染色 高倍

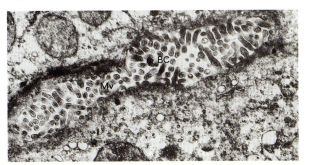

BC:bile canaliculus 胆小管
Mv:microvillus 微绒毛

B

1036.A、B.人肝细胞超微结构

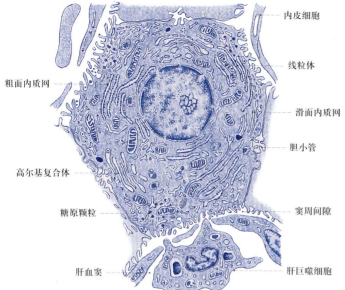

内皮细胞

线粒体

滑面内质网

胆小管

窦周间隙

肝巨噬细胞

粗面内质网

高尔基复合体

糖原颗粒

肝血窦

1037.肝细胞超微结构

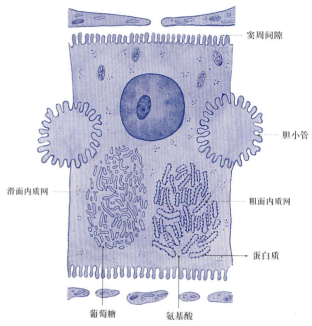

窦周间隙

胆小管

滑面内质网

粗面内质网

蛋白质

葡萄糖

氨基酸

1038.肝细胞合成蛋白质　示意图

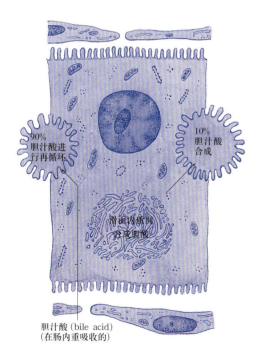

90%
胆汁酸进
行再循环

10%
胆汁酸
合成

滑面内质网
合成胆酸

胆汁酸（bile acid）
（在肠内重吸收的）

1039.肝细胞合成胆汁　示意图

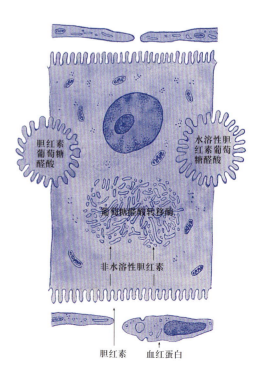

胆红素
葡萄糖
醛酸

水溶性胆
红素葡萄
糖醛酸

葡萄糖醛酸转移酶

非水溶性胆红素

胆红素

血红蛋白

1040.肝细胞分泌胆红素　示意图

胆囊颈　　　　　肝右管

哈特曼囊　　　　　肝左管

　　　　　　　　螺旋瓣

胆囊黏膜　　　　　胆囊管

　　　　　　　　肝总管

胆囊体

胆囊底

　　　　　　　　胆总管

十二指肠　　　　　胰管

十二指肠大乳头　　肝胰壶腹

1041.胆囊与肝外胆管

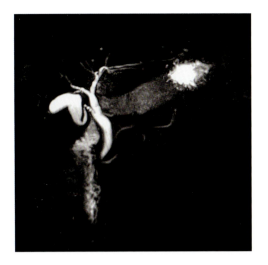

1042.胆囊及肝外胆道影像图

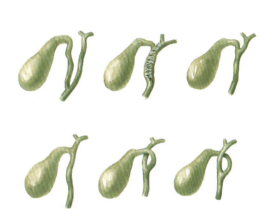

1043.胆囊管变异

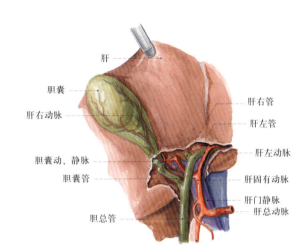

肝

胆囊　　　　　　　肝右管

肝右动脉　　　　　肝左管

　　　　　　　　肝左动脉

胆囊动、静脉　　　肝固有动脉

胆囊管　　　　　　肝门静脉

　　　　　　　　肝总动脉

胆总管

1044.胆囊三角

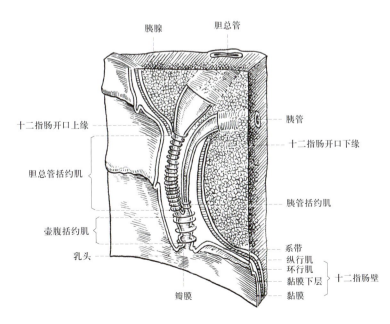

　　　胰腺　　　胆总管

十二指肠开口上缘　　　胰管

　　　　　　　　十二指肠开口下缘

胆总管括约肌

　　　　　　　　胰管括约肌

壶腹括约肌

　　　　　　　　系带

乳头　　　　　　　纵行肌

　　　　　　　　环行肌

　　　　　　　　黏膜下层　十二指肠壁

瓣膜　　　　　　　黏膜

1045.胆总管、胰管及肝胰壶腹括约肌

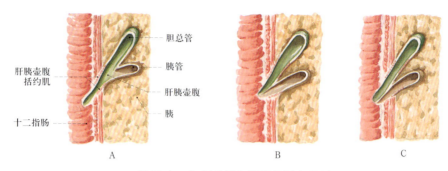

1046.A～C.胆总管与胰管的汇合类型

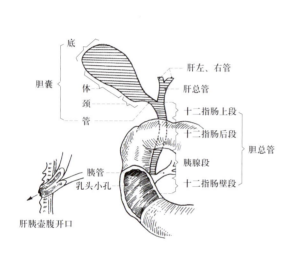

1047.胆总管的分段

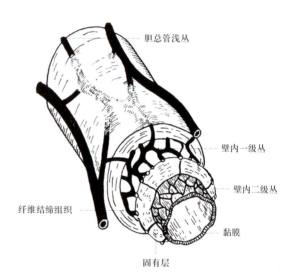

1048.胆总管的血液供应

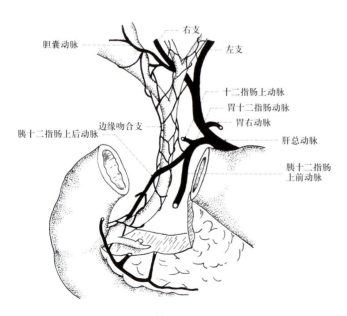

1049.胆总管周围小动脉丛

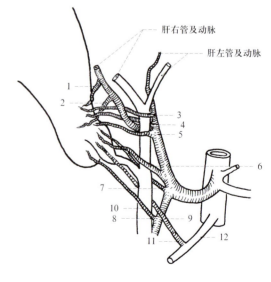

1050.胆囊动脉的起源和行径

1、2.胆囊动脉来自肝右动脉,位置基本正常
3、4.胆囊动脉来自肝左动脉,横过肝总管之前或之后
5、6.胆囊动脉来自肝固有动脉,经肝总管前方进入胆囊壁
7.胆囊动脉来自肝总动脉,经肝总管后方进入胆囊壁
8.胆囊动脉来自胃十二指肠动脉
9.胃十二指肠动脉
10.胆总管
11.胆囊动脉来自肠系膜上动脉
12.肠系膜上动脉

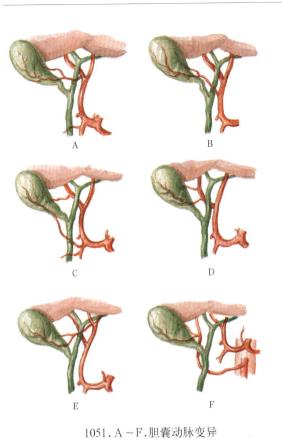

1051.A～F.胆囊动脉变异

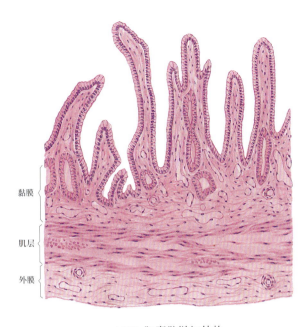

黏膜

肌层

外膜

1052.胆囊壁微细结构

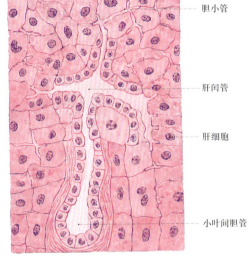

胆小管

肝闰管

肝细胞

小叶间胆管

1053.胆小管和肝闰管

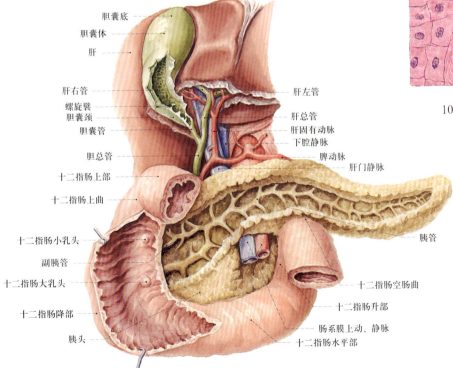

胆囊底
胆囊体
肝

肝右管
螺旋襞
胆囊颈
胆囊管

胆总管

十二指肠上部

十二指肠上曲

十二指肠小乳头
副胰管
十二指肠大乳头

十二指肠降部

胰头

肝左管
肝总管
肝固有动脉
下腔静脉
脾动脉
肝门静脉

胰管

十二指肠空肠曲

十二指肠升部
肠系膜上动、静脉
十二指肠水平部

1054.胰管的形态

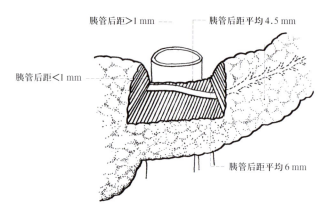

胰管后距＞1 mm
胰管后距平均4.5 mm
胰管后距＜1 mm
胰管后距平均6 mm

1055.胰管在胰颈部的位置

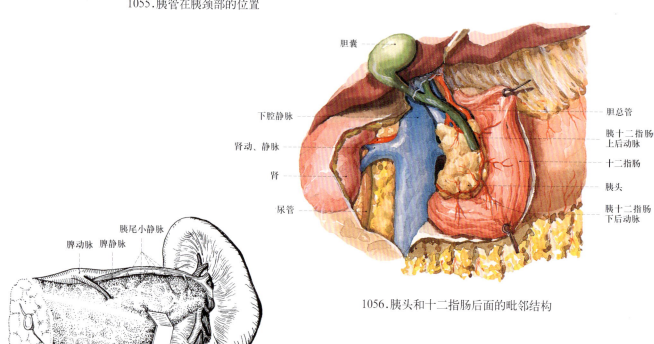

胆囊
下腔静脉
肾动、静脉
肾
尿管

胆总管
胰十二指肠上后动脉
十二指肠
胰头
胰十二指肠下后动脉

1056.胰头和十二指肠后面的毗邻结构

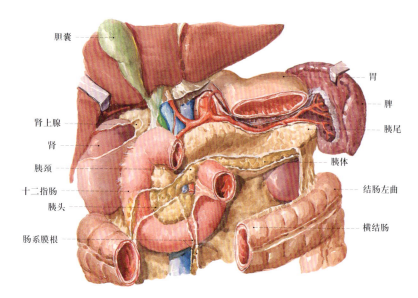

胰尾小静脉
脾动脉 脾静脉

1057.胰尾

胆囊
肾上腺
肾
胰颈
十二指肠
胰头
肠系膜根

胃
脾
胰尾
胰体
结肠左曲
横结肠

1058.胰的位置、分部和毗邻结构

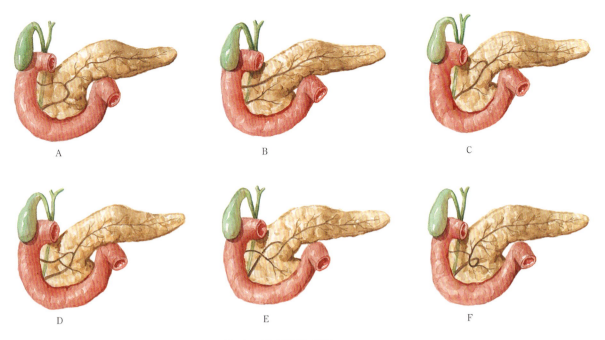

1059.A～F.胰管的变异

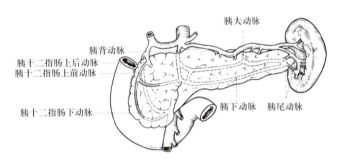

胰大动脉

胰背动脉

胰十二指肠上后动脉
胰十二指肠上前动脉

胰十二指肠下动脉

胰下动脉　胰尾动脉

1060.胰的动脉

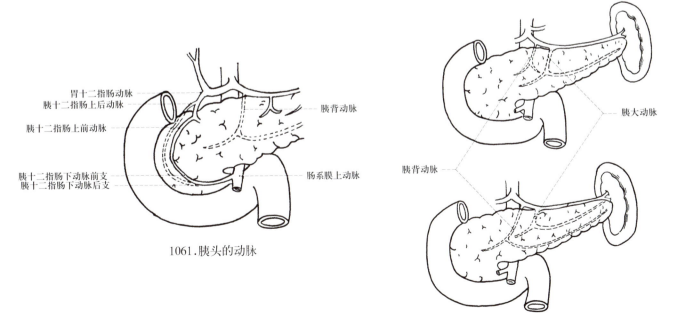

胃十二指肠动脉
胰十二指肠上后动脉

胰十二指肠上前动脉

胰背动脉

胰十二指肠下动脉前支
胰十二指肠下动脉后支

肠系膜上动脉

1061.胰头的动脉

胰大动脉

胰背动脉

1062.胰体和胰尾的动脉

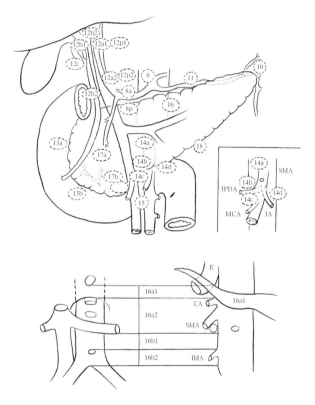

1063.胰的淋巴回流

腹腔淋巴结
肝淋巴结
幽门下淋巴结
胰十二指肠前上淋巴结
胰十二指肠后上淋巴结
胰十二指肠前下淋巴结
胰十二指肠后下淋巴结

胰脾淋巴结
中结肠淋巴结
肠系膜上淋巴结

1064.JPS胰周淋巴结分组

8.肝固有动脉周围(8a.前上方　8p.后方)　9.腹腔干周围　10.脾门　11.脾动脉周围　12.肝十二指肠韧带中(12h2.肝门)　12a1.肝动脉上半部分　12a2.肝动脉下半部分　12b1.胆管上端　12b2.胆管下端　12p1.门静脉后上　12p2.门静脉后下　12c.胆囊管)　13.胰十二指肠后(13a.壶腹部以上　13b.壶腹部以下)　14.肠系膜上动脉周围(14a.肠系膜上动脉根部　14b.胰十二指肠下动脉根部　14c.结肠中动脉根部　14d.空肠动脉的第一条分支处)　15.结肠中动脉　16.主动脉旁（16a1.膈肌的主动脉裂孔周围　16a2.从腹腔干上缘到左肾静脉下缘　16b1.从左肾静脉下缘到肠系膜下动脉上缘　16b2.肠系膜下动脉上缘至髂总动脉分叉处）　17.胰十二指肠前(17a.壶腹部以上　17b.壶腹部以下)　18.胰体尾下缘

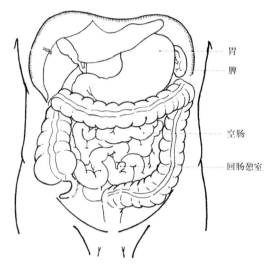

胃
脾
空肠
回肠憩室

1065.异位胰腺

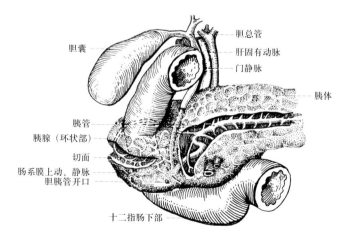

胆囊
胰管
胰腺（环状部）
切面
肠系膜上动、静脉
胆胰管开口

胆总管
肝固有动脉
门静脉
胰体

十二指肠下部

1066.环状胰腺

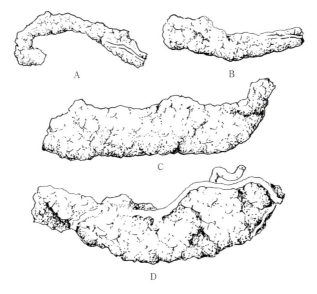

1067.胰腺形状的增龄变化

A.新生儿　B.生后4个月　C.20岁　D.60岁

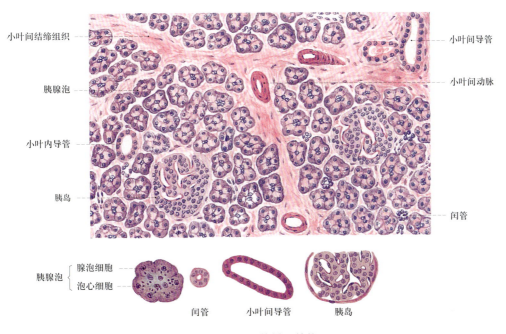

小叶间结缔组织

胰腺泡

小叶内导管

胰岛

小叶间导管

小叶间动脉

闰管

胰腺泡 { 腺泡细胞　泡心细胞 }

闰管　　小叶间导管　　胰岛

1068.胰腺的微细结构

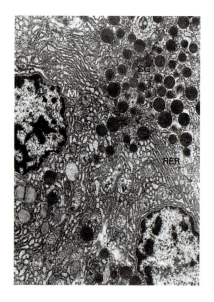

1069.胰腺外分泌部细胞(1)

SG:secretory granule 分泌颗粒
RER:rough endoplasmic reticulum 粗面内质网

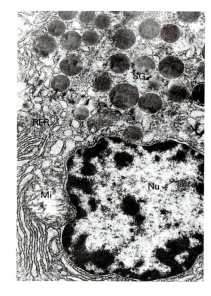

1070.胰腺外分泌部细胞(2)

SG:secretory granule 分泌颗粒
Mi:mitochondrion 线粒体
RER:rough endoplasmic reticulum 粗面内质网
Nu:细胞核

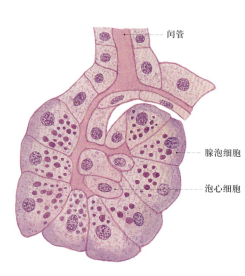

闰管
腺泡细胞
泡心细胞

1071.胰腺泡微细结构

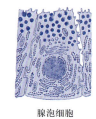

腺泡细胞

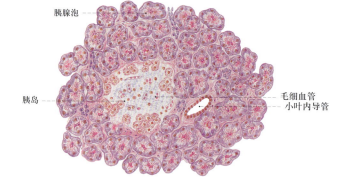

胰腺泡
胰岛
毛细血管
小叶内导管

1072.胰腺微细结构

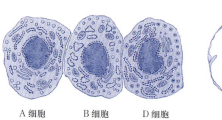

A 细胞　　B 细胞　　D 细胞　　毛细血管

1073.胰腺内、外分泌细胞超微结构

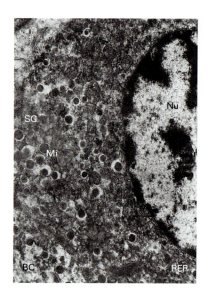

1074.人胰岛 α 细胞

SG:secretory granule 分泌颗粒
Mi:mitochondrion 线粒体　 BC:Bcell B 细胞
Nu:细胞核　 RER:粗面内质网

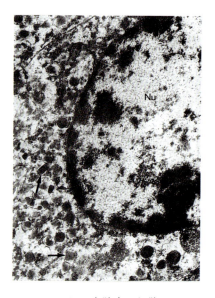

1075.人胰岛 β 细胞

↑示致密结晶小体

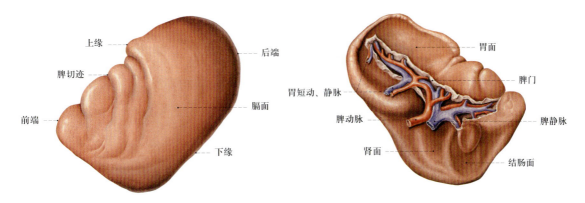

上缘
脾切迹
前端
膈面
下缘
后端

胃面
胃短动、静脉
脾门
脾动脉
脾静脉
肾面
结肠面

1076.脾的形态

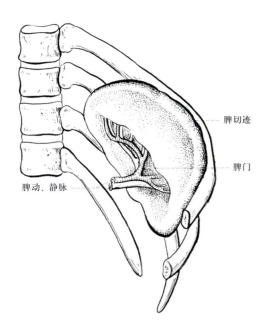

脾切迹
脾门
脾动、静脉

1077.脾蒂及脾的位置

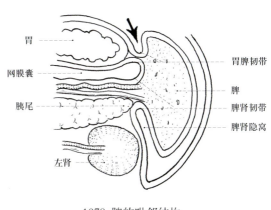

胃
网膜囊
胰尾
左肾

胃脾韧带
脾
脾肾韧带
脾肾隐窝

1078.脾的毗邻结构

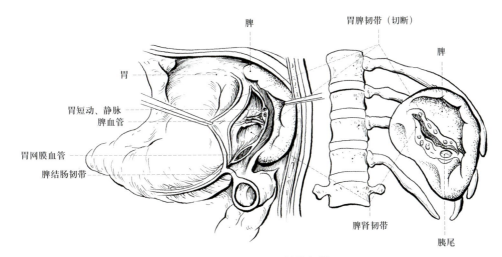

脾
胃脾韧带（切断）
脾
胃
胃短动、静脉
脾血管
胃网膜血管
脾结肠韧带
脾肾韧带
胰尾

1079.脾的韧带

上极段
胃面
脾切迹
上中段
脾门
脾动脉
下中段
脾静脉
下极段
结肠面

1080.脾动脉和脾段

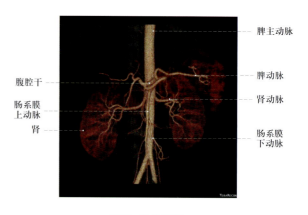

脾主动脉
腹腔干
脾动脉
肠系膜上动脉
肾动脉
肾
肠系膜下动脉

1081.脾的动脉

胃
门静脉
胃后静脉
脾静脉

A

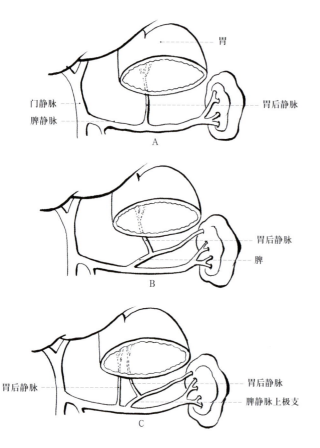

胃后静脉
脾

B

胃后静脉
胃后静脉
脾静脉上极支

C

1082.门静脉血管造影曲面
A.汇入脾静脉　B.汇入脾静脉上极支　C.胃后静脉有
2支（分别汇入脾静脉和脾静脉上极支）

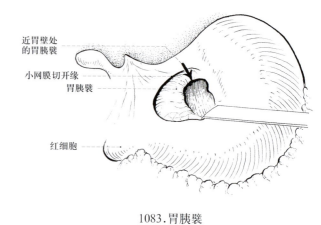

近胃壁处的胃胰襞
小网膜切开缘
胃胰襞
红细胞

1083.胃胰襞

腹主动脉
腹腔动脉
胃短动脉
脾动脉
胃网膜左动脉

1084.脾的动脉

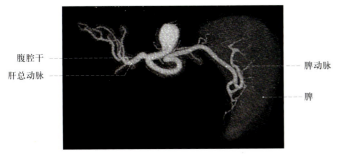

腹腔干
肝总动脉
脾动脉
脾

1085.腹主动脉 CTA 最大密度投影（MIP）图像

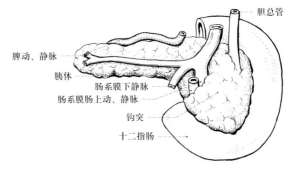

胆总管
脾动、静脉
胰体
肠系膜下静脉
肠系膜肠上动、静脉
钩突
十二指肠

1086.脾的静脉（1）

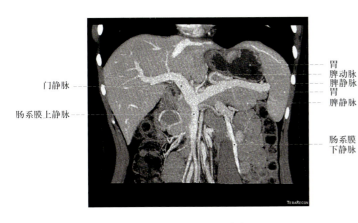

门静脉
肠系膜上静脉
胃
脾动脉
脾静脉
胃
脾静脉
肠系膜下静脉

1087.脾的静脉（2）

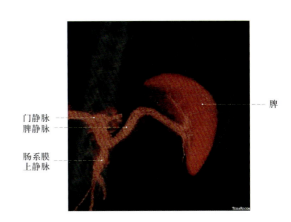

门静脉
脾静脉
肠系膜上静脉
脾

1088.门静脉 CT 造影

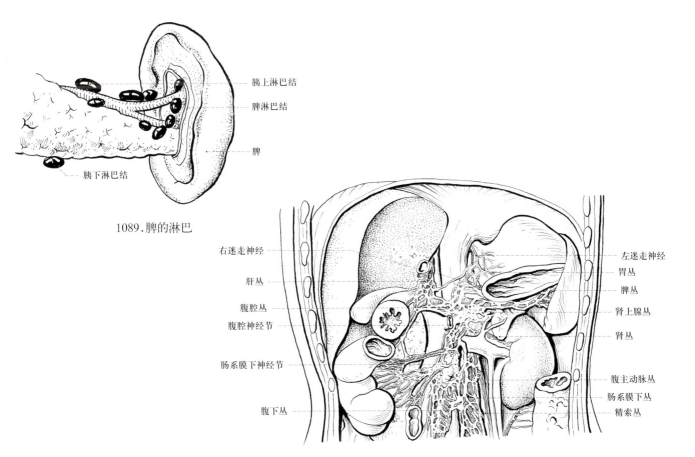

胰上淋巴结
脾淋巴结
脾
胰下淋巴结

1089.脾的淋巴

右迷走神经
肝丛
腹腔丛
腹腔神经节
肠系膜下神经节
腹下丛
左迷走神经
胃丛
脾丛
肾上腺丛
肾丛
腹主动脉丛
肠系膜下丛
精索丛

1090.脾的神经支配

被膜

红髓 { 脾窦 脾索

小梁动、静脉

白髓
中央动脉
小梁
笔毛动脉
白髓
脾窦
脾索
网状细胞

1091.脾的微细结构　模式图（1）

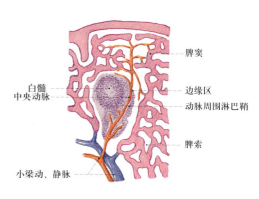

脾窦
边缘区
动脉周围淋巴鞘
脾索

白髓
中央动脉

小梁动、静脉

1092.脾的血循环　示意图

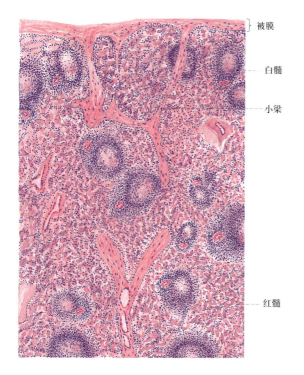

被膜
白髓
小梁
红髓

1093.脾的微细结构　模式图（2）

脾索　巨噬细胞　　脾窦

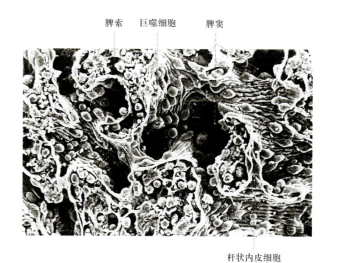

杆状内皮细胞

1094.人脾索和脾窦的 SEM 图

巨噬细胞突起　白细胞

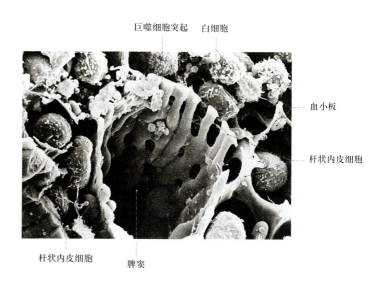

血小板
杆状内皮细胞

杆状内皮细胞　　脾窦

1095.人脾窦和脾窦的 SEM 图

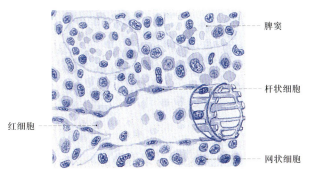

红细胞 ———

脾窦 ———

杆状细胞 ———

网状细胞 ———

1096.脾红髓的微细结构

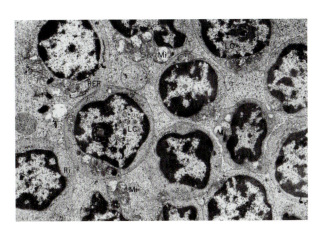

1097.脾白髓的淋巴细胞

图中示大淋巴细胞(LC)和小淋巴细胞,核和胞质形态结构无明显差异,只是大淋巴细胞核大,异染色质少及有明显的核仁。小淋巴细胞核内异染色质聚集成块,多分布在核膜内侧。胞质内有少量线粒体(Mi)、粗面内质网(RER)和大量核糖体(Ri)。× 10 000

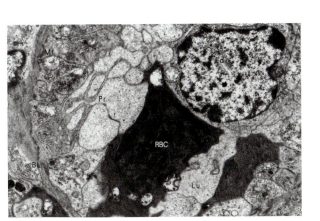

1098.人脾的脾窦形态图

图示脾窦横断面,中心为脾窦(Lu),内有红细胞(RBC)和白细胞。窦内皮细胞(Ed)核呈椭圆形,胞质较丰富,窦内皮基部可见微丝束(Mf),其外可见明显不连续的基层(BL)。细胞的突起(Pr)。× 8000

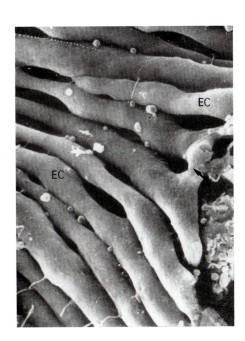

1099.人脾窦内膜的 SEM 图

可见数个杆状内皮细胞(EC)平行排列围成脾窦,其侧突较宽,互相连接。× 4000(由小川和郎教授提供)

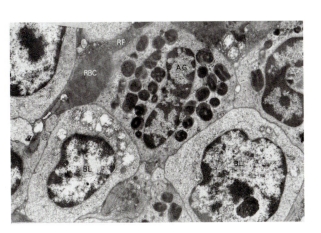

1100.脾红髓的血细胞

可见网状细胞突起和网状纤维(RF),网架内可见红细胞(RBC)、嗜酸性粒细胞(AG)和较大的 B 淋巴细胞(BL)。× 12 000

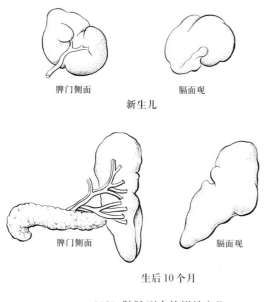

脾门侧面　　　　膈面观

新生儿

脾门侧面　　　　膈面观

生后 10 个月

1101.脾脏形态的增龄变化

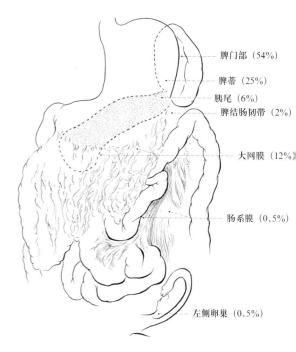

脾门部（54%）
脾蒂（25%）
胰尾（6%）
脾结肠韧带（2%）
大网膜（12%）
肠系膜（0.5%）
左侧卵巢（0.5%）

1102.副脾的位置

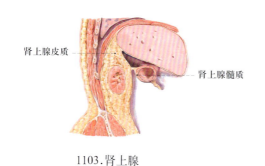

肾上腺皮质　　　　　　　　肾上腺髓质

1103.肾上腺

肾上腺动脉
窦状毛细血管
髓质小动脉
中央静脉

被膜
球状带
束状带
网状带
髓质

1104.肾上腺的血管分布　模式图

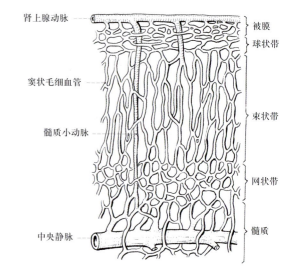

膈下动脉
肾上腺上动脉
肾上腺中动脉
肾上腺下动脉
睾丸（卵巢）动脉
腹主动脉

1105.肾上腺的动脉

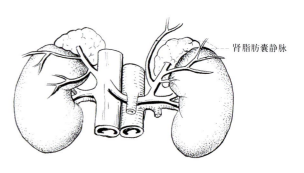

肾脂肪囊静脉

1106.肾上腺的静脉

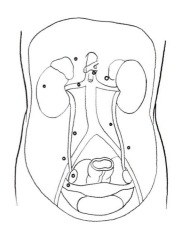

膈脚
内脏大神经
腰肋内侧弓
腰交感干
肾上腺中动脉

1107.肾上腺的神经

1108.肾上腺的变异

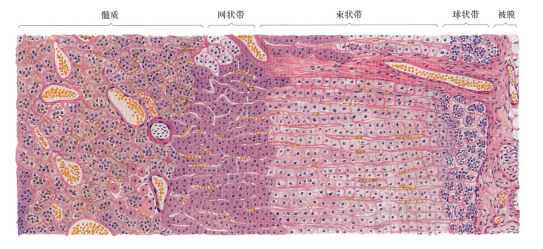

髓质　　网状带　　　　束状带　　　　球状带　被膜

1109.肾上腺皮质分层

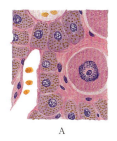
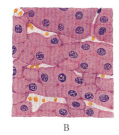
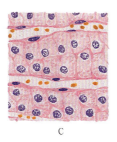
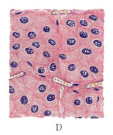

A　　　　　　B　　　　　　C　　　　　　D

1110.肾上腺皮质的细胞构筑

A.髓质内细胞　B.网状带细胞　C.束状带细胞　D.球状带细胞

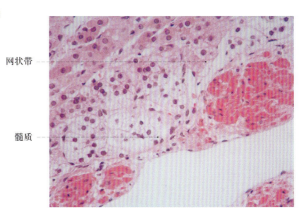

网状带

髓质

1111.肾上腺网状带和髓质

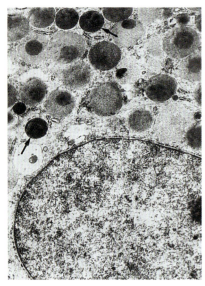

1112.人肾上腺髓质细胞

↑示去甲肾上腺素颗粒

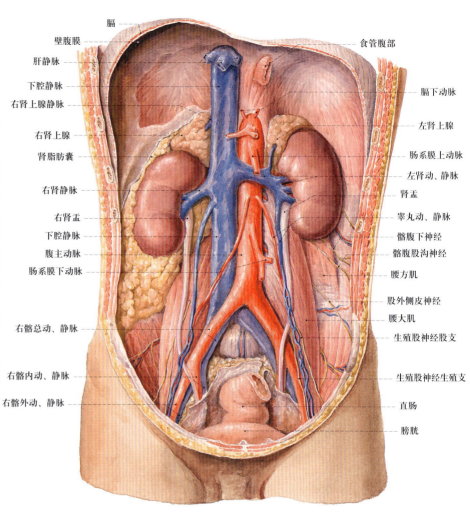

膈
壁腹膜
肝静脉
下腔静脉
右肾上腺静脉
右肾上腺
肾脂肪囊
右肾静脉
右肾盂
下腔静脉
腹主动脉
肠系膜下动脉
右髂总动、静脉
右髂内动、静脉
右髂外动、静脉

食管腹部
膈下动脉
左肾上腺
肠系膜上动脉
左肾动、静脉
肾盂
睾丸动、静脉
髂腹下神经
髂腹股沟神经
腰方肌
股外侧皮神经
腰大肌
生殖股神经股支
生殖股神经生殖支
直肠
膀胱

1113.肾的位置

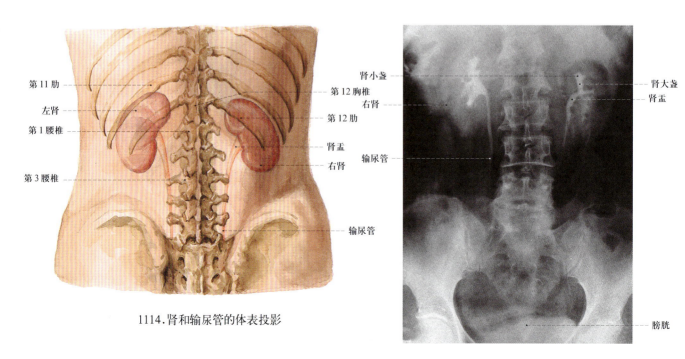

第11肋
左肾
第1腰椎
第3腰椎

第12胸椎
右肾
第12肋
肾盂
右肾
输尿管

1114.肾和输尿管的体表投影

肾小盏
输尿管

肾大盏
肾盂
膀胱

1115.肾盂的X线片

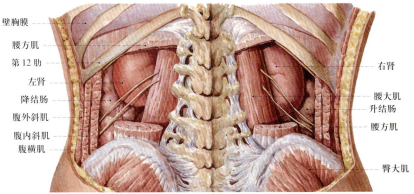

壁胸膜
腰方肌
第12肋
左肾
降结肠
腹外斜肌
腹内斜肌
腹横肌

右肾
腰大肌
升结肠
腰方肌

臀大肌

1116.肾的位置及毗邻结构　后面观

肾上腺
胃
胰
小肠

脾
结肠左曲

肝
十二指肠

结肠右曲
小肠

1117.左、右肾前面的毗邻结构

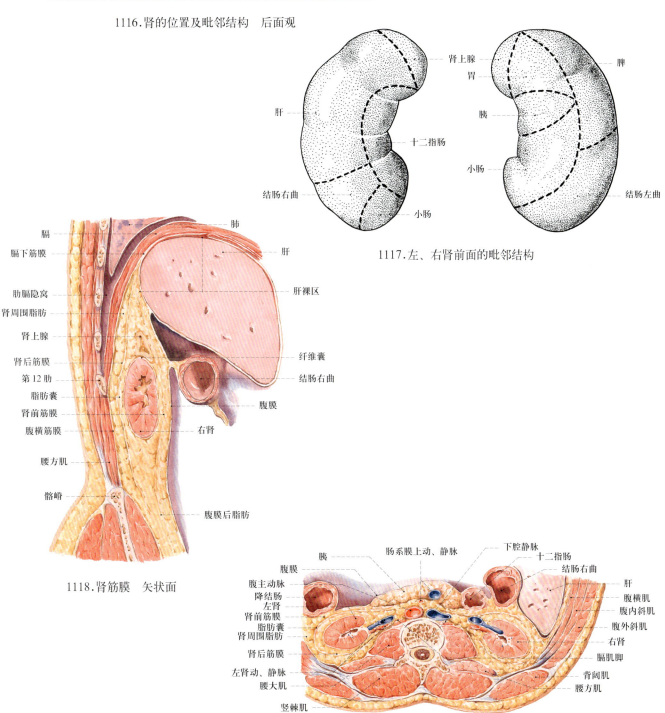

膈
膈下筋膜
肋膈隐窝
肾周围脂肪
肾上腺
肾后筋膜
第12肋
脂肪囊
肾前筋膜
腹横筋膜
腰方肌
髂嵴

肺
肝
肝裸区
纤维囊
结肠右曲
腹膜
右肾

腹膜后脂肪

1118.肾筋膜　矢状面

胰
腹膜
腹主动脉
降结肠
左肾
肾前筋膜
脂肪囊
肾周围脂肪
肾后筋膜
左肾动、静脉
腰大肌
竖棘肌

肠系膜上动、静脉
下腔静脉
十二指肠
结肠右曲
肝
腹横肌
腹内斜肌
腹外斜肌
右肾
膈肌脚
背阔肌
腰方肌

1119.肾筋膜　横断面

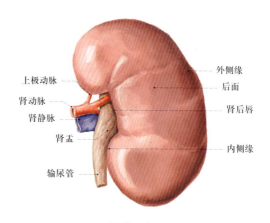

上端
外侧缘
肾前唇
肾静脉
前面
输尿管
下端
上极动脉
肾后唇
肾动脉
内侧缘
肾盂

1120.肾的形态　前面观

上极动脉
肾动脉
肾静脉
肾盂
输尿管
外侧缘
后面
肾后唇
内侧缘

1121.肾的形态　后面观

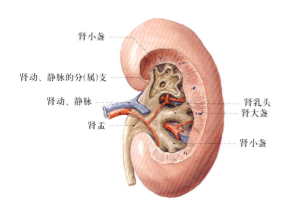

肾小盏
肾动、静脉的分(属)支
肾动、静脉
肾盂
肾乳头
肾大盏
肾小盏

1122.肾窦及其结构

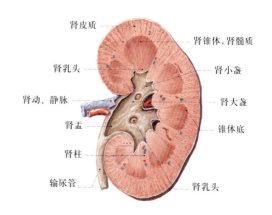

肾皮质
肾乳头
肾动、静脉
肾盂
肾柱
输尿管
肾锥体,肾髓质
肾小盏
肾大盏
锥体底
肾乳头

1123.肾的冠状切面

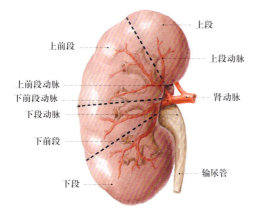

上前段
上前段动脉
下前段动脉
下段动脉
下前段
下段
上段
上段动脉
肾动脉
输尿管

1124.肾段动脉　前面观

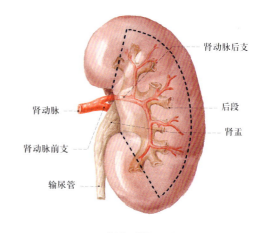

肾动脉
肾动脉前支
输尿管
肾动脉后支
后段
肾盂

1125.肾段动脉　后面观

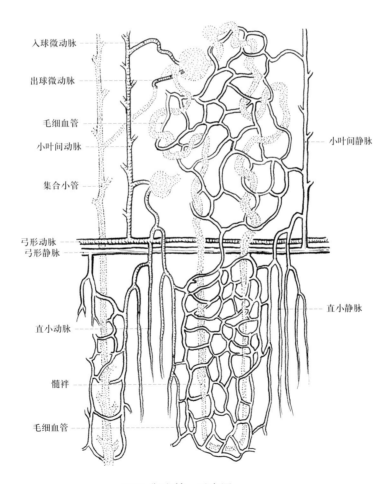

1126.肾副动脉的起点及入肾部位

1~3.起于肾动脉,入肾上极 4.起于腹主动脉,入肾下极 5.起于肾上腺动脉,入肾上极 6.起于膈下动脉,入肾上极及肾门 7.起于肾包囊动脉,入肾上极

入球微动脉

出球微动脉

毛细血管

小叶间动脉

集合小管

弓形动脉
弓形静脉

小叶间静脉

直小静脉

直小动脉

髓袢

毛细血管

1127.肾血管 示意图

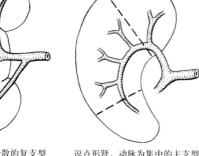

蚕豆形肾，动脉为分散的复支型　　逗点形肾，动脉为集中的主支型

1128. 肾外形及肾内动脉排列

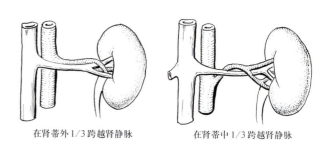

在肾蒂外1/3跨越肾静脉　　　　在肾蒂中1/3跨越肾静脉

1129. 动脉跨越肾静脉

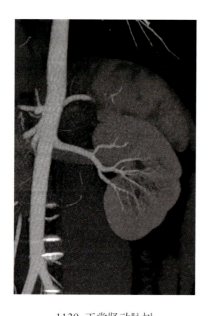

1130. 正常肾动脉树

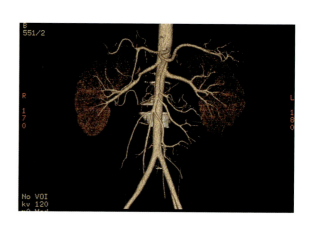

1131. 肾动脉狭窄CTA（右侧）

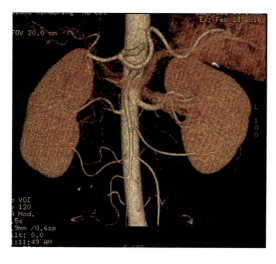

1132. 副肾动脉（CTA）

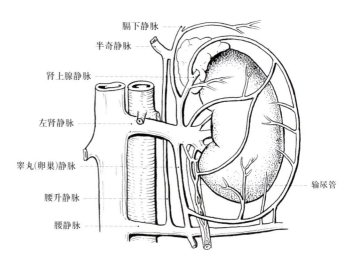

膈下静脉
半奇静脉
肾上腺静脉
左肾静脉
睾丸（卵巢）静脉
腰升静脉
腰静脉
输尿管

1133. 肾静脉属支及周围静脉吻合

上段

中段

下段

尖

肾动脉

后段

下段

输尿管

1134.肾段

近曲小管

远曲小管

髓放线

1135.肾小叶

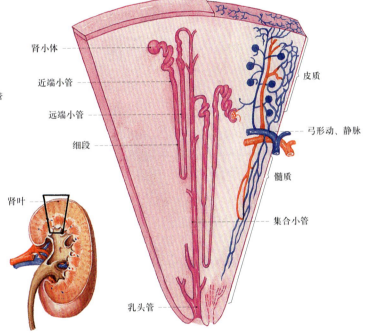

肾小体

近端小管

远端小管

细段

肾叶

弓形动、静脉

皮质

髓质

集合小管

乳头管

1137.肾单位

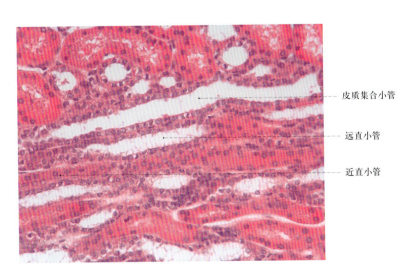

皮质集合小管

远直小管

近直小管

1136.髓放线

入球微动脉

致密斑

极垫细胞

球旁细胞

出球微动脉

足细胞

内皮

基膜

肾小囊腔

近曲小管

1138.肾小球　模式图

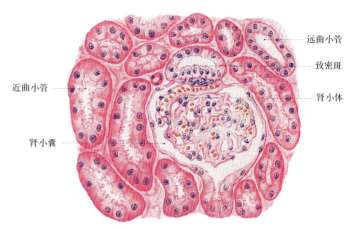

远曲小管

近曲小管

致密斑

肾小体

肾小囊

1139.肾皮质微细结构　示肾小球和肾小囊

足细胞

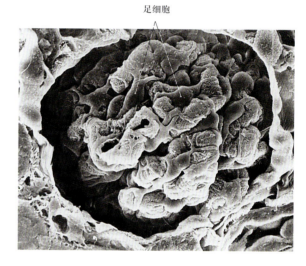

1140.肾小球微细结构

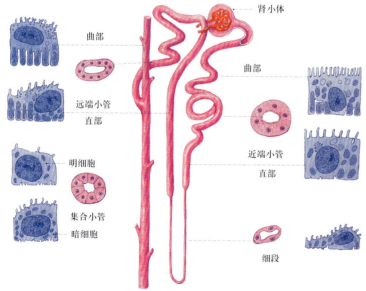

曲部

远端小管
直部

明细胞

集合小管

暗细胞

肾小体

曲部

近端小管

直部

细段

1141.肾单位、集合小管的微细结构和超微结构

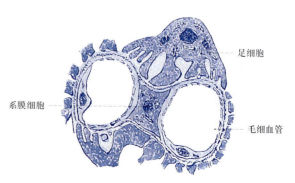

足细胞

系膜细胞

毛细血管

1142.血管球内系膜　模式图

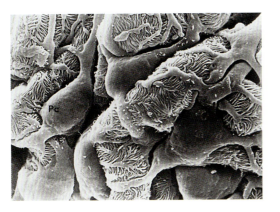

1143.足细胞

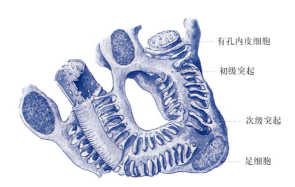

有孔内皮细胞

初级突起

次级突起

足细胞

1144.有孔毛细血管和足细胞

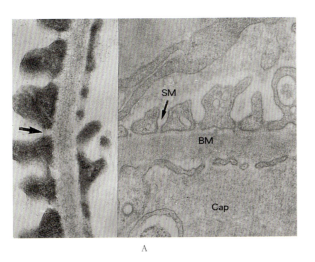

A

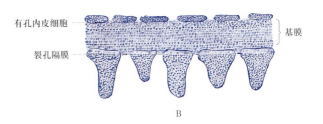

有孔内皮细胞

裂孔隔膜

基膜

B

1145.滤过屏障

A.滤过屏障 [Filtration barrier (×45 000) SM:slit diaphragm
裂孔隔膜 BM:basement membrane 基膜 Cap:capillary 毛细血管
→示裂孔隔膜 B.滤过屏障模式图

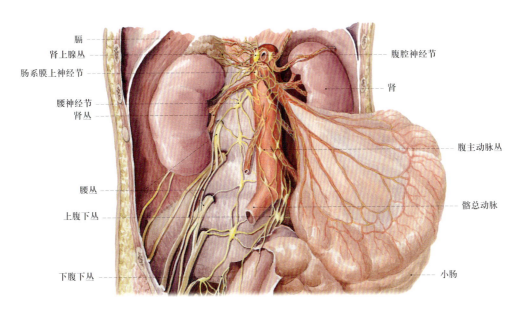

膈

肾上腺丛

肠系膜上神经节

腰神经节

肾丛

腰丛

上腹下丛

下腹下丛

腹腔神经节

肾

腹主动脉丛

髂总动脉

小肠

1146.肾丛与肾上腺丛

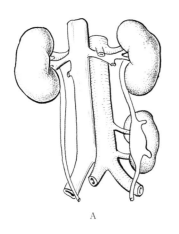
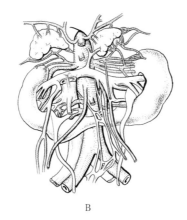
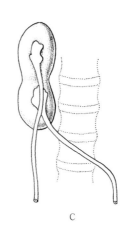
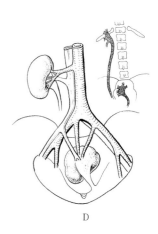

A   B   C   D

1147.额外肾、马蹄肾与异位肾

A.额外肾　B.马蹄肾　C.横过异位肾　D.盆腔异位肾

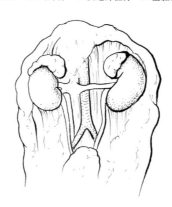

1148.新生儿肾

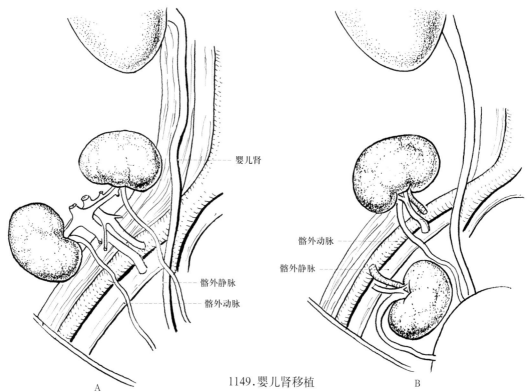

婴儿肾

髂外动脉

髂外静脉

髂外静脉

髂外动脉

A   **1149.婴儿肾移植**   B

A.婴儿双肾整体移植给成人　B.婴儿双肾分别移植给成人

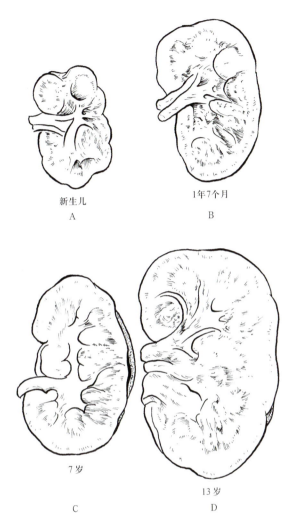

新生儿
A

1年7个月
B

7岁
C

13岁
D

1150.A～D.肾的增龄变化

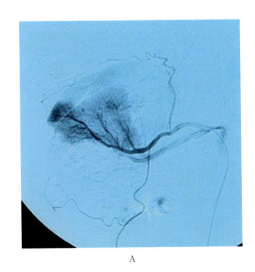

A

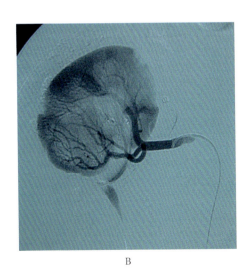

B

1151.肾肿瘤

A.肾肿瘤（类癌）肾动脉树枝树叶型表现　B.肾肿瘤肾动脉树枝树叶型表现（血管湖）影像

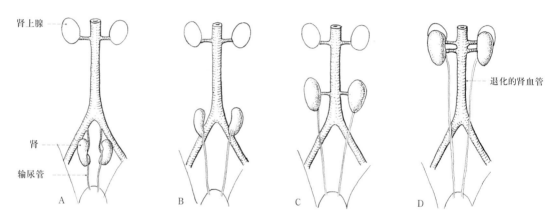

1152. A～D.胚胎发育过程中融合筋膜的形成

1153. A～D.胚胎期肾脏从盆腔向腹膜后的移行

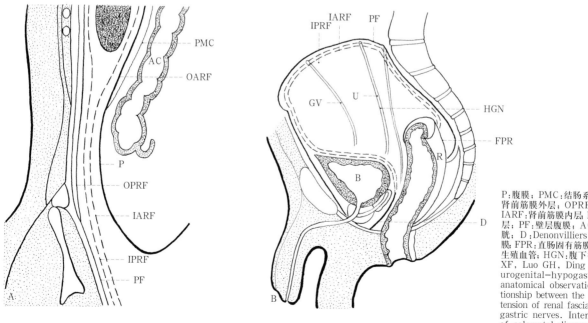

1154.多层肾筋膜向中线侧、盆腔的延伸及泌尿生殖腹下鞘形成　示意图

A.经右肾的矢状面　B.经盆腔的正中矢状面

P:腹膜；PMC:结肠系膜后叶；OARF:肾前筋膜外层；OPRF:肾后筋膜外层；IARF:肾前筋膜内层 IPRF:肾后筋膜内层；PF:壁层腹膜；AC:升结肠；B:膀胱；D:Denonvilliers 筋膜；R:直肠系膜；FPR:直肠固有筋膜；U:输尿管；GV:生殖血管；HGN:腹下神经；〔引自Yang XF, Luo GH, Ding ZH, et al. The urogenital-hypogastric sheath: an anatomical observation on the relationship between the inferomedial extension of renal fascia and the Hypogastric nerves. International journal of colorectal disease 2014；29 (11)；1417-1426 中图 7〕

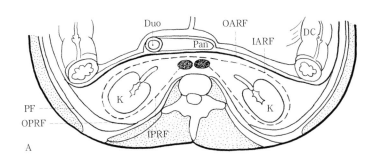

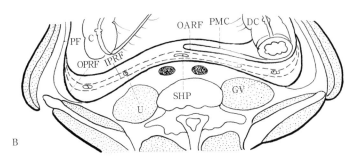

1155.经双肾区的横断面

A.经双肾区的横断面 B.腹主动脉分叉下水平的横断面

PMC:结肠系膜后叶；OARF:肾前筋膜外层；OPRF:肾后筋膜外层；IARF:肾前筋膜内层；IPRF:肾后筋膜内层；PF:壁层腹膜；K:肾脏；SHP:上腹下丛；Duo:十二指肠；Pan:胰腺；U:输尿管；GV:生殖血管；C:盲肠；DC:降结肠〔引自 Yang XF, Luo GH, Ding ZH, et al. The urogenital-hypogastric sheath: an anatomical observation on the relationship between the inferomedial extension of renal fascia and the Hypogastric nerves. International journal of colorectal disease 2014；29 (11):1417-1426 中图 7〕

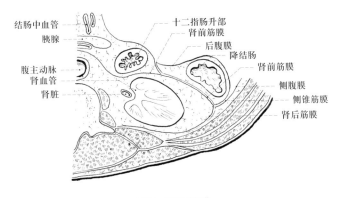

1156.侧锥筋膜

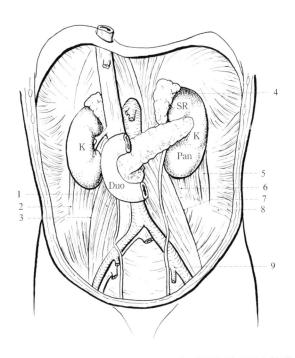

1157.Toldt 在胎儿和儿童标本上观察到的腹膜后融合筋膜

Duo:十二指肠；K:肾脏；Pan:胰腺；SR:肾上腺。1.升结肠系膜融合筋膜与回盲部系膜融合筋膜连接线；2.升结肠融合筋膜；3.升结肠系膜融合筋膜；4.胃背系膜融合筋膜；5.降结肠融合筋膜；6.降结肠系膜融合筋膜；7.乙状结肠系膜融合筋膜；8.乙状结肠融合筋膜；9.盆腔直肠系膜融合筋膜（引自 Toldt C.An Atlas of Human Anatomy for Students and Physicians, New York, Rebman Company. 1909）

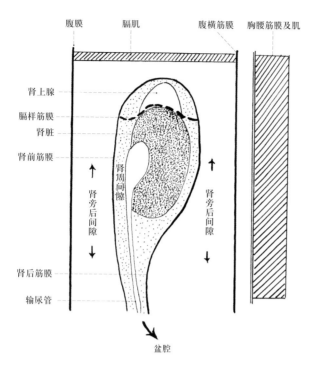

腹膜　膈肌　腹横筋膜　胸腰筋膜及肌

肾上腺
膈样筋膜
肾脏
肾前筋膜

肾周间隙

肾旁后间隙　肾旁后间隙

肾后筋膜
输尿管

盆腔

1158.腹膜后间隙的划分

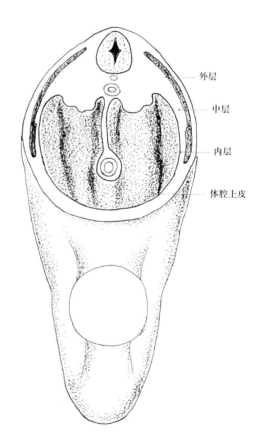

外层
中层
内层
体腔上皮

1159.5周胎儿腹膜后筋膜发育的示意图

交感神经颈部

颈上神经节

颈中神经节

颈下神经节

交感神经胸部

交感干

交感神经节

内脏大神经

内脏小神经

腹腔神经节

肠系膜上神经节
主动脉肾神经节

主动脉肾神经节

交感神经腰部

腹主动脉丛

上腹下丛

交感神经盆部

骶丛

奇神经节

1160.交感神经节和交感干

白交通支

灰交通支

交感干

交感干神经节

节前纤维
节后纤维
椎前神经节

肠

脊神经节

脊神经

躯体感觉神经

皮肤

躯体运动神经

骨骼肌

内脏感觉神经
内脏运动神经

毛发

竖毛肌

汗腺

血管

1161.交感神经纤维 模式图

动眼神经

睫状神经节

面神经

翼腭神经节

眼

舌咽神经

耳神经节

泪腺

迷走神经

下颌下神经节

腮腺

脑干

颈上心神经

舌下腺

灰交通支

颈中心神经

下颌下腺

C₁~C₈

颈下心神经

头部表面血管

T₁

胸心神经

心

脊
神
经

内脏大神经

喉

内脏小神经

气管

腹腔神经节

胃

皮肤、汗腺、
血管、竖毛肌

肝、胆囊

胰

白交通支

腰内脏神经

小肠

T₁₂

灰交通支

肾小腺

L₁

肠系膜上神经节

肾

L₃

大肠

肠系膜下神经节

S₂~S₄

灰
交
通
支

膀胱

生殖器

交感干

盆内脏神经

盆神经节

1162. 内脏运动神经概况　示意图

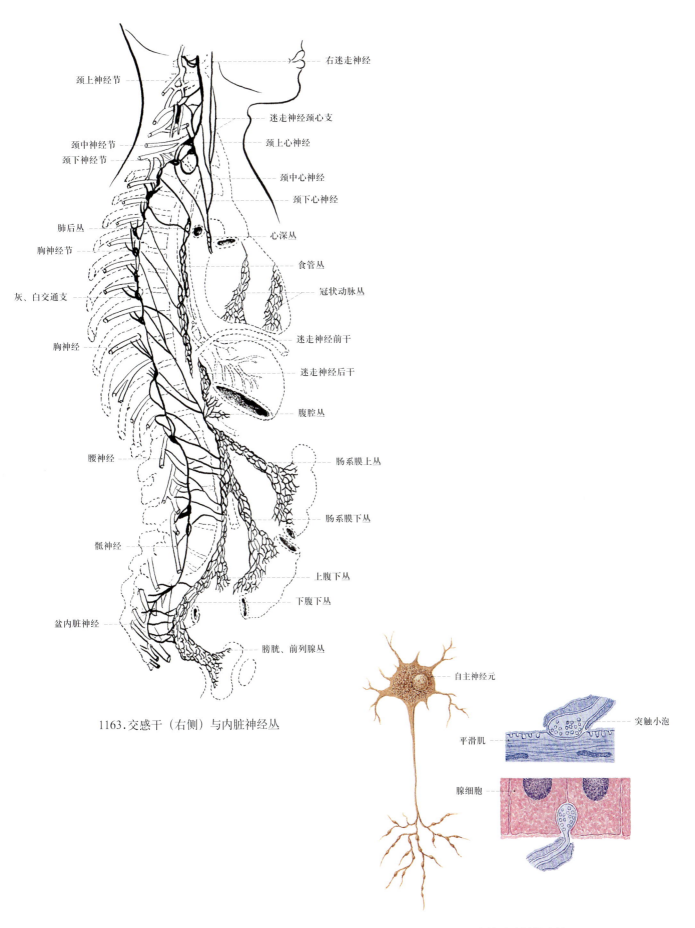

颈上神经节

颈中神经节
颈下神经节

肺后丛
胸神经节

灰、白交通支

胸神经

腰神经

骶神经

盆内脏神经

右迷走神经

迷走神经颈心支
颈上心神经

颈中心神经

颈下心神经

心深丛

食管丛

冠状动脉丛

迷走神经前干

迷走神经后干

腹腔丛

肠系膜上丛

肠系膜下丛

上腹下丛

下腹下丛

膀胱、前列腺丛

1163.交感干（右侧）与内脏神经丛

自主神经元

平滑肌

腺细胞

突触小泡

1164.内脏运动神经末梢

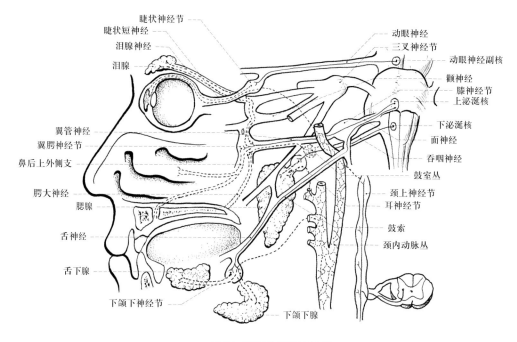

内脏小神经
内脏大神经
肋间后动脉
胃
肋间神经
迷走神经
腹腔神经节
脾丛
肾上腺丛
肠系膜上神经节
横结肠
肾
腰交感神经节
腹主动脉丛
肾丛
腰丛
上腹下丛
髂总动脉
小肠
下腹下丛

1165.腹腔神经丛

脑端
中脑
睫状神经节
III
脑桥
VII
翼腭神经节
延脑
IX
下颌下神经节
X
耳神经节
脊髓
T₁
肌
胃
交感神经节
S₂
L₃
S
直肠
盆内脏神经

1167.躯体运动神经与内脏运动神经的区别

睫状神经节
睫状短神经
动眼神经
泪腺神经
三叉神经节
泪腺
动眼神经副核
颧神经
膝神经节
上泌涎核
翼管神经
下泌涎核
翼腭神经节
面神经
鼻后上外侧支
吞咽神经
腭大神经
鼓室丛
腮腺
颈上神经节
舌神经
耳神经节
舌下腺
鼓索
颈内动脉丛
下颌下神经节
下颌下腺

1166.颅部副交感神经节

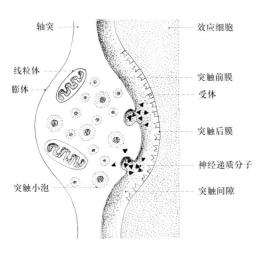

轴突　　　　　　　　　　　效应细胞
线粒体
膨体　　　　　　　　　　　突触前膜
　　　　　　　　　　　　　受体
　　　　　　　　　　　　　突触后膜
　　　　　　　　　　　　　神经递质分子
突触小泡　　　　　　　　　突触间隙

1168.内脏运动神经终末串珠样膨体

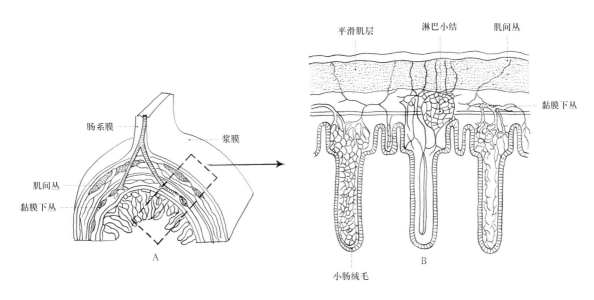

肠系膜　　　　　　　　　　浆膜
肌间丛
黏膜下丛

平滑肌层　　　淋巴小结　　肌间丛
　　　　　　　　　　　　　黏膜下丛
小肠绒毛
A　　　　　　　　B

1169.A、B.肠神经系统　模式图

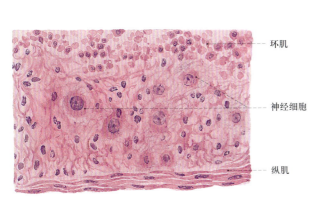

环肌
神经细胞
纵肌

1170.肌间神经丛　HE 染色

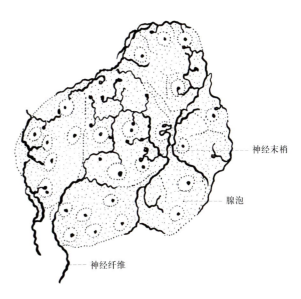

神经末梢
腺泡
神经纤维

1171.腺泡的神经末梢

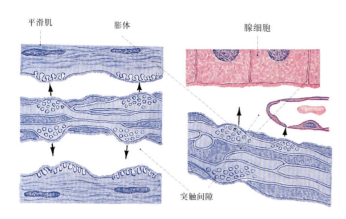

1172.非突触性化学传递

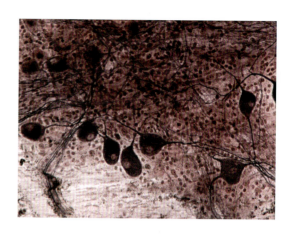

1173.肠壁肌间神经丛 银染

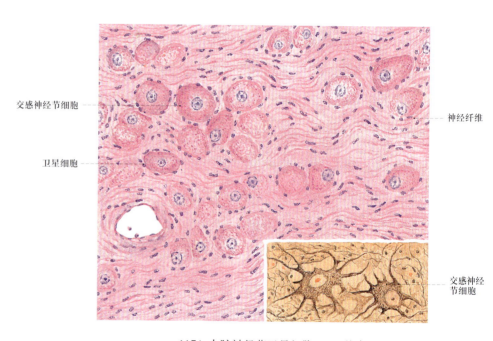

1174.内脏神经节卫星细胞 HE 染色

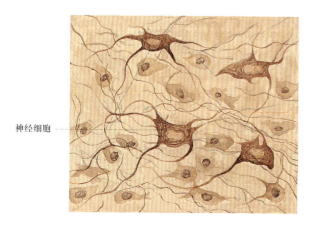

1175.小肠肌间神经丛 银染

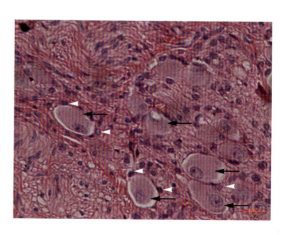

1176.内脏神经节 HE 染色 节细胞（黑色箭头），
卫星细胞（白色箭头）

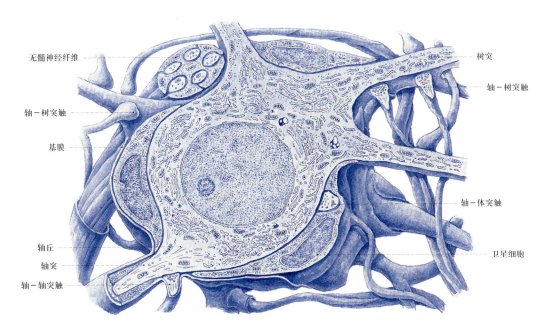

无髓神经纤维

轴-树突触

基膜

树突

轴-树突触

轴-体突触

轴丘

轴突

轴-轴突触

卫星细胞

1177.交感神经节细胞超微结构　立体图

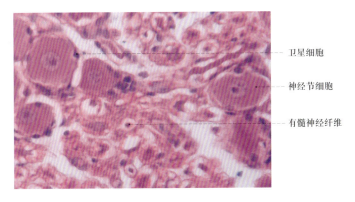

卫星细胞

神经节细胞

有髓神经纤维

1178.内脏神经节卫星细胞　HE染色

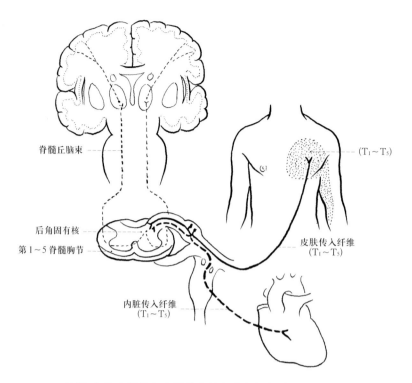

脊髓丘脑束

后角固有核

第1～5脊髓胸节

内脏传入纤维
(T₁～T₅)

$(T_1～T_5)$

皮肤传入纤维
$(T_1～T_5)$

1179.心传入神经与皮肤传入神经中枢投射的联系

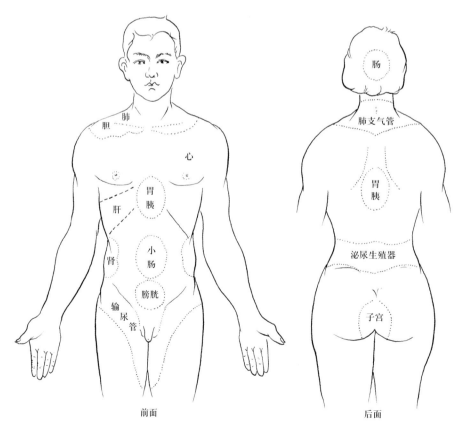

前面

后面

1180.人体皮肤的牵涉痛区

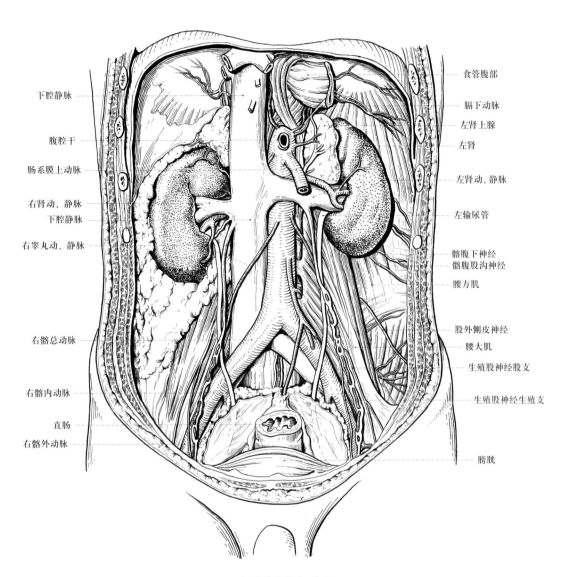

下腔静脉

腹腔干

肠系膜上动脉

右肾动、静脉

下腔静脉

右睾丸动、静脉

右髂总动脉

右髂内动脉

直肠

右髂外动脉

食管腹部

膈下动脉

左肾上腺

左肾

左肾动、静脉

左输尿管

髂腹下神经
髂腹股沟神经

腰方肌

股外侧皮神经

腰大肌

生殖股神经股支

生殖股神经生殖支

膀胱

1181.腹后壁的器官（1）

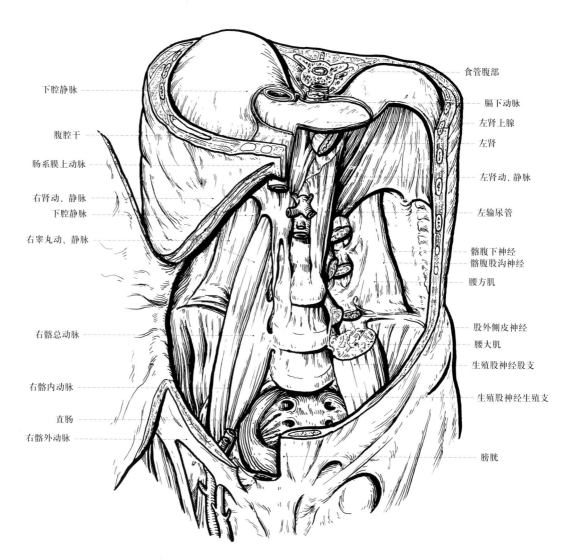

下腔静脉

腹腔干

肠系膜上动脉

右肾动、静脉
下腔静脉

右睾丸动、静脉

右髂总动脉

右髂内动脉

直肠

右髂外动脉

食管腹部

膈下动脉

左肾上腺

左肾

左肾动、静脉

左输尿管

髂腹下神经
髂腹股沟神经

腰方肌

股外侧皮神经

腰大肌

生殖股神经股支

生殖股神经生殖支

膀胱

1182.腹后壁的器官（2）

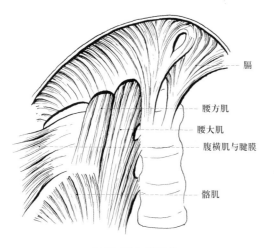

膈

腰方肌

腰大肌

腹横肌与腱膜

髂肌

1183.腰大肌间沟

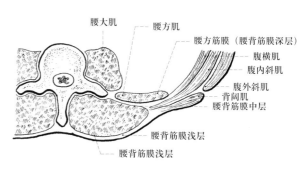

腰大肌

腰方肌

腰方筋膜（腰背筋膜深层）

腹横肌

腹内斜肌

腹外斜肌

背阔肌

腰背筋膜中层

腰背筋膜浅层

腰背筋膜浅层

1184.胸腰筋膜

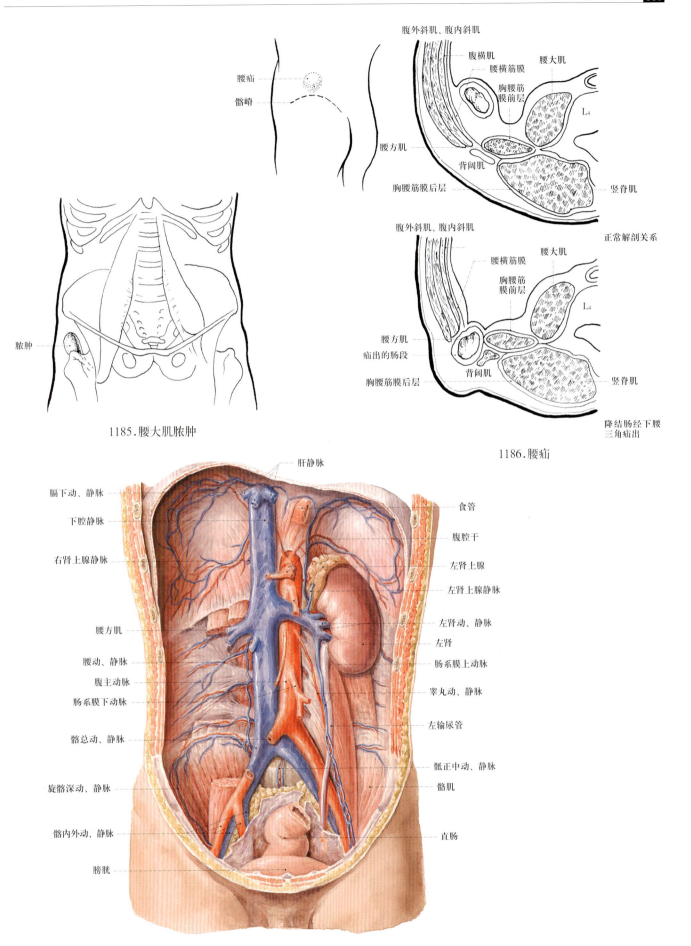

腰疝
髂嵴

腹外斜肌、腹内斜肌
腹横肌
腰横筋膜
腰大肌
胸腰筋膜前层
腰方肌
背阔肌
竖脊肌
胸腰筋膜后层

正常解剖关系

腹外斜肌、腹内斜肌
腰横筋膜
腰大肌
胸腰筋膜前层
腰方肌
疝出的肠段
背阔肌
竖脊肌
胸腰筋膜后层

降结肠经下腰三角疝出

胀肿

1185.腰大肌脓肿

1186.腰疝

肝静脉
膈下动、静脉
下腔静脉
右肾上腺静脉
腰方肌
腰动、静脉
腹主动脉
肠系膜下动脉
髂总动、静脉
旋髂深动、静脉
髂内外动、静脉
膀胱

食管
腹腔干
左肾上腺
左肾上腺静脉
左肾动、静脉
左肾
肠系膜上动脉
睾丸动、静脉
左输尿管
骶正中动、静脉
髂肌
直肠

1187.腹膜后隙及其大血管

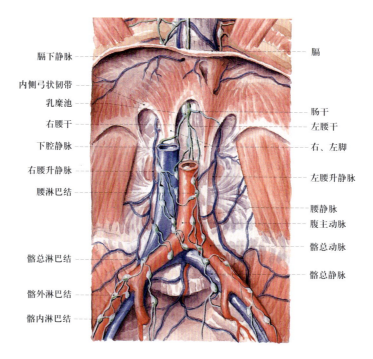

膈下静脉
内侧弓状韧带
乳糜池
右腰干
下腔静脉
右腰升静脉
腰淋巴结

髂总淋巴结

髂外淋巴结

髂内淋巴结

膈
肠干
左腰干
右、左脚
左腰升静脉
腰静脉
腹主动脉
髂总动脉
髂总静脉

1188.腹后壁的淋巴管与淋巴结

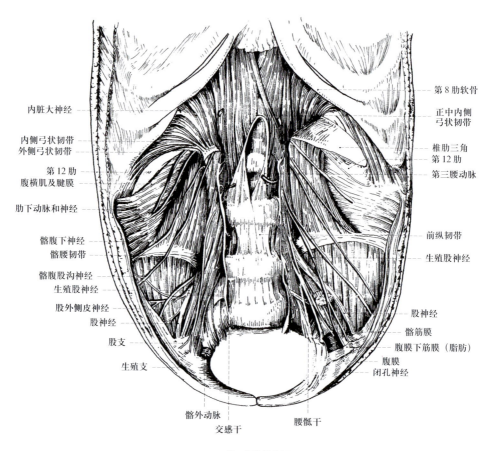

内脏大神经

内侧弓状韧带
外侧弓状韧带
第12肋
腹横肌及腱膜
肋下动脉和神经

髂腹下神经
髂腰韧带
髂腹股沟神经
生殖股神经
股外侧皮神经
股神经
股支

生殖支

第8肋软骨
正中内侧
弓状韧带
椎肋三角
第12肋
第三腰动脉

前纵韧带
生殖股神经

股神经
髂筋膜
腹膜下筋膜（脂肪）
腹膜
闭孔神经

髂外动脉
交感干
腰骶干

1189.腹后壁的神经

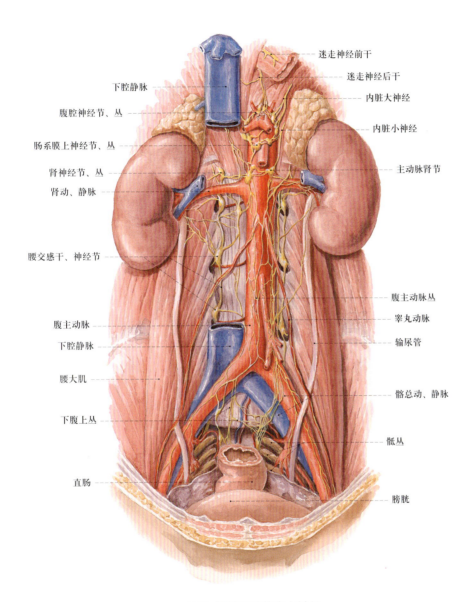

下腔静脉

腹腔神经节、丛

肠系膜上神经节、丛

肾神经节、丛

肾动、静脉

腰交感干、神经节

腹主动脉

下腔静脉

腰大肌

下腹上丛

直肠

迷走神经前干

迷走神经后干

内脏大神经

内脏小神经

主动脉肾节

腹主动脉丛

睾丸动脉

输尿管

髂总动、静脉

骶丛

膀胱

1190.腹膜后隙的自主神经

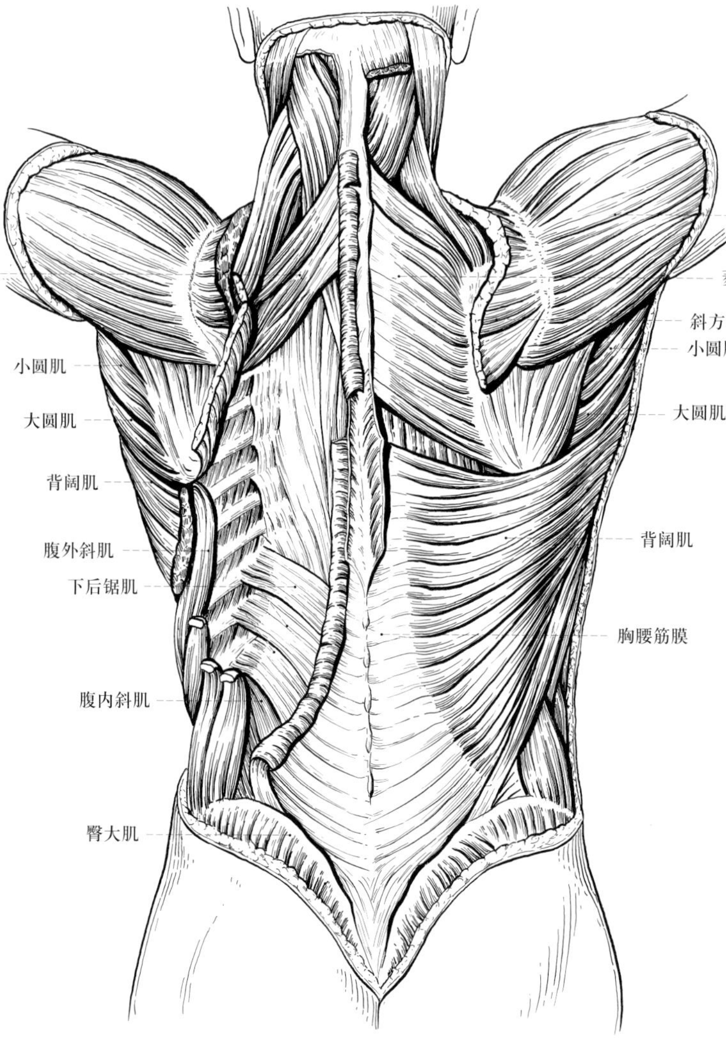

上后锯肌

小圆肌

大圆肌

背阔肌

腹外斜肌

下后锯肌

腹内斜肌

臀大肌

三角肌

菱形肌

斜方肌

小圆肌

大圆肌

背阔肌

胸腰筋膜

1191.腹后壁浅层肌

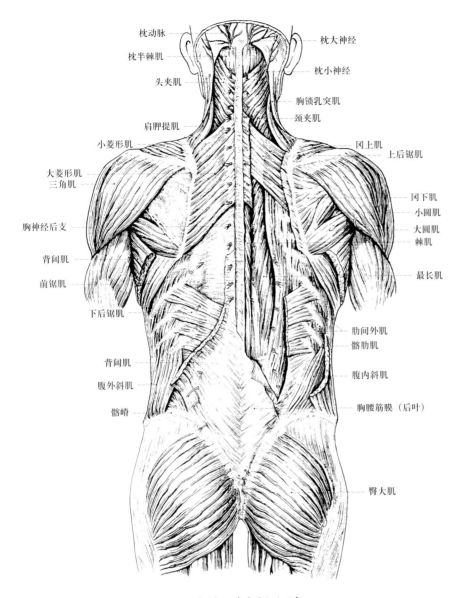

枕动脉
枕半棘肌
头夹肌
肩胛提肌
小菱形肌
大菱形肌
三角肌
胸神经后支
背阔肌
前锯肌
下后锯肌
背阔肌
腹外斜肌
髂嵴

枕大神经
枕小神经
胸锁乳突肌
颈夹肌
冈上肌
上后锯肌
冈下肌
小圆肌
大圆肌
棘肌
最长肌
肋间外肌
髂肋肌
腹内斜肌
胸腰筋膜（后叶）
臀大肌

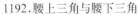

1192.腰上三角与腰下三角

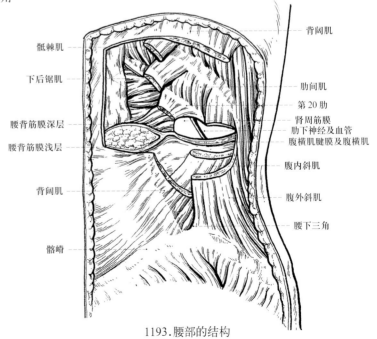

骶棘肌
下后锯肌
腰背筋膜深层
腰背筋膜浅层
背阔肌
髂嵴

背阔肌
肋间肌
第20肋
肾周筋膜
肋下神经及血管
腹横肌腱膜及腹横肌
腹内斜肌
腹外斜肌
腰下三角

1193.腰部的结构

头夹肌
头半棘肌
颈夹肌
肩胛提肌
颈半棘肌
颈最长肌
颈髂肋肌
胸棘肌
胸髂肋肌
胸最长肌
腰髂肋肌
腹内斜肌

头半棘肌
头夹肌
肩胛提肌
斜方肌
颈夹肌
大菱形肌
胸髂肋肌
胸最长肌
背阔肌
胸棘肌
前锯肌
下后锯肌
腹外斜肌
胸腰筋膜

1194.腹后壁中层肌

右肾
左肾
肾盂
输尿管
膀胱
输精管
阴茎
尿道
附睾
睾丸

精囊
射精管
前列腺
尿道球腺

1195.输尿管的形态和分部

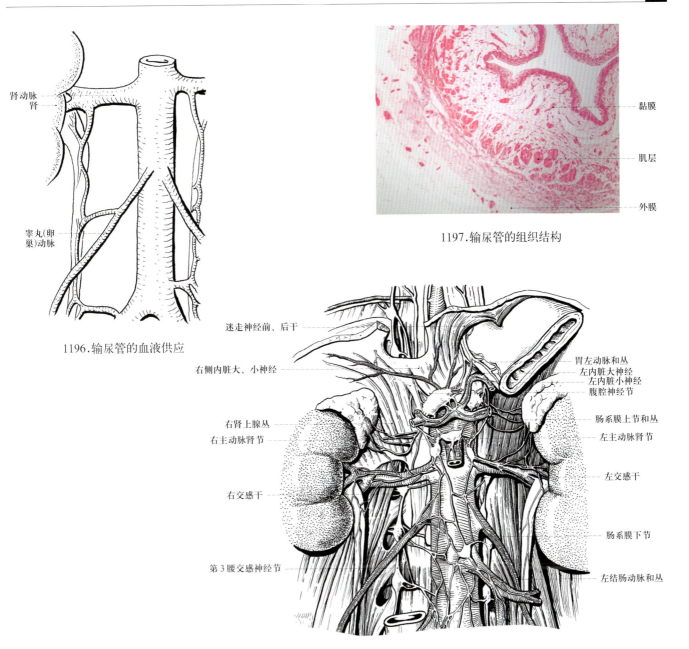

肾动脉
肾

睾丸(卵
巢)动脉

1196.输尿管的血液供应

黏膜

肌层

外膜

1197.输尿管的组织结构

迷走神经前、后干

右侧内脏大、小神经

右肾上腺丛
右主动脉肾节

右交感干

第3腰交感神经节

胃左动脉和丛
左内脏大神经
左内脏小神经
腹腔神经节

肠系膜上节和丛
左主动脉肾节

左交感干

肠系膜下节

左结肠动脉和丛

1198.腹部自主神经和输尿管的神经支配

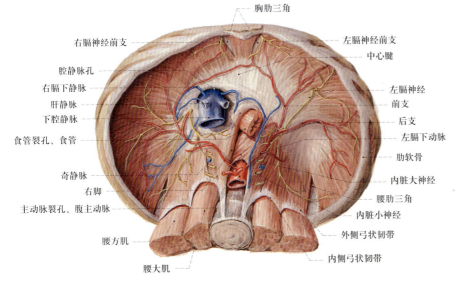

胸肋三角

右膈神经前支

腔静脉孔
右膈下静脉
肝静脉
下腔静脉

食管裂孔、食管

奇静脉
右脚
主动脉裂孔、腹主动脉

腰方肌

腰大肌

左膈神经前支

中心腱

左膈神经
前支
后支
左膈下动脉
肋软骨

内脏大神经
腰肋三角
内脏小神经
外侧弓状韧带
内侧弓状韧带

1199.膈下动脉分布

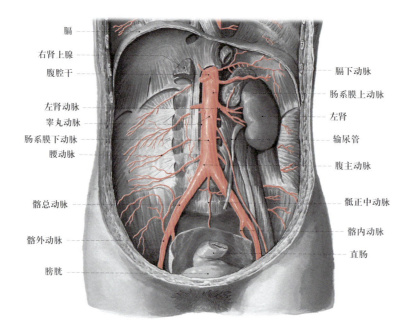

膈
右肾上腺
腹腔干
左肾动脉
睾丸动脉
肠系膜下动脉
腰动脉
髂总动脉
髂外动脉
膀胱

膈下动脉
肠系膜上动脉
左肾
输尿管
腹主动脉
骶正中动脉
髂内动脉
直肠

1200.腹主动脉及其分支（1）

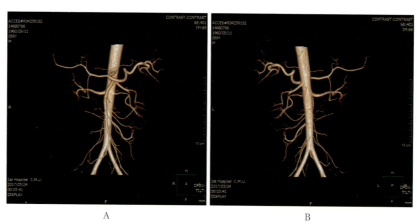

A

B

1201.腹主动脉及其分支（2）

A.前面观　B.后面观

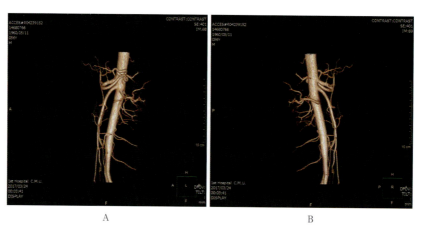

A

B

1202.腹主动脉及其分支　侧面观

A.左　B.右

脾动脉

腹腔干
胃左动脉
肝总动脉
肝固有动脉
胃右动脉
胃十二指肠动脉

胃短动脉

胃网膜左动脉

网膜左动脉

胃网膜动脉弓

网膜前动脉长支

胃网膜右动脉
网膜右动脉

网膜后动脉

网膜前动脉短支
大网膜边缘动脉弓

大网膜边
缘动脉弓

1203.腹腔动脉及其分支

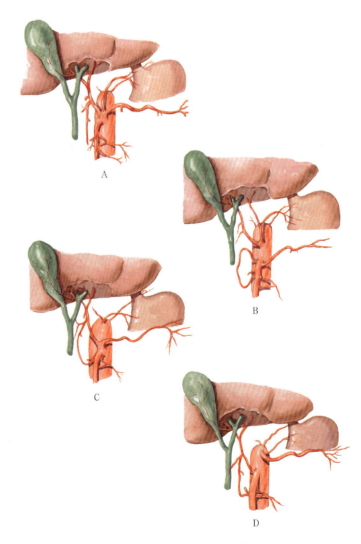

A

B

C

D

1204.腹腔动脉变异类型

A.腹腔肠系膜干　B.肝胃干　C.肝脾肠系膜干　D.脾胃干

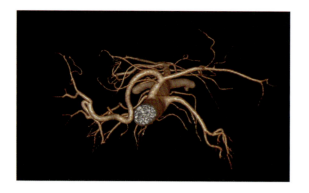

1205.腹主动脉及其分支　上面观

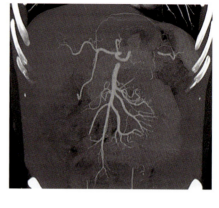

1206.腹腔动脉及肠系膜上动脉 CTA

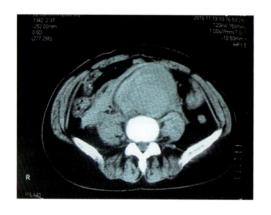

1207.腹主动脉瘤（CT，L₅椎体水平）

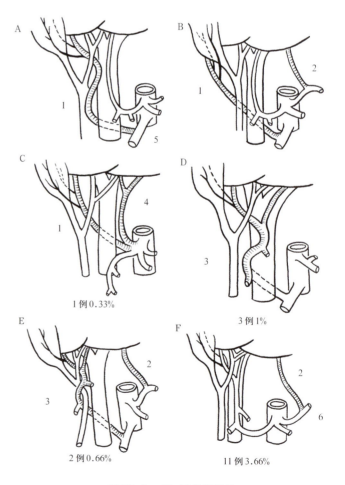

1 例 0.33%

3 例 1%

2 例 0.66%

11 例 3.66%

1208．A～F．异常肝动脉

1.代替肝右动脉　2.副肝左动脉　3.代替肝总动脉
4.代替肝左动脉　5.肠系膜上动脉　6.胃左动脉

横结肠
中结肠动脉
右结肠动脉
升结肠
回结肠动脉
盲肠
阑尾

大网膜
横结肠系膜
肠系膜上动脉
空肠动脉
空肠
回肠动脉
回肠

1209.肠系膜上动脉及其分支

左肾上腺
肠系膜上动脉
睾丸动、静脉
腹主动脉
肠系膜下动脉
骶正中动脉
髂总动、静脉

1211.腹膜后隙的大血管及腰动、静脉

横结肠
中结肠动脉
空肠
腹主动脉
肠系膜下动脉
髂总动脉
回肠
膀胱

大网膜
降结肠
左结肠动脉
乙状结肠动脉
直肠上动脉
乙状结肠

1210.肠系膜下动脉及其分支

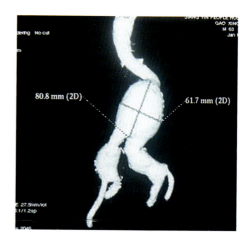

1214.腹主动脉瘤 腰椎管狭窄症术前发现，MSCT

1212.第4腰动脉与骶正中动脉起点变异 腹主动脉后面观

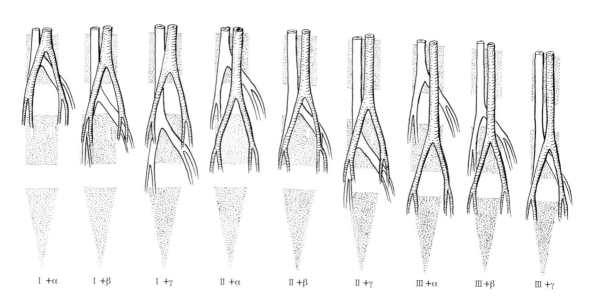

1213.腹主动脉分叉位置 示意图

Ⅰ:腹主动脉已分叉；Ⅱ:腹主动脉将要分叉；Ⅲ:腹主动脉未分叉；α:髂总静脉未汇合；β:髂总静脉将要汇合；γ:髂总静脉已汇合

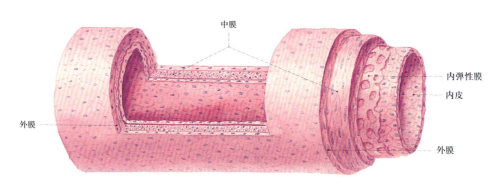

1215.中动脉 立体结构图

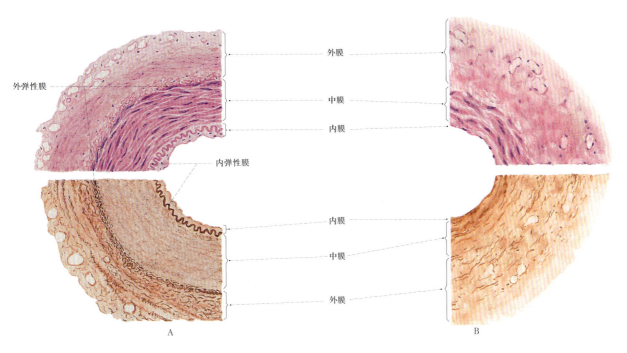

外弹性膜

外膜

中膜

内膜

内弹性膜

内膜

中膜

外膜

A

B

1216.中动脉和中静脉 [HE 染色（上） 弹性染色（下）]

A.中动脉 B.中静脉

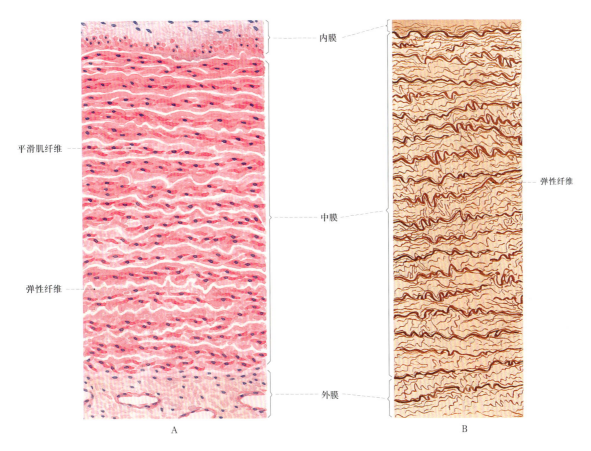

内膜

平滑肌纤维

中膜

弹性纤维

弹性纤维

外膜

A

B

1217.A、B.大动脉壁的微细结构

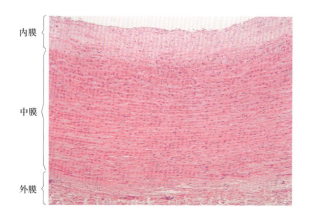

内膜
中膜
外膜

1218.大动脉的微细结构

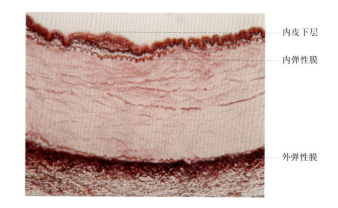

内皮下层
内弹性膜
外弹性膜

1219.中动脉壁的组织结构　地衣红染色

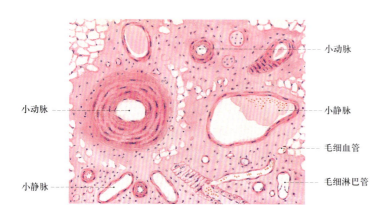

小动脉
小动脉
小静脉
毛细血管
毛细淋巴管
小静脉

1220.小血管和淋巴管　HE 染色　低倍

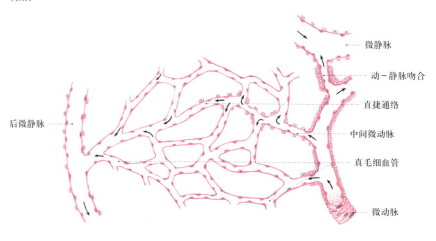

微静脉
动－静脉吻合
直捷通络
中间微动脉
真毛细血管
微动脉
后微静脉

1221.微循环的结构　示意图

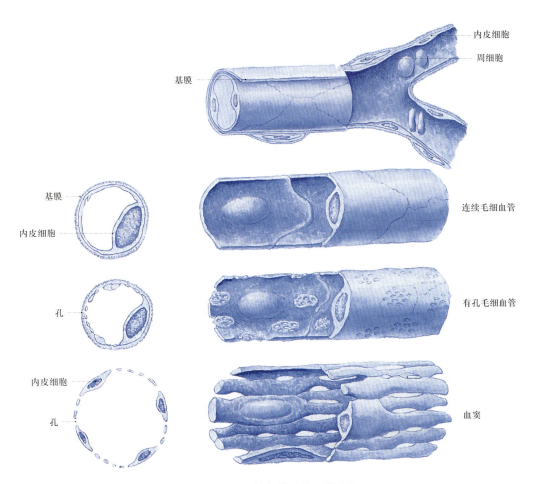

基膜 —— 内皮细胞

周细胞

基膜 ——

内皮细胞 ——

孔 ——

内皮细胞 ——

孔 ——

连续毛细血管

有孔毛细血管

血窦

1222.毛细血管超微结构 模式图

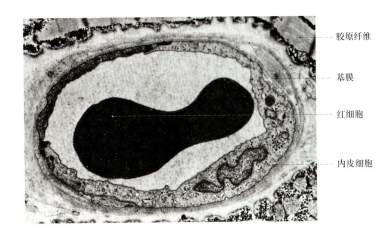

胶原纤维

基膜

红细胞

内皮细胞

1223.毛细血管超微结构

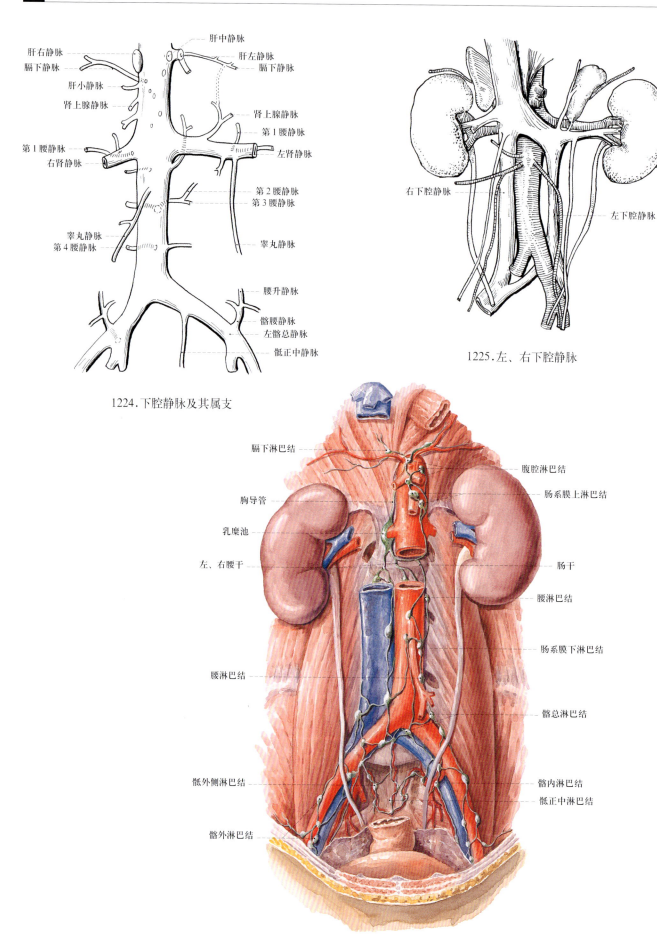

肝中静脉
肝右静脉
膈下静脉
肝小静脉
肾上腺静脉
第1腰静脉
右肾静脉
肝左静脉
膈下静脉
肾上腺静脉
第1腰静脉
左肾静脉
第2腰静脉
第3腰静脉
睾丸静脉
第4腰静脉
睾丸静脉
腰升静脉
髂腰静脉
左髂总静脉
骶正中静脉

1224.下腔静脉及其属支

右下腔静脉
左下腔静脉

1225.左、右下腔静脉

膈下淋巴结
胸导管
乳糜池
左、右腰干
腰淋巴结
骶外侧淋巴结
髂外淋巴结
腹腔淋巴结
肠系膜上淋巴结
肠干
腰淋巴结
肠系膜下淋巴结
髂总淋巴结
髂内淋巴结
骶正中淋巴结

1226.腹后壁器官周围的淋巴结

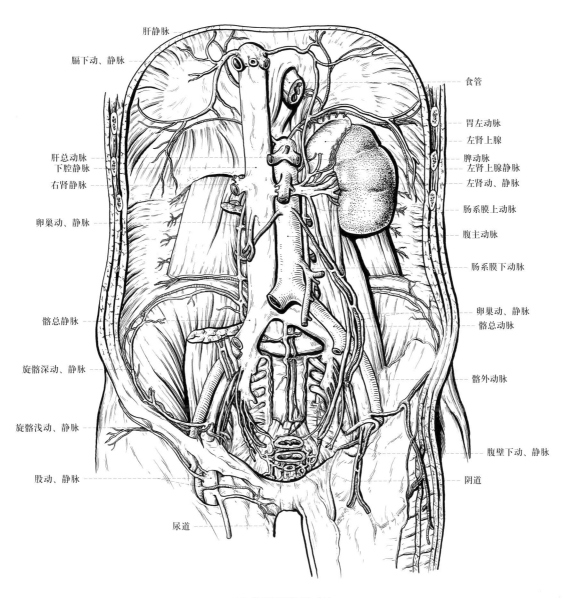

肝静脉

膈下动、静脉

肝总动脉
下腔静脉
右肾静脉

卵巢动、静脉

髂总静脉

旋髂深动、静脉

旋髂浅动、静脉

股动、静脉

尿道

食管

胃左动脉
左肾上腺
脾动脉
左肾上腺静脉
左肾动、静脉
肠系膜上动脉
腹主动脉
肠系膜下动脉

卵巢动、静脉
髂总动脉

髂外动脉

腹壁下动、静脉
阴道

1227.腹膜后脏器（1）

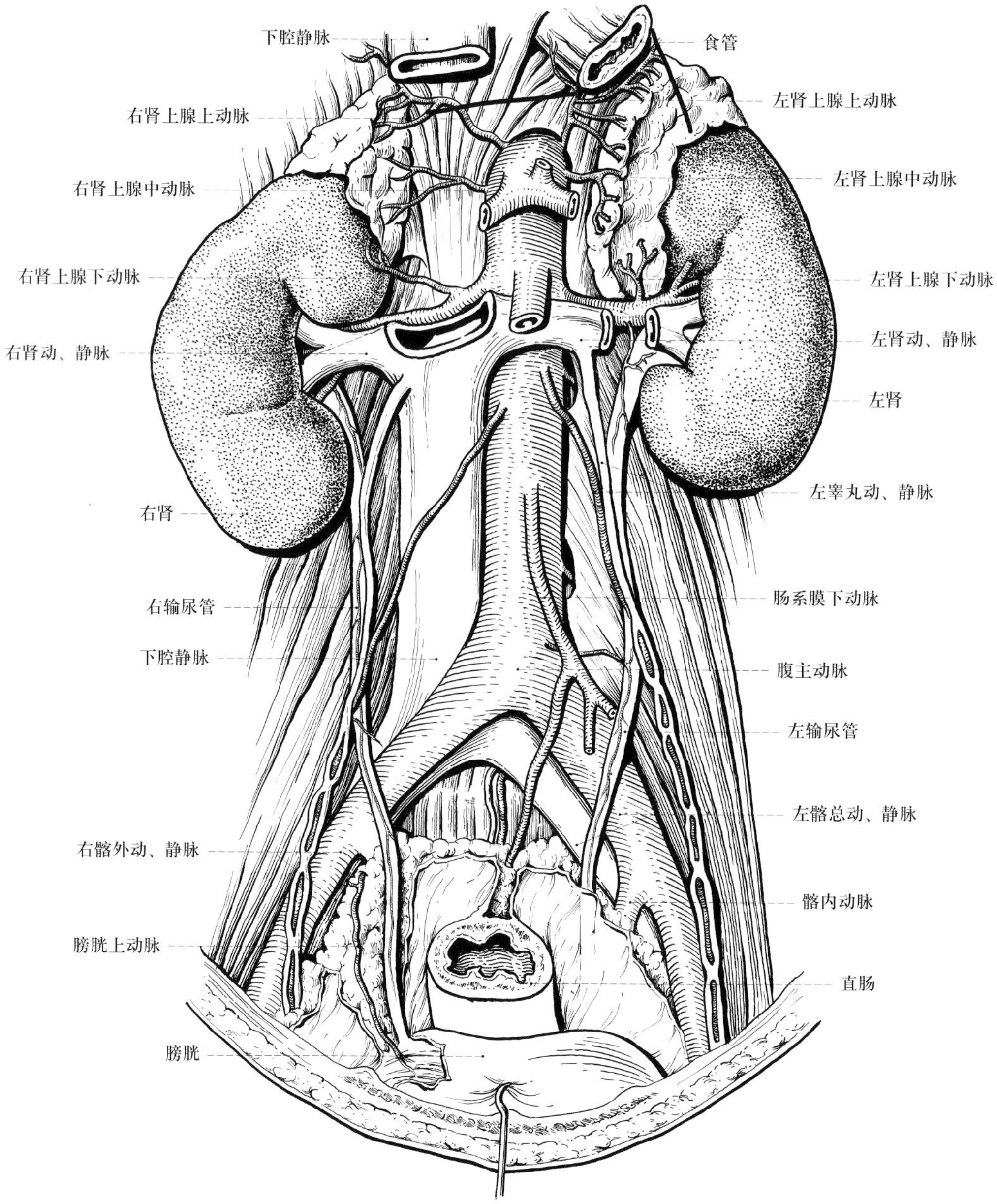

下腔静脉
食管
右肾上腺上动脉
左肾上腺上动脉
右肾上腺中动脉
左肾上腺中动脉
右肾上腺下动脉
左肾上腺下动脉
右肾动、静脉
左肾动、静脉
左肾
右肾
左睾丸动、静脉
右输尿管
肠系膜下动脉
下腔静脉
腹主动脉
左输尿管
左髂总动、静脉
右髂外动、静脉
髂内动脉
膀胱上动脉
直肠
膀胱

1228.腹膜后脏器（2）

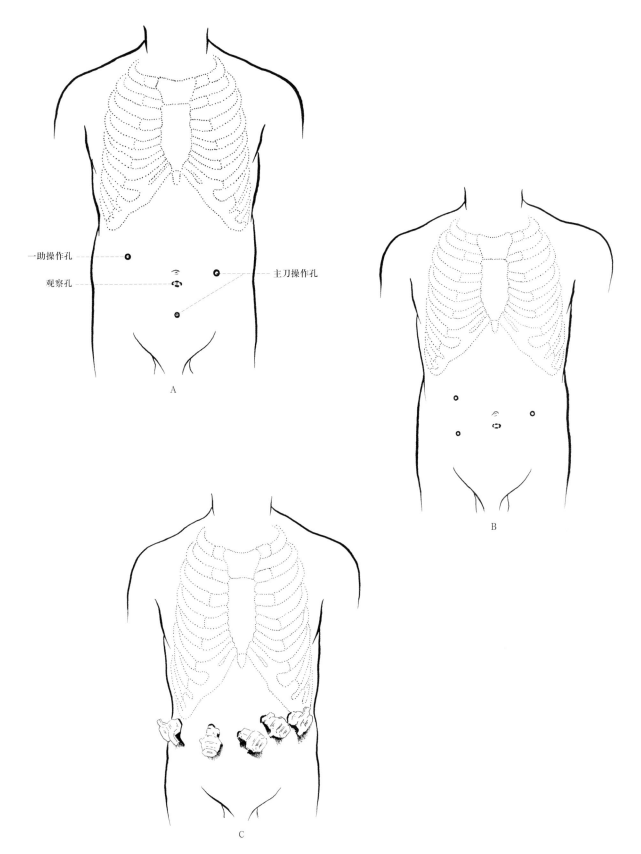

一助操作孔

观察孔

主刀操作孔

A

B

C

1229.A～C.Tocar 安放的位置

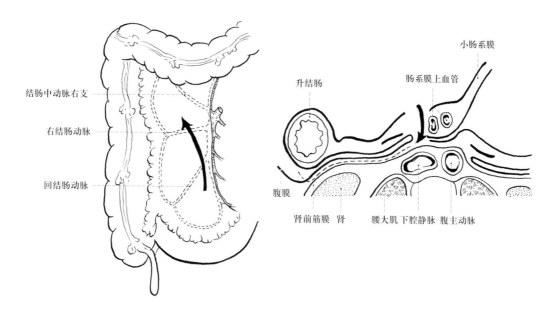

结肠中动脉右支

右结肠动脉

回结肠动脉

小肠系膜

升结肠

肠系膜上血管

腹膜

肾前筋膜 肾 腰大肌 下腔静脉 腹主动脉

1230.腹腔镜右半结肠切除中间入路　示意图。黑色虚线，分离平面

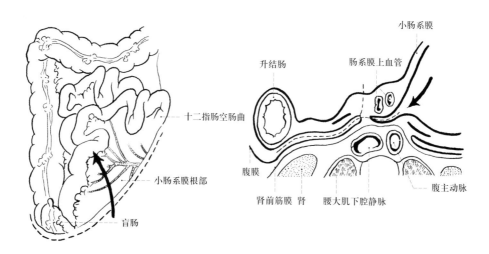

十二指肠空肠曲

小肠系膜根部

盲肠

小肠系膜

升结肠

肠系膜上血管

腹膜

肾前筋膜 肾 腰大肌 下腔静脉

腹主动脉

1231.腹腔镜右半结肠切除后方入路　示意图。黑色虚线，分离平面

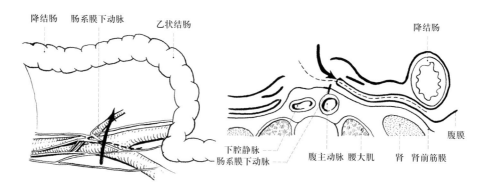

降结肠 肠系膜下动脉 乙状结肠

降结肠

腹膜

下腔静脉
肠系膜下动脉

腹主动脉 腰大肌 肾 肾前筋膜

1232.腹腔镜左半结肠切除内侧入路　示意图。黑色虚线，分离平面

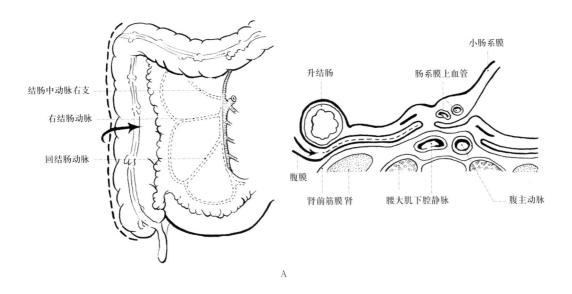

结肠中动脉右支

右结肠动脉

回结肠动脉

小肠系膜

升结肠　　　　肠系膜上血管

腹膜

肾前筋膜肾　　腰大肌下腔静脉　　腹主动脉

A

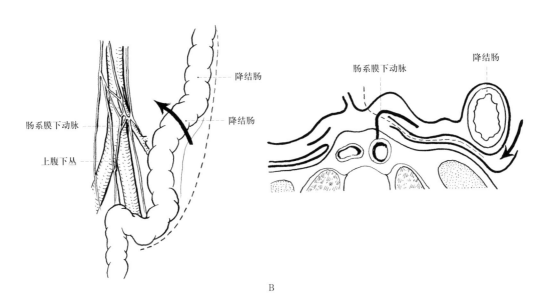

降结肠

肠系膜下动脉

上腹下丛

降结肠

肠系膜下动脉　　降结肠

B

1233.A、B.腹腔镜右半结肠切除外侧入路　示意图。黑色虚线，分离平面

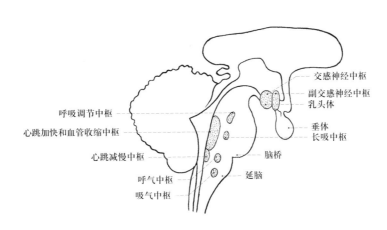

呼吸调节中枢

心跳加快和血管收缩中枢

心跳减慢中枢

呼气中枢

吸气中枢

交感神经中枢

副交感神经中枢
乳头体

垂体
长吸中枢

脑桥

延脑

1234.内脏神经的中枢分布图

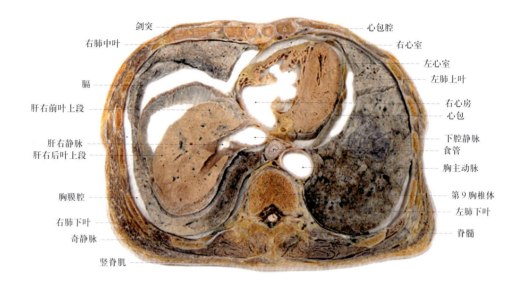

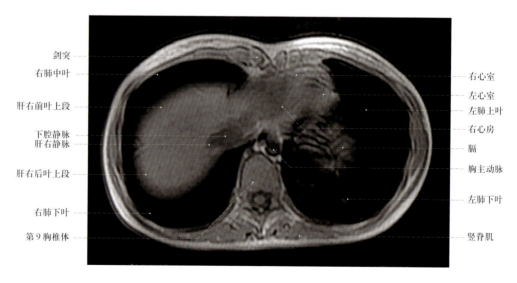

1235.经第二肝门的横断层面与MRI

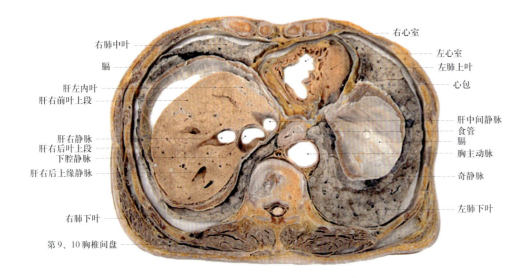

右肺中叶
膈
肝左内叶
肝右前叶上段
肝右静脉
肝右后叶上段
下腔静脉
肝右后上缘静脉
右肺下叶
第9、10胸椎间盘

右心室
左心室
左肺上叶
心包
肝中间静脉
食管
膈
胸主动脉
奇静脉
左肺下叶

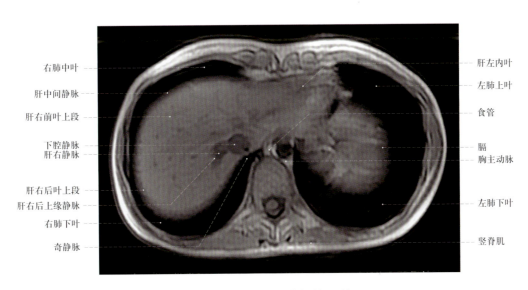

右肺中叶
肝中间静脉
肝右前叶上段
下腔静脉
肝右静脉
肝右后叶上段
肝右后上缘静脉
右肺下叶
奇静脉

肝左内叶
左肺上叶
食管
膈
胸主动脉
左肺下叶
竖脊肌

1236.经食管胸段下端的横断层面与MRI

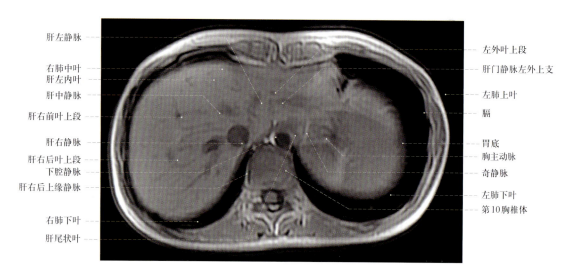

右肺中叶
肝左内叶
肝中静脉
肝右前叶上段
肝尾状叶
肝右静脉
肋膈隐窝
下腔静脉
肝右后叶上段
肝右后上缘静脉
右肺下叶
奇静脉

肝左静脉
右心室
左肺上叶
肝左外叶上段
肝门静脉左外上支
结肠左曲
食管腹段
胃底
脾
左肺下叶
膈
胸主动脉
第10胸椎体

肝左静脉
右肺中叶
肝左内叶
肝中静脉
肝右前叶上段
肝右静脉
肝右后叶上段
下腔静脉
肝右后上缘静脉
右肺下叶
肝尾状叶

左外叶上段
肝门静脉左外上支
左肺上叶
膈
胃底
胸主动脉
奇静脉
左肺下叶
第10胸椎体

1237.经食管腹段的横断层面与MRI

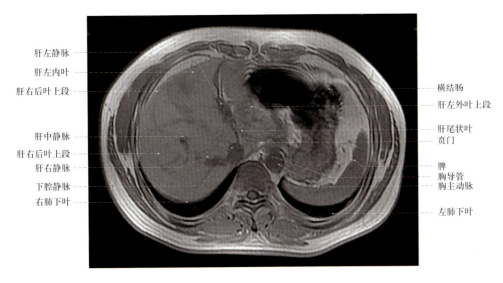

肝左静脉
肋膈隐窝
肝左内叶
肝中静脉
肝尾状叶
肝右前叶上段
肝右静脉
下腔静脉
肝右后上段
膈
奇静脉
第11胸椎体

肝左外叶下段
左肺上叶
肝左外叶上段
横结肠
静脉韧带裂及静脉韧带
贲门
降结肠
胃体
胸主动脉
脾
胸导管
左肺下叶

肝左静脉
肝左内叶
肝右后叶上段
肝中静脉
肝右后叶上段
肝右静脉
下腔静脉
右肺下叶

横结肠
肝左外叶上段
肝尾状叶
贲门
脾
胸导管
胸主动脉
左肺下叶

1238.经贲门的横断层面与MRI

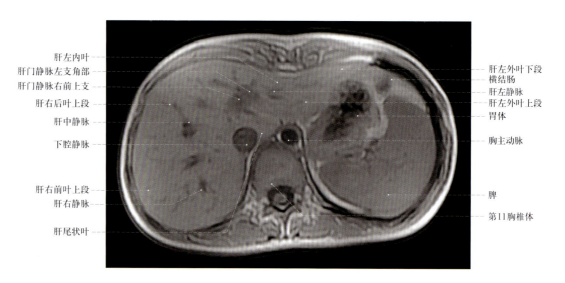

肝左外叶下段
腹膜腔
肝镰状韧带
肝左内叶
肝门静脉左支角部
肝中静脉
肝左静脉
肝左外叶上段
横结肠
肝门静脉右前上支
肝前叶上段
静脉韧带裂及静脉韧带
胃体
降结肠
肝尾状叶
胸主动脉
肝右静脉
肋膈隐窝
肝门静脉右后上支
下腔静脉
脾
左肾
肝右后叶上段
网膜囊
奇静脉
第11胸椎体

肝左内叶
肝门静脉左支角部
肝门静脉右前上支
肝右后叶上段
肝中静脉
下腔静脉
肝左外叶下段
横结肠
肝左静脉
肝左外叶上段
胃体
胸主动脉
肝右前叶上段
肝右静脉
脾
第11胸椎体
肝尾状叶

1239. 经肝门静脉左支角部的横断层面与CT、MRI

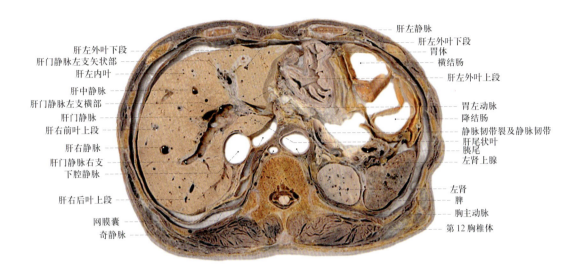

肝左外叶下段
肝门静脉左支矢状部
肝左内叶
肝中静脉
肝门静脉左支横部
肝门静脉
肝右前叶上段
肝右静脉
肝门静脉右支
下腔静脉
肝右后叶上段
网膜囊
奇静脉

肝左静脉
肝左外叶下段
胃体
横结肠
肝左外叶上段
胃左动脉
降结肠
静脉韧带裂及静脉韧带
肝尾状叶
胰尾
左肾上腺
左肾
脾
胸主动脉
第 12 胸椎体

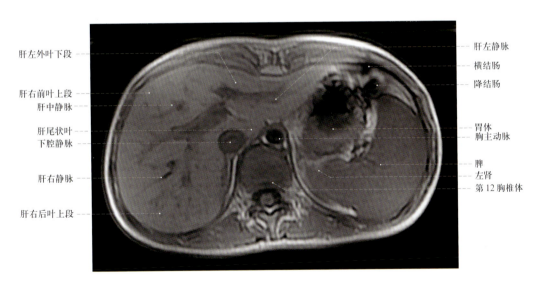

肝左外叶下段

肝右前叶上段
肝中静脉

肝尾状叶
下腔静脉

肝右静脉

肝右后叶上段

肝左静脉
横结肠
降结肠

胃体
胸主动脉

脾
左肾
第 12 胸椎体

1240. 经肝门的横断层面与 CT、MRI

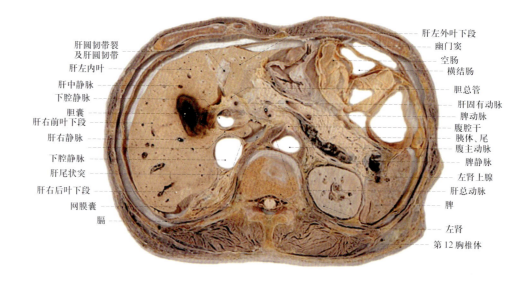

肝圆韧带裂
及肝圆韧带
肝左内叶
肝中静脉
下腔静脉
胆囊
肝右前叶下段
肝右静脉
下腔静脉
肝尾状突
肝右后叶下段
网膜囊
膈

肝左外叶下段
幽门窦
空肠
横结肠
胆总管
肝固有动脉
脾动脉
腹腔干
胰体、尾
腹主动脉
脾静脉
左肾上腺
肝总动脉
脾
左肾
第 12 胸椎体

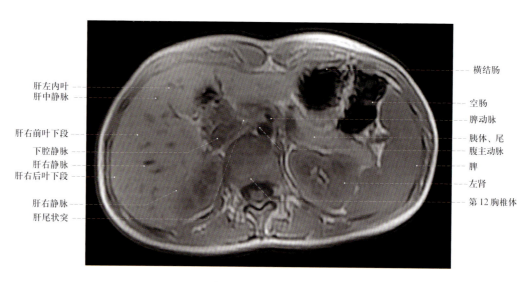

肝左内叶
肝中静脉
肝右前叶下段
下腔静脉
肝右静脉
肝右后叶下段
肝右静脉
肝尾状突

横结肠
空肠
脾动脉
胰体、尾
腹主动脉
脾
左肾
第 12 胸椎体

1241.经脾门的横断层面与 CT、MRI

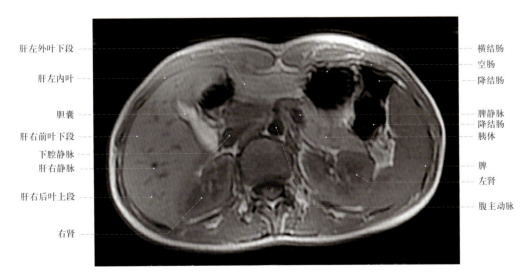

肝镰状韧带　肝左外叶下段
肝圆韧带　横结肠
肝左内叶　幽门管
胰头　空肠
胆囊
肝右前叶下段　脾静脉
下腔静脉　降结肠
门腔间隙　胰体
下腔静脉　脾
肝右静脉　左肾上腺
腹主动脉
肝右后叶上段　左肾
右肾　关节突关节
第1腰椎体

肝左外叶下段　横结肠
空肠
肝左内叶　降结肠
胆囊　脾静脉
降结肠
肝右前叶下段　胰体
下腔静脉
肝右静脉　脾
左肾
肝右后叶上段　腹主动脉
右肾

1242.经右肾上极的横断层面与CT、MRI

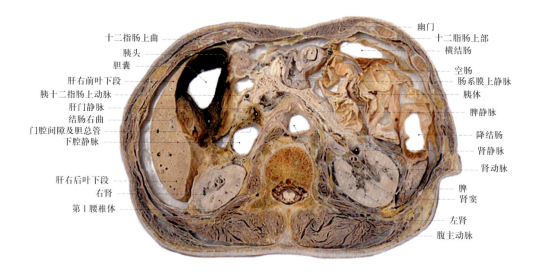

十二指肠上曲
胰头
胆囊
肝右前叶下段
胰十二指肠上动脉
肝门静脉
结肠右曲
门腔间隙及胆总管
下腔静脉
肝右后叶下段
右肾
第1腰椎体

幽门
十二脂肠上部
横结肠
空肠
肠系膜上静脉
胰体
脾静脉
降结肠
肾静脉
肾动脉
脾
肾窦
左肾
腹主动脉

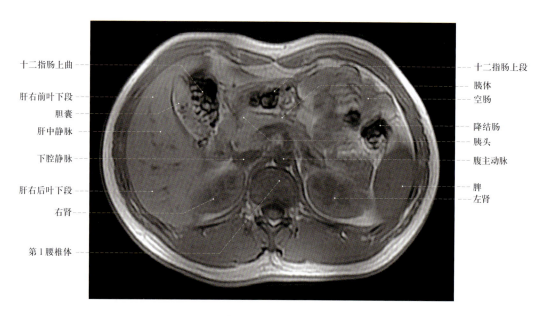

十二指肠上曲
肝右前叶下段
胆囊
肝中静脉
下腔静脉
肝右后叶下段
右肾
第1腰椎体

十二指肠上段
胰体
空肠
降结肠
胰头
腹主动脉
脾
左肾

1243.经左肾门上份的横断层面与MRI

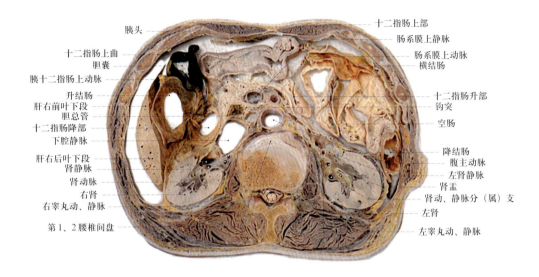

十二指肠上部
肠系膜上静脉
肠系膜上动脉
横结肠
十二指肠升部
钩突
空肠
降结肠
腹主动脉
左肾静脉
肾盂
肾动、静脉分（属）支
左肾
左睾丸动、静脉

胰头
十二指肠上曲
胆囊
胰十二指肠上动脉
升结肠
肝右前叶下段
胆总管
十二指肠降部
下腔静脉
肝右后叶下段
肾静脉
肾动脉
右肾
右睾丸动、静脉
第1、2腰椎间盘

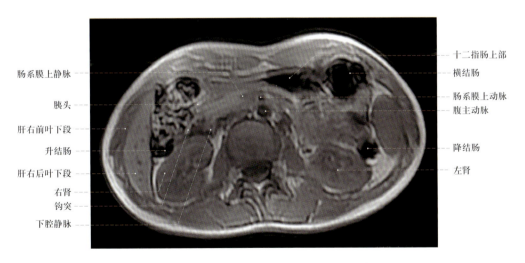

肠系膜上静脉
胰头
肝右前叶下段
升结肠
肝右后叶下段
右肾
钩突
下腔静脉

十二指肠上部
横结肠
肠系膜上动脉
腹主动脉
降结肠
左肾

1244.经左肾门下份和右肾门上份的横断层面与MRI

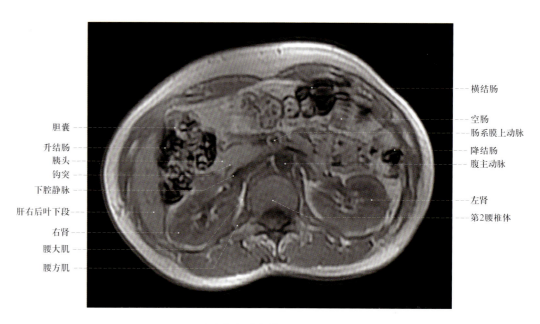

十二指肠水平部
肠系膜上静脉
胆囊
胰头
胆总管
升结肠
十二指肠降部
肝右后叶下段
下腔静脉
肾窦
右肾
肾动脉
第2腰椎体

肠系膜上动脉
十二指肠升部
横结肠
钩突
空肠
左肾静脉
输尿管
降结肠
左肾
腰方肌
腰大肌

胆囊
升结肠
胰头
钩突
下腔静脉
肝右后叶下段
右肾
腰大肌
腰方肌

横结肠
空肠
肠系膜上动脉
降结肠
腹主动脉
左肾
第2腰椎体

1245.经右肾门中份的横断层面与MRI

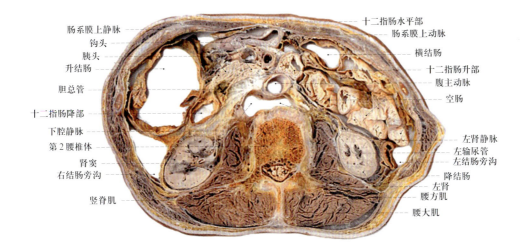

肠系膜上静脉
钩头
胰头
升结肠
胆总管
十二指肠降部
下腔静脉
第2腰椎体
肾窦
右结肠旁沟
竖脊肌

十二指肠水平部
肠系膜上动脉
横结肠
十二指肠升部
腹主动脉
空肠
左肾静脉
左输尿管
左结肠旁沟
降结肠
左肾
腰方肌
腰大肌

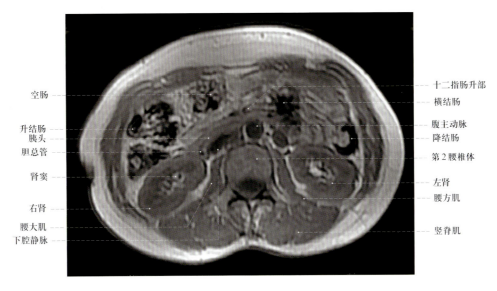

空肠
升结肠
胰头
胆总管
肾窦
右肾
腰大肌
下腔静脉

十二指肠升部
横结肠
腹主动脉
降结肠
第2腰椎体
左肾
腰方肌
竖脊肌

1246.经右肾门下份的横断层面与MRI

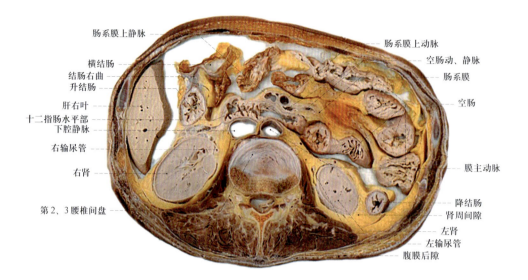

肠系膜上静脉
横结肠
结肠右曲
升结肠
肝右叶
十二指肠水平部
下腔静脉
右输尿管
右肾
第2、3腰椎间盘

肠系膜上动脉
空肠动、静脉
肠系膜
空肠
膜主动脉
降结肠
肾周间隙
左肾
左输尿管
腹膜后隙

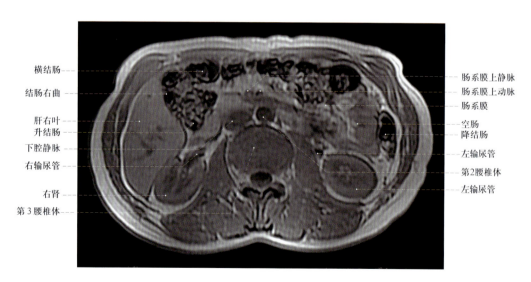

横结肠
结肠右曲
肝右叶
升结肠
下腔静脉
右输尿管
右肾
第3腰椎体

肠系膜上静脉
肠系膜上动脉
肠系膜
空肠
降结肠
左输尿管
第2腰椎体
左输尿管

1247.经十二指肠水平部的横断层面与MRI

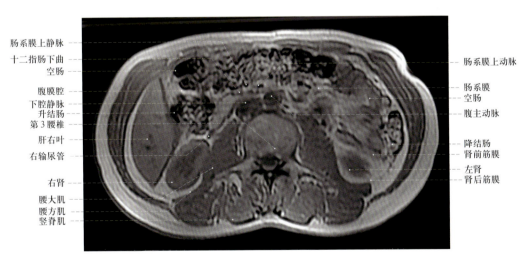

空肠　　　　　肠系膜上静脉
十二指肠下曲　　肠系膜上动脉
腹膜腔　　　　　肠系膜
　　　　　　　空肠动脉
下腔静脉　　　　空肠
升结肠　　　　　腹主动脉
肝右叶　　　　　左输尿管
壁腹膜　　　　　肾旁前间隙
右输尿管　　　　降结肠
右肾　　　　　　肾前筋膜
腰大肌　　　　　肾旁后间隙
腰方肌　　　　　肾后筋膜
竖脊肌　　　　　肾周间隙
第3腰椎体　　　左肾

肠系膜上静脉　　肠系膜上动脉
十二指肠下曲　　肠系膜
空肠　　　　　　空肠
腹膜腔　　　　　腹主动脉
下腔静脉
升结肠　　　　　降结肠
第3腰椎　　　　肾前筋膜
肝右叶　　　　　左肾
右输尿管　　　　肾后筋膜
右肾
腰大肌
腰方肌
竖脊肌

1248. 经第3腰椎上份的横断层面与MRI

肠系膜上静脉

肠系膜上动、
静脉分(属)支
空肠
下腔静脉
右肠系膜窦
肝右叶

升结肠
右结肠旁沟
肾周间隙
右肾

肠系膜上动脉
肠系膜
空肠
腹主动脉

左肠系膜窦

左结肠旁沟
降结肠
腹膜后隙
左输尿管
第2、3腰椎体

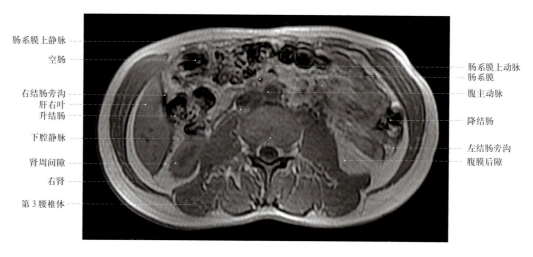

肠系膜上静脉
空肠

右结肠旁沟
肝右叶
升结肠

下腔静脉

肾周间隙
右肾

第3腰椎体

肠系膜上动脉
肠系膜
腹主动脉

降结肠

左结肠旁沟
腹膜后隙

1249.经第3腰椎下份的横断层面与MRI

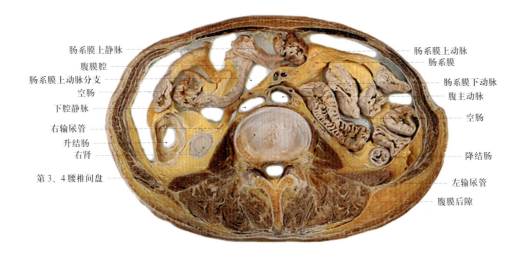

肠系膜上静脉
腹膜腔
肠系膜上动脉分支
空肠
下腔静脉
右输尿管
升结肠
右肾
第3、4腰椎间盘

肠系膜上动脉
肠系膜
肠系膜下动脉
腹主动脉
空肠
降结肠
左输尿管
腹膜后隙

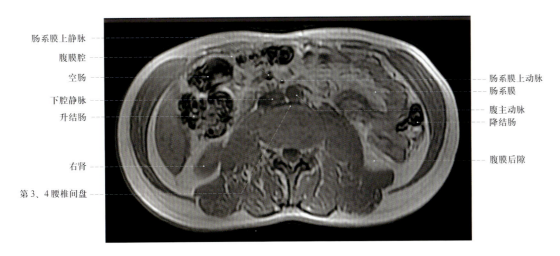

肠系膜上静脉
腹膜腔
空肠
下腔静脉
升结肠
右肾
第3、4腰椎间盘

肠系膜上动脉
肠系膜
腹主动脉
降结肠
腹膜后隙

1250. 经第3、4腰椎间盘的横断层面与MRI

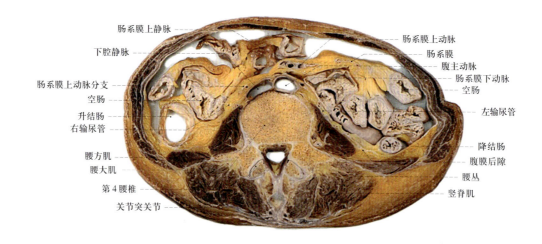

肠系膜上静脉
下腔静脉
肠系膜上动脉分支
空肠
升结肠
右输尿管
腰方肌
腰大肌
第4腰椎
关节突关节

肠系膜上动脉
肠系膜
腹主动脉
肠系膜下动脉
空肠
左输尿管
降结肠
腹膜后隙
腰丛
竖脊肌

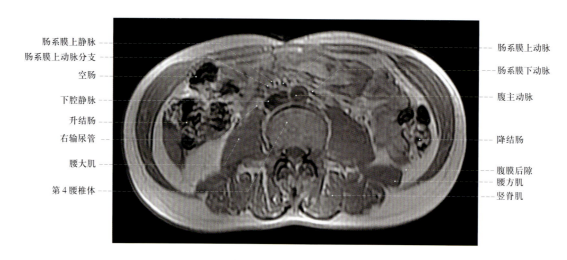

肠系膜上静脉
肠系膜上动脉分支
空肠
下腔静脉
升结肠
右输尿管
腰大肌
第4腰椎体

肠系膜上动脉
肠系膜下动脉
腹主动脉
降结肠
腹膜后隙
腰方肌
竖脊肌

1251.经第4腰椎上份的横断层面与MRI

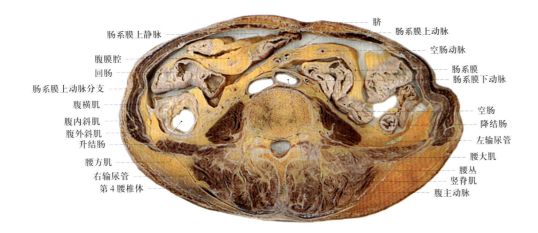

肠系膜上静脉 — 脐 — 肠系膜上动脉
腹膜腔 — 空肠动脉
回肠 — 肠系膜
肠系膜上动脉分支 — 肠系膜下动脉
腹横肌 — 空肠
腹内斜肌 — 降结肠
腹外斜肌 — 左输尿管
升结肠 — 腰大肌
腰方肌 — 腰丛
右输尿管 — 竖脊肌
第4腰椎体 — 腹主动脉

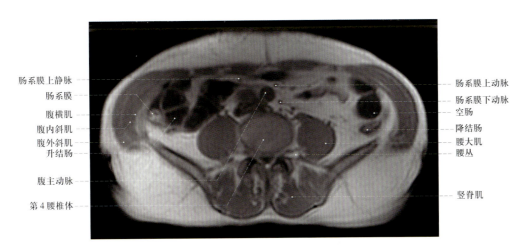

肠系膜上静脉 — 肠系膜上动脉
肠系膜 — 肠系膜下动脉
腹横肌 — 空肠
腹内斜肌 — 降结肠
腹外斜肌 — 腰大肌
升结肠 — 腰丛
腹主动脉 — 竖脊肌
第4腰椎体 —

1252. 经第4腰椎下份的横断层面与MRI

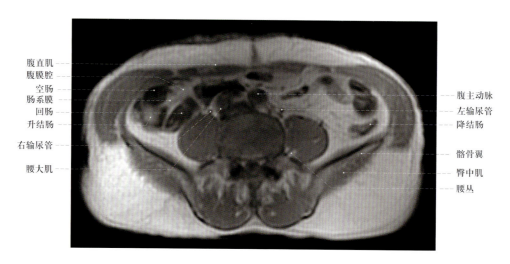

腹直肌
腹膜腔
空肠
肠系膜
回肠
肠系膜上动脉分支
升结肠
右输尿管
下腔静脉
腰大肌
第4、5腰椎间盘

空回肠动、静脉
肠系膜
右髂总动脉
左髂总动脉
肠系膜下动脉分支
空肠
降结肠
髂骨翼
左输尿管
臀中肌
腰丛

腹直肌
腹膜腔
空肠
肠系膜
回肠
升结肠
右输尿管
腰大肌

腹主动脉
左输尿管
降结肠
髂骨翼
臀中肌
腰丛

1253.经第4、5腰椎间盘的横断层面与MRI

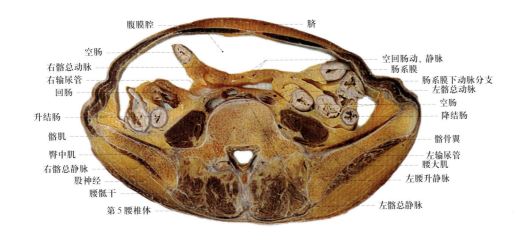

腹膜腔　　　　　脐

空肠　　　　　　　　　空回肠动、静脉
右髂总动脉　　　　　　肠系膜
右输尿管　　　　　　　肠系膜下动脉分支
回肠　　　　　　　　　左髂总动脉
　　　　　　　　　　　空肠
升结肠　　　　　　　　降结肠
髂肌　　　　　　　　　髂骨翼
臀中肌　　　　　　　　左输尿管
右髂总静脉　　　　　　腰大肌
股神经　　　　　　　　左腰升静脉
腰骶干　　　　　　　　
第5腰椎体　　　　　　左髂总静脉

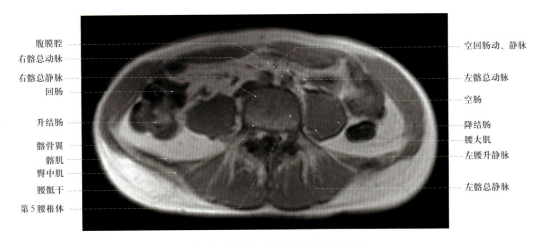

腹膜腔　　　　　　　　空回肠动、静脉
右髂总动脉　　　　　　
右髂总静脉　　　　　　左髂总动脉
回肠　　　　　　　　　空肠
升结肠　　　　　　　　降结肠
髂骨翼　　　　　　　　腰大肌
髂肌　　　　　　　　　左腰升静脉
臀中肌　　　　　　　　
腰骶干　　　　　　　　左髂总静脉
第5腰椎体　　　　　　

1254.经第5腰椎上份的横断层面与MRI

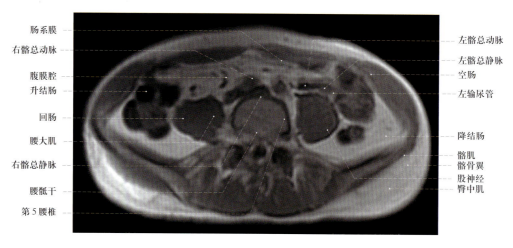

空回肠动、静脉
空肠
腹膜腔
右髂总动脉
右输尿管
升结肠
回肠
腰大肌
右髂总静脉
腰骶干
第5腰椎体

肠系膜
左输尿管
肠系膜下动脉分支
空肠
降结肠
髂骨翼
左髂总动脉
髂肌
股神经
臀中肌
左腰升静脉
左腰总静脉

肠系膜
右髂总动脉
腹膜腔
升结肠
回肠
腰大肌
右髂总静脉
腰骶干
第5腰椎

左髂总动脉
左髂总静脉
空肠
左输尿管
降结肠
髂肌
髂骨翼
股神经
臀中肌

1255.经第5腰椎下份的横断层面与MRI

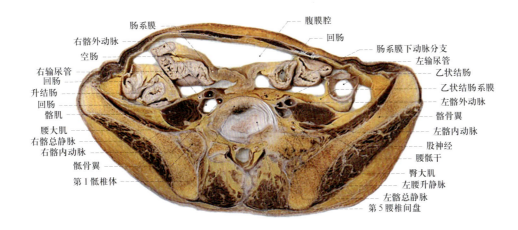

肠系膜
腹膜腔
右髂外动脉
回肠
空肠
肠系膜下动脉分支
右输尿管
左输尿管
回肠
乙状结肠
升结肠
乙状结肠系膜
回肠
左髂外动脉
髂肌
髂骨翼
腰大肌
左髂内动脉
右髂总静脉
股神经
右髂内动脉
腰骶干
骶骨翼
臀大肌
第1骶椎体
左腰升静脉
左髂总静脉
第5腰椎间盘

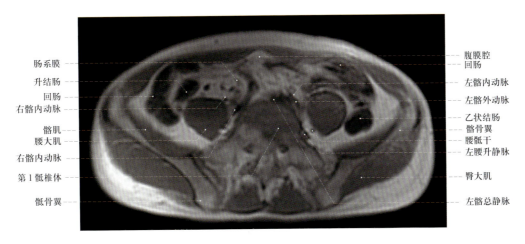

肠系膜
腹膜腔
回肠
升结肠
左髂内动脉
回肠
左髂外动脉
右髂内动脉
乙状结肠
髂肌
髂骨翼
腰大肌
腰骶干
右髂内动脉
左腰升静脉
第1骶椎体
臀大肌
骶骨翼
左髂总静脉

1256.经第5腰椎间盘的横断层面与MRI

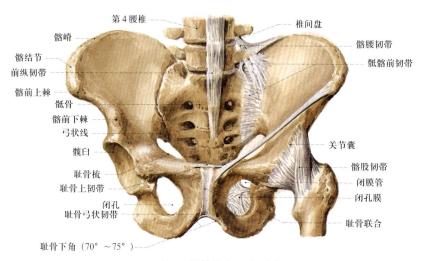

第4腰椎
椎间盘
髂嵴
髂腰韧带
髂结节
骶髂前韧带
前纵韧带
髂前上棘
骶骨
髂前下棘
弓状线
关节囊
髋臼
髂股韧带
耻骨梳
闭膜管
耻骨上韧带
闭孔膜
闭孔
耻骨弓状韧带
耻骨联合
耻骨下角（70°～75°）

1257.男性骨盆　前面观

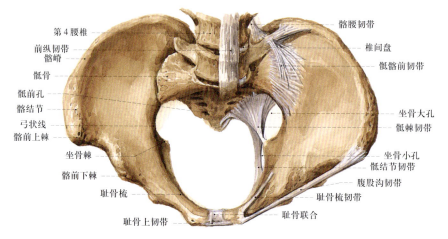

第4腰椎
髂腰韧带
前纵韧带
椎间盘
髂嵴
骶髂前韧带
骶骨
骶前孔
髂结节
坐骨大孔
弓状线
骶棘韧带
髂前上棘
坐骨棘
坐骨小孔
骶结节韧带
髂前下棘
腹股沟韧带
耻骨梳
耻骨梳韧带
耻骨上韧带
耻骨联合

1258.男性骨盆　上面观

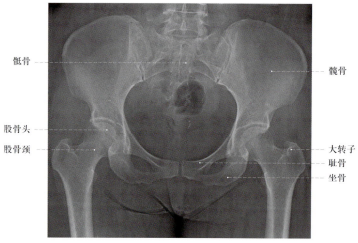

骶骨
髋骨
股骨头
大转子
股骨颈
耻骨
坐骨

1259.骨盆　前后位X线片

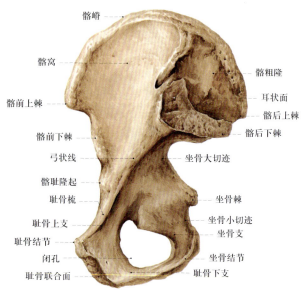

髂嵴
髂窝
髂粗隆
耳状面
髂前上棘
髂后上棘
髂后下棘
髂前下棘
弓状线
坐骨大切迹
髂耻隆起
耻骨梳
坐骨棘
耻骨上支
坐骨小切迹
坐骨支
耻骨结节
闭孔
坐骨结节
耻骨联合面
耻骨下支

1260.髋骨　内侧面观

髂嵴
髂骨翼
髂结节
臀前线
髂后上棘
臀后线
髂后下棘
髂前上棘
坐骨大切迹
髂前下棘
髋臼
月状面
髋臼窝
坐骨棘
髋臼切迹
坐骨小切迹
坐骨结节
耻骨结节
坐骨支
耻骨下支

1261.髋骨　外侧面观

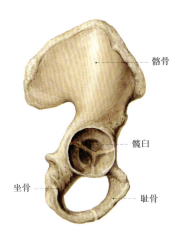

髂骨
髋臼
坐骨
耻骨

1262.小儿髋骨　外侧面观

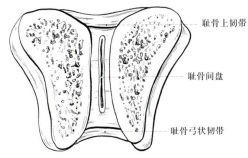

耻骨上韧带
耻骨间盘
耻骨弓状韧带

1263.耻骨联合

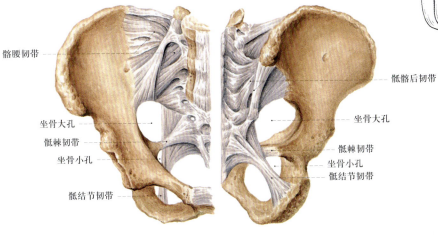

髂腰韧带
坐骨大孔
骶棘韧带
坐骨小孔
骶结节韧带
骶髂后韧带
坐骨大孔
骶棘韧带
坐骨小孔
骶结节韧带

1264.骶髂关节　前面观和后面观

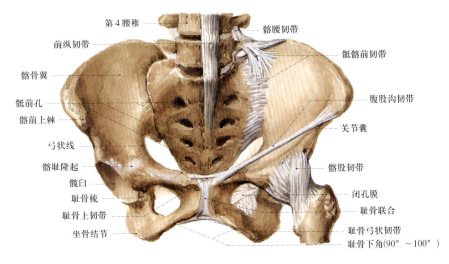

第4腰椎
前纵韧带
髂骨翼
骶前孔
髂前上棘
弓状线
髂耻隆起
髋臼
耻骨梳
耻骨上韧带
坐骨结节
髂腰韧带
骶髂前韧带
腹股沟韧带
关节囊
髂股韧带
闭孔膜
耻骨联合
耻骨弓状韧带
耻骨下角(90°～100°)

1265.女性骨盆　前面观

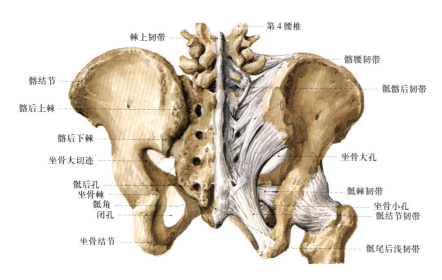

1266. 女性骨盆　后面观

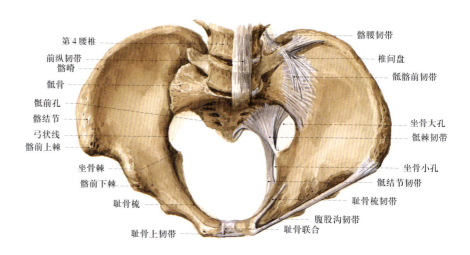

1267. 女性骨盆　上面观

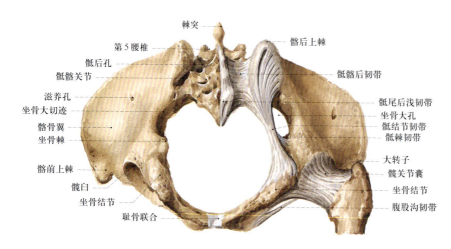

1268. 女性骨盆　下面观

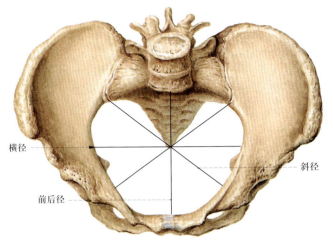

1269.骨盆径线 上面观

横径 斜径 前后径

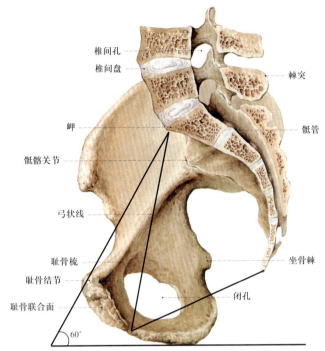

椎间孔
椎间盘
岬
骶髂关节
弓状线
耻骨梳
耻骨结节
耻骨联合面
60°
棘突
骶管
坐骨棘
闭孔

1270.女性骨盆轴、倾斜度及径线

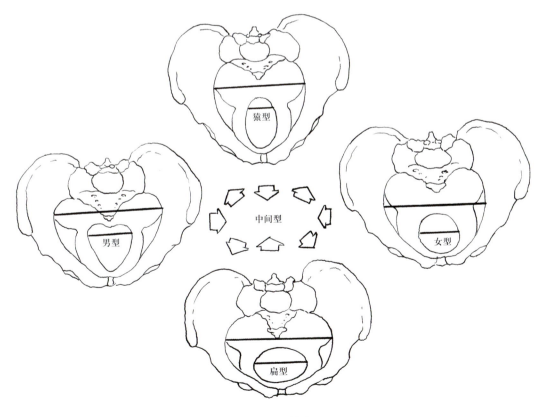

猿型
男型 中间型 女型
扁型

1271.骨盆的类型

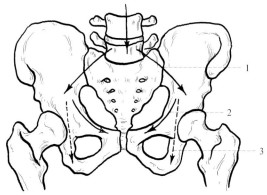

1272.骨盆的力传导方向

1.力从骶骨上份沿骶髂关节传至髋臼成为股骶弓。
2.耻骨支与坐骨支形成约束弓。
3.力从骶骨上份沿骶髂关节传至坐骨结节形成坐骶弓。

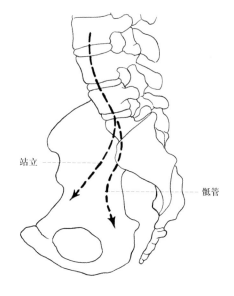

1273.骨盆的力传导方向　侧面观

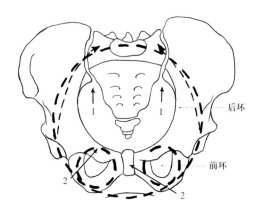

1274.骨盆的前环和后环

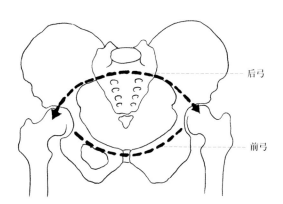

1275.骨盆的前弓和后弓

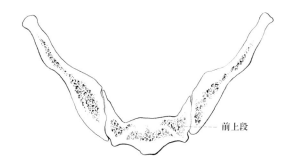

1276.骶髂关节前上段

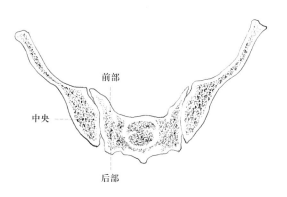

1277.骶髂关节中段

前部

后部

1278.骶髂关节后下段

梨状肌
坐骨棘
坐骨神经

髂尾肌

耻尾肌

直肠
肛门外括约肌
球海绵体肌
尿道球

闭孔内肌
肛提肌腱弓
闭孔动脉、静脉和神经

前列腺
尿道

1279.盆壁肌

盆膈裂孔
肛提肌腱弓

闭孔内肌

直肠

耻尾肌
髂尾肌
耻骨直肠肌
尾骨肌

肛提肌

1280.盆膈肌

阴蒂海绵体
尿道
耻骨弓
前庭球

前庭大腺

尿道括约肌
尿生殖膈下筋膜
会阴深横肌
阴道

1281.尿道括约肌（1）

阴茎背深静脉

阴茎背动脉、神经

阴茎深动脉

阴茎深动脉

尿道

尿道球腺

尿道括约肌

尿生殖膈下筋膜

1282.尿道括约肌（2）

肛提肌
耻骨直肠肌

深部

浅部

皮下部

1283.肛门括约肌位置

肛门外括约肌浅部

肛门外括约肌皮下部

肛提肌

臀大肌

1284.肛门括约肌浅层

耻骨直肠肌

深部

皮下部

肛门外括约肌

浅部

1285.肛门括约肌深层

髂总动脉

输尿管

髂外动脉

髂外静脉

脐动脉

闭孔动脉

膀胱上动脉

输精管

膀胱

前列腺

阴茎

阴囊

髂内动脉

骶外侧动脉

臀上动脉

臀下动脉

膀胱下动脉

阴部内动脉

直肠下动脉

直肠

输精管壶腹

肛门外括约肌

1286.男性盆部动脉　正中矢状切面

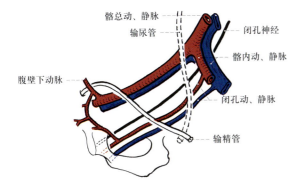

输尿管
髂外动、静脉
腰大肌
脐动脉
闭孔神经
膀胱
闭孔动、静脉
前列腺
肛提肌
坐骨肛门窝
尿道

1287.男性盆腔侧壁的血管 冠状面

髂总动、静脉
输尿管
闭孔神经
髂内动、静脉
腹壁下动脉
闭孔动、静脉
输精管

1288.男性盆腔侧壁的血管

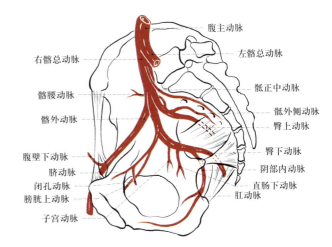

腹主动脉
右髂总动脉
左髂总动脉
骶正中动脉
髂腰动脉
骶外侧动脉
髂外动脉
臀上动脉
腹壁下动脉
臀下动脉
脐动脉
阴部内动脉
闭孔动脉
直肠下动脉
膀胱上动脉
肛动脉
子宫动脉

1289.女性盆腔动脉

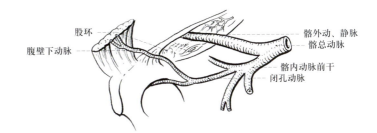

股环
髂外动、静脉
髂总静脉
腹壁下动脉
髂内动脉前干
闭孔动脉

1290.副闭孔动脉（1）

闭孔动脉
髂外动脉
髂内动脉

1291.副闭孔动脉（2）

闭孔动脉
髂外动脉
髂内动脉

1292.副闭孔动脉（3）

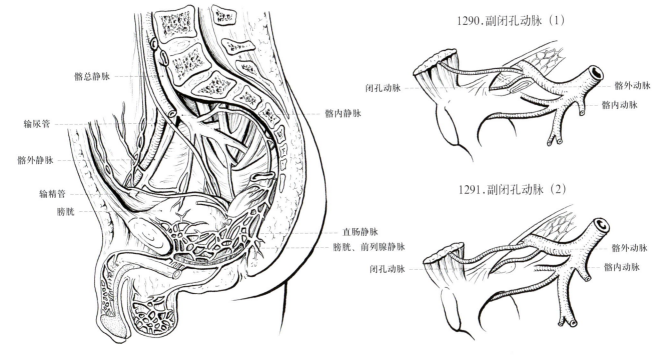

髂总静脉
髂内静脉
输尿管
髂外静脉
输精管
膀胱
直肠静脉
膀胱、前列腺静脉

1293.男性盆部静脉

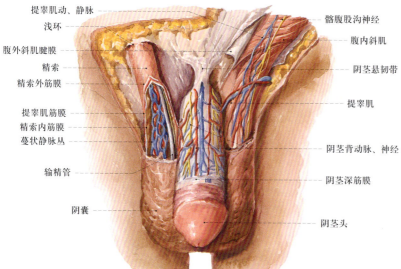

提睾肌动、静脉
浅环
腹外斜肌腱膜
精索
精索外筋膜
提睾肌筋膜
精索内筋膜
蔓状静脉丛
输精管
阴囊

髂腹股沟神经
腹内斜肌
阴茎悬韧带
提睾肌
阴茎背动脉、神经
阴茎深筋膜
阴茎头

1294.阴茎的静脉

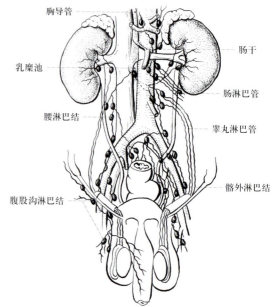

胸导管
乳糜池
腰淋巴结
腹股沟淋巴结

肠干
肠淋巴管
睾丸淋巴管
髂外淋巴结

1295.男性生殖器官的淋巴回流

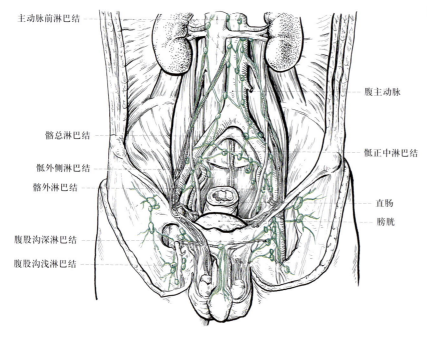

主动脉前淋巴结
髂总淋巴结
骶外侧淋巴结
髂外淋巴结
腹股沟深淋巴结
腹股沟浅淋巴结

腹主动脉
骶正中淋巴结
直肠
膀胱

1296.男性腹盆部淋巴结

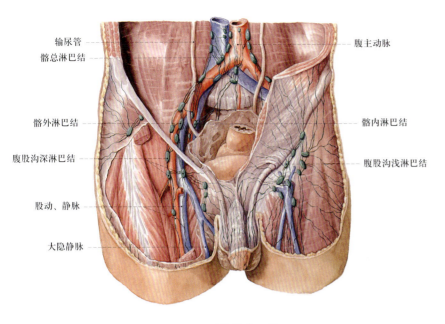

输尿管
髂总淋巴结
髂外淋巴结
腹股沟深淋巴结
股动、静脉
大隐静脉

腹主动脉
髂内淋巴结
腹股沟浅淋巴结

1297.腹股沟淋巴结

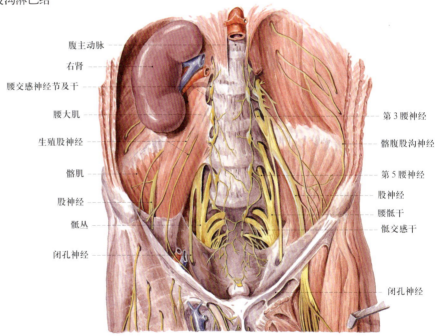

腹主动脉
右肾
腰交感神经节及干
腰大肌
生殖股神经
髂肌
股神经
骶丛
闭孔神经

第3腰神经
髂腹股沟神经
第5腰神经
股神经
腰骶干
骶交感干
闭孔神经

1298.腰丛和骶丛

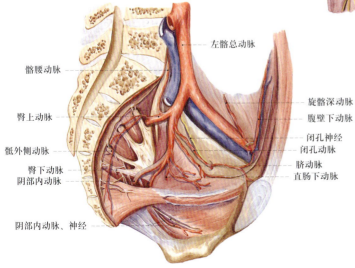

髂腰动脉
臀上动脉
骶外侧动脉
臀下动脉
阴部内动脉
阴部内动脉、神经

左髂总动脉
旋髂深动脉
腹壁下动脉
闭孔神经
闭孔动脉
脐动脉
直肠下动脉

1299.骶尾丛及毗邻结构

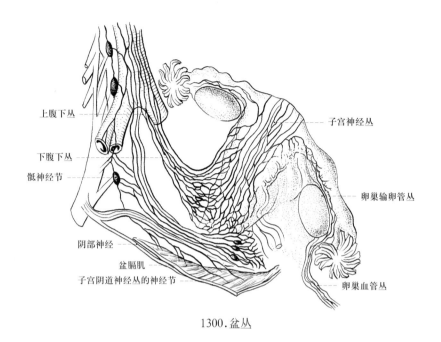

上腹下丛

下腹下丛

骶神经节

阴部神经

盆膈肌

子宫阴道神经丛的神经节

子宫神经丛

卵巢输卵管丛

卵巢血管丛

1300.盆丛

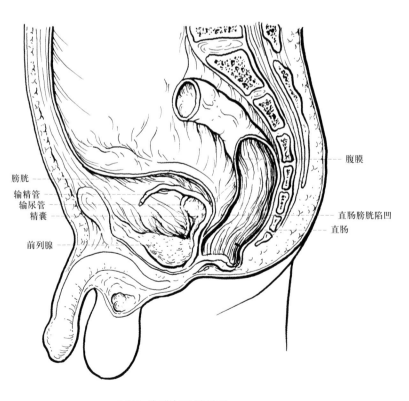

膀胱

输精管

输尿管

精囊

前列腺

腹膜

直肠膀胱陷凹

直肠

1301.腹膜与盆腔脏器

输卵管伞

子宫

子宫圆韧带

子宫阔韧带

腹膜切缘

子宫主韧带

子宫颈阴道部

子宫动、静脉

输尿管

阴道动脉

闭孔膜

闭孔内肌

闭孔筋膜

盆膈上、下筋膜

尿生殖膈上、下筋膜

处女膜

阴道

坐骨直肠窝

肛提肌

会阴深横肌

耻骨下支

阴蒂脚

坐骨海绵体肌

球海绵体肌

子宫圆韧带

1302.女性盆腔　冠状切面

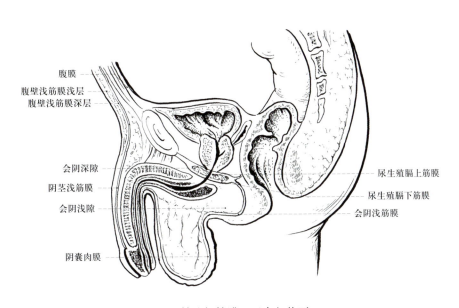

腹膜

腹壁浅筋膜浅层

腹壁浅筋膜深层

会阴深隙

阴茎浅筋膜

会阴浅隙

阴囊肉膜

尿生殖膈上筋膜

尿生殖膈下筋膜

会阴浅筋膜

1303.男性盆部筋膜　正中矢状面

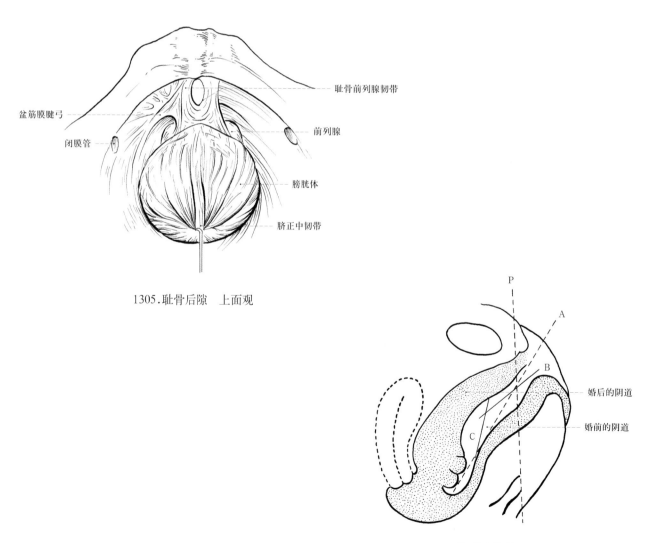

骶子宫韧带

膀胱子宫陷凹

直肠子宫陷凹
阴道穹后部
阴道穹前部
直肠

阴道

肛提肌

肛管

肛门外括约肌

尿道
耻骨下韧带
会阴深横肌

会阴中心腱

1304.女性盆部筋膜　正中矢状面

耻骨前列腺韧带

盆筋膜腱弓

闭膜管

前列腺

膀胱体

脐正中韧带

1305.耻骨后隙　上面观

P

A

B

婚后的阴道

婚前的阴道

C

1306.阴道支持轴

卵巢
输卵管
腹膜
输尿管
膀胱
阴蒂悬韧带
阴道
阴蒂
阴蒂脚
小阴唇
大阴唇

输卵管
卵巢固有韧带
子宫圆韧带
膀胱子宫陷凹
直肠子宫陷凹
直肠及筋膜
肛提肌
肛门外括约肌
前庭大腺
前庭球

1307.膀胱的位置

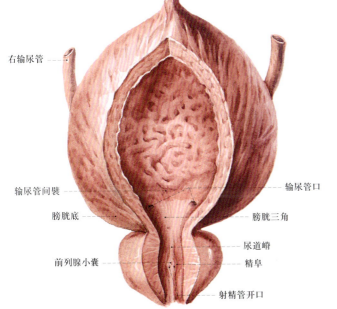

右输尿管

输尿管间襞
膀胱底
前列腺小囊

输尿管口
膀胱三角
尿道嵴
精阜
射精管开口

1308.膀胱的前面观

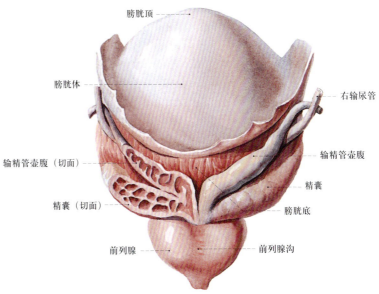

膀胱顶
膀胱体

输精管壶腹（切面）
精囊（切面）
前列腺

右输尿管
输精管壶腹
精囊
膀胱底
前列腺沟

1309.膀胱的后面观

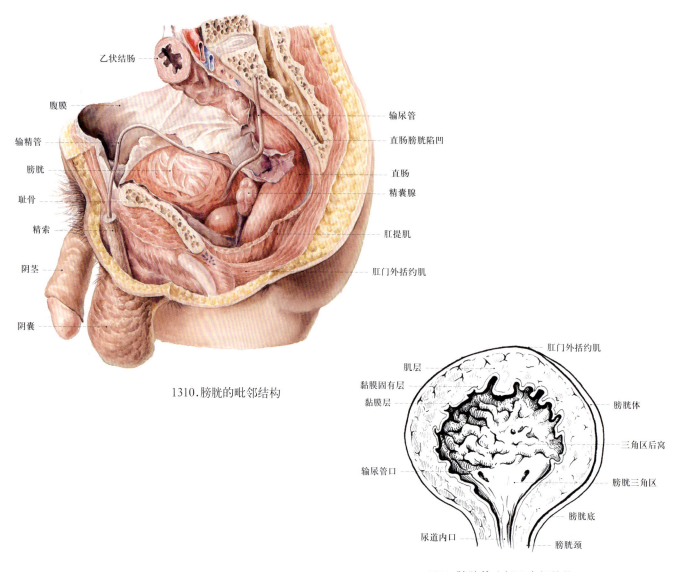

乙状结肠

腹膜

输精管

膀胱

耻骨

精索

阴茎

阴囊

输尿管

直肠膀胱陷凹

直肠

精囊腺

肛提肌

肛门外括约肌

1310.膀胱的毗邻结构

肛门外括约肌

肌层

黏膜固有层

黏膜层

输尿管口

膀胱体

三角区后窝

膀胱三角区

膀胱底

尿道内口

膀胱颈

1311.膀胱的分部及内部结构

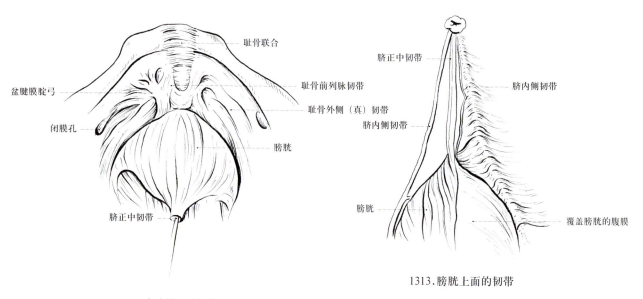

耻骨联合

盆腱膜腱弓

闭膜孔

膀胱

耻骨前列脉韧带

耻骨外侧（真）韧带

脐正中韧带

1312.膀胱前隙的韧带

脐正中韧带

脐内侧韧带

脐内侧韧带

膀胱

覆盖膀胱的腹膜

1313.膀胱上面的韧带

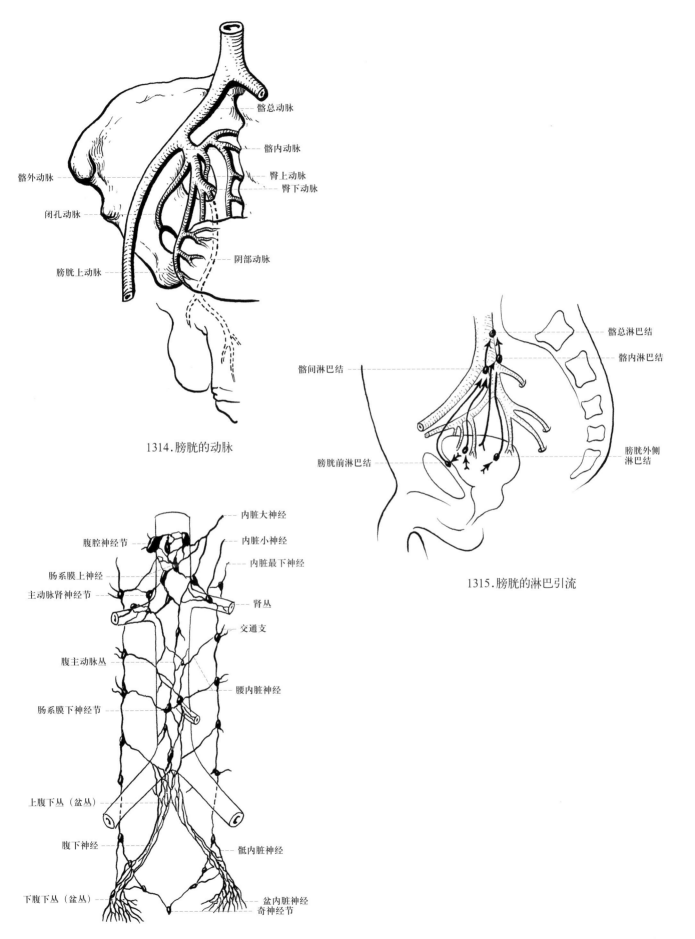

髂总动脉

髂内动脉

臀上动脉
臀下动脉

髂外动脉

闭孔动脉

阴部动脉

膀胱上动脉

1314.膀胱的动脉

髂间淋巴结

膀胱前淋巴结

髂总淋巴结

髂内淋巴结

膀胱外侧
淋巴结

1315.膀胱的淋巴引流

内脏大神经
内脏小神经
内脏最下神经

腹腔神经节

肠系膜上神经

主动脉肾神经节

肾丛

交通支

腹主动脉丛

腰内脏神经

肠系膜下神经节

上腹下丛（盆丛）

腹下神经

骶内脏神经

下腹下丛（盆丛）

盆内脏神经
奇神经节

1316.盆部神经丛

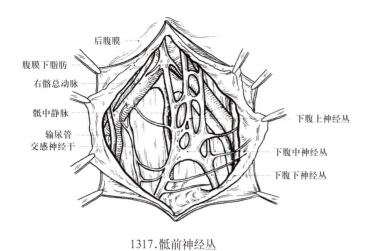

后腹膜
腹膜下脂肪
右髂总动脉
骶中静脉
输尿管
交感神经干
下腹上神经丛
下腹中神经丛
下腹下神经丛

1317.骶前神经丛

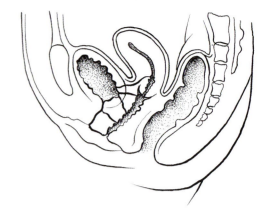

1318.膀胱阴道瘘和膀胱子宫瘘

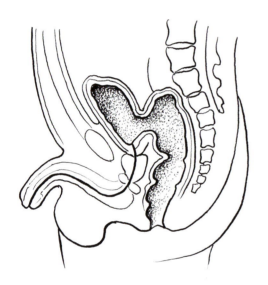

1319.膀胱直肠瘘

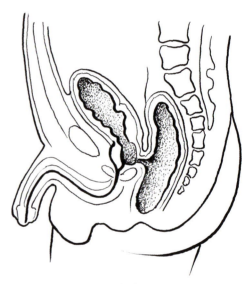

1320.尿道直肠瘘

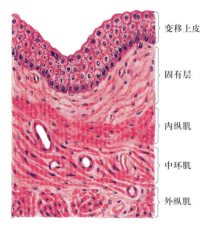

变移上皮
固有层
内纵肌
中环肌
外纵肌

1321.膀胱壁的组织层次

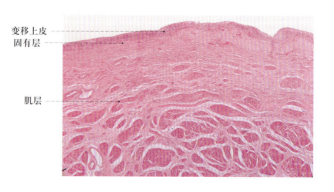

变移上皮
固有层
肌层

1322.膀胱壁肌层微细结构

变移上皮

固有层

1323.膀胱黏膜微细结构

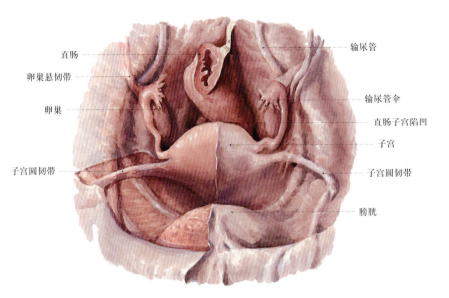

直肠

卵巢悬韧带

卵巢

子宫圆韧带

输尿管

输尿管伞

直肠子宫陷凹

子宫

子宫圆韧带

膀胱

1324.子宫的位置和毗邻结构

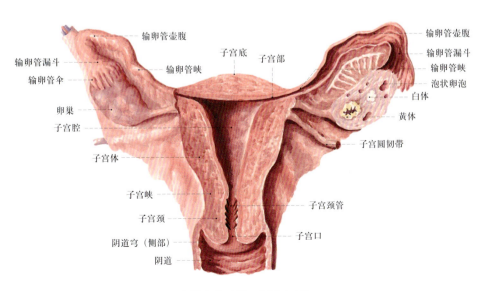

输卵管壶腹

输卵管漏斗

输卵管伞

卵巢

子宫腔

子宫体

子宫峡

子宫颈

阴道穹（侧部）

阴道

子宫底

输卵管峡

子宫部

输卵管壶腹

输卵管漏斗

输卵管峡

泡状卵泡

白体

黄体

子宫圆韧带

子宫颈管

子宫口

1325.女性内生殖器　冠状切面

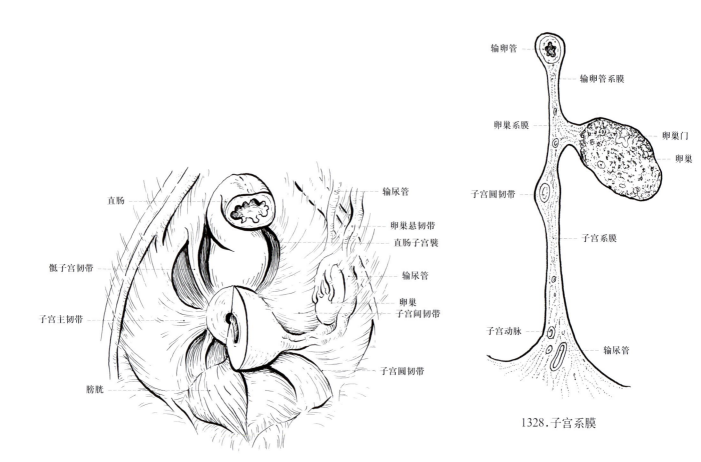

1326.女性内生殖器　正中矢状切面

卵巢悬韧带

输卵管

卵巢

子宫圆韧带

子宫

膀胱

尿道

阴道口

小阴唇

大阴唇

直肠

膀胱子宫陷凹

阴道穹（后部）

直肠子宫陷凹

阴道

肛门外括约肌

肛门

直肠

骶子宫韧带

子宫主韧带

膀胱

输尿管

卵巢悬韧带

直肠子宫襞

输尿管

卵巢

子宫阔韧带

子宫圆韧带

1327.子宫的固定装置

输卵管

输卵管系膜

卵巢系膜

卵巢门

卵巢

子宫圆韧带

子宫系膜

子宫动脉

输尿管

1328.子宫系膜

输尿管

子宫动脉

子宫静脉

子宫颈

阴道

1329.女性输尿管与子宫动脉的关系

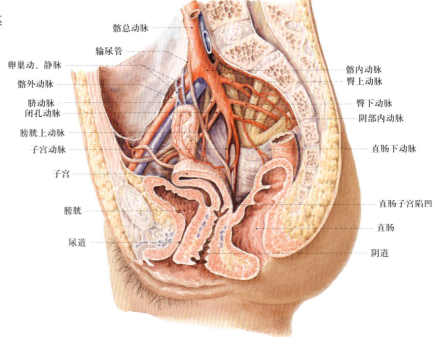

髂总动脉

输尿管

卵巢动、静脉

髂外动脉

脐动脉
闭孔动脉

膀胱上动脉

子宫动脉

子宫

膀胱

尿道

髂内动脉
臀上动脉

臀下动脉
阴部内动脉

直肠下动脉

直肠子宫陷凹

直肠

阴道

1330.女性盆腔动脉

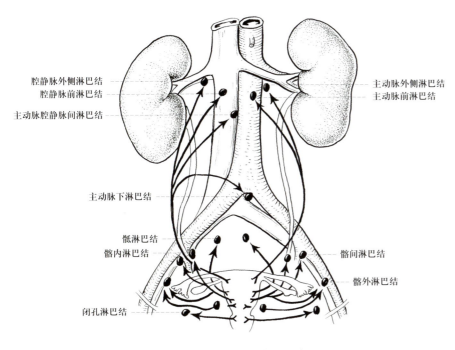

腔静脉外侧淋巴结
腔静脉前淋巴结

主动脉腔静脉间淋巴结

主动脉下淋巴结

骶淋巴结
髂内淋巴结

闭孔淋巴结

主动脉外侧淋巴结
主动脉前淋巴结

髂间淋巴结

髂外淋巴结

1331.子宫的淋巴流向　示意图

腔静脉外侧淋巴结
腔静脉前淋巴结
主动脉腔静脉间淋巴结

主动脉前淋巴结
主动脉外侧淋巴结

主动脉下淋巴结
髂总淋巴结

骶淋巴结
髂内淋巴结

髂总淋巴结
髂间淋巴结
子宫旁淋巴结

闭孔淋巴结

1332.子宫的集合淋巴管和局部淋巴结

腰淋巴结
腰淋巴结

髂总淋巴结

骶淋巴结
髂间淋巴结
髂内淋巴结

髂外淋巴结

闭孔淋巴结
右腹股沟淋巴结
子宫旁淋巴结

左腹股沟淋巴结

1333.子宫颈癌的淋巴结转移　示意图

腔静脉外侧淋巴结
腔静脉前淋巴结

主动脉腔静脉间淋巴结

主动脉外侧淋巴结
主动脉前淋巴结

髂内淋巴结
髂间淋巴结

1334.输卵管癌的淋巴结转移　示意图

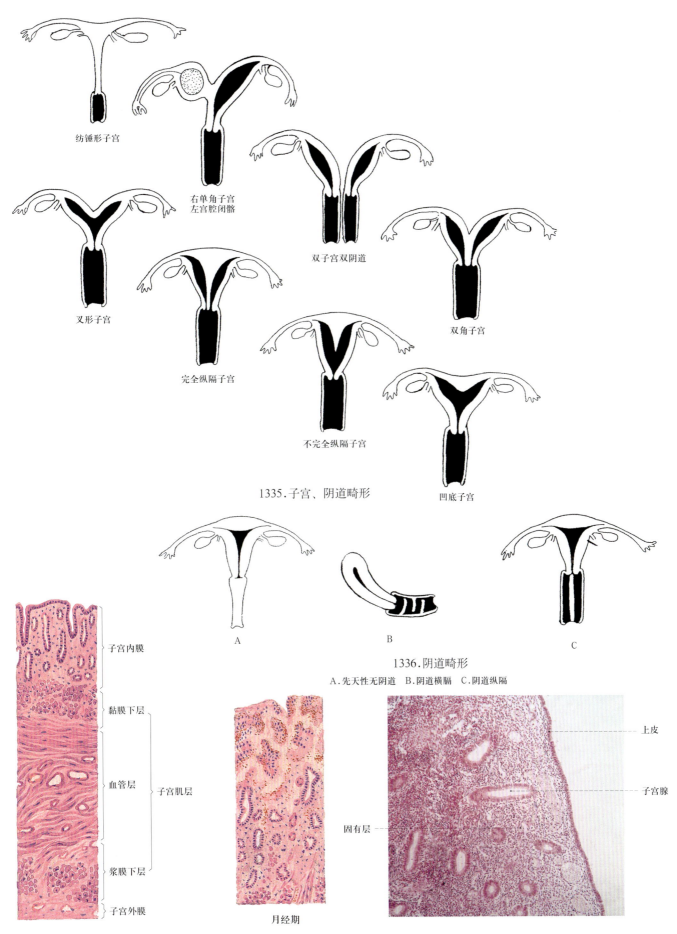

纺锤形子宫

右单角子宫
左宫腔闭锁

叉形子宫

双子宫双阴道

完全纵隔子宫

双角子宫

不完全纵隔子宫

凹底子宫

1335.子宫、阴道畸形

A

B

C

1336.阴道畸形

A.先天性无阴道　B.阴道横隔　C.阴道纵隔

子宫内膜

黏膜下层

血管层 ┐
　　　├ 子宫肌层
浆膜下层 ┘

子宫外膜

1337.子宫壁的组织层次

月经期

1338.子宫内膜的月经期改变

上皮

子宫腺

固有层

1339.增生期子宫内膜

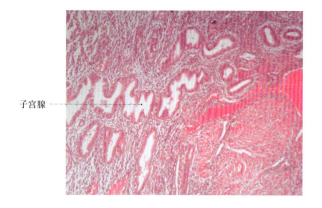

子宫腺

1340.分泌期子宫内膜

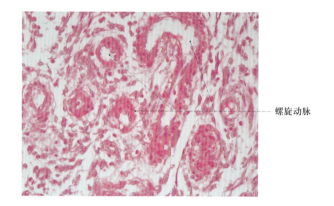

螺旋动脉

1341.子宫壁的螺旋动脉

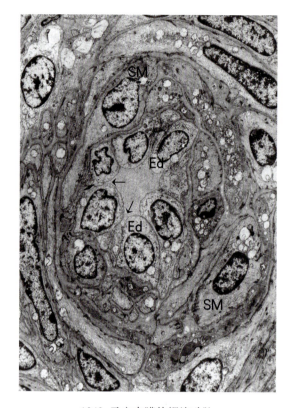

1342.子宫内膜的螺旋动脉

图示螺旋动脉的横断面，有数个高内皮细胞（Ed）排列紧密，有的可见内皮间隙（↑），其外周有明显的基层。最外有多层平滑肌细胞（SM）包绕，平滑肌细胞内肌丝多聚集于细胞膜下，还有密体和密斑。×12 000

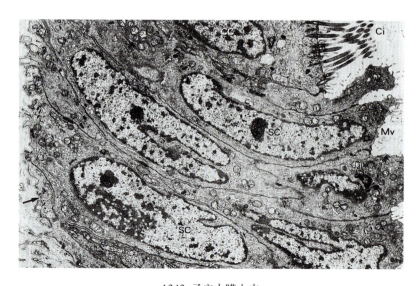

1343.子宫内膜上皮

Ci：cilium 纤毛
Mv：microvillus 微绒毛
SC：secretory cell 分泌细胞
CC：ciliated cell 纤毛细胞
↑示基膜

输尿管

输尿管

直肠

卵巢悬韧带

直肠子宫陷凹
直肠子宫襞

输卵管伞

卵巢
输卵管

子宫

子宫圆韧带

髂内动脉

髂外动、静脉

脐动脉

闭孔动脉
阴道动脉

膀胱上动脉

闭孔神经
子宫动脉

卵巢动、静脉

输卵管伞
卵巢

膀胱

1344.输卵管的位置

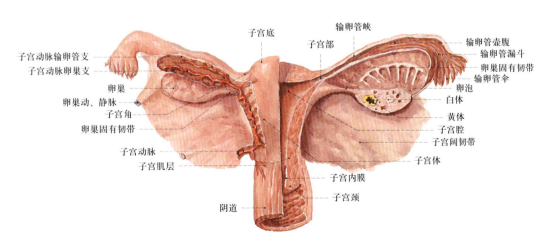

子宫底

输卵管峡

子宫部

输卵管壶腹

子宫动脉输卵管支
子宫动脉卵巢支

卵巢

卵巢动、静脉
子宫角
卵巢固有韧带

子宫动脉

子宫肌层

输卵管漏斗
卵巢固有韧带
输卵管伞
卵泡
白体
黄体
子宫腔
子宫阔韧带
子宫体
子宫内膜

阴道

子宫颈

1345.输卵管的分部

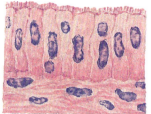

1346.输卵管的组织结构

浆膜

黏膜

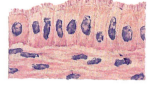

1347.输卵管上皮

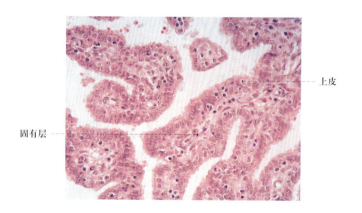

上皮

固有层

1348.输卵管黏膜

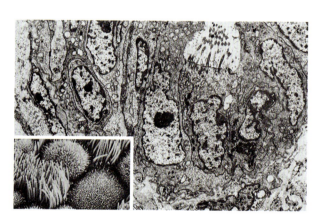

1349.输卵管上皮　电镜

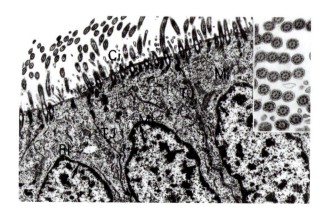

1350.输卵管上皮纤毛柱状细胞　TEM

表面有纤毛（Ci）（插图有明显的9组二联微管，中央为2个单独的微管）。细胞间有紧密连接（TJ）。胞质内有丰富的线粒体（Mi）和核糖体（Ri）。核内异染质聚集成块，沿核膜内侧分布一薄层（↑）。×10 000

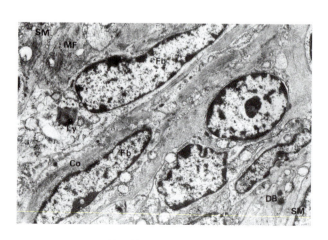

1351.输卵管单层柱状上皮　TEM

脐内侧襞　　　　　　　脐正中襞
　　　　　　　　　　　脐外侧襞
　　　　　　　　　　　膀胱
膀胱横襞　　　　　　　子宫圆韧带
　　　　　　　　　　　髂外动、静脉
　　　　　　　　　　　阑尾
卵巢　　　　　　　　　盲肠
输卵管　　　　　　　　输尿管
直肠子宫陷凹　　　　　子宫骶韧带（襞）
乙状结肠　　　　　　　回肠（断面）
降结肠（断面）　　　　卵巢动、静脉
髂总动、静脉
腹主动脉

1352.卵巢的位置

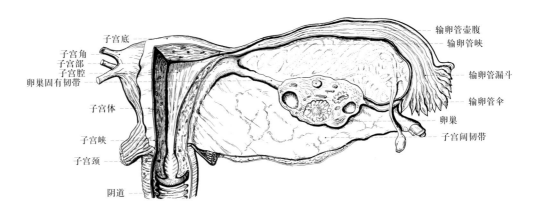

子宫底　　　　　　　　　　　　输卵管壶腹
子宫角　　　　　　　　　　　　输卵管峡
子宫部
子宫腔　　　　　　　　　　　　输卵管漏斗
卵巢固有韧带　　　　　　　　　输卵管伞
子宫体　　　　　　　　　　　　卵巢
子宫峡　　　　　　　　　　　　子宫阔韧带
子宫颈
阴道

1353.卵巢与子宫的关系

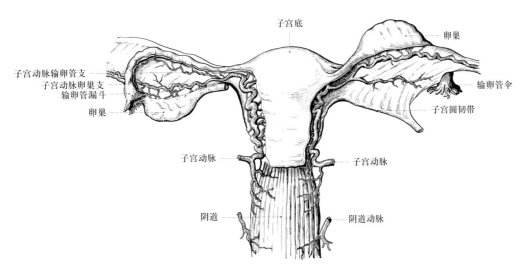

子宫底
子宫动脉输卵管支　　　　　　　卵巢
子宫动脉卵巢支
输卵管漏斗　　　　　　　　　　输卵管伞
卵巢　　　　　　　　　　　　　子宫圆韧带
子宫动脉　　　　　　　　　　　子宫动脉
阴道　　　　　　　　　　　　　阴道动脉

1354.卵巢的动脉

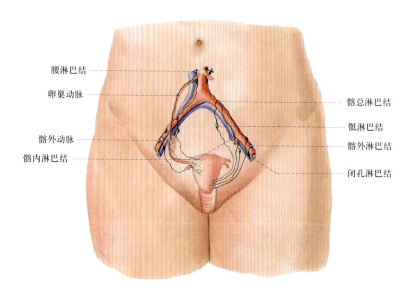

脐内侧襞
腹壁下动、静脉
子宫圆韧带
输卵管
卵巢固有韧带
卵巢
直肠子宫陷凹
卵巢动、静脉
输尿管
髂总动、静脉

脐正中襞
膀胱
子宫
膀胱上动脉
盆膈上筋膜
子宫动脉
髂外动、静脉
闭孔动脉、神经
脐动脉
输尿管
卵巢动、静脉
髂内动脉
阴道动脉
直肠下动脉

1355.卵巢的血液供应

腰淋巴结
卵巢动脉
髂外动脉
髂内淋巴结

髂总淋巴结
骶淋巴结
髂外淋巴结
闭孔淋巴结

1356.女性生殖器的淋巴管和淋巴结

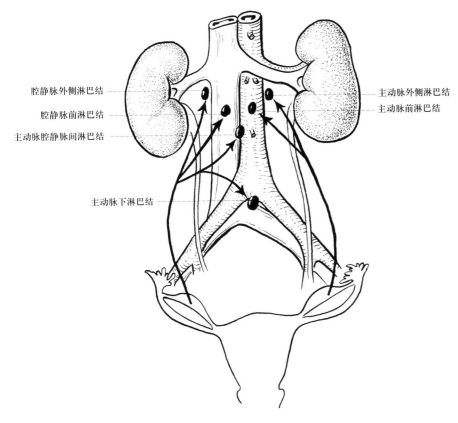

腔静脉外侧淋巴结

腔静脉前淋巴结

主动脉腔静脉间淋巴结

主动脉外侧淋巴结

主动脉前淋巴结

主动脉下淋巴结

1357.卵巢的淋巴流向　上行路径　示意图

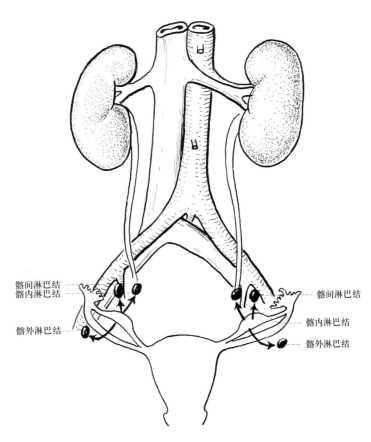

髂间淋巴结
髂内淋巴结

髂间淋巴结

髂内淋巴结

髂外淋巴结

髂外淋巴结

1358.卵巢的淋巴流向　下行路径　示意图

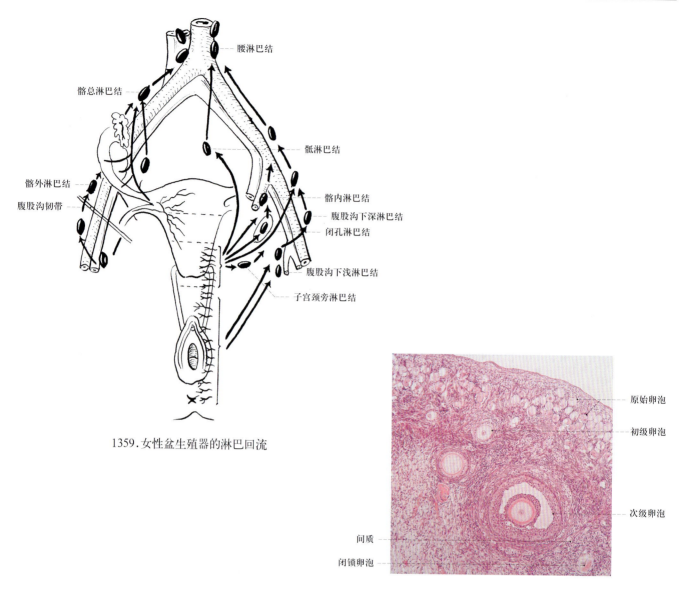

1359.女性盆生殖器的淋巴回流

腰淋巴结
髂总淋巴结
骶淋巴结
髂外淋巴结
腹股沟韧带
髂内淋巴结
腹股沟下深淋巴结
闭孔淋巴结
腹股沟下浅淋巴结
子宫颈旁淋巴结

原始卵泡
初级卵泡
次级卵泡
间质
闭锁卵泡

1361.卵巢组织切片

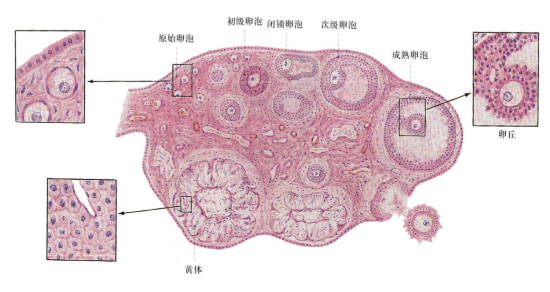

原始卵泡
初级卵泡
闭锁卵泡
次级卵泡
成熟卵泡
卵丘
黄体

1360.卵巢的微细结构

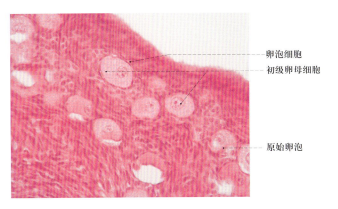

1362.原始卵泡

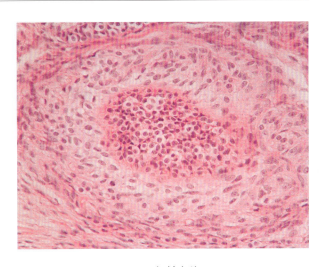

1363.闭锁卵泡

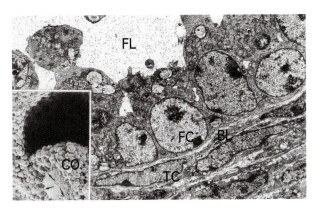

1364.次级卵泡　TEM、SEM

卵母细胞上部为卵泡腔（FL）。卵泡细胞（FC）发育呈高柱状，胞质内有发达的细胞器。基层（BL）外为卵泡膜细胞（TC）。插图为次级卵泡的冷冻割断像，可见卵丘（CO）、卵母细胞［周围有透明带（↑）］，还有卵泡腔和卵泡上皮细胞。×6000

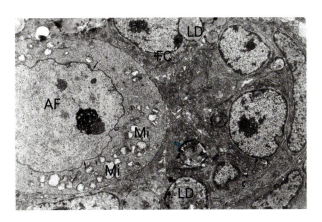

1365.闭锁卵泡　TEM

卵母细胞停止发育形成闭锁卵泡（AF），核膜多处内陷（↑），核质出现溶解区。胞质内细胞器减少，线粒体（Mi）呈空泡变性。卵泡细胞（FC）内出现较大水解变性的脂滴（LD）。×6000

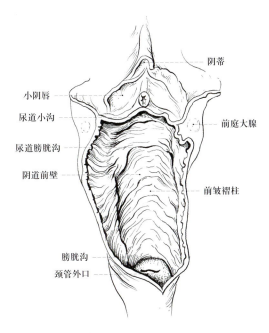

1366.阴道前壁和下部断面

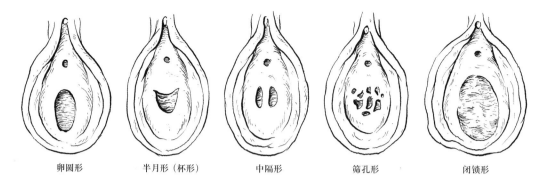

卵圆形　　　　半月形（杯形）　　　　中隔形　　　　筛孔形　　　　闭锁形

1367.处女膜的形态

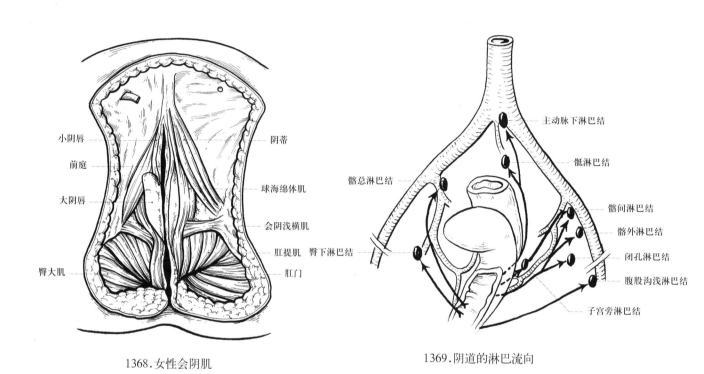

1368.女性会阴肌

1369.阴道的淋巴流向

左图标注：
小阴唇　前庭　大阴唇　臀大肌
阴蒂　球海绵体肌　会阴浅横肌　肛提肌　臀下淋巴结　肛门

右图标注：
主动脉下淋巴结　骶淋巴结　髂间淋巴结　髂外淋巴结　闭孔淋巴结　腹股沟浅淋巴结　子宫旁淋巴结　髂总淋巴结

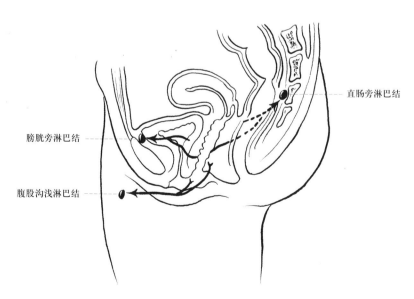

膀胱旁淋巴结　腹股沟浅淋巴结　直肠旁淋巴结

1370.阴道淋巴管的吻合

复层扁平上皮

固有层

肌层

外膜

1371.阴道壁的组织层次

单层柱状上皮

固有层

宫颈腺

复层扁平上皮

阴道

1372.子宫颈阴道部组织结构

输尿管

卵巢动脉

髂总动脉

骶中动脉

直肠

输卵管
卵巢
子宫

髂内动脉

髂外动脉

子宫动脉

阴道动脉

圆韧带

膀胱

1373.输尿管与子宫动脉、卵巢动脉的关系

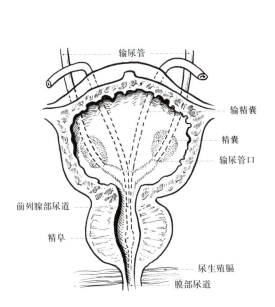

输尿管

输精囊

精囊

输尿管口

前列腺部尿道

精阜

尿生殖膈

膜部尿道

1374.输尿管与输精管的关系

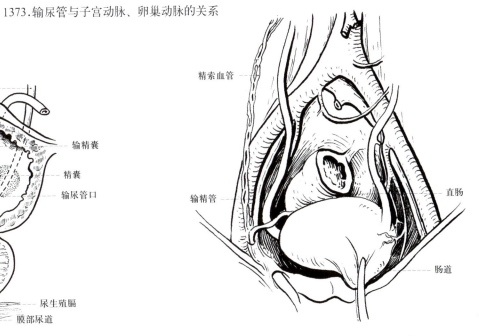

精索血管

输精管

直肠

肠道

1375.输尿管、输精管与膀胱的关系

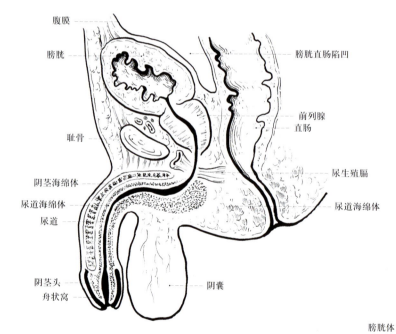

膀胱体
输尿管
膀胱底
输精管
精囊（切面）
前列腺囊
肛提肌
坐骨下支
阴茎脚
尿道球

输精管
输精管壶腹
精囊
前列腺底
前列腺沟
前列腺尖
会阴深横肌

1376.精囊

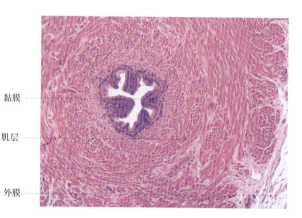

黏膜
肌层
外膜

1377.输精管的组织结构

腹膜
膀胱
耻骨
阴茎海绵体
尿道海绵体
尿道
阴茎头
舟状窝

膀胱直肠陷凹
前列腺
直肠
尿生殖膈
尿道海绵体
阴囊

1378.前列腺的毗邻结构

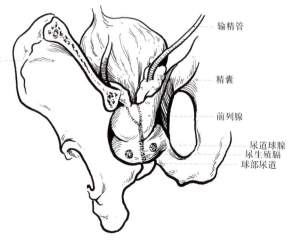

膀胱体

输精管
精囊
前列腺
尿道球腺
尿生殖膈
球部尿道

1379.前列腺后　斜面观

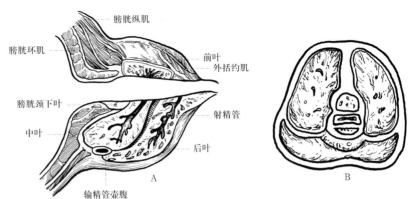

1381.前列腺分叶
A.纵切面 B.横切面

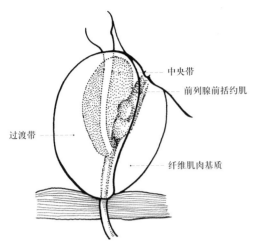

1380.前列腺的结构

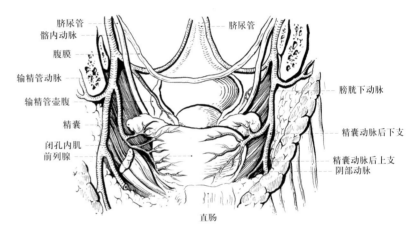

1382.前列腺的动脉

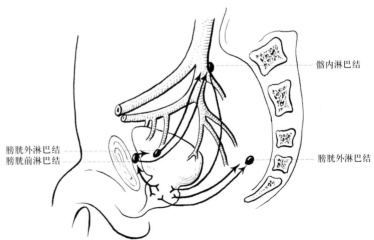

1383.前列腺的静脉

1384.前列腺的淋巴流向

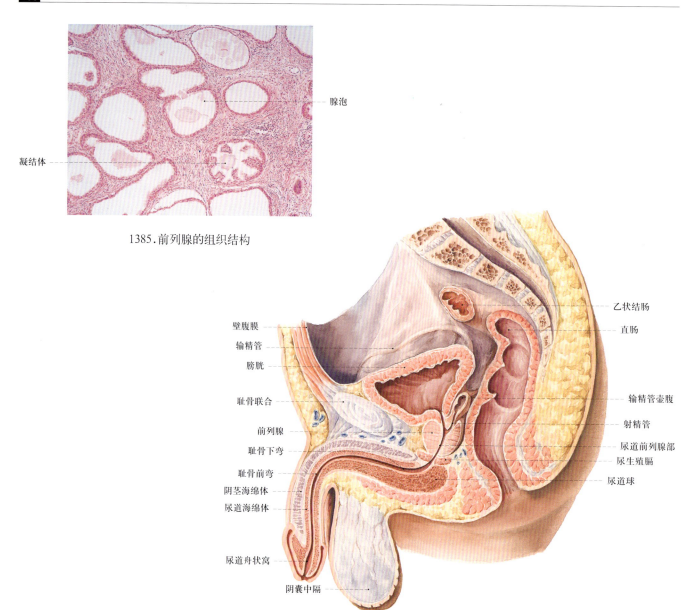

腺泡

凝结体

1385.前列腺的组织结构

壁腹膜
输精管
膀胱
耻骨联合
前列腺
耻骨下弯
耻骨前弯
阴茎海绵体
尿道海绵体
尿道舟状窝
阴囊中隔

乙状结肠
直肠
输精管壶腹
射精管
尿道前列腺部
尿生殖膈
尿道球

1386.直肠的位置

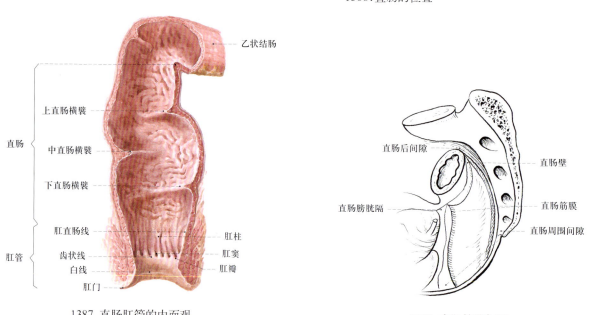

乙状结肠

上直肠横襞
直肠
中直肠横襞
下直肠横襞
肛直肠线
肛管
齿状线
白线
肛门

肛柱
肛窦
肛瓣

1387.直肠肛管的内面观

直肠后间隙
直肠膀胱隔

直肠壁
直肠筋膜
直肠周围间隙

1388.直肠筋膜间隙

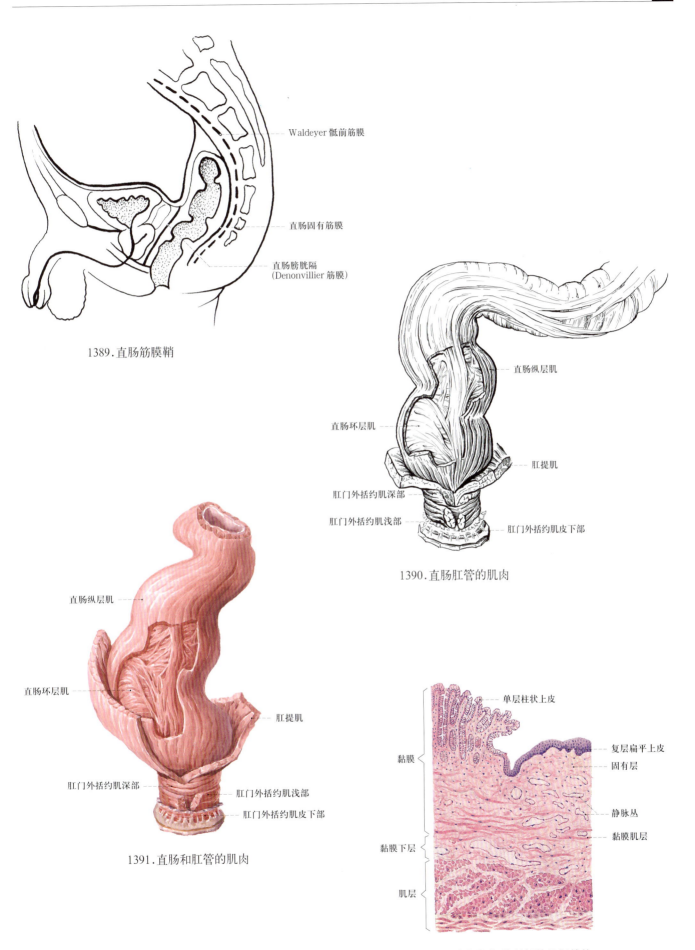

Waldeyer 骶前筋膜

直肠固有筋膜

直肠膀胱隔
(Denonvillier 筋膜)

1389.直肠筋膜鞘

直肠纵层肌

直肠环层肌

肛提肌

肛门外括约肌深部

肛门外括约肌浅部

肛门外括约肌皮下部

1390.直肠肛管的肌肉

直肠纵层肌

直肠环层肌

肛提肌

肛门外括约肌深部

肛门外括约肌浅部

肛门外括约肌皮下部

1391.直肠和肛管的肌肉

单层柱状上皮

复层扁平上皮

固有层

黏膜

静脉丛

黏膜肌层

黏膜下层

肌层

1392.直肠肛门移行部的组织结构

直肠黏膜

环肌层
纵肌层 } 直肠固有肌层

肛提肌

肛门外括约肌深部

肛瓣
肛提肌与直肠纵行肌相连

纵行肌纤维束

黏膜
肛门内括约肌

肛提肌间中隔

肛门外括约肌浅部

肛门外括约肌皮下部

1393.肛门括约肌

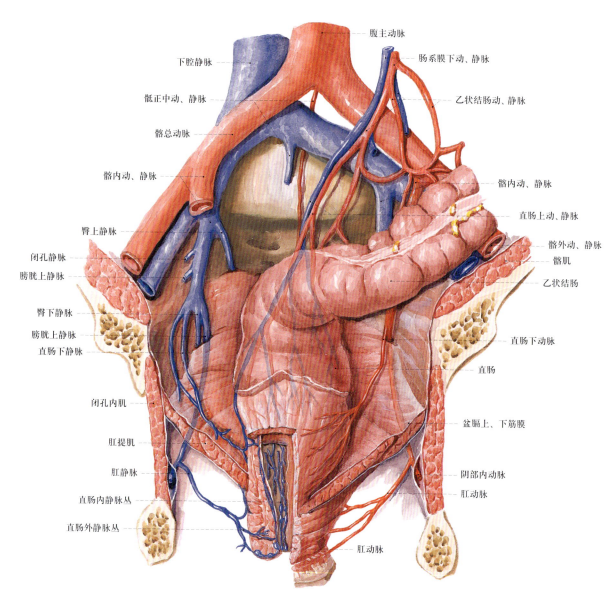

腹主动脉

下腔静脉

肠系膜下动、静脉

骶正中动、静脉

乙状结肠动、静脉

髂总动脉

髂内动、静脉

髂内动、静脉

直肠上动、静脉

臀上静脉

髂外动、静脉

闭孔静脉

髂肌

膀胱上静脉

乙状结肠

臀下静脉

膀胱上静脉

直肠下动脉

直肠下静脉

直肠

闭孔内肌

盆膈上、下筋膜

肛提肌

肛静脉

阴部内动脉

直肠内静脉丛

肛动脉

直肠外静脉丛

肛动脉

1394.直肠、肛管的血供

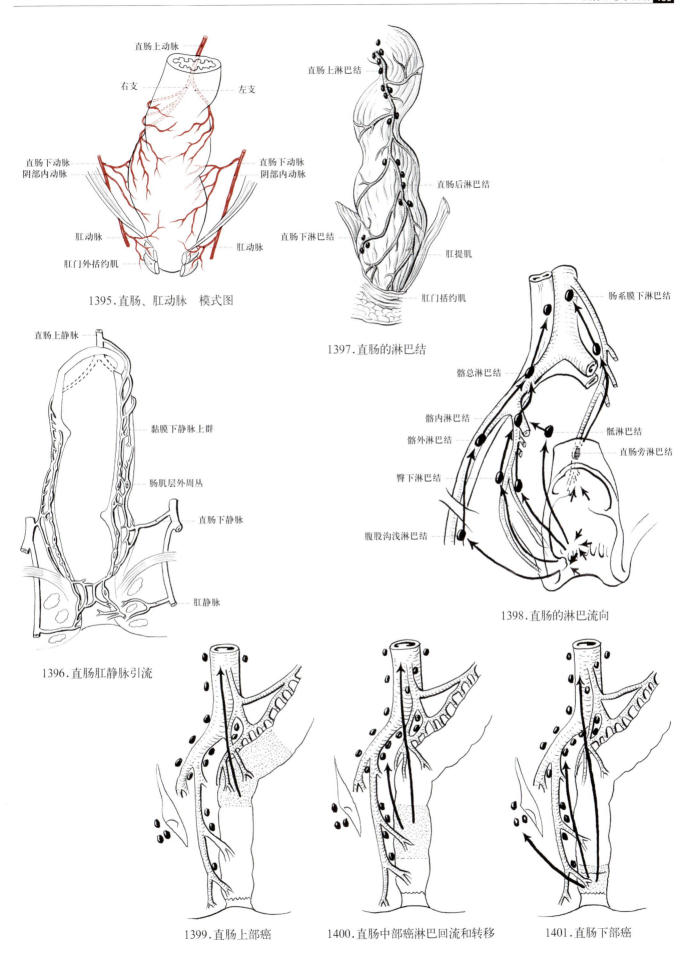

1395.直肠、肛动脉 模式图

1397.直肠的淋巴结

1396.直肠肛静脉引流

1398.直肠的淋巴流向

1399.直肠上部癌

1400.直肠中部癌淋巴回流和转移

1401.直肠下部癌

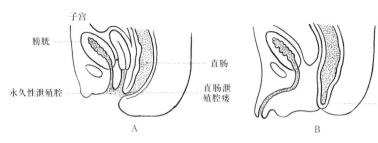

1402.直肠的神经支配

上腹下丛

髂血管神经丛

骶交感干

直肠丛

阴部神经

肛门神经

子宫

膀胱

永久性泄殖腔

直肠

直肠泄殖腔瘘

永久性肛膜

A

B

1403.永久性泄殖腔与永久性肛膜

A.永久性泄殖腔　B.永久性肛膜

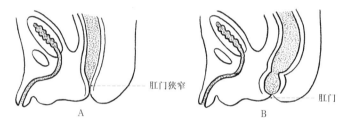

肛门狭窄

肛门

A

B

1404.A、B.肛门狭窄

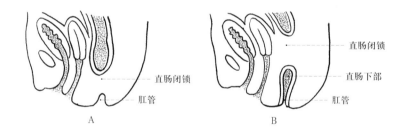

直肠闭锁

直肠下部

直肠闭锁

肛管

肛管

A

B

1405.直肠闭锁

A.上部闭锁　B.下部闭锁

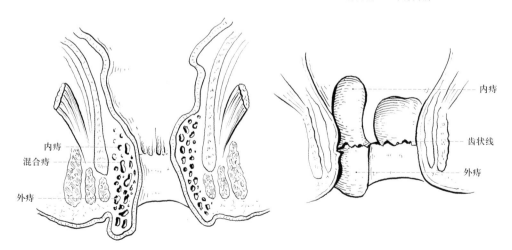

内痔

混合痔

外痔

内痔

齿状线

外痔

1406.内痔、外痔和混合痔

1407.内痔与外痔的部位

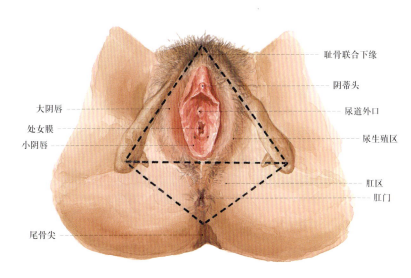

阴囊

耻骨联合下缘

尿生殖区

坐骨结节

肛区

尾骨尖

1408.会阴的分区　男

耻骨联合下缘

阴蒂头

大阴唇

尿道外口

处女膜

尿生殖区

小阴唇

肛区

肛门

尾骨尖

1409.会阴的分区　女

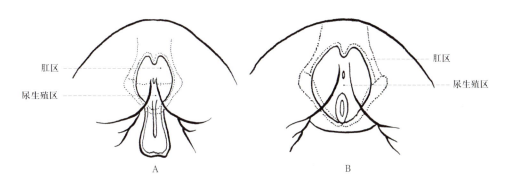

肛区

肛区

尿生殖区

尿生殖区

A

B

1410.会阴的分区
A.男性　B.女性

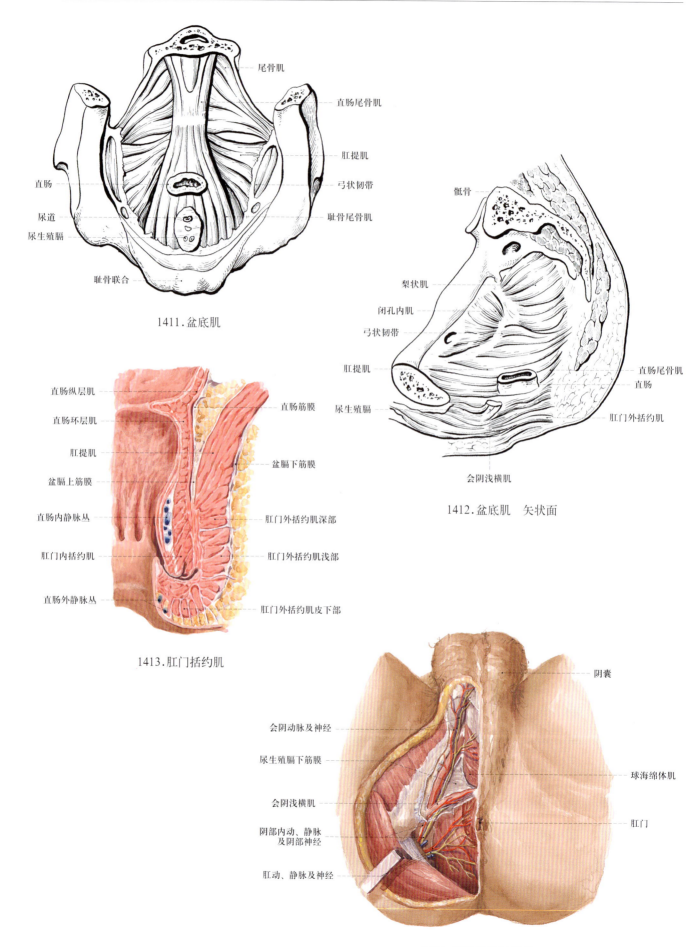

尾骨肌

直肠尾骨肌

肛提肌

弓状韧带

耻骨尾骨肌

直肠

尿道

尿生殖膈

耻骨联合

1411.盆底肌

骶骨

梨状肌

闭孔内肌

弓状韧带

肛提肌

尿生殖膈

直肠尾骨肌

直肠

肛门外括约肌

会阴浅横肌

1412.盆底肌　矢状面

直肠纵层肌

直肠环层肌

肛提肌

盆膈上筋膜

直肠内静脉丛

肛门内括约肌

直肠外静脉丛

直肠筋膜

盆膈下筋膜

肛门外括约肌深部

肛门外括约肌浅部

肛门外括约肌皮下部

1413.肛门括约肌

阴囊

会阴动脉及神经

尿生殖膈下筋膜

会阴浅横肌

阴部内动、静脉
及阴部神经

肛动、静脉及神经

球海绵体肌

肛门

1414.男性坐骨肛门窝

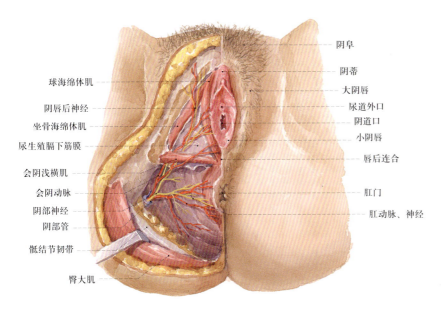

球海绵体肌
阴唇后神经
坐骨海绵体肌
尿生殖膈下筋膜
会阴浅横肌
会阴动脉
阴部神经
阴部管
骶结节韧带
臀大肌

阴阜
阴蒂
大阴唇
尿道外口
阴道口
小阴唇
唇后连合
肛门
肛动脉、神经

1415.女性坐骨肛门窝

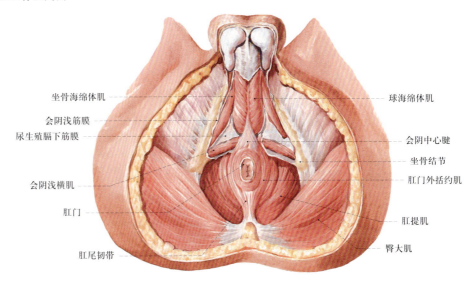

坐骨海绵体肌
会阴浅筋膜
尿生殖膈下筋膜
会阴浅横肌
肛门
肛尾韧带

球海绵体肌
会阴中心腱
坐骨结节
肛门外括约肌
肛提肌
臀大肌

1416.男性会阴肌

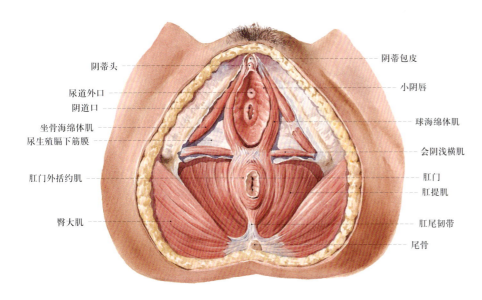

阴蒂头
尿道外口
阴道口
坐骨海绵体肌
尿生殖膈下筋膜
肛门外括约肌
臀大肌

阴蒂包皮
小阴唇
球海绵体肌
会阴浅横肌
肛门
肛提肌
肛尾韧带
尾骨

1417.女性会阴肌

腹横肌筋膜

Scarpa 筋膜

尿生殖膈

Buck 筋膜

Colles 筋膜

1418.会阴浅隙和深隙

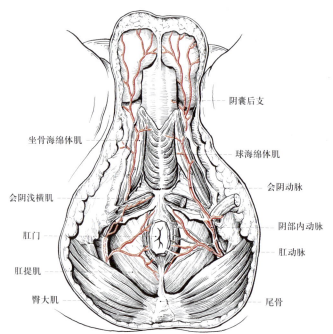

阴囊后支

坐骨海绵体肌

球海绵体肌

会阴浅横肌

会阴动脉

肛门

阴部内动脉

肛提肌

肛动脉

臀大肌

尾骨

1419.男性会阴动脉

会阴动脉阴囊后支

阴囊后神经

阴茎背动脉及神经

会阴横韧带

阴茎深动脉

球海绵体肌

坐骨海绵体肌

会阴动脉、神经

会阴深横肌

阴茎深动脉及阴
茎背神经

尿生殖膈下筋膜

会阴浅横肌

阴部内动、静脉
及阴部神经

会阴动脉、神经

肛门外括约肌

骶结节韧带

臀大肌

肛动、静脉及神经

1420.男性会阴的神经、血管

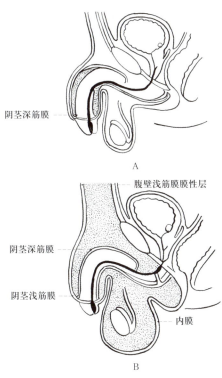

前庭球
阴唇后神经
尿生殖膈下筋膜
阴蒂深动脉、
阴蒂背神经
会阴深横肌
前庭大腺
会阴动脉、神经
骶结节韧带

球海绵体肌
坐骨海绵体肌
阴唇后支、阴唇后神经
阴蒂深动脉、阴蒂背神经
会阴浅横肌
尿生殖膈上筋膜
阴部内动脉、阴部神经
臀大肌

1421.女性会阴的神经、血管

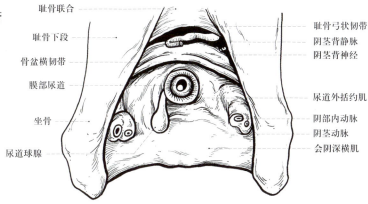

耻骨联合
耻骨下段
骨盆横韧带
膜部尿道
坐骨
尿道球腺

耻骨弓状韧带
阴茎背静脉
阴茎背神经
尿道外括约肌
阴部内动脉
阴茎动脉
会阴深横肌

1422.尿生殖膈横断

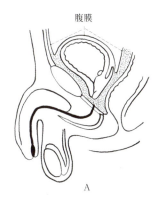

腹膜

阴茎深筋膜

A

A

腹壁浅筋膜膜性层
阴茎深筋膜
阴茎浅筋膜
内膜

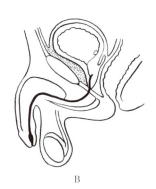

B

B

1423.A、B.尿道海绵体部破裂尿外渗

1424.A、B.盆内腹膜外尿外渗

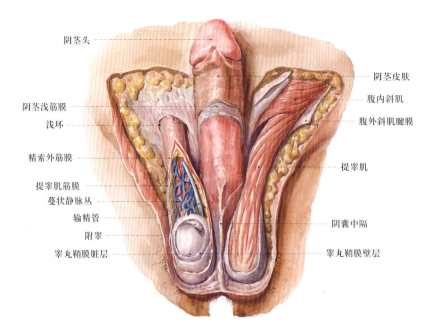

1425.阴束、睾丸和精索被膜

阴茎头

阴茎浅筋膜
浅环
精索外筋膜
提睾肌筋膜
蔓状静脉丛
输精管
附睾
睾丸鞘膜脏层

阴茎皮肤
腹内斜肌
腹外斜肌腱膜
提睾肌
阴囊中隔
睾丸鞘膜壁层

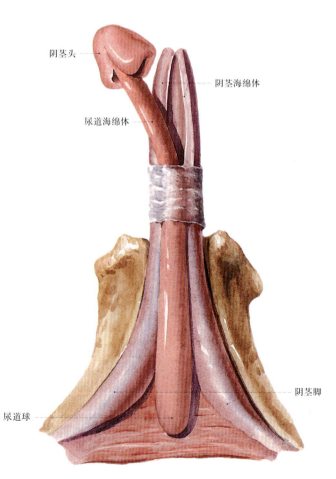

阴茎头
尿道海绵体
阴茎海绵体

尿道球
阴茎脚

1426.阴茎的海绵体

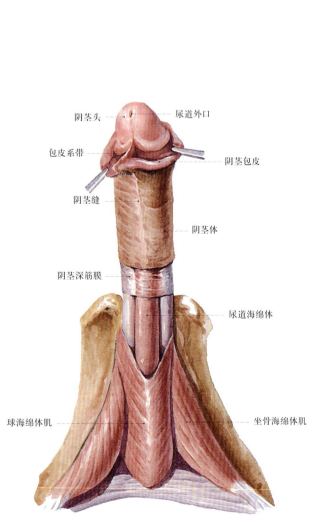

阴茎头
包皮系带
阴茎缝
阴茎深筋膜
球海绵体肌

尿道外口
阴茎包皮
阴茎体
尿道海绵体
坐骨海绵体肌

1427.阴茎的尿道面

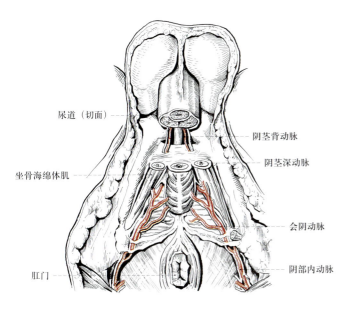

阴茎海绵体白膜

阴茎海绵体

尿道

尿道海绵体

阴茎头冠

阴茎颈

阴茎包皮

尿道外口

尿道舟状窝

1428.阴茎　矢状切面

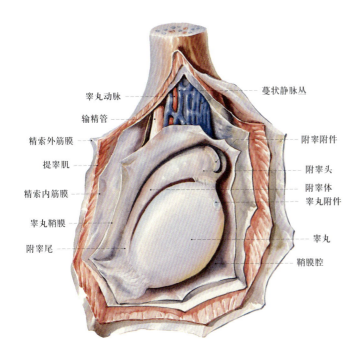

尿道（切面）

坐骨海绵体肌

肛门

阴茎背动脉

阴茎深动脉

会阴动脉

阴部内动脉

1429.阴茎深动脉

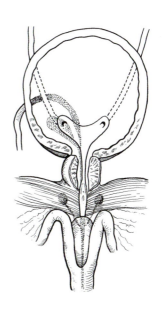

1430.尿生殖膈与尿道球腺

睾丸动脉

输精管

精索外筋膜

提睾肌

精索内筋膜

睾丸鞘膜

附睾尾

蔓状静脉丛

附睾附件

附睾头

附睾体

睾丸附件

睾丸

鞘膜腔

1431.睾丸、附睾及其被膜　外侧面观

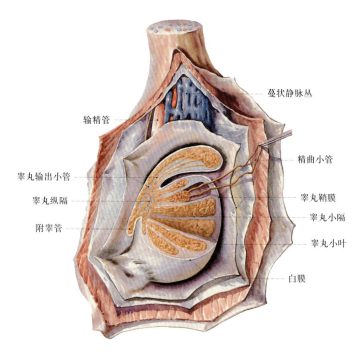

1432.睾丸、附睾的内部结构

蔓状静脉丛

输精管

精曲小管

睾丸输出小管

睾丸鞘膜

睾丸纵隔

睾丸小隔

附睾管

睾丸小叶

白膜

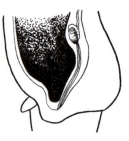

睾丸位于腰部

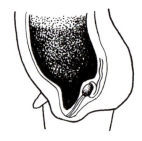

睾丸降至髂窝

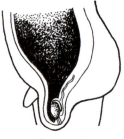

睾丸降入阴囊

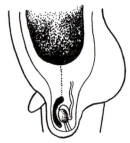

鞘突闭锁；鞘韧带形成

1433.睾丸、鞘突闭锁类型

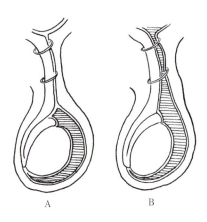

A   B

1434.睾丸鞘膜积液
A.精索鞘膜积液　B.交通性鞘膜积液（先天性）

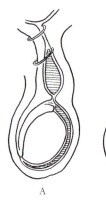

A   B

1435.鞘膜积液
A.精索鞘膜积液　B.睾丸、精索鞘膜积液（婴儿型）

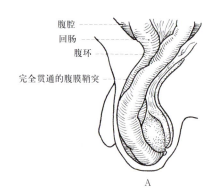

腹腔

回肠

腹环

完全贯通的腹膜鞘突

A

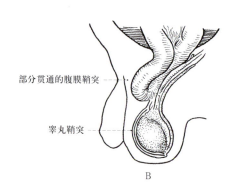

部分贯通的腹膜鞘突

睾丸鞘突

B

1436.先天性睾丸疝与精索疝
A.先天性睾丸疝　B.先天性精索疝

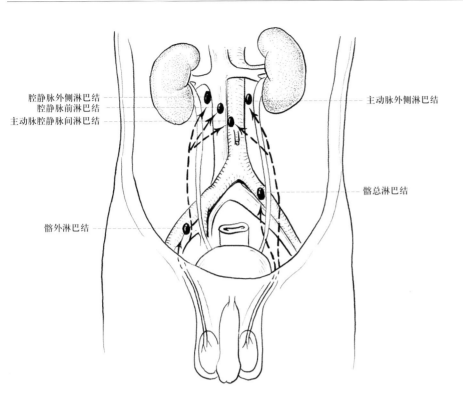

腔静脉外侧淋巴结
腔静脉前淋巴结
主动脉腔静脉间淋巴结

主动脉外侧淋巴结

髂总淋巴结

髂外淋巴结

1437.睾丸的淋巴回流

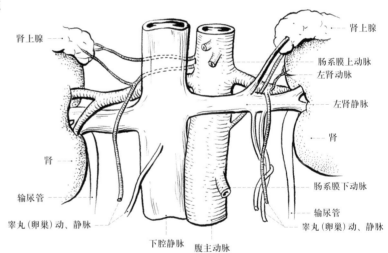

肾上腺

肾上腺
肠系膜上动脉
左肾动脉

左肾静脉

肾

肾

肠系膜下动脉

输尿管

输尿管

睾丸(卵巢)动、静脉

睾丸(卵巢)动、静脉

下腔静脉　腹主动脉

1438.高起点睾丸动脉

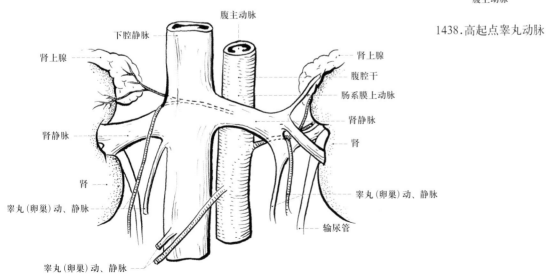

下腔静脉　腹主动脉

肾上腺

肾上腺
腹腔干
肠系膜上动脉

肾静脉

肾静脉

肾

肾

睾丸(卵巢)动、静脉

睾丸(卵巢)动、静脉

输尿管

睾丸(卵巢)动、静脉

1439.一侧为双支的睾丸动脉

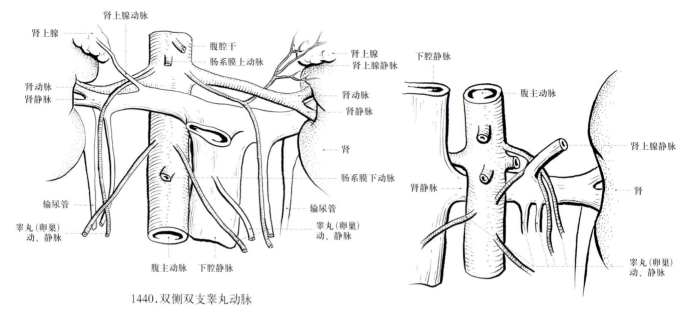

1440.双侧双支睾丸动脉

1441.左侧 3 支睾丸动脉

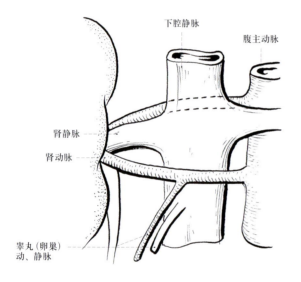

1442.睾丸动脉起自变异肾动脉

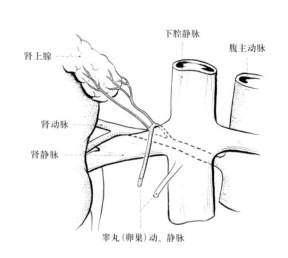

1443.睾丸动脉起自肾动脉

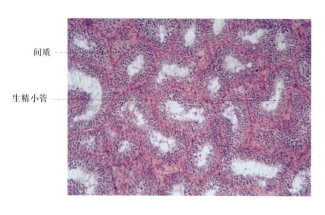

1444.睾丸的组织结构　HE 染色　低倍

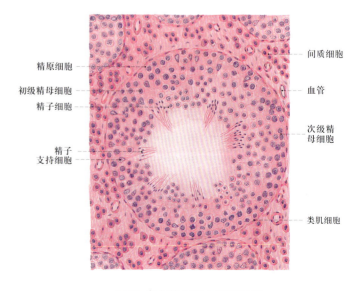

1445.睾丸的生精小管和间质

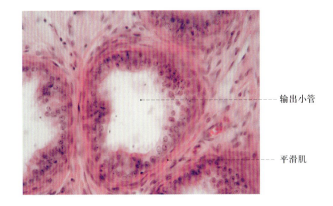

——间质细胞

1446.睾丸的间质

——输出小管

——平滑肌

1447.睾丸的输出小管

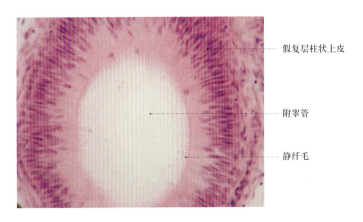

——假复层柱状上皮

——附睾管

——静纤毛

1448.睾丸的附睾管

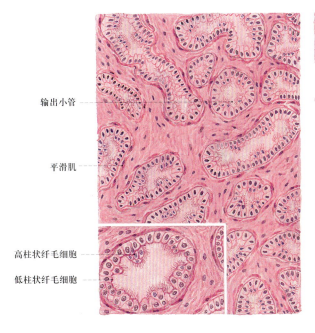

输出小管——

平滑肌——

高柱状纤毛细胞——

低柱状纤毛细胞——

1449.睾丸的附睾管微细结构（1）

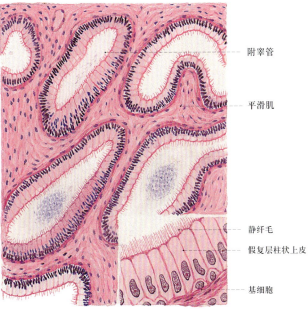

——附睾管

——平滑肌

——静纤毛

——假复层柱状上皮

——基细胞

1450.睾丸的附睾管微细结构（2）

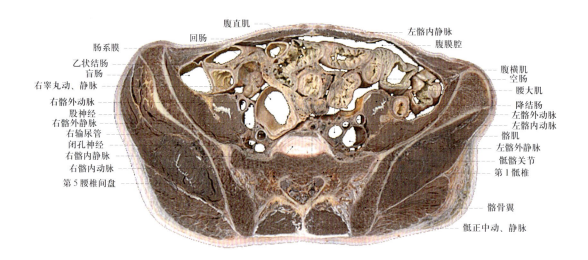

腹直肌
回肠
左髂内静脉
腹膜腔

肠系膜
乙状结肠
盲肠
右睾丸动、静脉
右髂外动脉
股神经
右髂外静脉
右输尿管
闭孔神经
右髂内静脉
右髂内动脉
第5腰椎间盘

腹横肌
空肠
腰大肌
降结肠
左髂外动脉
左髂内动脉
髂肌
左髂外静脉
骶髂关节
第1骶椎

髂骨翼
骶正中动、静脉

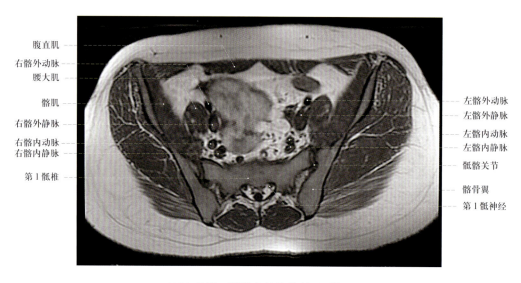

腹直肌
右髂外动脉
腰大肌
髂肌
右髂外静脉
右髂内动脉
右髂内静脉
第1骶椎

左髂外动脉
左髂外静脉
左髂内动脉
左髂内静脉
骶髂关节
髂骨翼
第1骶神经

1451.经第1骶椎上份的横断层面与MRI

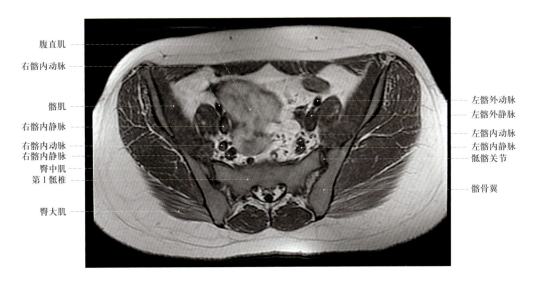

肠系膜
回肠
回肠动、静脉
盲肠
乙状结肠
右髂外动脉
右髂外静脉
闭孔神经
右髂内静脉
臀上动、静脉
臀中肌
右髂内动脉
臀大肌
第1骶椎

脐内侧韧带
空肠
左髂外动脉
降结肠
股神经
左输尿管
左髂外静脉
左髂内动脉
腰骶干
骶髂关节
髂骨翼
左髂内静脉
第1、2骶椎间盘

腹直肌
右髂内动脉
髂肌
右髂内静脉
右髂内动脉
右髂内静脉
臀中肌
第1骶椎
臀大肌

左髂外动脉
左髂外静脉
左髂内动脉
左髂内静脉
骶髂关节
髂骨翼

1452.经第1骶椎下份的横断层面与MRI

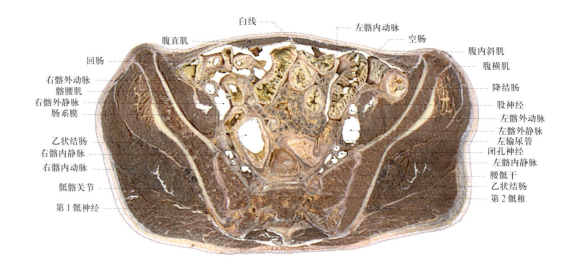

白线　左髂内动脉　空肠
腹直肌
回肠
腹内斜肌
腹横肌
右髂外动脉
髂腰肌
右髂外静脉
肠系膜
降结肠
股神经
左髂外动脉
左髂外静脉
乙状结肠
左输尿管
右髂内静脉
闭孔神经
右髂内动脉
左髂内静脉
骶髂关节
腰骶干
第1骶神经
乙状结肠
第2骶椎

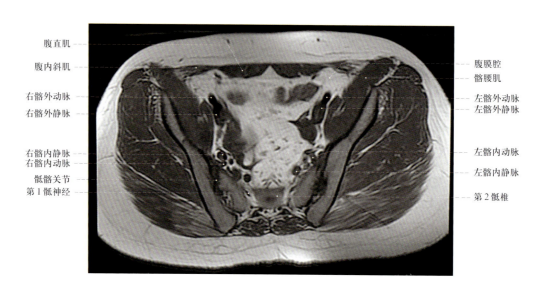

腹直肌
腹内斜肌
腹膜腔
髂腰肌
右髂外动脉
左髂外动脉
右髂外静脉
左髂外静脉
右髂内静脉
右髂内动脉
左髂内动脉
骶髂关节
左髂内静脉
第1骶神经
第2骶椎

1453. 经第2骶椎上份的横断层面与MRI

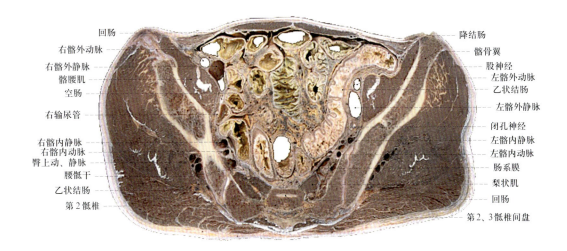

回肠
右髂外动脉
右髂外静脉
髂腰肌
空肠
右输尿管
右髂内静脉
右髂内动脉
臀上动、静脉干
腰骶干
乙状结肠
第2骶椎

降结肠
髂骨翼
股神经
左髂外动脉
乙状结肠
左髂外静脉
闭孔神经
左髂内静脉
左髂内动脉
肠系膜
梨状肌
回肠
第2、3骶椎间盘

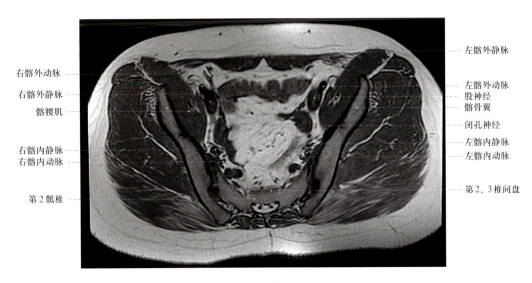

右髂外动脉
右髂外静脉
髂腰肌
右髂内静脉
右髂内动脉
第2骶椎

左髂外静脉
左髂外动脉
股神经
髂骨翼
闭孔神经
左髂内静脉
左髂内动脉
第2、3椎间盘

1454.经第2骶椎下份的横断层面与MRI

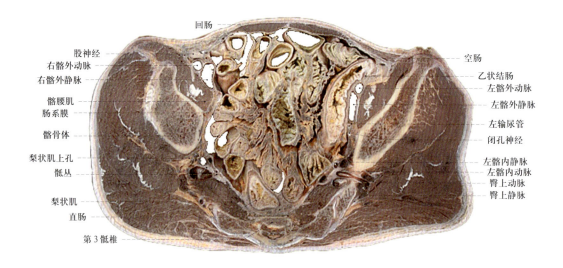

回肠

股神经
右髂外动脉
右髂外静脉

髂腰肌
肠系膜

髂骨体

梨状肌上孔
骶丛

梨状肌

直肠

第3骶椎

空肠
乙状结肠
左髂外动脉
左髂外静脉

左输尿管
闭孔神经

左髂内静脉
左髂内动脉
臀上动脉
臀上静脉

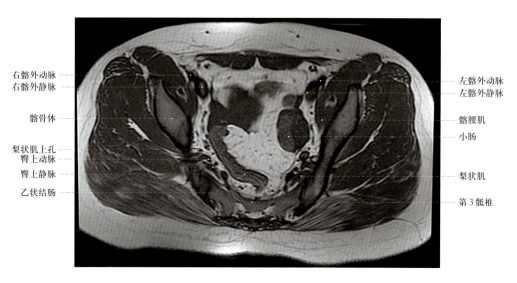

右髂外动脉
右髂外静脉

髂骨体

梨状肌上孔
臀上动脉

臀上静脉

乙状结肠

左髂外动脉
左髂外静脉

髂腰肌

小肠

梨状肌

第3骶椎

1455. 经第3骶椎的横断层面与 MRI

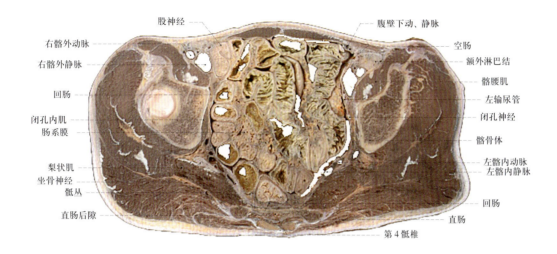

股神经
右髂外动脉
右髂外静脉
回肠
闭孔内肌
肠系膜
梨状肌
坐骨神经
骶丛
直肠后隙

腹壁下动、静脉
空肠
额外淋巴结
髂腰肌
左输尿管
闭孔神经
髂骨体
左髂内动脉
左髂内静脉
回肠
直肠
第 4 骶椎

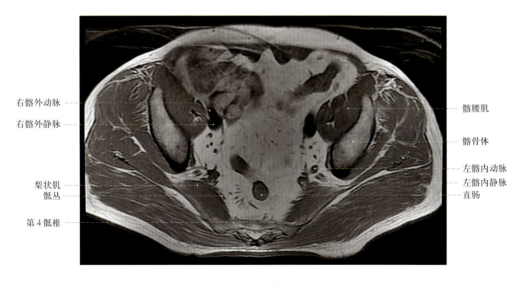

右髂外动脉
右髂外静脉
梨状肌
骶丛
第 4 骶椎

髂腰肌
髂骨体
左髂内动脉
左髂内静脉
直肠

1456.经第 4 骶椎的横断层面与 MRI

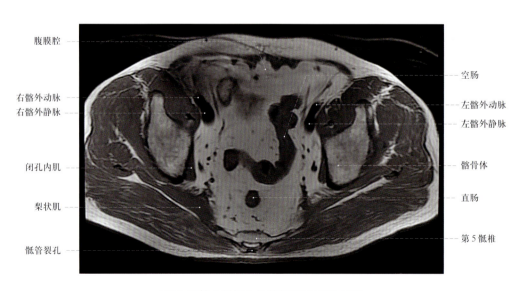

腹膜腔

精索

回肠

股骨头

髋臼

右输尿管

梨状肌

直肠
直肠后隙

骶管裂孔

空肠

股神经

旋髂深动脉

左髂外动脉
左髂外静脉

闭孔神经
髂骨体
闭孔内肌

坐骨神经
臀下动脉
臀下静脉

第5骶椎

腹膜腔

右髂外动脉
右髂外静脉

闭孔内肌

梨状肌

骶管裂孔

空肠

左髂外动脉
左髂外静脉

髂骨体

直肠

第5骶椎

1457.经第5骶椎上份的横断层面与MRI

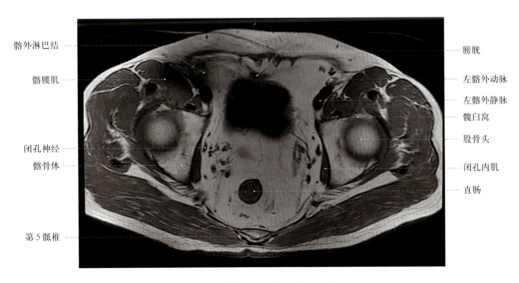

髂外淋巴结　膀胱　精索　左髂外静脉　左髂外动脉　股神经
髂腰肌　髋臼　闭孔神经　股骨头　闭孔内肌　髂骨体　空肠　梨状肌　臀下动脉　臀下静脉
股骨头韧带　回肠　右输尿管　坐骨神经　腹膜腔　直肠　直肠后隙　第5骶椎

髂外淋巴结　膀胱
髂腰肌　左髂外动脉　左髂外静脉　髋臼窝　股骨头
闭孔神经　髂骨体　闭孔内肌　直肠
第5骶椎

1458.经第5骶椎下份的横断层面与MRI

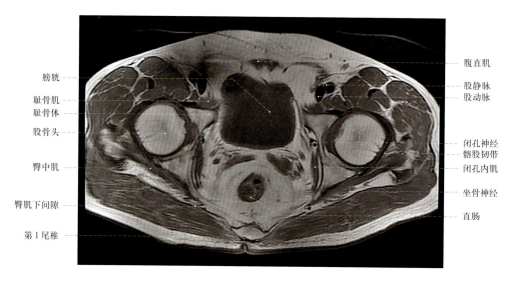

腹直肌
耻骨上支
精索
股静脉
腹股沟深淋巴结
股动脉
耻骨肌
股神经
耻骨体
膀胱
股骨头
股骨头韧带
闭孔神经
右输尿管
髂股韧带
髂骨体
闭孔内肌
梨状肌上孔
坐骨神经
骶丛
臀下动脉
梨状肌
臀下静脉
回肠
第1尾椎
直肠
直肠后隙

膀胱
腹直肌
耻骨肌
股静脉
耻骨体
股动脉
股骨头
闭孔神经
臀中肌
髂股韧带
闭孔内肌
臀肌下间隙
坐骨神经
第1尾椎
直肠

1459.经第1尾椎上份的横断层面与MRI（1）

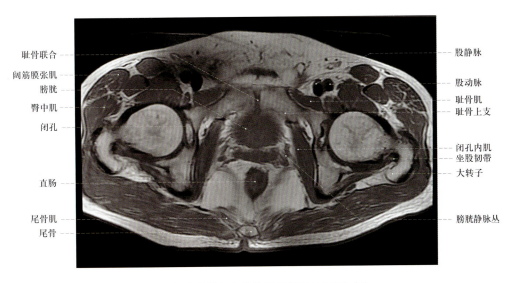

膀胱前隙　　　耻骨联合
膀胱　　　腹直肌
耻骨肌　　　　　　　精索　　股静脉
股神经　　　　　　　　　　　　　股动脉
闭孔　　　　　　　　　　　　　耻骨上支
阔筋膜张肌　　　　　　　　　　闭孔血管、神经
臀中肌　　　　　　　　　　　　闭孔内肌
股骨颈
坐股韧带
坐骨体　　　　　　　　　　　　大转子
臀下动、静脉　　　　　　　　　膀胱静脉丛
　　　　　　　　　　　　　　　尾骨肌
臀大肌　　　　　　　　　　　　坐骨肛门窝
直肠　　　　　　　　　　回肠
　　　尾骨　　　直肠后隙

耻骨联合　　　　　　　　　　　股静脉
阔筋膜张肌　　　　　　　　　　股动脉
膀胱　　　　　　　　　　　　　耻骨肌
臀中肌　　　　　　　　　　　　耻骨上支
闭孔　　　　　　　　　　　　　闭孔内肌
　　　　　　　　　　　　　　　坐股韧带
　　　　　　　　　　　　　　　大转子
直肠
尾骨肌　　　　　　　　　　　　膀胱静脉丛
尾骨

1460.经耻骨联合上份的横断层面与MRI（1）

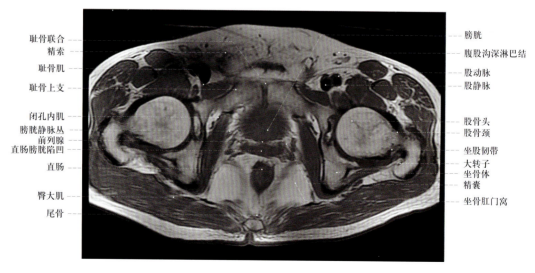

精索　　　膀胱前隙
　　　　腹股沟深淋巴结
　　　　　股动脉
耻骨联合　　　　　　　股神经
耻骨上支　　　　　　　股静脉
闭孔外肌　　　　　　闭孔血管、神经
　　　　　　　　　　股骨头
闭孔内肌　　　　　　膀胱
膀胱静脉丛　　　　　股骨颈
前列腺
输精管壶腹　　　　　坐股韧带
坐骨神经　　　　　　大转子
臀大肌　　　　　　　坐骨体
肛提肌　　　　　　　阴部内血管
　　　　　　　　　　和阴部神经
直肠膀胱陷凹　　　　坐骨肛门窝
直肠　　尾骨　　精囊

耻骨联合　　　　　　膀胱
精索　　　　　　　　腹股沟深淋巴结
耻骨肌　　　　　　　股动脉
耻骨上支　　　　　　股静脉
闭孔内肌　　　　　　股骨头
膀胱静脉丛　　　　　股骨颈
前列腺
直肠膀胱陷凹　　　　坐股韧带
直肠　　　　　　　　大转子
　　　　　　　　　　坐骨体
臀大肌　　　　　　　精囊
尾骨　　　　　　　　坐骨肛门窝

1461.经第1尾椎上份的横断层面与MRI（2）

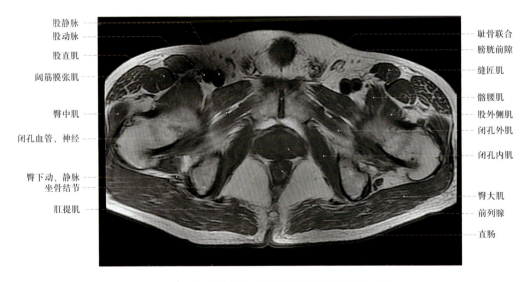

股静脉　大隐静脉　耻骨弓状韧带
股动脉　　　　　　精索　耻骨联合
股深动脉　　　　　　　　股神经
股直肌　　　　　　　　　缝匠肌
髂腰肌　　　　　　　　　膀胱前隙
阔筋膜张肌　　　　　　　前列腺静脉丛
闭孔血管、神经　　　　　臀中肌
股外侧肌　　　　　　　　闭孔内肌
闭孔外肌
髂胫束
坐骨结节　　　　　　　　臀大肌
坐骨神经　　　　　　　　臀下动、静脉
肛提肌　　　　　　　　　阴部内血管和阴部神经
坐骨肛门窝　　　　　　　前列腺
直肠

股静脉　　　　　　　　　耻骨联合
股动脉　　　　　　　　　膀胱前隙
股直肌　　　　　　　　　缝匠肌
阔筋膜张肌　　　　　　　髂腰肌
臀中肌　　　　　　　　　股外侧肌
闭孔血管、神经　　　　　闭孔外肌
　　　　　　　　　　　　闭孔内肌
臀下动、静脉
坐骨结节　　　　　　　　臀大肌
肛提肌　　　　　　　　　前列腺
　　　　　　　　　　　　直肠

1462.经耻骨联合上份的横断层面与MRI（2）

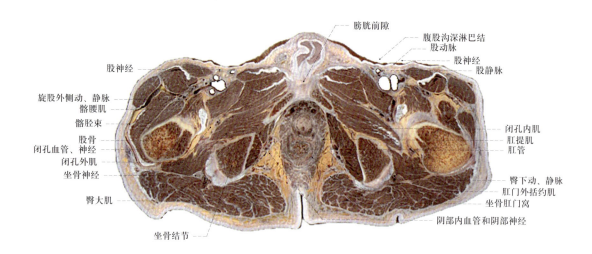

膀胱前隙
股神经
旋股外侧动、静脉
髂腰肌
髂胫束
股骨
闭孔血管、神经
闭孔外肌
坐骨神经
臀大肌
坐骨结节

腹股沟深淋巴结
股动脉
股神经
股静脉
闭孔内肌
肛提肌
肛管
臀下动、静脉
肛门外括约肌
坐骨肛门窝
阴部内血管和阴部神经

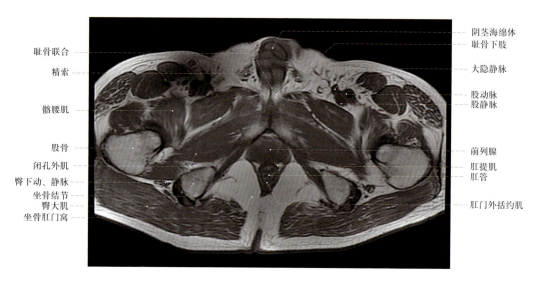

耻骨联合
精索
髂腰肌
股骨
闭孔外肌
臀下动、静脉
坐骨结节
臀大肌
坐骨肛门窝

阴茎海绵体
耻骨下肢
大隐静脉
股动脉
股静脉
前列腺
肛提肌
肛管
肛门外括约肌

1463.经耻骨联合下缘的横断层面与MRI

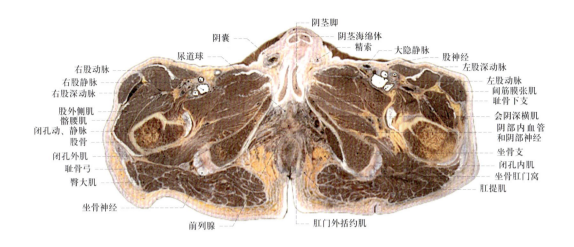

阴茎脚
阴囊
阴茎海绵体
尿道球
精索
大隐静脉
股神经
右股动脉
左股深动脉
右股静脉
左股动脉
右股深动脉
阔筋膜张肌
股外侧肌
耻骨下支
髂腰肌
会阴深横肌
闭孔动、静脉
阴部内血管
股骨
和阴部神经
闭孔外肌
坐骨支
耻骨弓
闭孔内肌
臀大肌
坐骨肛门窝
肛提肌
坐骨神经
前列腺
肛门外括约肌

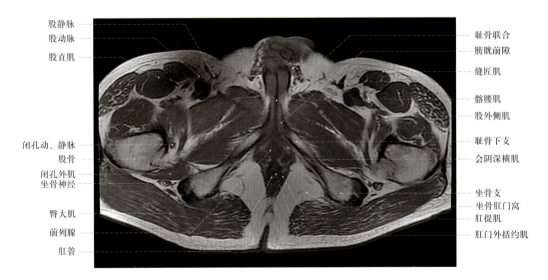

股静脉
耻骨联合
股动脉
膀胱前隙
股直肌
缝匠肌
髂腰肌
股外侧肌
闭孔动、静脉
耻骨下支
股骨
会阴深横肌
闭孔外肌
坐骨支
坐骨神经
坐骨肛门窝
臀大肌
肛提肌
前列腺
肛门外括约肌
肛管

1464.经耻骨弓上份的横断层面与MRI

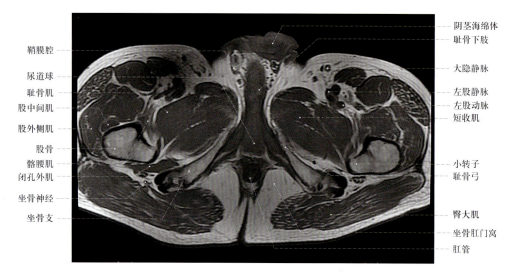

上图标注：
尿道海绵体　鞘膜腔　阴茎海绵体　尿道球　左股深静脉
大隐静脉　右股动脉　右股静脉　右股深动脉　耻骨肌　股中间肌　股外侧肌　髂腰肌　股骨　闭孔外肌　坐骨神经　坐骨支　肛门　尿生殖器　旋股外侧动、静脉　股静脉　短收肌　小转子　耻骨弓　坐骨肛门窝　臀大肌

下图标注：
鞘膜腔　尿道球　耻骨肌　股中间肌　股外侧肌　股骨　髂腰肌　闭孔外肌　坐骨神经　坐骨支　阴茎海绵体　耻骨下肢　大隐静脉　左股静脉　左股动脉　短收肌　小转子　耻骨弓　臀大肌　坐骨肛门窝　肛管

1465.经耻骨弓下份的横断层面与MRI

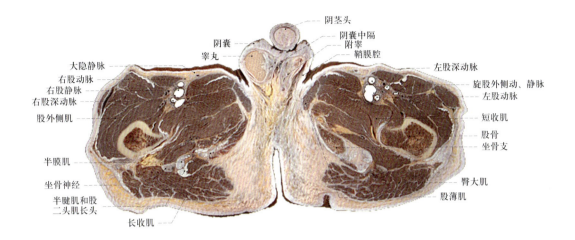

阴茎头
阴囊　　　　　阴囊中隔
睾丸　　　　　附睾
　　　　　　　鞘膜腔
大隐静脉　　　　　　　　　　　　左股深动脉
右股动脉　　　　　　　　　　　　旋股外侧动、静脉
右股静脉　　　　　　　　　　　　左股动脉
右股深动脉
股外侧肌　　　　　　　　　　　　短收肌
　　　　　　　　　　　　　　　　股骨
半膜肌　　　　　　　　　　　　　坐骨支
坐骨神经　　　　　　　　　　　　臀大肌
半腱肌和股　　　　　　　　　　　股薄肌
二头肌长头
　　　　长收肌

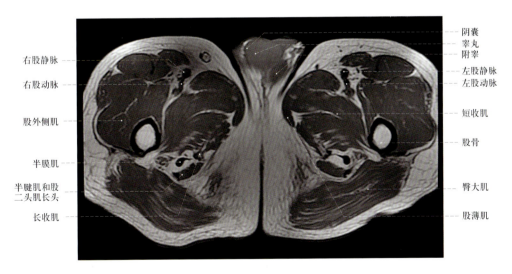

右股静脉　　　　　　　　　　　　阴囊
　　　　　　　　　　　　　　　　睾丸
右股动脉　　　　　　　　　　　　附睾
　　　　　　　　　　　　　　　　左股静脉
股外侧肌　　　　　　　　　　　　左股动脉
半膜肌　　　　　　　　　　　　　短收肌
半腱肌和股　　　　　　　　　　　股骨
二头肌长头
长收肌　　　　　　　　　　　　　臀大肌
　　　　　　　　　　　　　　　　股薄肌

1466.经睾丸上份的横断层面与MRI

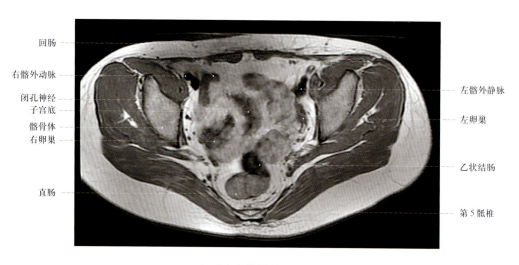

回肠
髂外动脉
闭孔神经
子宫底
髂骨体
直肠

大网膜
股神经
髂外静脉
左卵巢
乙状结肠
第5骶椎

回肠
右髂外动脉
闭孔神经
子宫底
髂骨体
右卵巢
直肠

左髂外静脉
左卵巢
乙状结肠
第5骶椎

1467.经子宫底的横断层面与MRI

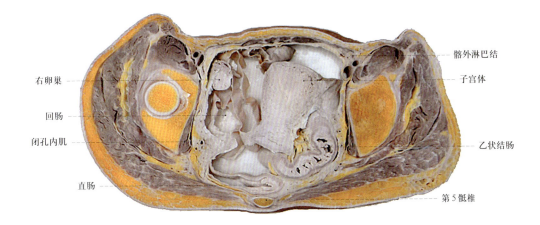

右卵巢

回肠

闭孔内肌

直肠

髂外淋巴结

子宫体

乙状结肠

第5骶椎

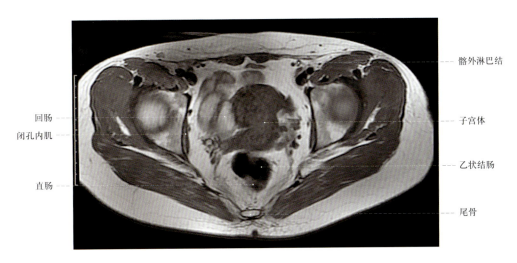

回肠

闭孔内肌

直肠

髂外淋巴结

子宫体

乙状结肠

尾骨

1468.经子宫体的横断层面与MRI

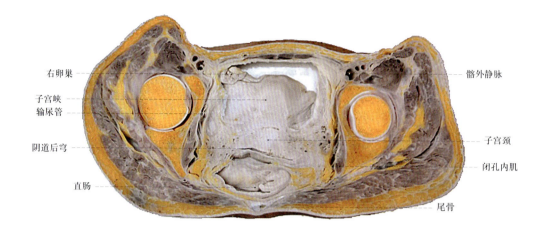

右卵巢 ——
子宫峡 ——
输尿管 ——
阴道后穹 ——
直肠 ——
—— 髂外静脉
—— 子宫颈
—— 闭孔内肌
—— 尾骨

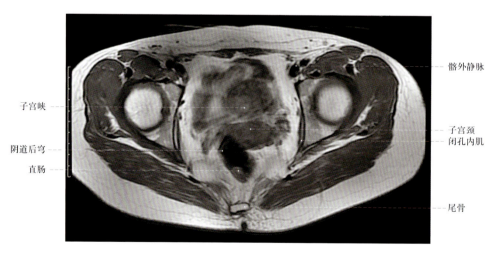

子宫峡 ——
阴道后穹 ——
直肠 ——
—— 髂外静脉
—— 子宫颈
—— 闭孔内肌
—— 尾骨

1469.经子宫颈的横断层面与MRI（1）

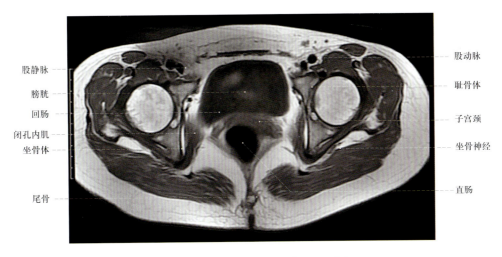

股静脉 ——
膀胱 ——
闭孔内肌 ——
阴道后穹 ——
坐骨体 ——
尾骨 ——

—— 股动脉
—— 耻骨体
—— 子宫颈
—— 坐骨神经
—— 直肠

股静脉 ——
膀胱 ——
回肠 ——
闭孔内肌 ——
坐骨体 ——
尾骨 ——

—— 股动脉
—— 耻骨体
—— 子宫颈
—— 坐骨神经
—— 直肠

1470.经子宫颈的横断层面与MRI（2）

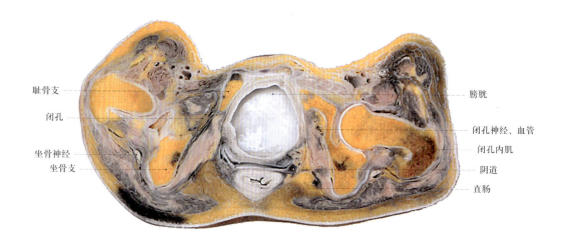

耻骨支

闭孔

坐骨神经

坐骨支

膀胱

闭孔神经、血管

闭孔内肌

阴道

直肠

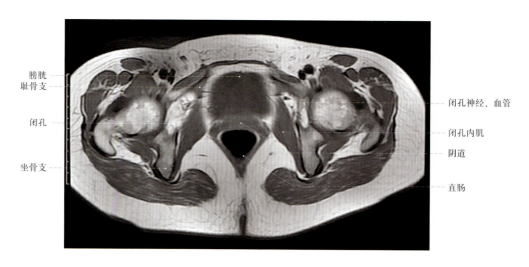

膀胱
耻骨支

闭孔

坐骨支

闭孔神经、血管

闭孔内肌

阴道

直肠

1471.经阴道的横断层面与MRI

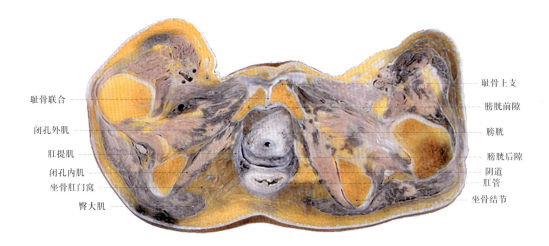

耻骨联合

闭孔外肌

肛提肌

闭孔内肌

坐骨肛门窝

臀大肌

耻骨上支

膀胱前隙

膀胱

膀胱后隙

阴道

肛管

坐骨结节

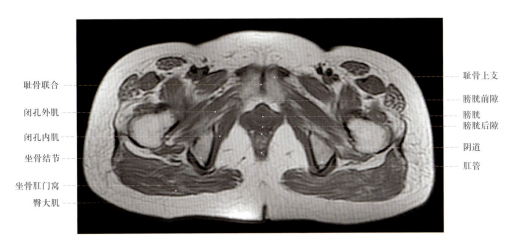

耻骨联合

闭孔外肌

闭孔内肌

坐骨结节

坐骨肛门窝

臀大肌

耻骨上支

膀胱前隙

膀胱

膀胱后隙

阴道

肛管

1472.经耻骨联合中份的横断层面与MRI

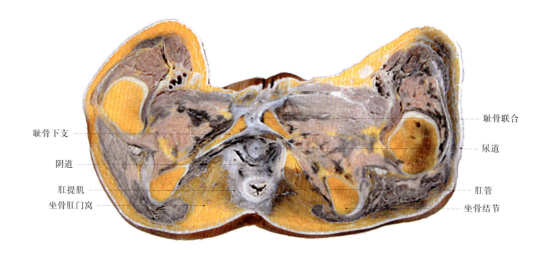

耻骨下支
阴道
肛提肌
坐骨肛门窝

耻骨联合
尿道
肛管
坐骨结节

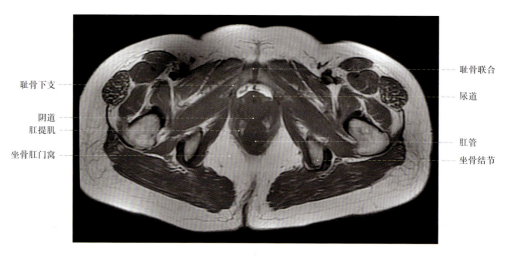

耻骨下支
阴道
肛提肌
坐骨肛门窝

耻骨联合
尿道
肛管
坐骨结节

1473.经耻骨联合下份的横断层面与MRI

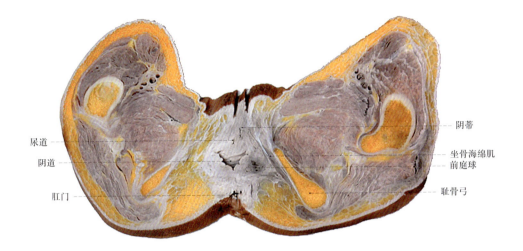

尿道
阴道
肛门

阴蒂
坐骨海绵肌
前庭球
耻骨弓

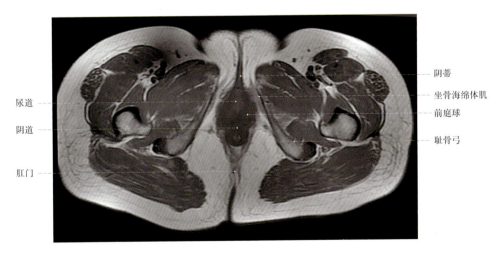

尿道
阴道
肛门

阴蒂
坐骨海绵体肌
前庭球
耻骨弓

1474.经耻骨弓的横断层面与MRI

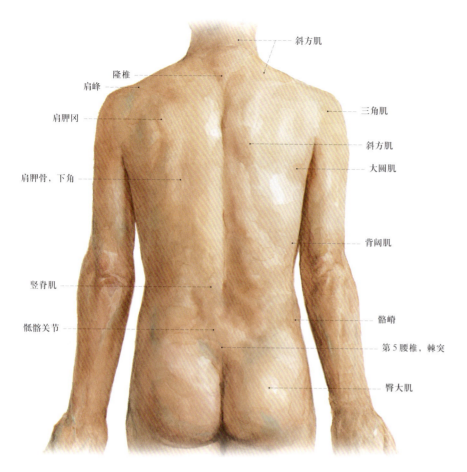

斜方肌

隆椎
肩峰

肩胛冈

三角肌

斜方肌

大圆肌

肩胛骨，下角

背阔肌

竖脊肌

骶髂关节

髂嵴

第5腰椎，棘突

臀大肌

1475.脊柱区的表面解剖

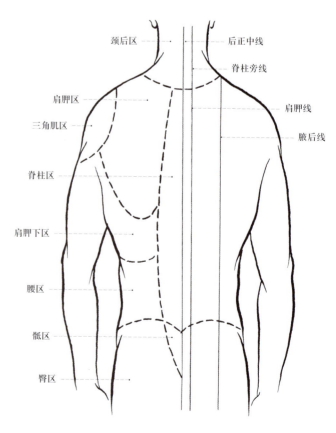

颈后区

后正中线

脊柱旁线

肩胛区

三角肌区

肩胛线

腋后线

脊柱区

肩胛下区

腰区

骶区

臀区

1476.脊柱区的分区

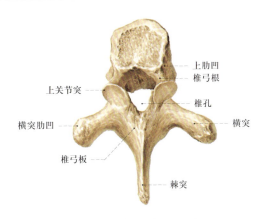

上关节突
上肋凹
横突肋凹
椎体
下肋凹
下关节突
棘突

1477.第8胸椎　左侧面

上关节突
上肋凹
椎弓根
椎孔
横突肋凹
横突
椎弓板
棘突

1478.第8胸椎　上面观

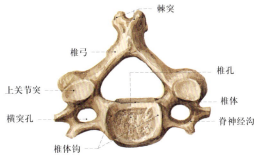

棘突
椎弓
椎孔
上关节突
椎体
横突孔
脊神经沟
椎体钩

1479.第4颈椎　上面观

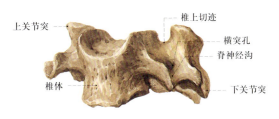

上关节突
椎上切迹
横突孔
脊神经沟
椎体
下关节突

1480.第4颈椎　左前面观

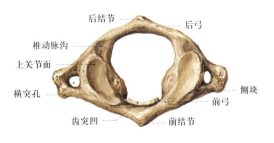

后结节
后弓
椎动脉沟
上关节面
横突孔
侧块
前弓
齿突凹
前结节

1481.寰椎　上面观

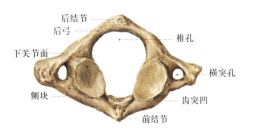

后结节
后弓
椎孔
下关节面
横突孔
侧块
齿突凹
前结节

1482.寰椎　下面观

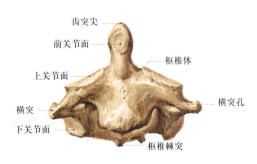

齿突尖
前关节面
枢椎体
上关节面
横突孔
横突
下关节面
枢椎棘突

1483.枢椎　前面观

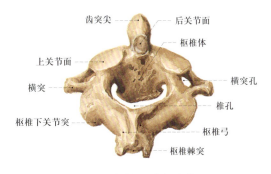

齿突尖
后关节面
枢椎体
上关节面
横突孔
横突
椎孔
枢椎下关节突
枢椎弓
枢椎棘突

1484.枢椎　后上面观

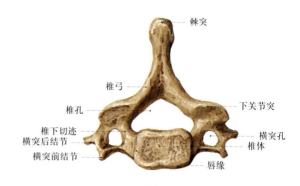

1485.隆椎　上面观

1486.隆椎　下面观

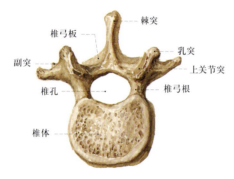

1487.第4腰椎　上面观

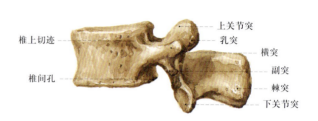

1488.第4腰椎　外侧面观

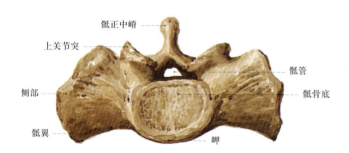

1489.骶骨　上面观

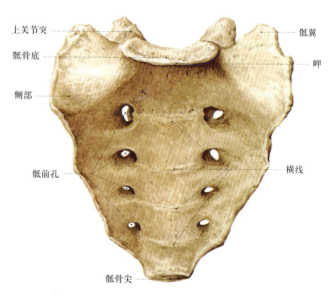

1490.骶骨　前面观

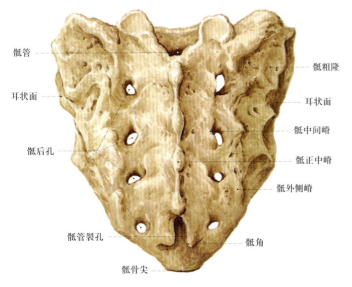

骶管
耳状面
骶后孔
骶管裂孔
骶骨尖

骶粗隆
耳状面
骶中间嵴
骶正中嵴
骶外侧嵴
骶角

1491.骶骨　后面观

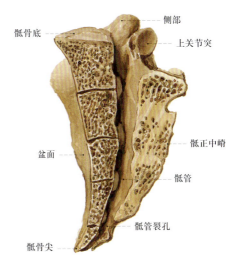

骶骨底
盆面
骶骨尖

侧部
上关节突
骶正中嵴
骶管
骶管裂孔

1492.骶骨　正中矢状断面

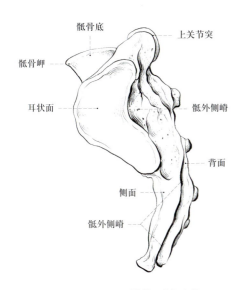

骶骨底
骶骨岬
耳状面
侧面
骶外侧嵴

上关节突
骶外侧嵴
背面

1493.骶骨　侧面观

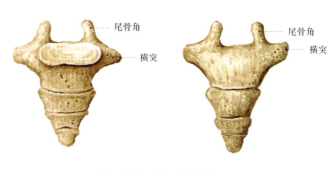

尾骨角
横突
尾骨角
横突

1494.尾骨　前、后面观

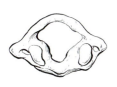

1495.新生儿寰椎

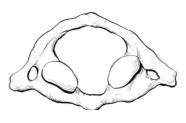

1496.5岁儿童寰椎

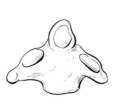

1497.新生儿枢椎

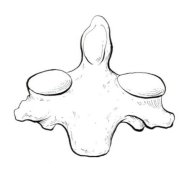

1498.5岁儿童枢椎

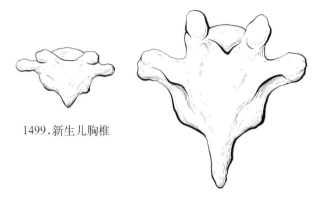

1499.新生儿胸椎

1500.成人胸椎

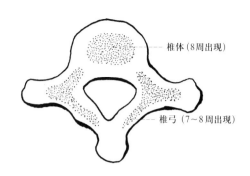

椎体(8周出现)

椎弓(7~8周出现)

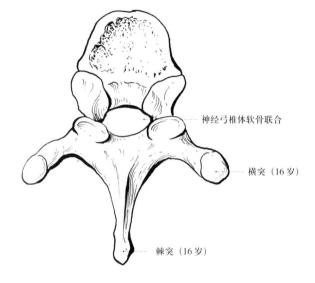

神经弓椎体软骨联合

横突(16岁)

棘突(16岁)

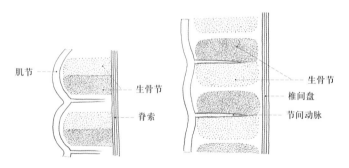

肌节

生骨节

脊索

生骨节

椎间盘

节间动脉

1502.椎骨发展初始阶段

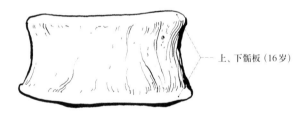

上、下骺板(16岁)

1501.椎骨的骨化过程

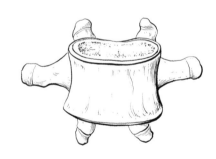

1503.椎骨次级骨化中心

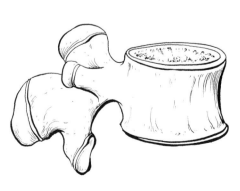

1504.椎骨的7个次级骨化中心

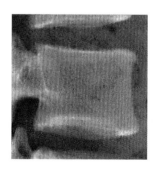

1505.正常椎体　X线片

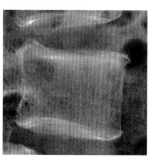

1506.骨质疏松椎体　X线片

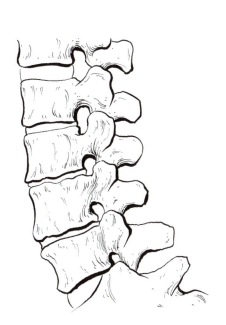

1507.腰椎骨赘　唇样增生，椎间孔狭窄

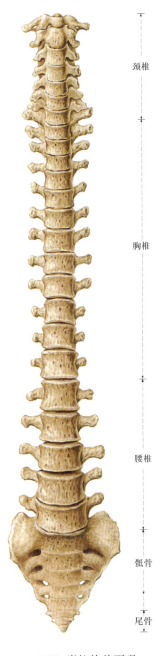

颈椎

胸椎

腰椎

骶骨

尾骨

1509.脊柱的前面观

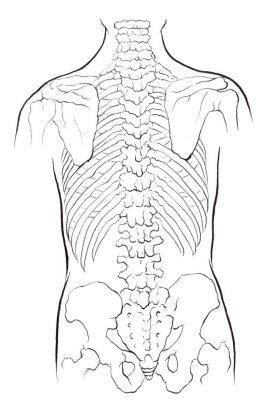

1508.脊柱的体表标志

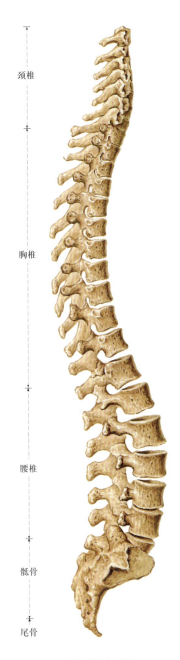

颈椎

胸椎

腰椎

骶骨

尾骨

1510.脊柱的侧面观

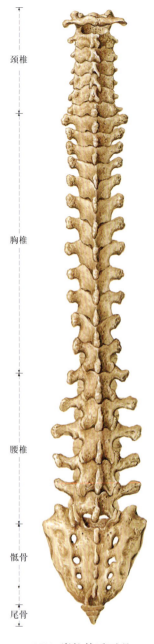

颈椎

胸椎

腰椎

骶骨

尾骨

1511.脊柱的后面观

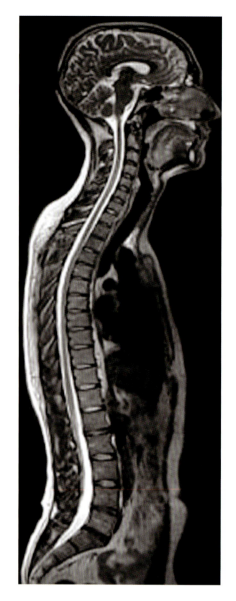

1512.全脊柱成像　连续矢状断面 T2 加权像

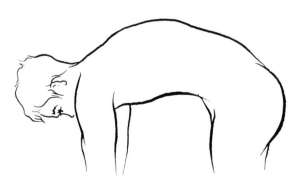

1513.躯干屈曲运动

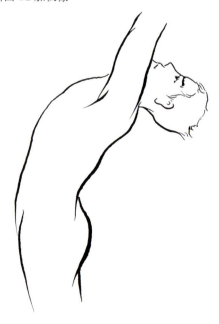

1514.躯干背伸运动

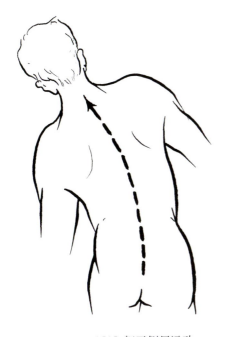

1515.躯干侧屈运动

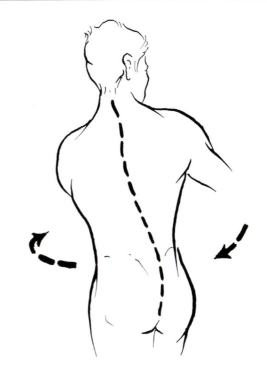

1516.躯干旋转运动

椎前盘无压力　　中心重力，椎间盘向各方向膨出

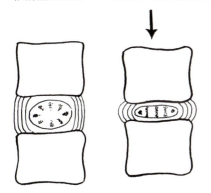

1517.髓核移动方向与重力作用间的关系

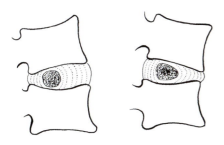

1518.脊柱运动与髓核变形

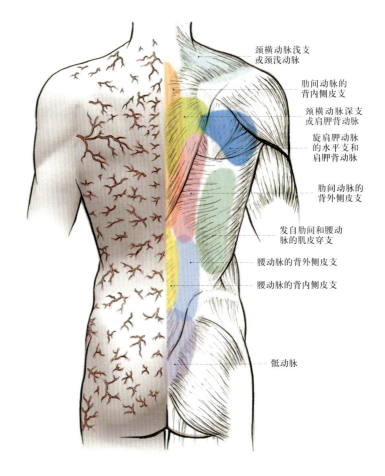

颈横动脉浅支
或颈浅动脉

肋间动脉的
背内侧皮支

颈横动脉深支
或肩胛背动脉

旋肩胛动脉
的水平支和
肩胛背动脉

肋间动脉的
背外侧皮支

发自肋间和腰动
脉的肌皮穿支

腰动脉的背外侧皮支

腰动脉的背内侧皮支

骶动脉

1519.脊柱区的浅动脉分布

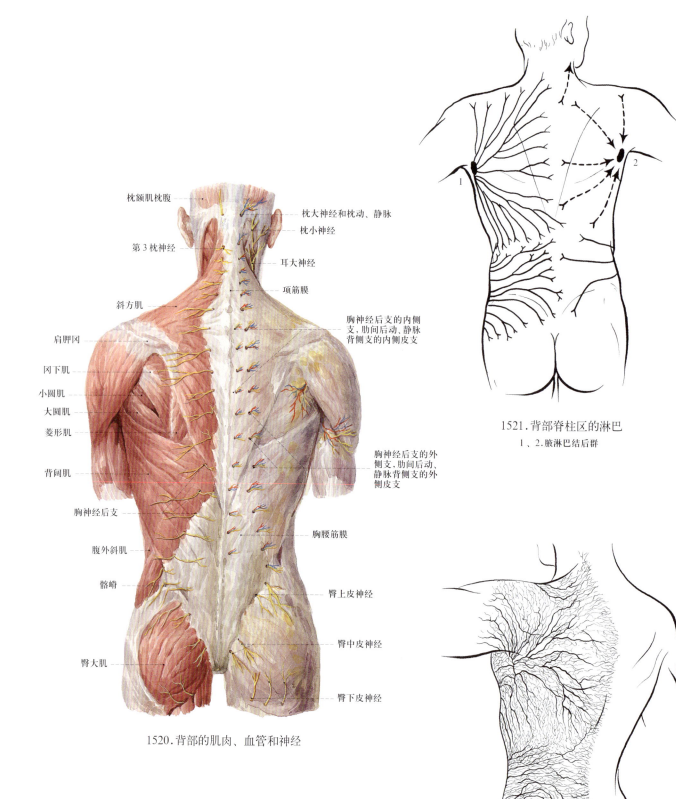

枕额肌枕腹

枕大神经和枕动、静脉

枕小神经

第3枕神经

耳大神经

斜方肌

项筋膜

肩胛冈

胸神经后支的内侧支，肋间后动、静脉背侧支的内侧皮支

冈下肌

小圆肌

大圆肌

菱形肌

背阔肌

胸神经后支的外侧支，肋间后动、静脉背侧支的外侧皮支

胸神经后支

胸腰筋膜

腹外斜肌

髂嵴

臀上皮神经

臀中皮神经

臀大肌

臀下皮神经

1520.背部的肌肉、血管和神经

1521.背部脊柱区的淋巴

1、2.腋淋巴结后群

1522.脊柱区的浅淋巴

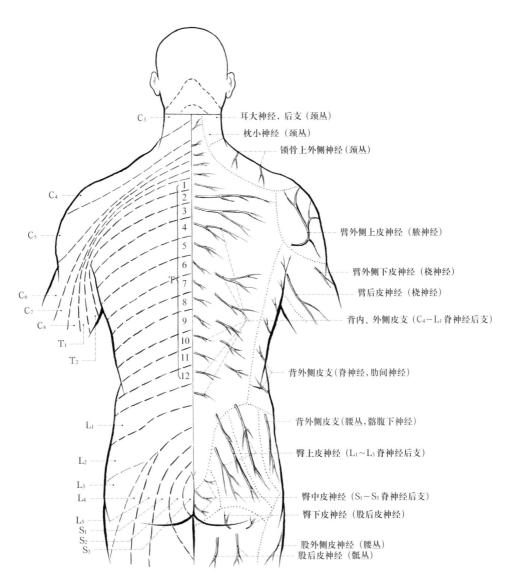

耳大神经，后支（颈丛）
枕小神经（颈丛）
锁骨上外侧神经（颈丛）
臂外侧上皮神经（腋神经）
臂外侧下皮神经（桡神经）
臂后皮神经（桡神经）
背内、外侧皮支（C_4~L_1脊神经后支）
背外侧皮支（脊神经，肋间神经）
背外侧皮支（腰丛，髂腹下神经）
臀上皮神经（L_1~L_3脊神经后支）
臀中皮神经（S_1~S_3脊神经后支）
臀下皮神经（股后皮神经）
股外侧皮神经（腰丛）
股后皮神经（骶丛）

1523.脊柱区的皮神经

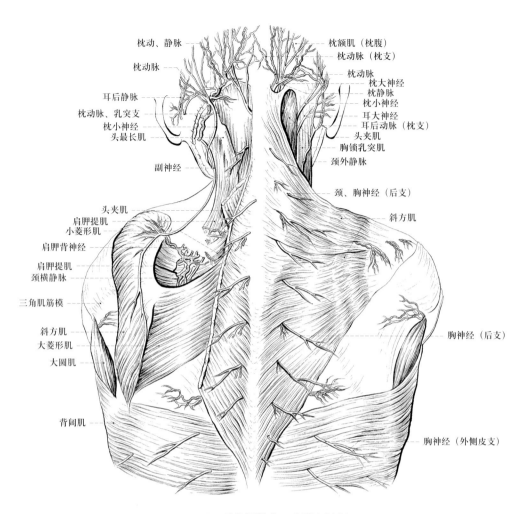

枕动、静脉
枕动脉
耳后静脉
枕动脉、乳突支
枕小神经
头最长肌
副神经
头夹肌
肩胛提肌
小菱形肌
肩胛背神经
肩胛提肌
颈横静脉
三角肌筋膜
斜方肌
大菱形肌
大圆肌
背阔肌

枕额肌（枕腹）
枕动脉（枕支）
枕动脉
枕大神经
枕静脉
枕小神经
耳大神经
耳后动脉（枕支）
头夹肌
胸锁乳突肌
颈外静脉
颈、胸神经（后支）
斜方肌
胸神经（后支）
胸神经（外侧皮支）

1524.项背部肌肉、血管和神经

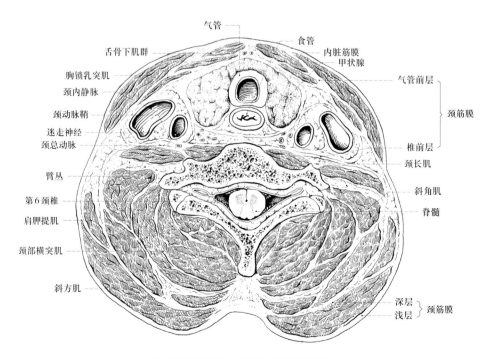

气管
食管
舌骨下肌群
内脏筋膜
胸锁乳突肌
甲状腺
颈内静脉
气管前层
颈动脉鞘
颈筋膜
迷走神经
椎前层
颈总动脉
颈长肌
臂丛
斜角肌
第6颈椎
脊髓
肩胛提肌
颈部横突肌
斜方肌
深层
浅层
颈筋膜

1525.颈部深筋膜 平第6颈椎横断面

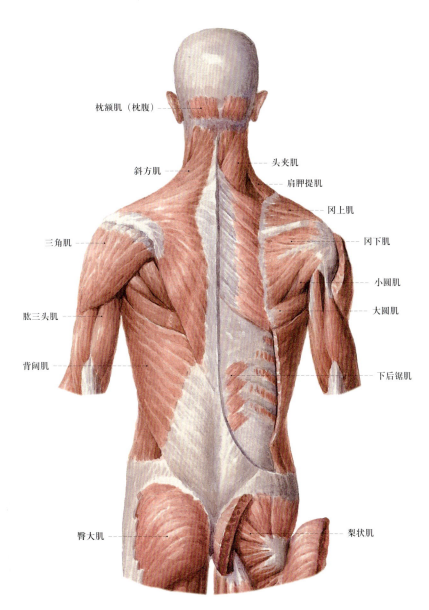

腹膜
左肾
降结肠
肾前筋膜
脂肪囊
肾周围脂肪
肾后筋膜
左肾动、静脉
腰大肌
竖棘肌

腹主动脉　胰　肠系膜上动、静脉　下腔静脉　十二指肠　结肠右曲

肝
腹横肌
腹内斜肌
腹外斜肌
右肾
背阔肌
腰方肌

膈肌脚

1526.胸腰筋膜　平第2腰椎横断面

枕额肌（枕腹）

斜方肌

三角肌

肱三头肌

背阔肌

臀大肌

头夹肌
肩胛提肌
冈上肌
冈下肌
小圆肌
大圆肌
下后锯肌

梨状肌

1527.背部肌（1）

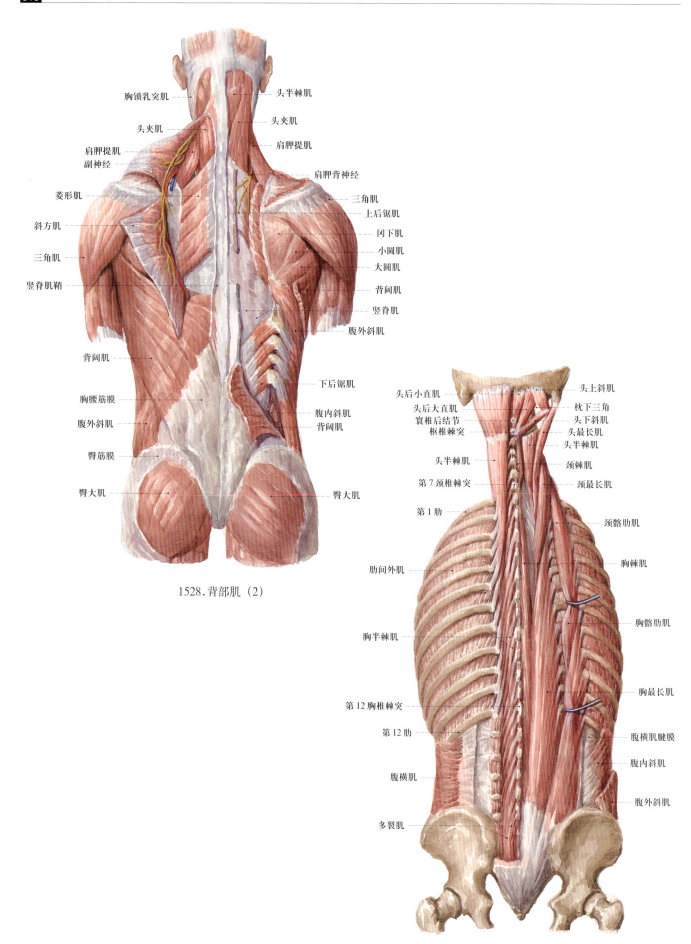

胸锁乳突肌
头半棘肌
头夹肌
头夹肌
肩胛提肌
肩胛提肌
副神经
肩胛背神经
菱形肌
三角肌
斜方肌
上后锯肌
三角肌
冈下肌
竖脊肌鞘
小圆肌
大圆肌
背阔肌
竖脊肌
腹外斜肌
背阔肌
胸腰筋膜
下后锯肌
腹外斜肌
腹内斜肌
臀筋膜
背阔肌
臀大肌
臀大肌

1528.背部肌（2）

头后小直肌
头上斜肌
头后大直肌
枕下三角
寰椎后结节
头下斜肌
枢椎棘突
头最长肌
头半棘肌
颈棘肌
第7颈椎棘突
颈最长肌
第1肋
颈髂肋肌
肋间外肌
胸棘肌
胸半棘肌
胸髂肋肌
胸最长肌
第12胸椎棘突
腹横肌腱膜
第12肋
腹内斜肌
腹横肌
腹外斜肌
多裂肌

1529.背部肌（3）

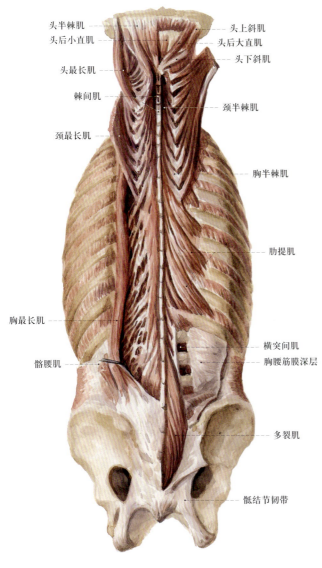

头半棘肌　　　头上斜肌
头后小直肌　　头后大直肌
　　　　　　　头下斜肌
头最长肌
棘间肌　　　　颈半棘肌
颈最长肌
　　　　　　　胸半棘肌
　　　　　　　肋提肌
胸最长肌
　　　　　　　横突间肌
髂腰肌　　　　胸腰筋膜深层
　　　　　　　多裂肌
　　　　　　　骶结节韧带

1530. 背部肌（4）

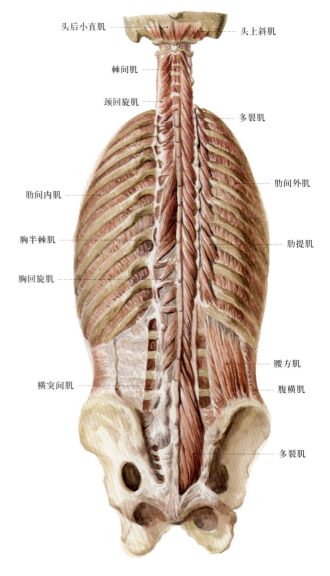

头后小直肌　　　头上斜肌
棘间肌
颈回旋肌　　　　多裂肌
肋间内肌　　　　肋间外肌
胸半棘肌　　　　肋提肌
胸回旋肌
　　　　　　　　腰方肌
横突间肌　　　　腹横肌
　　　　　　　　多裂肌

1531. 背部肌（5）

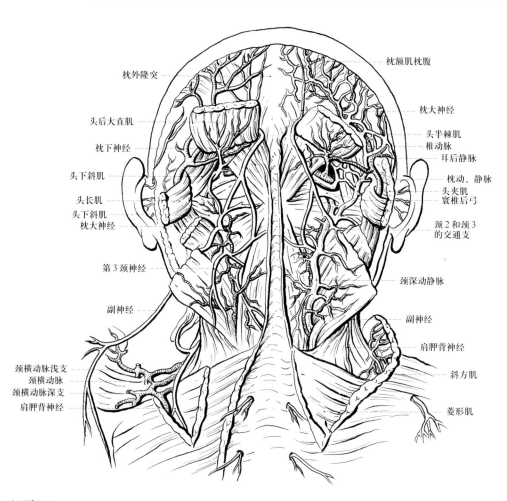

枕外隆突
头后大直肌
枕下神经
头下斜肌
头长肌
头下斜肌
枕大神经
第 3 颈神经
副神经
颈横动脉浅支
颈横动脉
颈横动脉深支
肩胛背神经

枕额肌枕腹
枕大神经
头半棘肌
椎动脉
耳后静脉
枕动、静脉
头夹肌
寰椎后弓
颈 2 和颈 3
的交通支
颈深动静脉
副神经
肩胛背神经
斜方肌
菱形肌

1532.枕下三角的肌肉、血管和神经

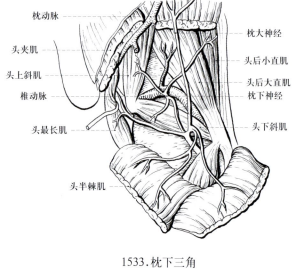

枕动脉
头夹肌
头上斜肌
椎动脉
头最长肌
头半棘肌

枕大神经
头后小直肌
头后大直肌
枕下神经
头下斜肌

1533.枕下三角

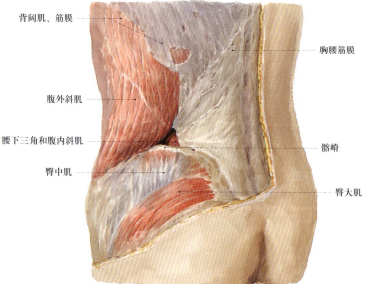

背阔肌、筋膜
腹外斜肌
腰下三角和腹内斜肌
臀中肌

胸腰筋膜
髂嵴
臀大肌

1534.腰上三角

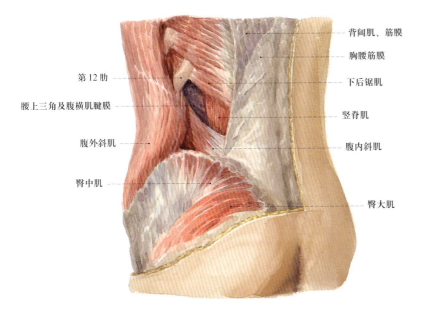

背阔肌、筋膜

胸腰筋膜

第12肋

下后锯肌

腰上三角及腹横肌腱膜

竖脊肌

腹外斜肌

腹内斜肌

臀中肌

臀大肌

1535.腰下三角

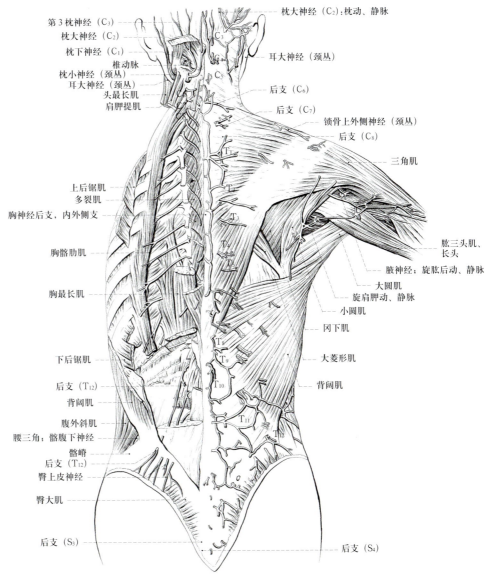

第3枕神经（C₃）

枕大神经（C₂）：枕动、静脉

枕大神经（C₂）

枕下神经（C₁）

椎动脉

耳大神经（颈丛）

枕小神经（颈丛）

耳大神经（颈丛）

后支（C₆）

头最长肌

后支（C₇）

肩胛提肌

锁骨上外侧神经（颈丛）

后支（C₈）

三角肌

上后锯肌

多裂肌

胸神经后支，内外侧支

肱三头肌、长头

腋神经；旋肱后动、静脉

胸髂肋肌

大圆肌

旋肩胛动、静脉

胸最长肌

小圆肌

冈下肌

下后锯肌

大菱形肌

后支（T₁₂）

背阔肌

背阔肌

腹外斜肌

腰三角：髂腹下神经

髂嵴

后支（T₁₂）

臀上皮神经

臀大肌

后支（S₃）

后支（S₄）

1536.背部深层结构

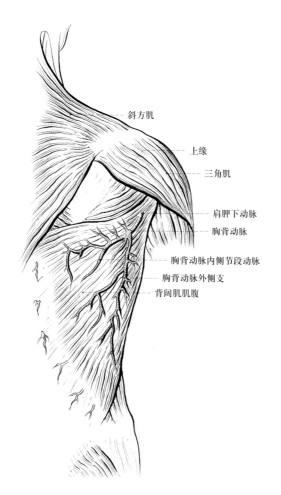

1537.背阔肌形状及血供（1）

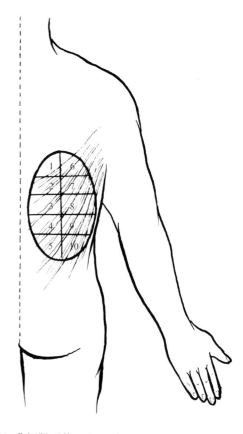

1538.背阔肌形状及血供（2）

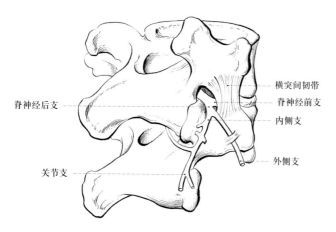

1539.腰神经后支及其分支

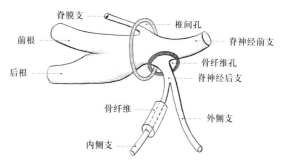

1540.骨纤维孔、管和脊神经后支

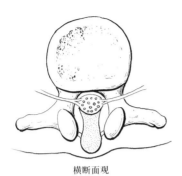

横断面观

1541.脊膜膨出型脊柱裂

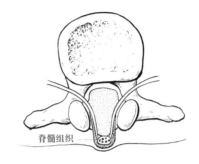

脊髓组织

1542.脊膜脊髓膨出型脊柱裂

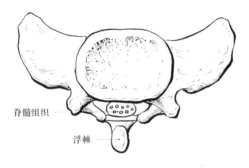

脊髓组织

浮棘

1543.浮棘型隐性脊柱裂

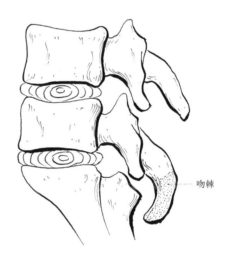

吻棘

1544.吻棘型隐性脊柱裂

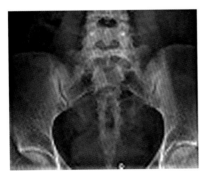

骨盆1摄片

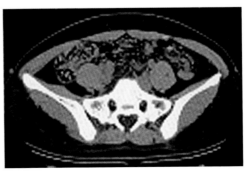

经第1腰椎CT图像

1545.完全型脊柱裂

第1腰神经

第5腰神经

第1骶神经后支

骶骨

尾骨

1546.椎管的内容

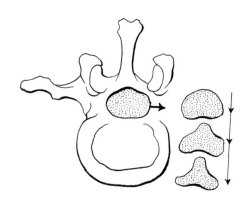

1547.自上而下腰椎椎孔形态

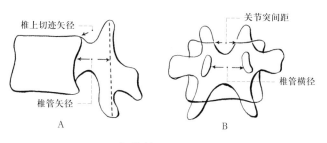

椎上切迹矢径

椎管矢径

A

关节突间距

椎管横径

B

1548.腰椎管 X 线测定

A.侧位　B.正位

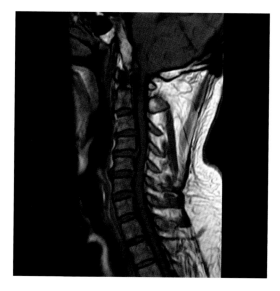

1549.颈椎病 CT 或 MRI

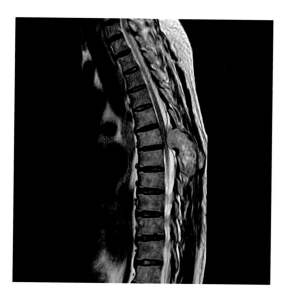

1550.胸椎转移瘤 CT 或 MRI

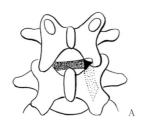

1551.椎间管　邻近椎间盘间隙

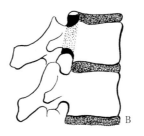
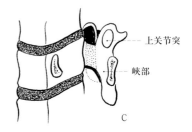

1552.腰神经根管

A.后面观　B.侧面观　C.内面观

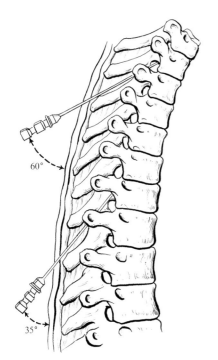

1553.胸椎椎管穿刺进针和角度

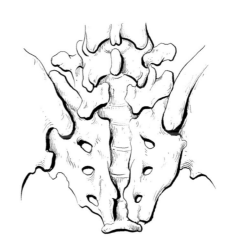

1554.第5腰椎及骶骨脊柱裂，骶骨完全敞开

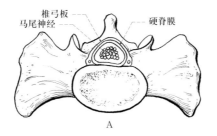
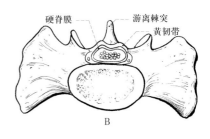

1555.正常及脊柱裂时硬脊膜囊及神经根的位置

A.正常情况下硬脊膜囊及神经根为坚强的椎板所保护　B.隐性脊柱裂，椎板缺如，游离棘突为黄韧带所支持

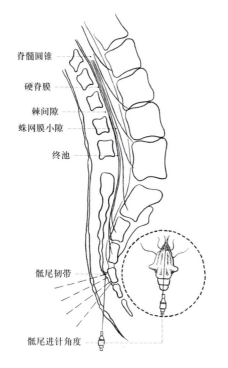

脊髓圆锥
硬脊膜
棘间隙
蛛网膜小隙
终池
骶尾韧带
骶尾进针角度

1556.腰椎椎管和骶管穿刺进路

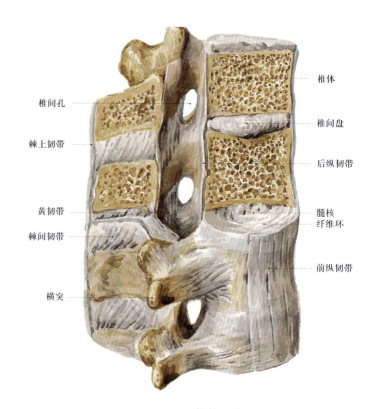

椎间孔
棘上韧带
黄韧带
棘间韧带
横突

椎体
椎间盘
后纵韧带
髓核
纤维环
前纵韧带

1557.腰椎的连结

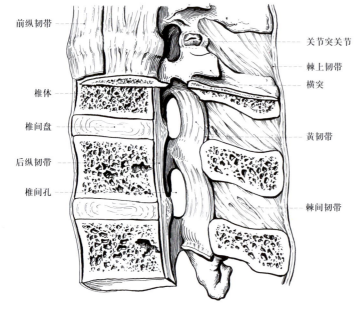

前纵韧带
椎体
椎间盘
后纵韧带
椎间孔

关节突关节
棘上韧带
横突
黄韧带
棘间韧带

1558.椎骨的连结 侧面观

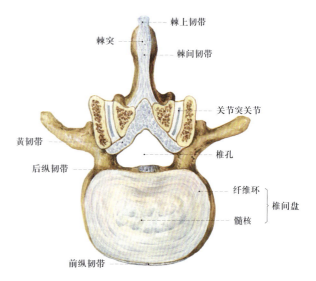

棘突
黄韧带
后纵韧带
前纵韧带

棘上韧带
棘间韧带
关节突关节
椎孔
纤维环
髓核
椎间盘

1559.椎间关节和椎间盘 水平切面

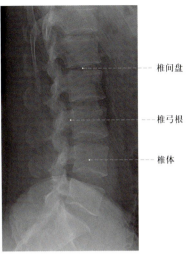

椎弓根

腰椎横突

腰椎棘突

椎间盘

椎弓根

椎体

1560.腰椎　正侧位X线片　示椎间盘

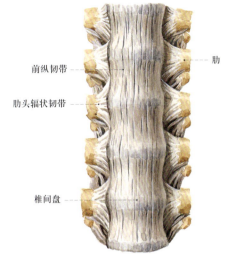

前纵韧带

肋头辐状韧带

椎间盘

肋

1561.前纵韧带

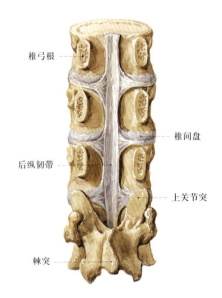

椎弓根

椎间盘

后纵韧带

上关节突

棘突

1562.后纵韧带

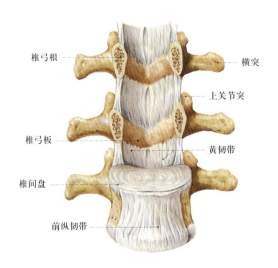

椎弓根

椎弓板

椎间盘

前纵韧带

横突

上关节突

黄韧带

1563.黄韧带

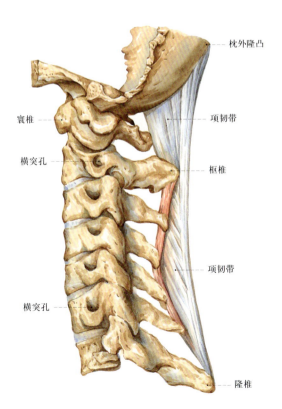

枕外隆凸

寰椎

横突孔

横突孔

项韧带

枢椎

项韧带

隆椎

1564.项韧带

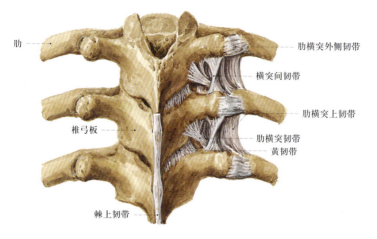

肋

肋横突外侧韧带

横突间韧带

肋横突上韧带

椎弓板

肋横突韧带

黄韧带

棘上韧带

1565.横突间韧带　后面观

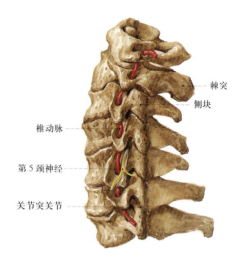

棘突

侧块

椎动脉

第5颈神经

关节突关节

1566.关节突关节

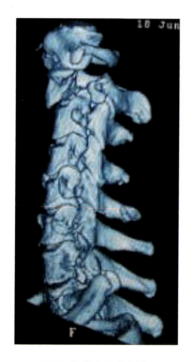

1567.关节突关节影像

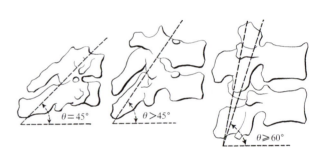

$\theta=45°$　$\theta>45°$　$\theta\geqslant60°$

1568.不同部位关节突关节的倾斜度

椎体

横突

棘突

脊神经

横突间韧带

脊神经前支

脊神经后支

外侧支

内侧支

1570.脊神经后内侧支发出的关节支

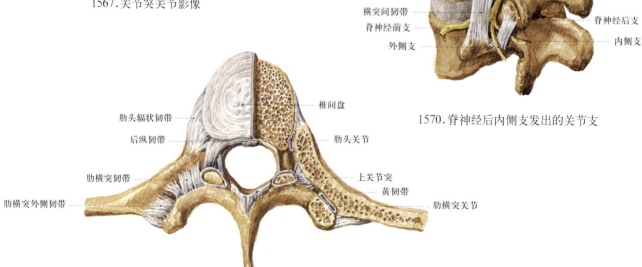

肋头辐状韧带

椎间盘

后纵韧带

肋头关节

肋横突韧带

上关节突

黄韧带

肋横突外侧韧带

肋横突关节

1569.胸椎和肋的连结　上面观

脊神经后外侧支

脊神经后内侧支

升支

降支

关节突关节囊

第5腰椎棘突

1571.关节突关节的神经支配

滑膜腔

寰椎前结节

翼状韧带

寰椎横韧带

1572.寰椎关节　上面观

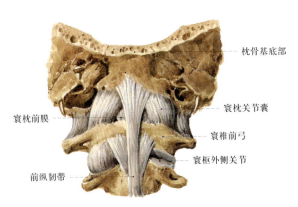

枕骨基底部

寰枕前膜

寰枕关节囊

寰椎前弓

寰枢外侧关节

前纵韧带

1573.枕骨、寰椎和枢椎的连结　前面观

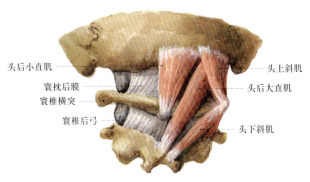

头后小直肌

头上斜肌

寰枕后膜

寰椎横突

头后大直肌

寰椎后弓

头下斜肌

1574.枕骨、寰椎和枢椎的连结　后面观

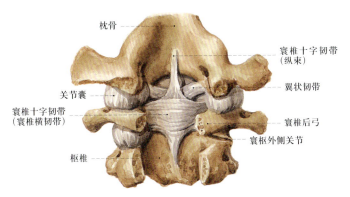

枕骨

寰椎十字韧带
(纵束)

翼状韧带

关节囊

寰椎后弓

寰椎十字韧带
(寰椎横韧带)

寰枢外侧关节

枢椎

1575.寰枕和寰枢关节　后面观

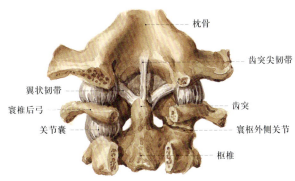

枕骨

齿突尖韧带

翼状韧带

齿突

寰椎后弓

寰枢外侧关节

关节囊

枢椎

1576.翼状韧带和齿突尖韧带　后面观

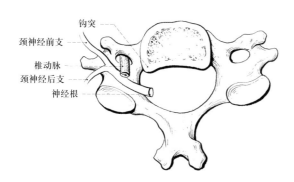

钩突
颈神经前支
椎动脉
颈神经后支
神经根

1577.钩突与椎动脉及神经根的关系

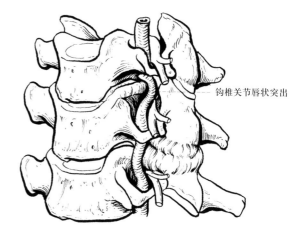

钩椎关节唇状突出

1578.钩椎关节增生压迫椎动脉及神经根

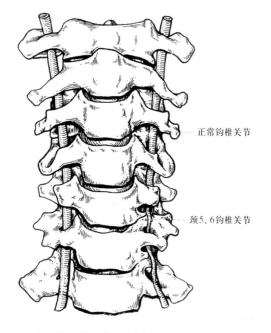

正常钩椎关节

颈5、6钩椎关节

1579.钩椎关节增生压迫椎动脉

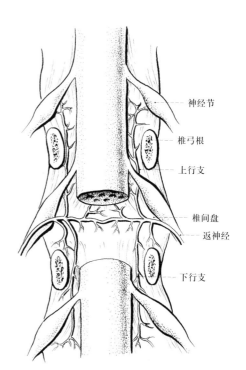

神经节
椎弓根
上行支
椎间盘
返神经
下行支

1580.窦椎神经的起源

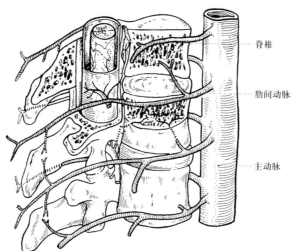

脊椎
肋间动脉
主动脉

1581.椎间盘的血供

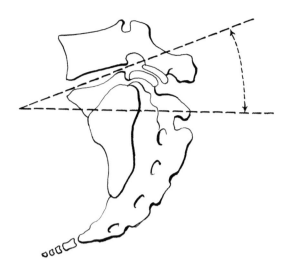

1582.腰骶关节

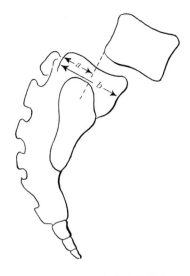

1583.L₅滑脱椎体向前移位

（a/b × 100% = 滑移率）

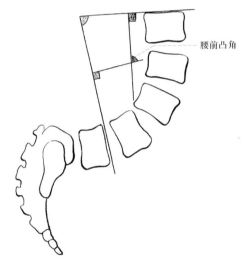

腰前凸角

1584.L₅脊椎滑脱及腰前凸角

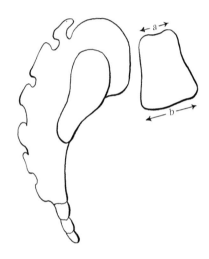

1585.L₅滑脱及椎体楔形变

（a/b × 100% = 楔形变率）

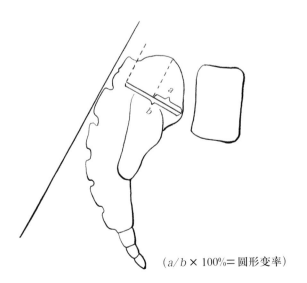

（a/b × 100% = 圆形变率）

1586.L₅滑脱及第1骶椎底部圆形变

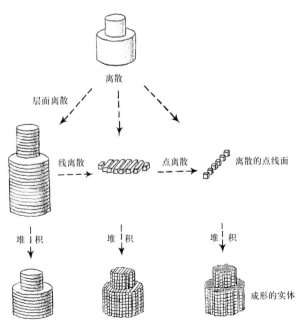

1587.基于离散－堆积原理的3D打印　流程图

术前X线片

术前MRI

后路减压固定

前路椎体切除

3D打印椎体植入X线片

3D打印椎体植入X线片

1588.3D打印椎体植入治疗脊索瘤

神经弓中心
软骨结合
横突孔
横突
肋骨

A

横突
横突孔
肋骨

B

横突孔
肋骨

C

横突
肋骨

D

1589.A～D.不同椎骨的肋骨发育

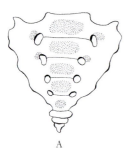

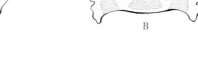
1590.A、B.骶骨次级骨化中心

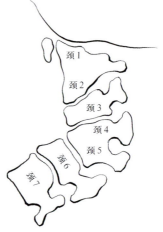

颈1
颈2
颈3
颈4
颈5
颈6
颈7

1591.颈椎分节不全及半椎体

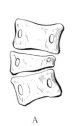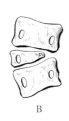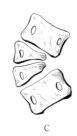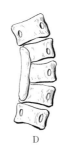

A   B   C   D

1592.半椎体的分类

A.单纯多余半椎体　B.单纯楔形半椎体　C.多数半椎体　D.一侧多数半椎体融合成为骨条

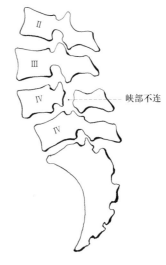

1593.脊椎后滑脱

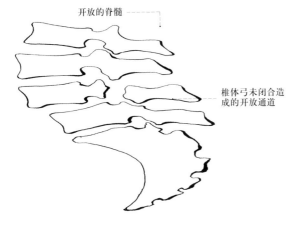

1594.脊膜膨出

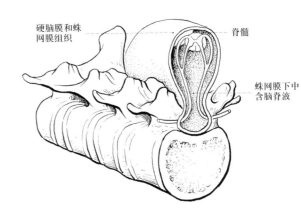

1595.脊膜脊髓膨出

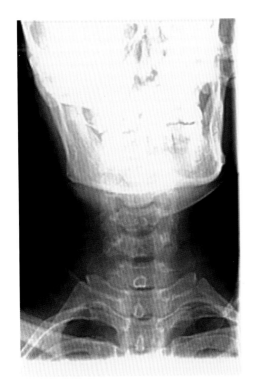

1596.正常颈椎　正位 X 线片

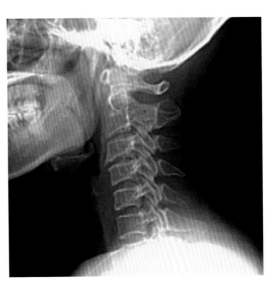

1597.颈 2、3 椎体融合畸形　X 线片

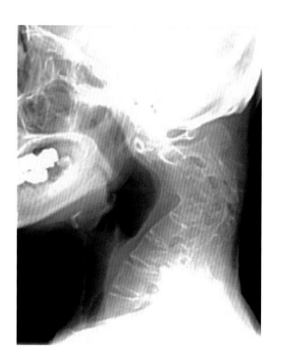

1598.颈椎反弓　X 线片

1599.颈椎反弓融合畸形　X 线片

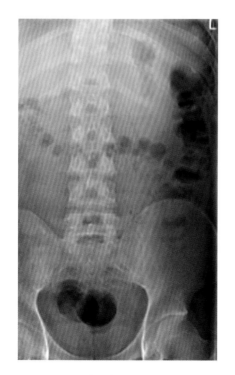

1600.正常腰椎　正位 X 线片

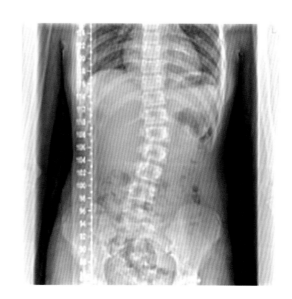

1601.腰椎侧弯　X 线片

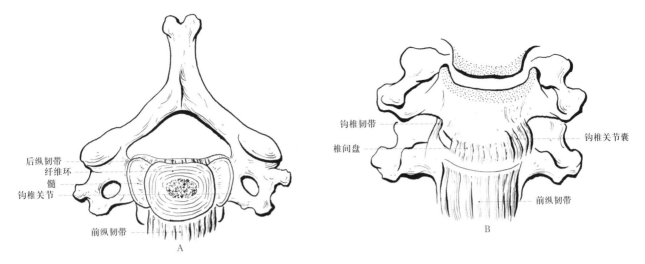

1602.钩椎关节

A.上面观 B.前面观

（左图标注）
后纵韧带
纤维环
髓
钩椎关节
前纵韧带
A

（右图标注）
钩椎韧带
椎间盘
钩椎关节囊
前纵韧带
B

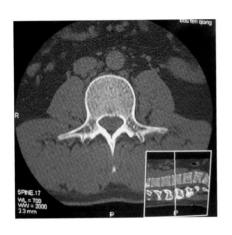

1603.腰椎椎管形态 L₃

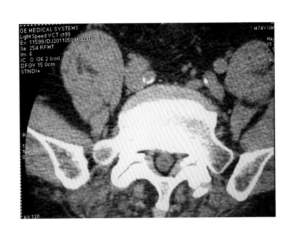

1604.腰椎狭窄症椎管形态 L₅

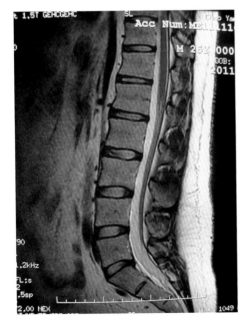

1605.脊髓圆锥末端在椎管内的位置 MRI

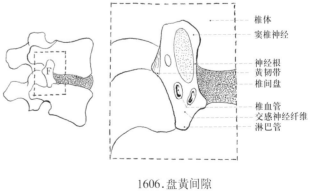

1606.盘黄间隙

F.盘黄间隙的位置

（标注）
椎体
窦椎神经
神经根
黄韧带
椎间盘
椎血管
交感神经纤维
淋巴管

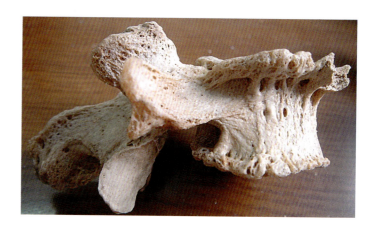

1607.腰椎侧隐窝　L₅ 1608.椎弓根下沟

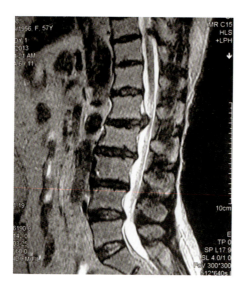

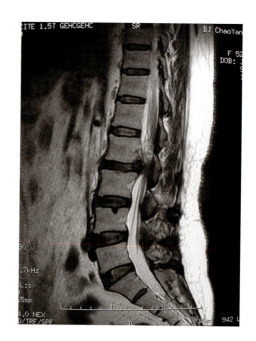

1609.L₁～L₂椎间盘突出

1610.L₂～L₃椎间盘突出

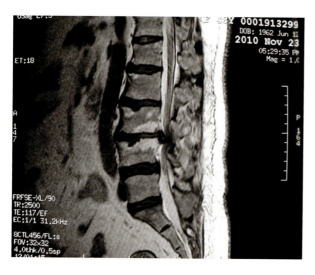

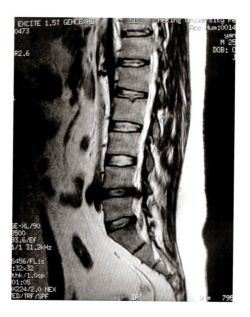

1611.L₃～L₄椎间盘突出

1612.L₄～L₅椎间盘突出

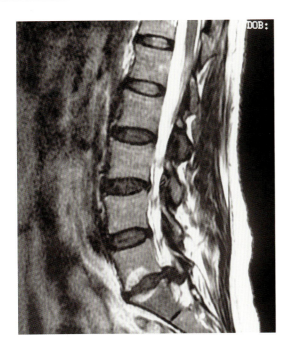

1613.L₅~S₁椎间盘突出

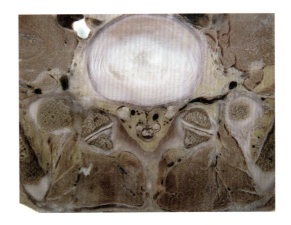

1614.腰神经根前根、后根（L₅）与L₄~L₅椎间盘毗邻

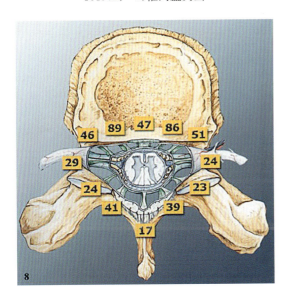

1615.膜椎韧带在脊柱横断面的分布特点
（数字均为百分比）

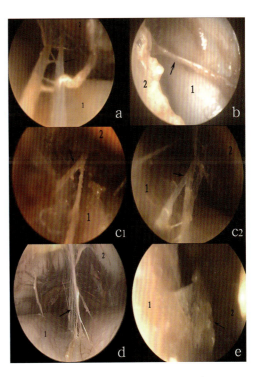

1616.a~e.膜椎韧带（箭头）的形态分型
1.黄韧带　2.硬膜

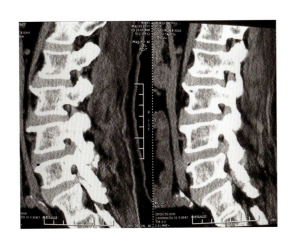

1617.椎间管　邻近盘黄间隙

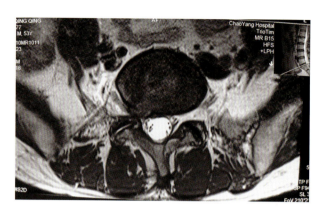

1618.腰神经管通道 CT 横断扫描层面

1619.神经根在腰椎间孔处被压迫

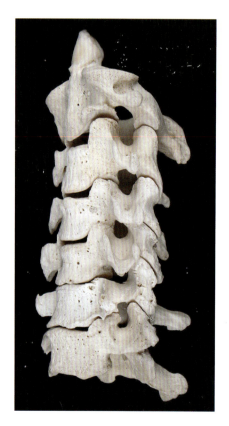

1620.颈椎椎间孔

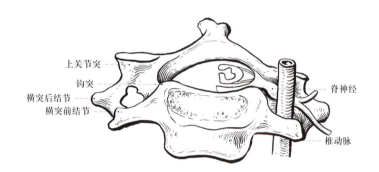

上关节突
钩突
横突后结节
横突前结节
脊神经
椎动脉

1621.颈椎椎间孔内

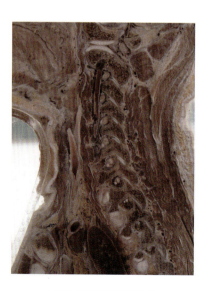

1622.颈椎椎间孔结构

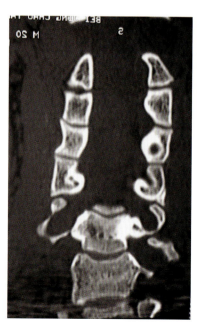

1623.颈椎管扩大

神经纤维瘤病，冠状面 CT

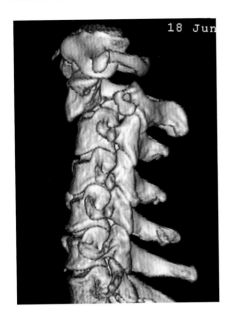

1624.Hangman 骨折

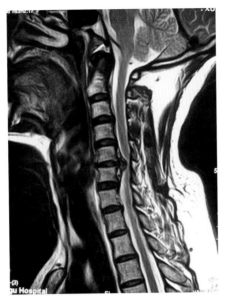

1625.颈椎间盘突出　MRI

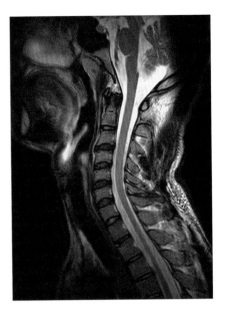

1626.脊髓在椎管内位置

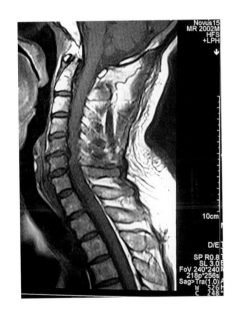

1627.颈椎前凸时脊髓在椎管内位置

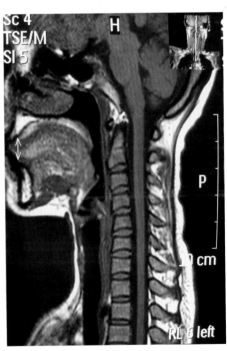

1628.颈椎变直时脊髓在椎管内位置

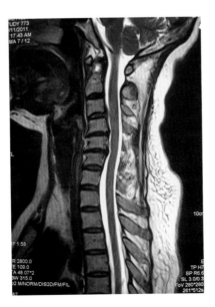

1629.颈椎后凸时脊髓在椎管内位置

上关节突

骶骨底

侧部

骶前孔

骶骨尖

骶粗隆

耳状面

骶中间嵴

骶正中嵴

骶外侧嵴

骶角

1630.骶骨　前后面观

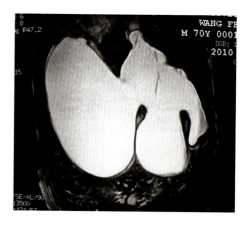

1631.骶骨囊肿　MRI

髂腰韧带

前纵韧带

骶髂前韧带

腹股沟韧带

关节囊

髂股韧带

耻骨上韧带

闭孔膜

耻骨联合

耻骨弓状韧带

耻骨下角
(90°～100°)

第4腰椎

髂腰韧带

骶髂后韧带

坐骨大孔

骶棘韧带

坐骨小孔

骶结节韧带

1632.髂腰韧带　前后观

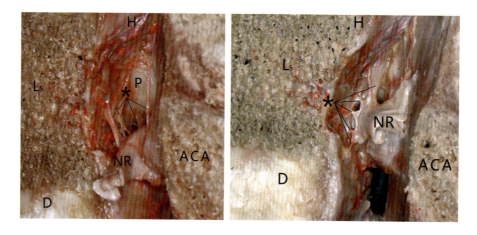

1633.椎间孔内口韧带　内侧面观 (1)

H：头端　P：椎弓根　L₅：第5腰椎椎体　D：L₅～S₁椎间盘　ACA：第5腰椎棘突　NR：神经根　★示椎间孔韧带

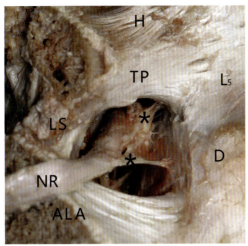 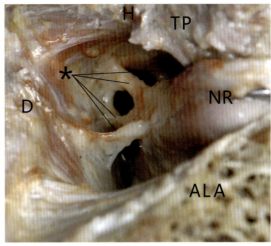

1634.椎间孔中间韧带 前面观

H:头端 L₅:第5腰椎椎体 D:L₅~S₁椎间盘 LS:腰骶韧带 NR:神经根 TP:横突 ALA:骶骨翼 ★示椎间孔韧带

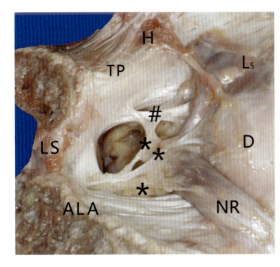 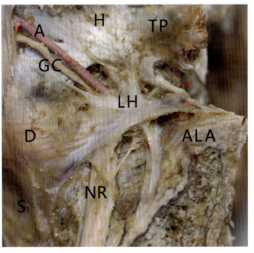

1635.椎间孔内口韧带 内侧面观（2）

H:头端 L₅:第5腰椎椎体 D:L₅~S₁椎间盘 S₁:第1骶椎椎体 NR:神经根 TP:
横突 LS:腰骶韧带 GC:交感神经灰交通支 A:节段动脉 ALA:骶骨翼 LH:腰
骶帽状韧带 ★示椎间孔韧带 #示体横韧带

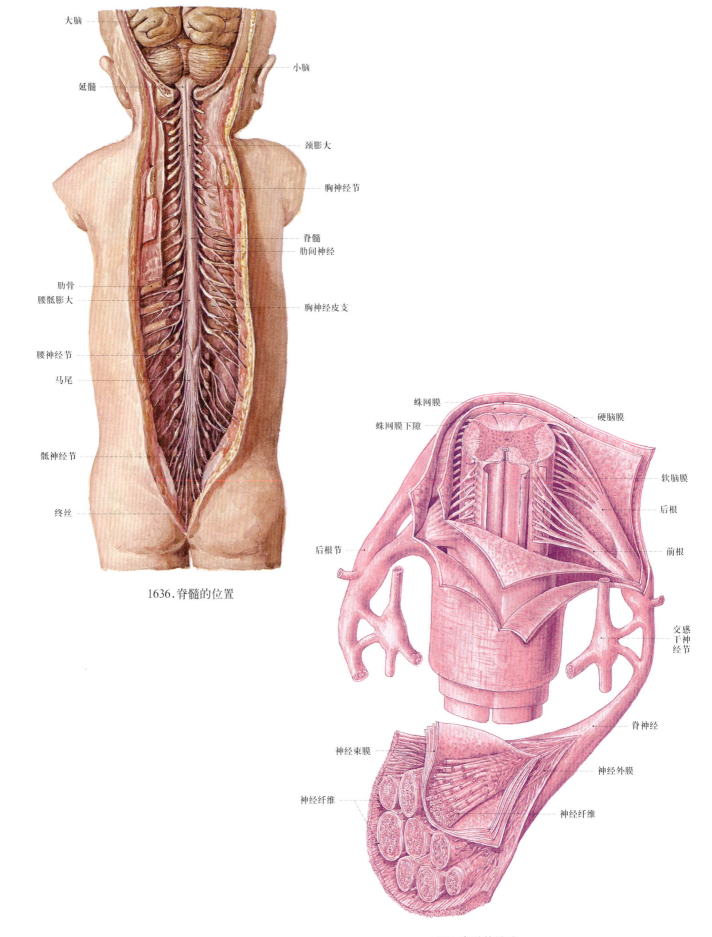

大脑

小脑

延髓

颈膨大

胸神经节

脊髓
肋间神经

肋骨
腰骶膨大

胸神经皮支

腰神经节

马尾

骶神经节

终丝

1636.脊髓的位置

蛛网膜

蛛网膜下隙

硬脑膜

软脑膜

后根

后根节

前根

交感干神经节

脊神经

神经束膜

神经外膜

神经纤维

神经纤维

1637.脊髓的被膜

皮质脊髓侧束

脊髓丘脑侧束

后根
齿状韧带
齿状韧带的齿尖
切口
前根

1638.齿状韧带与脊髓丘脑侧束

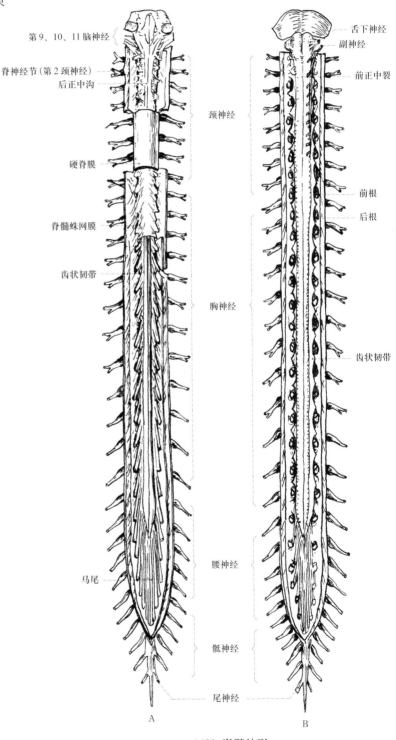

第9、10、11脑神经

脊神经节（第2颈神经）
后正中沟

硬脊膜

脊髓蛛网膜

齿状韧带

颈神经

胸神经

马尾

腰神经

骶神经

尾神经

舌下神经
副神经

前正中裂

前根
后根

齿状韧带

A   B

1639.脊髓外形

A.后面观　B.前面观

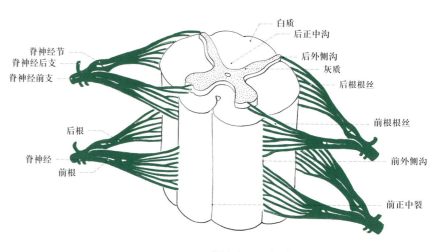

脊神经节
脊神经后支
脊神经前支

白质
后正中沟
后外侧沟
灰质
后根根丝

后根

前根根丝

脊神经
前根

前外侧沟

前正中裂

1640.脊髓外形和脊神经

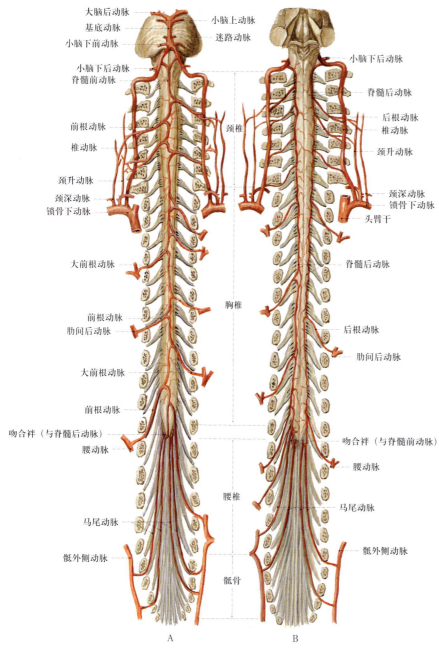

大脑后动脉
基底动脉
小脑下前动脉

小脑上动脉
迷路动脉

小脑下后动脉
脊髓前动脉

小脑下后动脉

脊髓后动脉

前根动脉
椎动脉

颈椎

后根动脉
椎动脉

颈升动脉

颈升动脉
颈深动脉
锁骨下动脉

颈深动脉
锁骨下动脉
头臂干

大前根动脉

脊髓后动脉

前根动脉
肋间后动脉

胸椎

后根动脉

肋间后动脉

大前根动脉

前根动脉

吻合袢（与脊髓后动脉）
腰动脉

吻合袢（与脊髓前动脉）

腰动脉

马尾动脉

腰椎

马尾动脉

骶外侧动脉

骶外侧动脉

骶骨

A   B

1641.脊髓的动脉

A.前面观   B.后面观

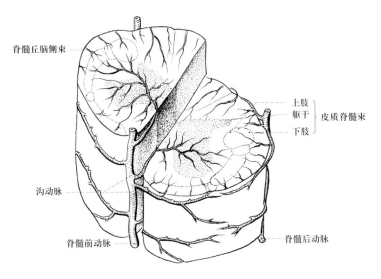

脊髓丘脑侧束

上肢
躯干 }皮质脊髓束
下肢

沟动脉

脊髓前动脉

脊髓后动脉

1642.沟动脉分支

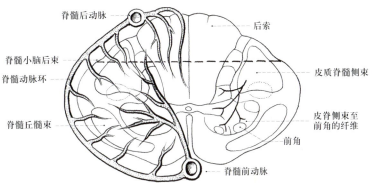

脊髓后动脉

后索

脊髓小脑后束

皮质脊髓侧束

脊髓动脉环

皮脊侧束至
前角的纤维

脊髓丘脑束

前角

脊髓前动脉

1643.脊髓前后动脉分布区

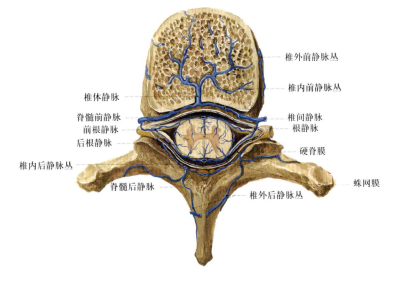

椎外前静脉丛

椎内前静脉丛

椎体静脉

脊髓前静脉
前根静脉
后根静脉

椎间静脉
根静脉

硬脊膜

椎内后静脉丛

脊髓后静脉

蛛网膜

椎外后静脉丛

1644.脊髓的静脉

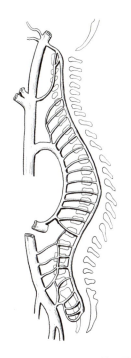

1645.脊髓静脉的节段性引流

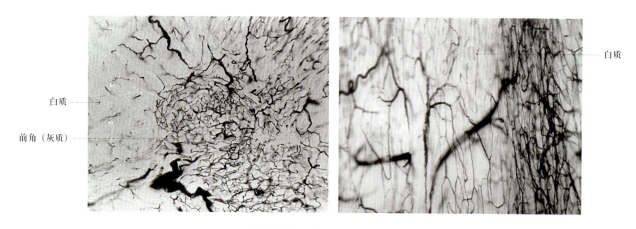

白质

前角（灰质）

白质

1646.脊髓前角及其周围白质中的血管网　切片

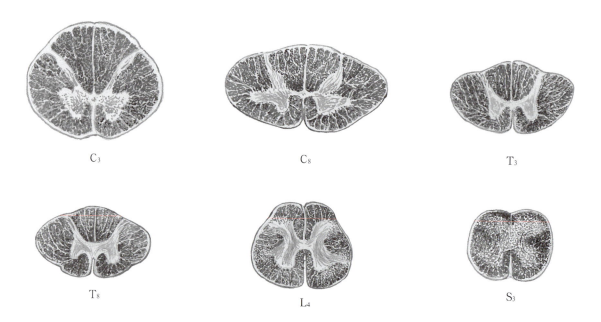

C₃

C₈

T₃

T₈

L₄

S₃

1647.脊髓各部　横切面 C₃、C₈、T₃、T₈、L₄、S₃

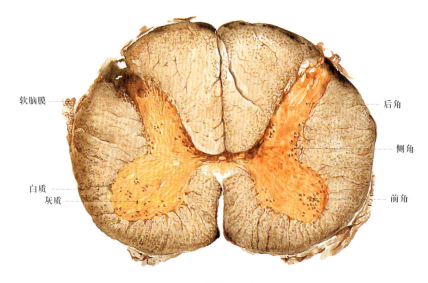

软脑膜

白质

灰质

后角

侧角

前角

1648.脊髓微细结构

薄束
楔束
后角固有核
脊髓小脑后束
皮质脊髓侧束
脊髓丘脑侧束
脊髓小脑前束
外侧运动核
内侧纵束
前固有束
脊髓丘脑前束
皮质脊髓前束

后索
后角
网状结构
外侧索
后固有束
中央管
前角
前索
前正中裂

1649.脊髓颈段 横切面

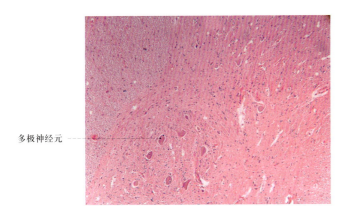

多极神经元

1650.脊髓后角 HE 染色 低倍

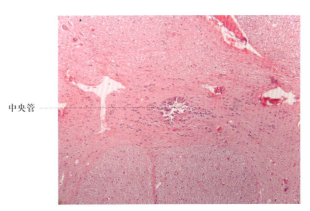

中央管

1651.脊髓灰质联合及中央管 HE 染色 低倍

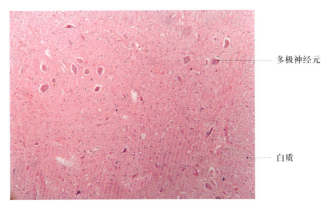

多极神经元

白质

1652.脊髓前角 HE 染色 低倍

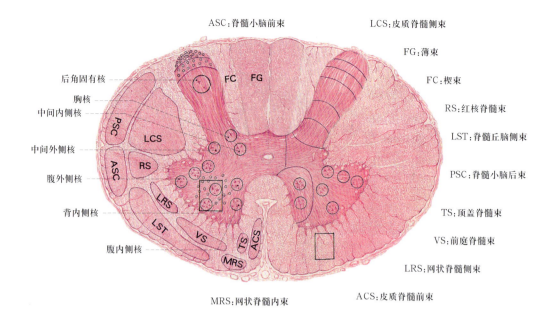

ASC:脊髓小脑前束　　　LCS:皮质脊髓侧束

FG:薄束

后角固有核　　　　　　　　　FC:楔束

胸核

中间内侧核　　　　　　　　　RS:红核脊髓束

中间外侧核　　　　　　　　　LST:脊髓丘脑侧束

腹外侧核　　　　　　　　　　PSC:脊髓小脑后束

背内侧核　　　　　　　　　　TS:顶盖脊髓束

VS:前庭脊髓束

腹内侧核　　　　　　　　　　LRS:网状脊髓侧束

MRS:网状脊髓内束　　　ACS:皮质脊髓前束

1653.脊髓灰质核团

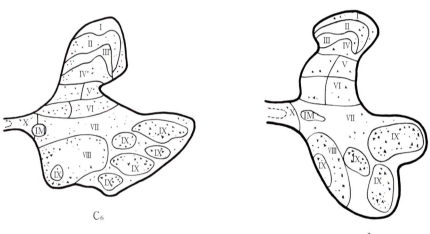

C₆

L₅

1654.脊髓板层(C₆、L₅)

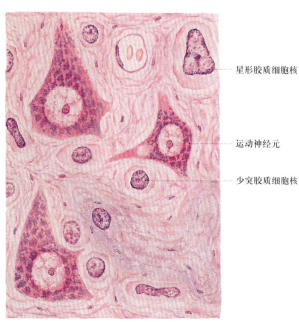

星形胶质细胞核

运动神经元

少突胶质细胞核

1655.脊髓灰质的微细结构

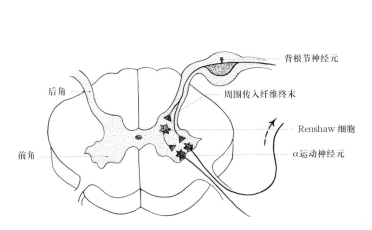

位置觉、髋颤觉、精细触觉
薄束
楔束
脊髓小脑后束
后角
皮质脊髓侧束
红核脊髓束
前角
脊髓小脑前束
脊髓丘脑侧束
脊髓丘脑前束
皮质脊髓前束
躯体运动
反射性本体觉
前角的功能定位
温度觉
痛觉
触觉
压觉

1656.脊髓颈部内段的结构与功能定位

背根节神经元
后角
周围传入纤维终末
前角
Renshaw 细胞
α运动神经元

1657.脊髓前角运动神经元与 Renshaw 细胞

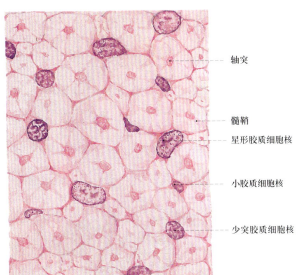

轴突
髓鞘
星形胶质细胞核
小胶质细胞核
少突胶质细胞核

1658.脊髓白质的微细结构　HE 染色　高倍

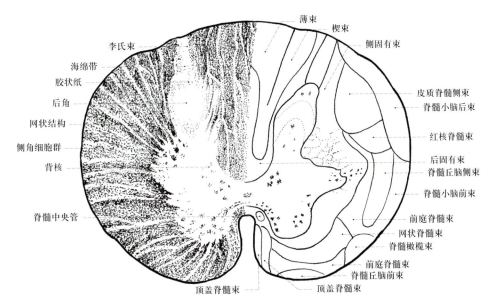

薄束
楔束
李氏束
海绵带
胶状纸
后角
网状结构
侧角细胞群
背核
脊髓中央管
侧固有束
皮质脊髓侧束
脊髓小脑后束
红核脊髓束
后固有束
脊髓丘脑侧束
脊髓小脑前束
前庭脊髓束
网状脊髓束
脊髓橄榄束
前庭脊髓束
脊髓丘脑前束
顶盖脊髓束
顶盖脊髓束

1659.脊髓白质的纤维束

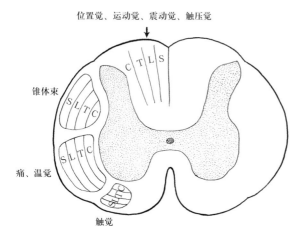

位置觉、运动觉、震动觉、触压觉

C T L S

锥体束

痛、温觉

触觉

1660.脊髓白质纤维的局部定位

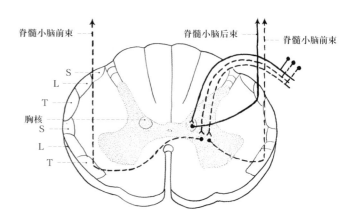

脊髓小脑前束

脊髓小脑后束

脊髓小脑前束

胸核

1661.脊髓小脑前束和后束

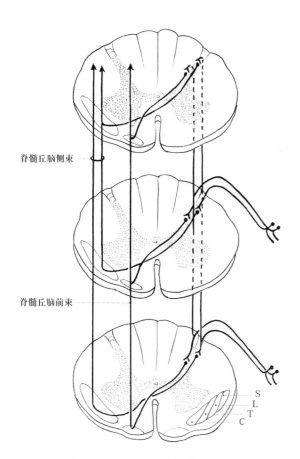

脊髓丘脑侧束

脊髓丘脑前束

1662.脊髓丘脑侧束和脊髓丘脑前束

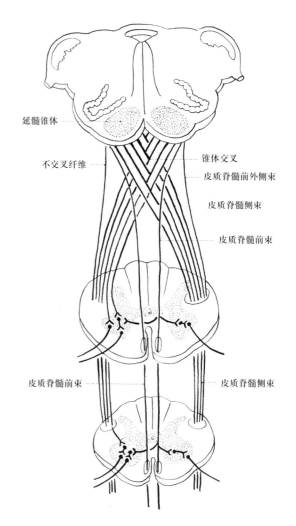

延髓锥体

不交叉纤维

锥体交叉

皮质脊髓前外侧束

皮质脊髓侧束

皮质脊髓前束

皮质脊髓前束

皮质脊髓侧束

1663.皮质脊髓束

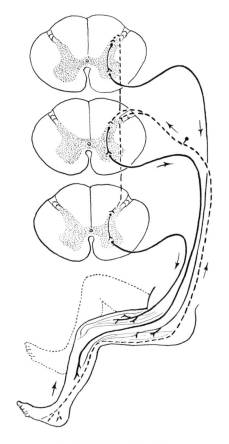

1664.屈曲反射　模式图

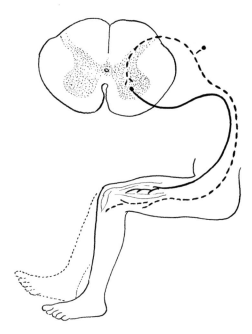

1665.脊髓牵张反射　模式图

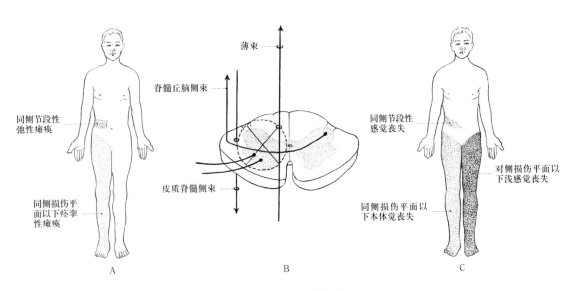

1666.A～C.脊髓半横断面

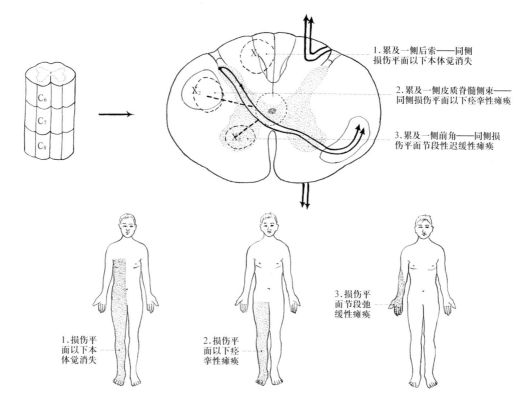

1.累及一侧后索——同侧损伤平面以下本体觉消失

2.累及一侧皮质脊髓侧束——同侧损伤平面以下痉挛性瘫痪

3.累及一侧前角——同侧损伤平面节段性迟缓性瘫痪

1.损伤平面以下本体觉消失

2.损伤平面以下痉挛性瘫痪

3.损伤平面节段性弛缓性瘫痪

1667. $C_6 \sim C_8$ 节段脊髓空洞症的3种状态

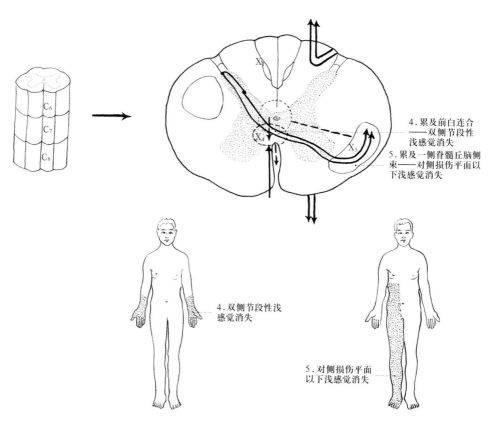

4.累及前白连合——双侧节段性浅感觉消失

5.累及一侧脊髓丘脑侧束——对侧损伤平面以下浅感觉消失

4.双侧节段性浅感觉消失

5.对侧损伤平面以下浅感觉消失

1668. $C_6 \sim C_8$ 节段脊髓空洞症的第4、5种状态

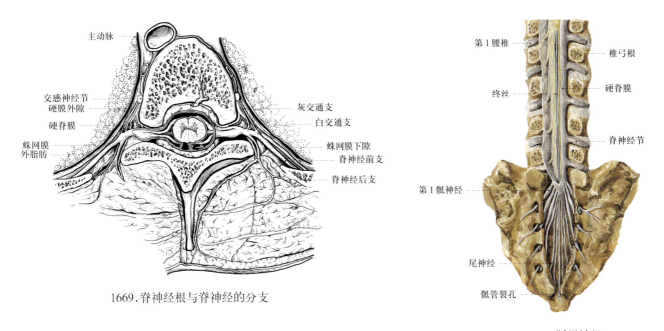

1669.脊神经根与脊神经的分支

1670.骶尾神经

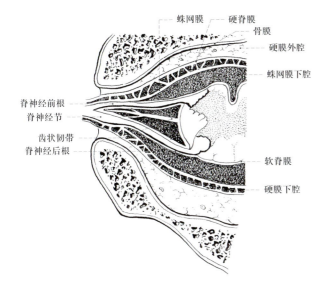

1671.椎间孔内的脊神经

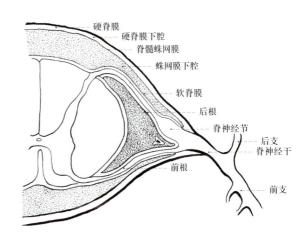

1672.脊神经根

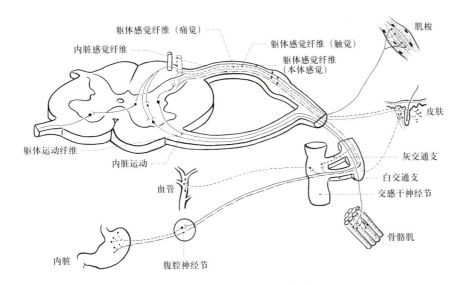

1673.脊神经的纤维成分

后根
脊神经节
前根
脊膜支
脊膜支
后支
交通支
交感干神经节
前支
肋间神经外侧皮支
肋间神经前皮支

1674.脊神经的分支

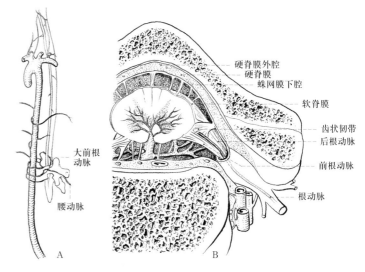

大前根动脉
腰动脉

A

硬脊膜外腔
硬脊膜
蛛网膜下腔
软脊膜
齿状韧带
后根动脉
前根动脉
根动脉

B

1675.A、B.脊神经前、后根与前、后支

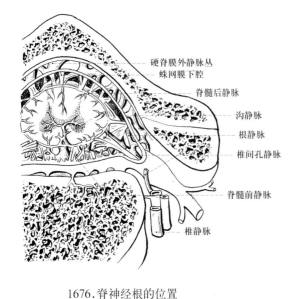

硬脊膜外静脉丛
蛛网膜下腔
脊髓后静脉
沟静脉
根静脉
椎间孔静脉
脊髓前静脉
椎静脉

1676.脊神经根的位置

肌梭
γ运动神经元
α运动神经元
闰绍氏细胞

1677.前角α、γ运动神经元

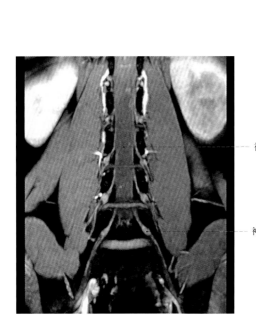

1679.腰神经根和神经节

软脊膜
蛛网膜
硬脊膜
椎体
后纵韧带
脊髓
椎间盘
椎弓根（切断）
根管
椎间管

1678.腰神经通道

第4腰椎
第4腰神经
突出的椎间盘
第5腰椎
第5腰神经
第1骶神经
骶骨

1680.腰间盘突出

神经根
神经节

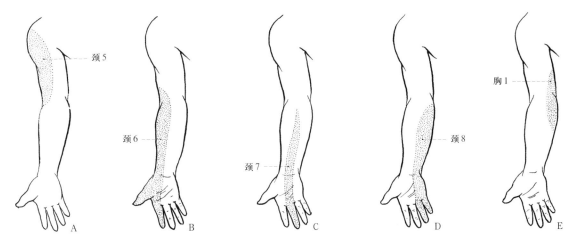

1681.A~E.臂丛根病的上肢感觉障碍

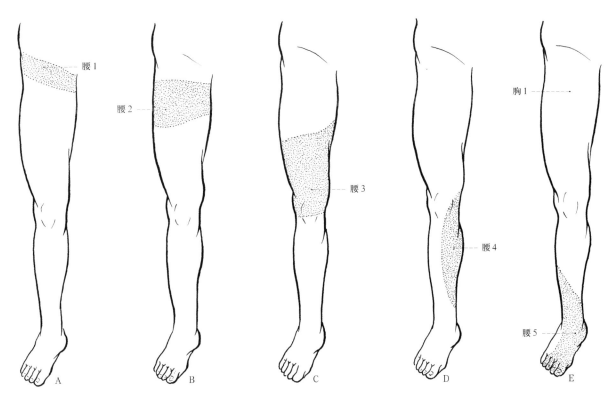

1682.A~E.腰神经根病的皮肤感觉障碍

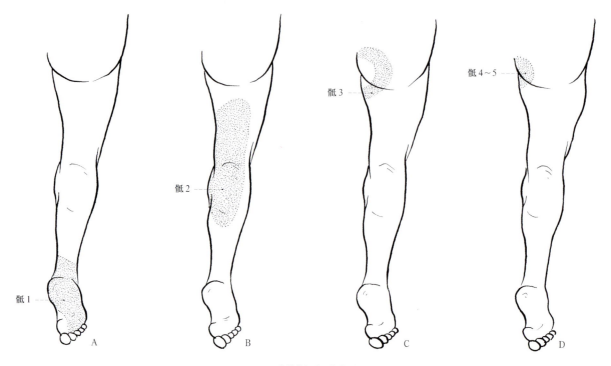

1683.A～D.骶神经根病的皮肤感觉障碍

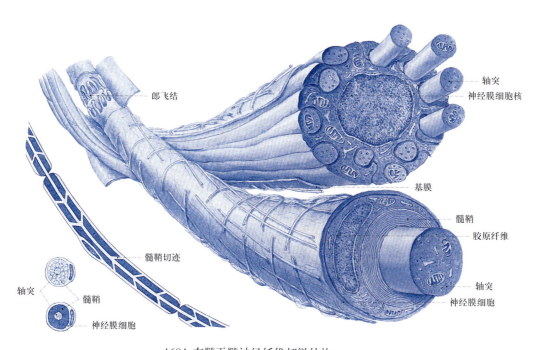

1684.有髓无髓神经纤维超微结构

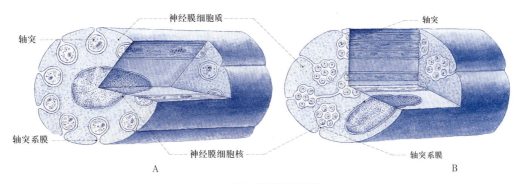

轴突　神经膜细胞质　　　　　　　　　　　　　　　　　　　　　　　　　　　　　　轴突

轴突系膜　　　　　　　　　神经膜细胞核　　　　　　　　　　　　　　　　　轴突系膜

A　　　　　　　　　　　　　　　　　　　　　　　　　　　　　　　　B

1685.无髓神经纤维

A、B.立体结构图

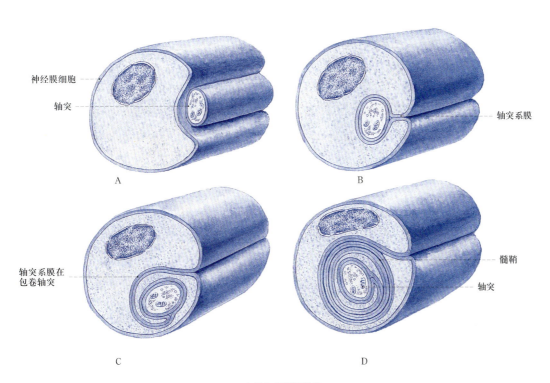

神经膜细胞

轴突

轴突系膜

轴突系膜在
包卷轴突

髓鞘

轴突

A　　　　　　　　　　　　　　　　B

C　　　　　　　　　　　　　　　　D

1686.髓鞘形成

A～D.示意图

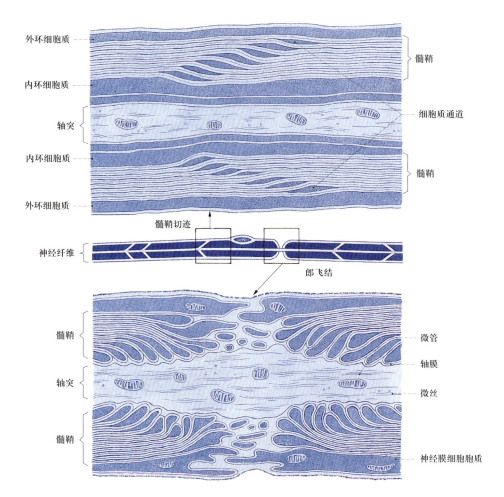

外环细胞质

内环细胞质

轴突

内环细胞质

外环细胞质

髓鞘切迹

神经纤维

郎飞结

髓鞘

细胞质通道

髓鞘

髓鞘

轴突

髓鞘

微管

轴膜

微丝

神经膜细胞胞质

1687.髓鞘切迹和郎飞结的超微结构

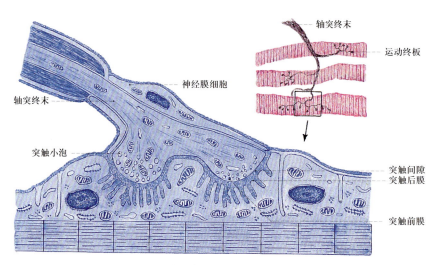

轴突终末

运动终板

轴突终末

神经膜细胞

突触小泡

突触间隙
突触后膜

突触前膜

1688.运动神经末梢——运动终板

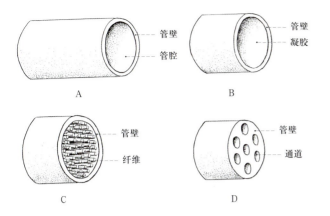

1689.人工神经管的结构　再生医学

A.中空单通道导管
B.充填凝胶的导管
C.内置纤维支架的导管
D.多通道导管

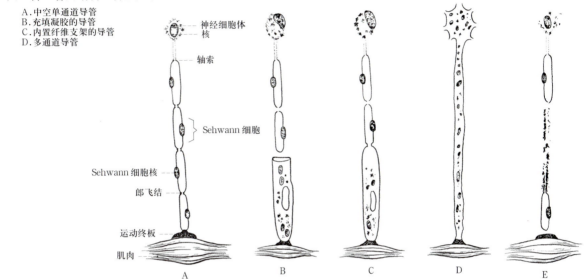

1690.周围神经损害的类型

A.正常　B.沃勒变性　C.轴突变性　D.神经元变性　E.节段性脱髓鞘

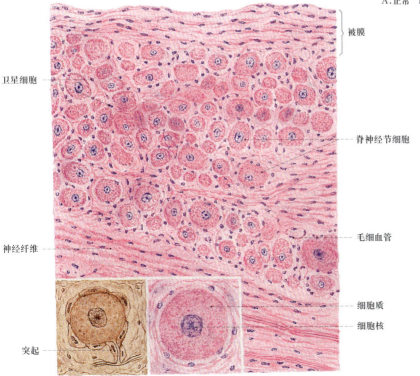

1691.脊神经节细胞微细结构

—— 轴突

—— 髓鞘

—— 神经束膜

1692.有髓神经纤维　横切面

郎飞结 ——

轴突 ——

髓鞘 ——

1693.有髓神经纤维　纵切面

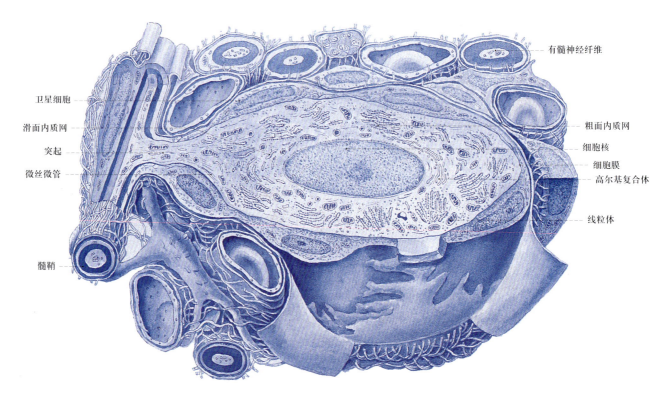

卫星细胞

滑面内质网

突起

微丝微管

髓鞘

有髓神经纤维

粗面内质网

细胞核

细胞膜

高尔基复合体

线粒体

1694.脊神经节细胞的超微结构　立体图

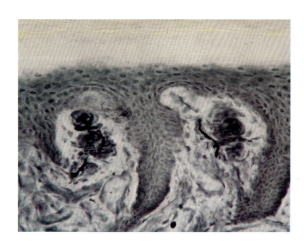

1695.触觉小体

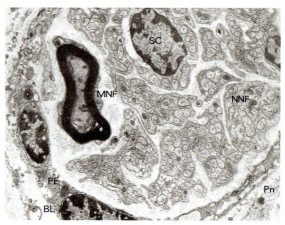

SC:施万细胞
MNF:有髓神经纤维
NNF:无髓神经纤维
PE:神经束膜上皮
BL:神经束膜基层
Pn:神经束膜

1696.胎儿神经纤维

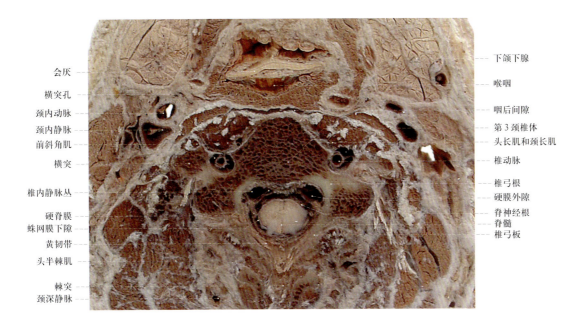

会厌
横突孔
颈内动脉
颈内静脉
前斜角肌
横突

椎内静脉丛

硬脊膜
蛛网膜下隙
黄韧带
头半棘肌

棘突
颈深静脉

下颌下腺
喉咽
咽后间隙
第3颈椎体
头长肌和颈长肌
椎动脉

椎弓根
硬膜外隙
脊神经根
脊髓
椎弓板

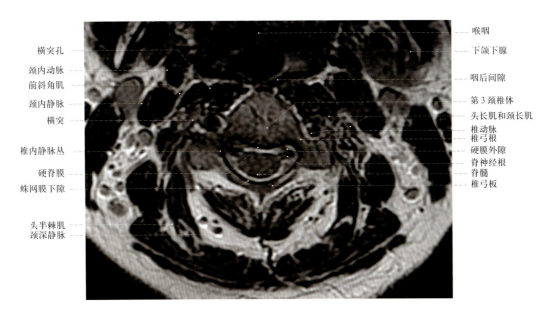

横突孔
颈内动脉
前斜角肌
颈内静脉
横突

椎内静脉丛

硬脊膜
蛛网膜下隙

头半棘肌
颈深静脉

喉咽
下颌下腺
咽后间隙
第3颈椎体
头长肌和颈长肌
椎动脉
椎弓根
硬膜外隙
脊神经根
脊髓
椎弓板

1697.经第3颈椎体的横断层面与MRI

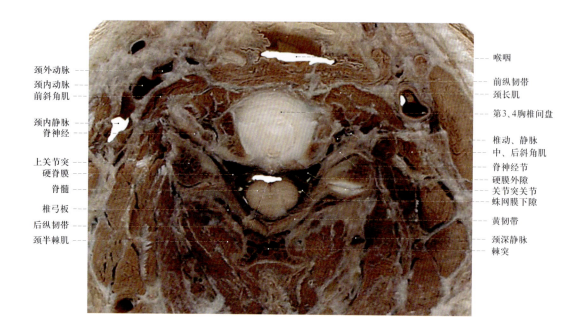

颈外动脉
颈内动脉
前斜角肌

颈内静脉
脊神经

上关节突
硬脊膜
脊髓

椎弓板
后纵韧带
颈半棘肌

喉咽
前纵韧带
颈长肌

第3、4胸椎间盘

椎动、静脉
中、后斜角肌
脊神经节
硬膜外隙
关节突关节
蛛网膜下隙
黄韧带

颈深静脉
棘突

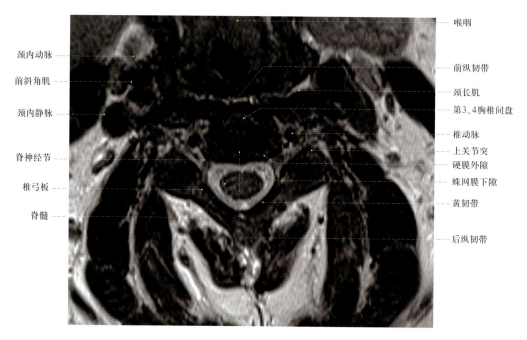

颈内动脉

前斜角肌

颈内静脉

脊神经节

椎弓板

脊髓

喉咽

前纵韧带

颈长肌

第3、4胸椎间盘

椎动脉
上关节突
硬膜外隙

蛛网膜下隙

黄韧带

后纵韧带

1698.经第3、4胸椎间盘的横断层面与MRI

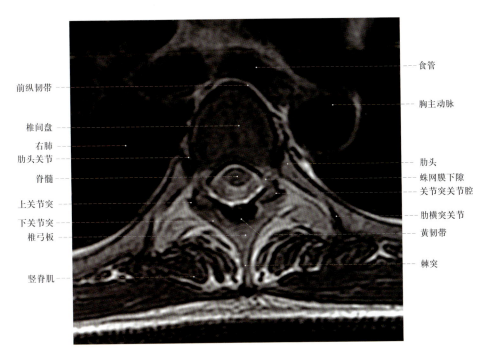

食管

前纵韧带

右肺

肋头关节

椎间孔

上关节突

下关节突

椎弓板

竖脊肌

胸主动脉

椎间盘

肋头

脊髓

蛛网膜下隙

关节突关节腔

黄韧带

肋横突关节

棘突

前纵韧带

椎间盘

右肺

肋头关节

脊髓

上关节突

下关节突

椎弓板

竖脊肌

食管

胸主动脉

肋头

蛛网膜下隙

关节突关节腔

肋横突关节

黄韧带

棘突

1699.经第4、5胸椎间盘的横断层面与MRI

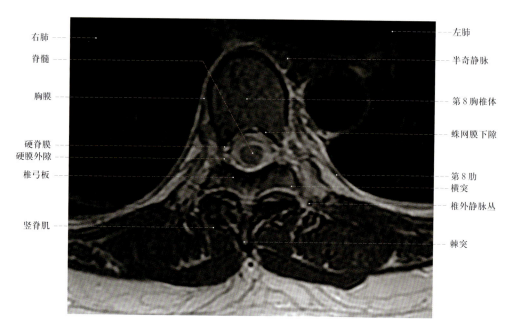

右肺
胸膜

奇静脉
肋头关节

硬脊膜
硬膜外隙
肋间后血管
和肋间神经
椎弓板
竖脊肌

左肺
第8胸椎体
半奇静脉

脊髓
第8肋
蛛网膜下隙
肋横突关节
横突
椎外静脉丛

棘突

右肺
脊髓
胸膜

硬脊膜
硬膜外隙
椎弓板

竖脊肌

左肺
半奇静脉

第8胸椎体

蛛网膜下隙

第8肋
横突
椎外静脉丛

棘突

1700. 经第8胸椎体的横断层面与MRI

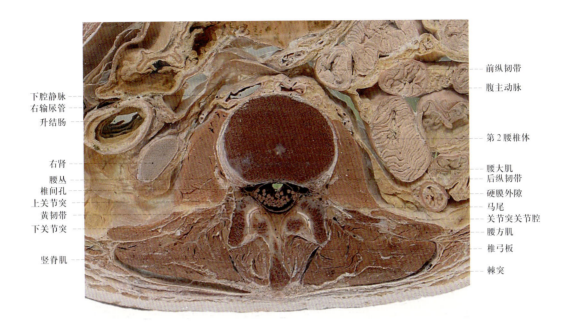

下腔静脉
右输尿管
升结肠

右肾
腰丛
椎间孔
上关节突
黄韧带
下关节突

竖脊肌

前纵韧带
腹主动脉

第 2 腰椎体

腰大肌
后纵韧带
硬膜外隙
马尾
关节突关节腔
腰方肌
椎弓板
棘突

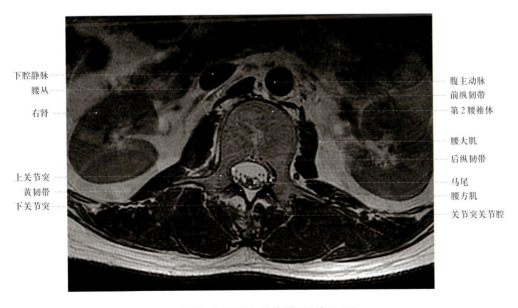

下腔静脉
腰丛

右肾

上关节突
黄韧带
下关节突

腹主动脉
前纵韧带

第 2 腰椎体

腰大肌
后纵韧带

马尾
腰方肌

关节突关节腔

1701. 经第 2 腰椎间盘的横断层面与 MRI

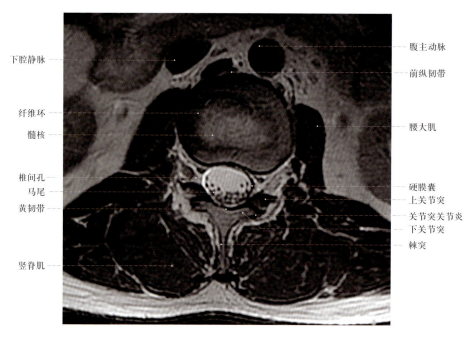

下腔静脉

纤维环

髓核

马尾

关节突关节腔
黄韧带

椎弓板

竖脊肌

腹主动脉
前纵韧带

腰大肌

椎间孔

硬膜囊
上关节突
下关节突

棘突

下腔静脉

纤维环
髓核

椎间孔
马尾
黄韧带

竖脊肌

腹主动脉

前纵韧带

腰大肌

硬膜囊
上关节突
关节突关节炎
下关节突

棘突

1702.经第 2、3 腰椎间盘的横断层面与 MRI

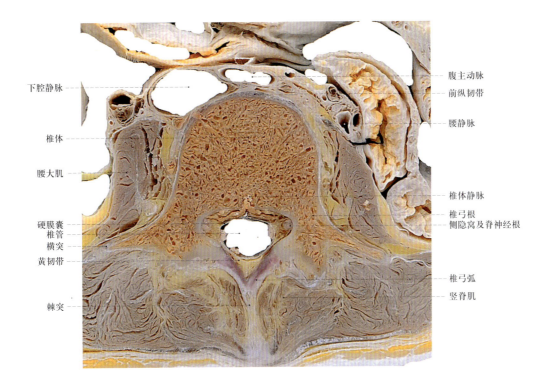

下腔静脉

椎体

腰大肌

硬膜囊
椎管
横突
黄韧带

棘突

腹主动脉
前纵韧带
腰静脉

椎体静脉
椎弓根
侧隐窝及脊神经根

椎弓弧
竖脊肌

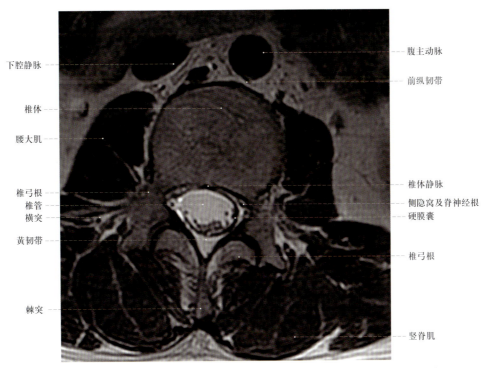

下腔静脉

椎体

腰大肌

椎弓根
椎管
横突

黄韧带

棘突

腹主动脉

前纵韧带

椎体静脉
侧隐窝及脊神经根
硬膜囊

椎弓根

竖脊肌

1703.经第3腰椎体中份的横断层面与MRI

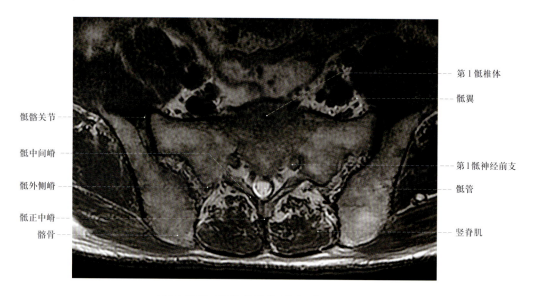

骶髂关节   骶翼
     第1骶椎体

髂骨   第1骶神经前支
     骶管

骶外侧嵴
骶中间嵴
骶正中嵴   竖脊肌

骶髂关节   第1骶椎体
     骶翼

骶中间嵴

骶外侧嵴   第1骶神经前支
     骶管

骶正中嵴
髂骨   竖脊肌

1704.经第1骶椎体的横断层面与MRI

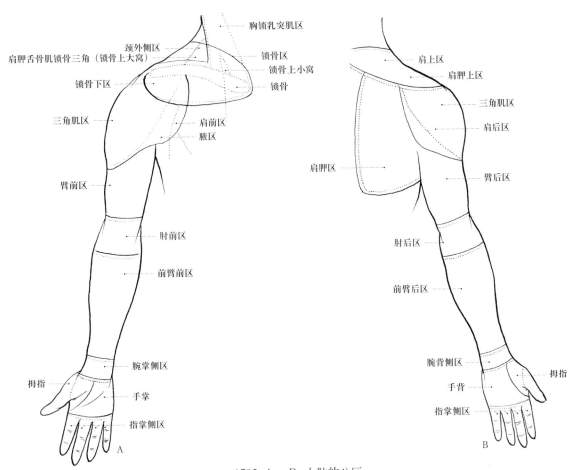

胸锁乳突肌区
颈外侧区
肩胛舌骨肌锁骨三角（锁骨上大窝）
锁骨区
锁骨下区
锁骨上小窝
锁骨
三角肌区
肩前区
腋区
臂前区
肘前区
前臂前区
腕掌侧区
拇指
手掌
指掌侧区
A

肩上区
肩胛上区
三角肌区
肩后区
肩胛区
臂后区
肘后区
前臂后区
腕背侧区
拇指
手背
指掌侧区
B

1705. A、B.上肢的分区

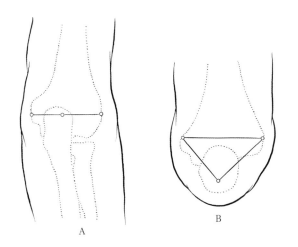

A

B

1706. A、B.肘后三角

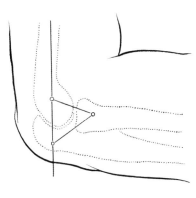

1707.肘外侧三角

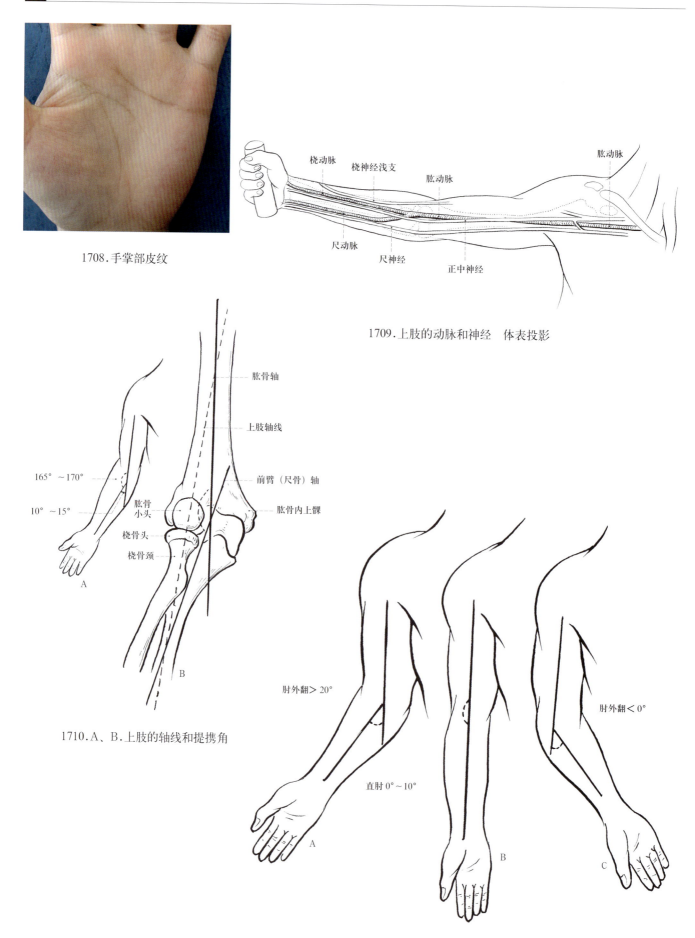

1708.手掌部皮纹

1709.上肢的动脉和神经　体表投影

桡动脉　桡神经浅支　肱动脉　肱动脉

尺动脉　尺神经　正中神经

肱骨轴

上肢轴线

前臂（尺骨）轴

肱骨内上髁

165°～170°

10°～15°

肱骨小头

桡骨头

桡骨颈

A

B

1710.A、B.上肢的轴线和提携角

肘外翻＞20°

直肘 0°～10°

肘外翻＜0°

A

B

C

1711.A～C.肘内、外翻与直肘

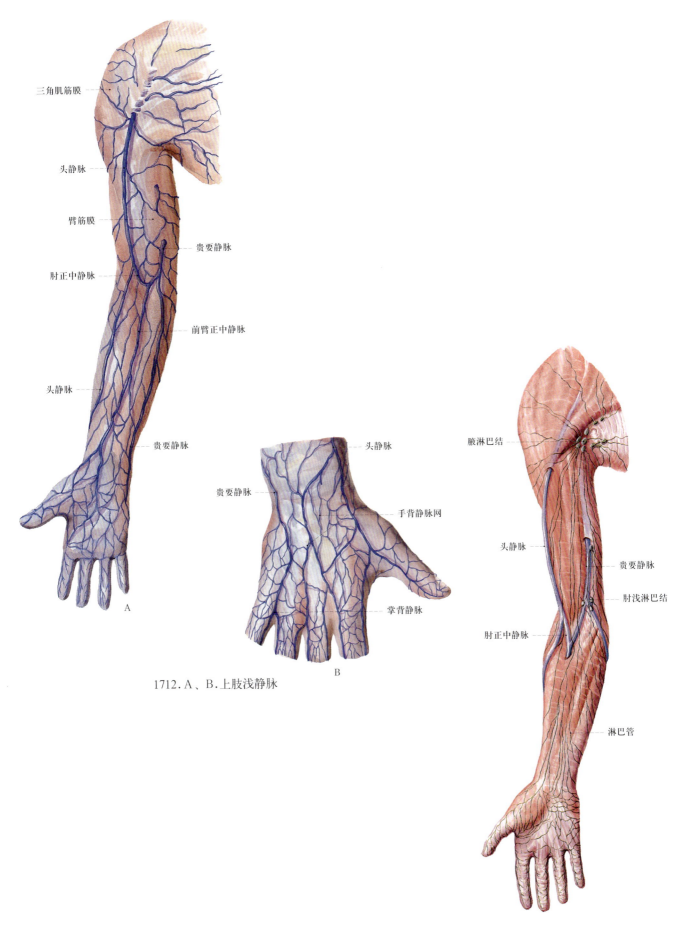

三角肌筋膜

头静脉

臂筋膜

贵要静脉

肘正中静脉

前臂正中静脉

头静脉

贵要静脉

A

头静脉

贵要静脉

手背静脉网

掌背静脉

B

1712.A、B.上肢浅静脉

腋淋巴结

头静脉

贵要静脉

肘浅淋巴结

肘正中静脉

淋巴管

1713.上肢的浅淋巴管和淋巴结

颈横神经

锁骨上神经

臂外侧上皮神经

胸神经前支前皮支

臂外侧下皮神经

臂内侧皮神经

胸神经前支外侧皮支

前臂后皮神经

前臂外侧皮神经

前臂内侧皮神经

C_4

C_5

C_6

T_2

T_1

桡神经浅支

正中神经掌支

尺神经掌支

C_7

C_8

指掌侧总神经

A

B

1714.A、B.上肢皮神经和节段分布　前面观

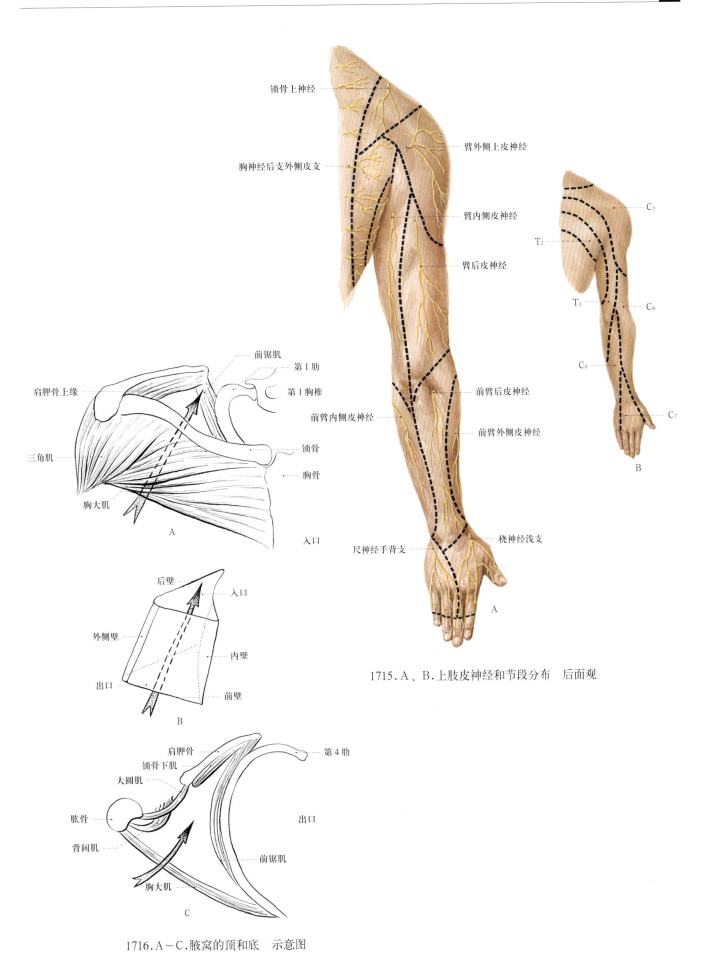

锁骨上神经

臂外侧上皮神经

胸神经后支外侧皮支

臂内侧皮神经

臂后皮神经

前臂内侧皮神经

前臂后皮神经

前臂外侧皮神经

尺神经手背支

桡神经浅支

C_5

T_2

T_1

C_6

C_8

C_7

B

A

1715.A、B.上肢皮神经和节段分布　后面观

前锯肌

第 1 肋

第 1 胸椎

肩胛骨上缘

锁骨

胸骨

三角肌

胸大肌

入口

A

后壁

入口

外侧壁

内壁

出口

前壁

B

肩胛骨

第 4 肋

锁骨下肌

大圆肌

肱骨

出口

背阔肌

前锯肌

胸大肌

C

1716.A~C.腋窝的顶和底　示意图

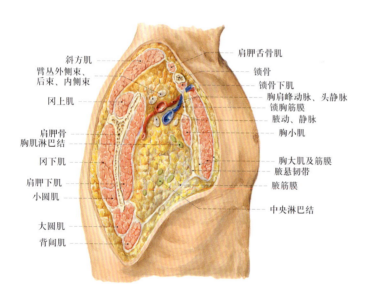

胸大肌　　锁骨
　　　锁骨下肌
　　　胸锁筋膜
　　　腋动脉
　　　胸小肌
　　　支持带

肩胛下肌
大圆肌
前锯肌
腋深筋膜

胸长神经
胸小肌
前锯肌
肱二头肌
喙肱肌
大圆肌

胸大肌
胸小肌
前锯肌
肩胛骨

A　　　　　　B　　　　　　C　　　　　　D

1717.腋窝壁

A.前壁　B.后壁　C.内侧壁　D.外侧壁

斜方肌
臂丛外侧束、
后束、内侧束
冈上肌

肩胛骨
胸肌淋巴结
冈下肌

肩胛下肌
小圆肌

大圆肌
背阔肌

肩胛舌骨肌
锁骨
锁骨下肌
胸肩峰动脉、头静脉
锁胸筋膜
腋动、静脉
胸小肌

胸大肌及筋膜
腋悬韧带
腋筋膜

中央淋巴结

1718.腋窝　矢状面

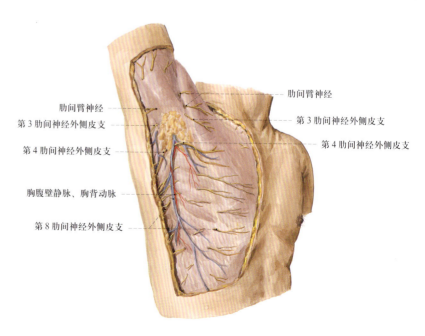

肋间臂神经
第3肋间神经外侧皮支
第4肋间神经外侧皮支

胸腹壁静脉、胸背动脉

第8肋间神经外侧皮支

肋间臂神经
第3肋间神经外侧皮支
第4肋间神经外侧皮支

1719.腋窝和侧胸壁的血管和神经

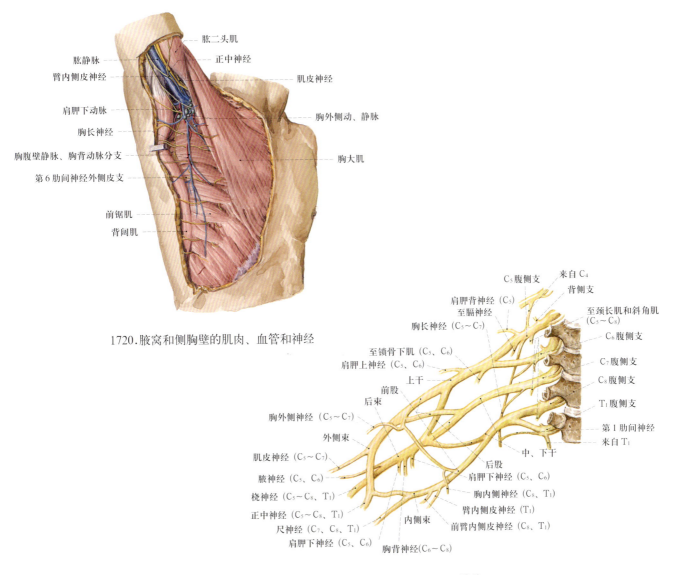

肱二头肌
肱静脉
臂内侧皮神经
正中神经
肌皮神经
肩胛下动脉
胸长神经
胸外侧动、静脉
胸腹壁静脉、胸背动脉分支
第6肋间神经外侧皮支
胸大肌
前锯肌
背阔肌

1720.腋窝和侧胸壁的肌肉、血管和神经

C₅腹侧支
来自C₄
背侧支
肩胛背神经（C₅）
至膈神经
至颈长肌和斜角肌（C₅~C₈）
胸长神经（C₅~C₇）
C₆腹侧支
至锁骨下肌（C₅、C₆）
肩胛上神经（C₅、C₆）
C₇腹侧支
上干
C₈腹侧支
前股
T₁腹侧支
后束
第1肋间神经
胸外侧神经（C₅~C₇）
来自T₁
外侧束
中、下干
肌皮神经（C₅~C₇）
后股
腋神经（C₅、C₆）
肩胛下神经（C₅、C₆）
桡神经（C₅~C₈、T₁）
胸内侧神经（C₈、T₁）
正中神经（C₅~C₈、T₁）
臂内侧皮神经（T₁）
尺神经（C₇、C₈、T₁）
内侧束
前臂内侧皮神经（C₈、T₁）
肩胛下神经（C₅、C₆）
胸背神经（C₆~C₈）

1721.臂丛

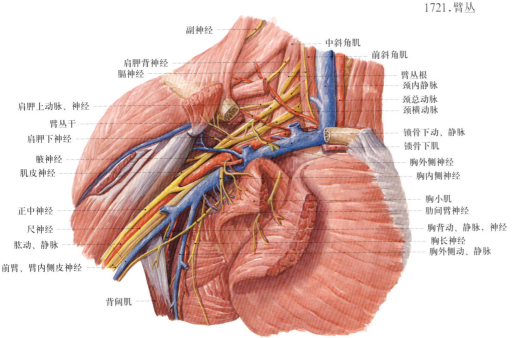

副神经
中斜角肌
前斜角肌
肩胛背神经
膈神经
臂丛根
颈内静脉
肩胛上动脉、神经
颈总动脉
颈横动脉
臂丛干
肩胛下神经
锁骨下动、静脉
锁骨下肌
腋神经
肌皮神经
胸外侧神经
胸内侧神经
正中神经
胸小肌
尺神经
肋间臂神经
肱动、静脉
胸背动、静脉，神经
前臂、臂内侧皮神经
胸长神经
胸外侧动、静脉
背阔肌

1722.腋窝的血管和神经

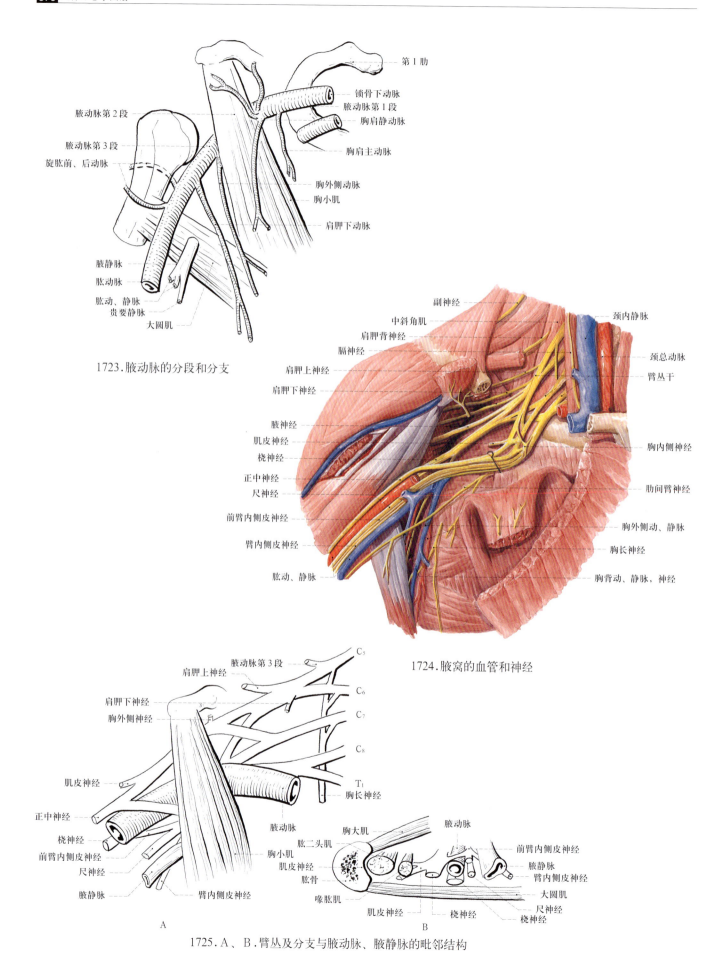

第1肋
锁骨下动脉
腋动脉第1段
胸肩静脉
胸肩主动脉
胸外侧动脉
胸小肌
肩胛下动脉

腋动脉第2段

腋动脉第3段
旋肱前、后动脉

腋静脉
肱动脉
肱动、静脉
贵要静脉
大圆肌

1723.腋动脉的分段和分支

副神经
中斜角肌
肩胛背神经
膈神经
肩胛上神经
肩胛下神经

腋神经
肌皮神经
桡神经
正中神经
尺神经
前臂内侧皮神经
臂内侧皮神经
肱动、静脉

颈内静脉
颈总动脉
臂丛干
胸内侧神经
肋间臂神经
胸外侧动、静脉
胸长神经
胸背动、静脉，神经

1724.腋窝的血管和神经

肩胛上神经
肩胛下神经
胸外侧神经
腋动脉第3段

肌皮神经

正中神经
桡神经
前臂内侧皮神经
尺神经
腋静脉
臂内侧皮神经

C_5
C_6
C_7
C_8
T_1
胸长神经
腋动脉

胸大肌
肱二头肌
胸小肌
肌皮神经
肱骨
喙肱肌
肌皮神经
桡神经

腋动脉
前臂内侧皮神经
腋静脉
臂内侧皮神经
大圆肌
尺神经
桡神经

A

B

1725.A、B.臂丛及分支与腋动脉、腋静脉的毗邻结构

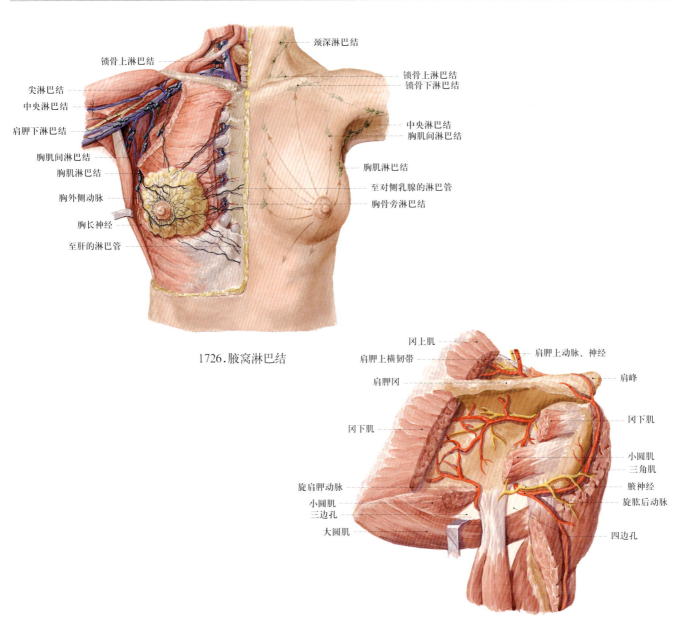

颈深淋巴结

锁骨上淋巴结

锁骨上淋巴结
锁骨下淋巴结

尖淋巴结
中央淋巴结
肩胛下淋巴结

中央淋巴结
胸肌间淋巴结

胸肌间淋巴结
胸肌淋巴结

胸肌淋巴结

胸外侧动脉

至对侧乳腺的淋巴管

胸长神经

胸骨旁淋巴结

至肝的淋巴管

1726.腋窝淋巴结

冈上肌

肩胛上横韧带

肩胛上动脉、神经

肩胛冈

肩峰

冈下肌

冈下肌

小圆肌
三角肌

旋肩胛动脉

腋神经

小圆肌
三边孔

旋肱后动脉

大圆肌

四边孔

1727.三角区和肩胛区　后面观

肩胛提肌

锁骨

小菱形肌

肩胛上动脉、神经
肩胛上横韧带

胸小肌

肩胛下肌
大菱形肌

肱二头肌短头

三角肌

肩胛下动脉

旋肱前动脉

肩胛下神经（支配大圆肌）

腋神经、旋肱后动脉、四边孔

旋肩胛动脉

胸大肌

三边孔
胸背动脉、神经

肱二头肌长、短头

大圆肌
肱三头肌长头

喙肱肌

背阔肌

1728.三角肌区和肩胛区　前面观

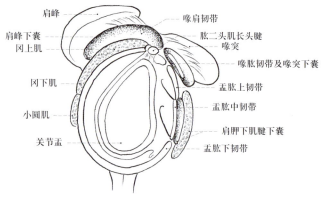

肩峰
喙肩韧带
肩峰下囊
肱二头肌长头腱
冈上肌
喙突
喙肱韧带及喙突下囊
冈下肌
盂肱上韧带
小圆肌
盂肱中韧带
关节盂
肩胛下肌腱下囊
盂肱下韧带

1729.肌腱袖（1）

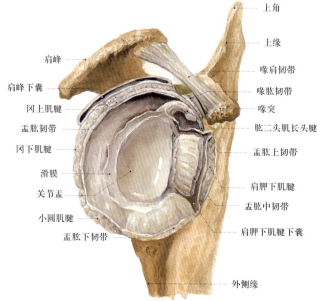

上角
上缘
肩峰
喙肩韧带
肩峰下囊
喙肱韧带
冈上肌腱
喙突
盂肱韧带
肱二头肌长头腱
冈下肌腱
盂肱上韧带
滑膜
肩胛下肌腱
关节盂
盂肱中韧带
小圆肌腱
肩胛下肌腱下囊
盂肱下韧带
外侧缘

1730.肌腱袖（2）

喙肩韧带
喙锁韧带
喙肱韧带
肩关节囊
肱骨横韧带
肩胛上滑膜囊
滑腋鞘
肩胛下肌
肱二头肌长头腱
肩关节囊
大圆肌
胸大肌肌腱
背阔肌

1731.肌腱袖（3）

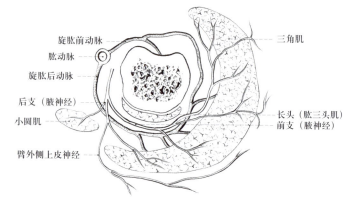

旋肱前动脉
三角肌
肱动脉
旋肱后动脉
后支（腋神经）
长头（肱三头肌）
小圆肌
前支（腋神经）
臂外侧上皮神经

1732.三角肌区的血供与神经支配

甲状颈干

颈总动脉

锁骨下动脉
肩峰支
三角肌支

头臂干

胸肩峰动脉

胸廓内动脉

胸上动脉

胸肌支

旋肱后动脉

旋肱前动脉

旋肩胛动脉

肩胛下动脉
肱深动脉

肱动脉

胸背动脉

胸外侧动脉

1733.腋动脉及分支

前斜角肌

椎动脉

甲状颈干

右锁骨下动脉

腋动脉

肩胛上动脉

胸小肌

旋肱前、后动脉

胸廓内动脉

大圆肌
肩胛下动脉

肩胛背动脉

肱动脉
旋肩胛动脉

1734.肩胛动脉网

锁骨上神经

三角肌胸大肌间沟

臂外侧上皮神经

肋间臂神经

臂内侧皮神经

头静脉

臂外侧下皮神经

贵要静脉

前臂内侧皮神经

肘正中静脉

前臂外侧皮神经

副头静脉

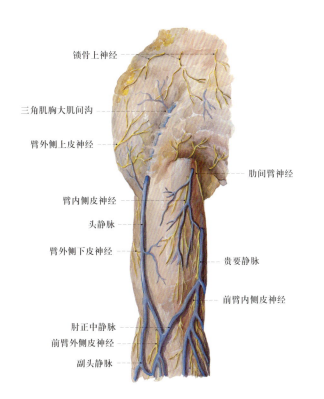

1735.臂部浅层的静脉和神经　前面观

锁骨上神经

臂外侧上皮神经

臂后皮神经

臂内侧皮神经

臂外侧下皮神经

前臂后皮神经

前臂内侧皮神经

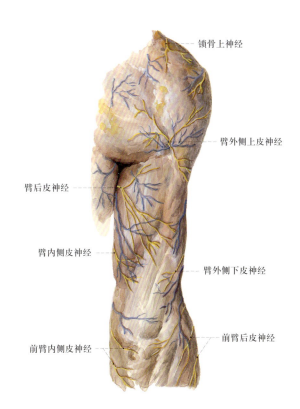

1736.臂部浅层的静脉和神经　后面观

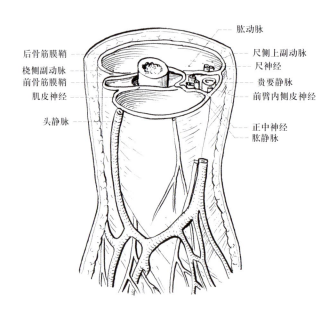

后骨筋膜鞘
桡侧副动脉
前骨筋膜鞘
肌皮神经
头静脉

肱动脉
尺侧上副动脉
尺神经
贵要静脉
前臂内侧皮神经
正中神经
肱静脉

1737.臂部骨筋膜鞘

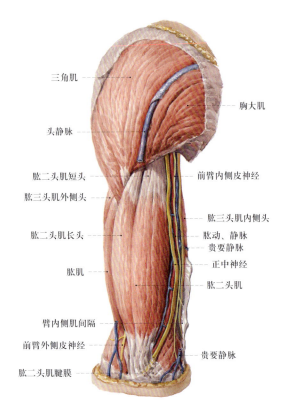

三角肌
头静脉
肱二头肌短头
肱三头肌外侧头
肱二头肌长头
肱肌
臂内侧肌间隔
前臂外侧皮神经
肱二头肌腱膜

胸大肌
前臂内侧皮神经
肱三头肌内侧头
肱动、静脉
贵要静脉
正中神经
肱二头肌
贵要静脉

1738.臂前区深层结构（1）

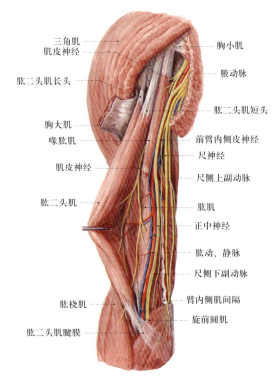

三角肌
肌皮神经
肱二头肌长头
胸大肌
喙肱肌
肌皮神经
肱二头肌
肱桡肌
肱二头肌腱膜

胸小肌
腋动脉
肱二头肌短头
前臂内侧皮神经
尺神经
尺侧上副动脉
肱肌
正中神经
肱动、静脉
尺侧下副动脉
臂内侧肌间隔
旋前圆肌

1739.臂前区深层结构（2）

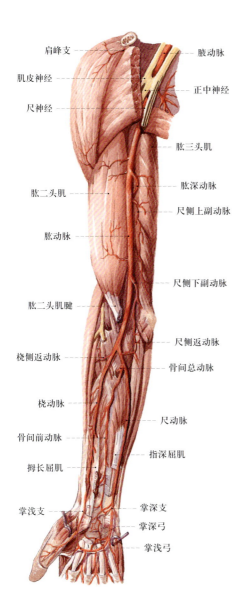

肩峰支
肌皮神经
尺神经
肱二头肌
肱动脉
肱二头肌腱
桡侧返动脉
桡动脉
骨间前动脉
拇长屈肌
掌浅支

腋动脉
正中神经
肱三头肌
肱深动脉
尺侧上副动脉
尺侧下副动脉
尺侧返动脉
骨间总动脉
尺动脉
指深屈肌
掌深支
掌深弓
掌浅弓

1740.上肢的动脉　前面观

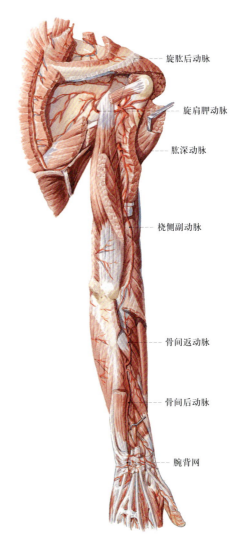

旋肱后动脉
旋肩胛动脉
肱深动脉
桡侧副动脉
骨间返动脉
骨间后动脉
腕背网

1741.上肢的动脉　后面观

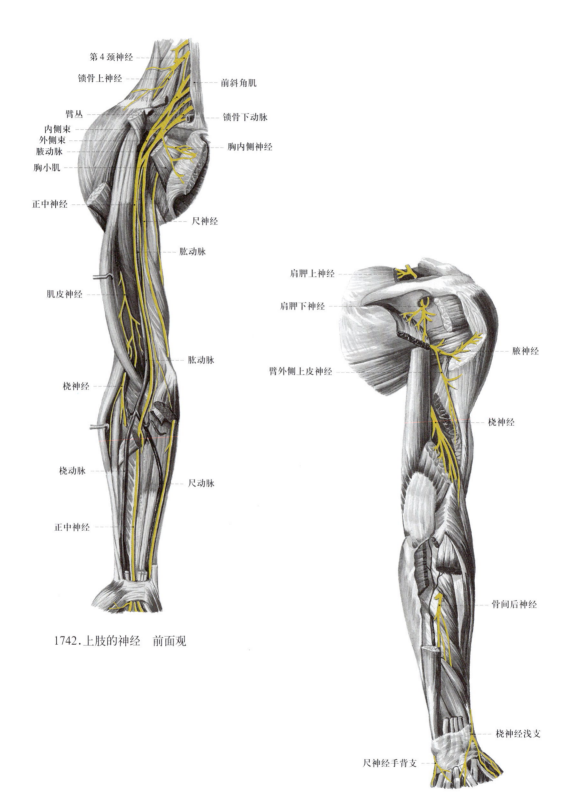

第4颈神经
锁骨上神经
臂丛
内侧束
外侧束
腋动脉
胸小肌
正中神经
肌皮神经
桡神经
桡动脉
正中神经

前斜角肌
锁骨下动脉
胸内侧神经
尺神经
肱动脉
肱动脉
尺动脉

1742.上肢的神经　前面观

肩胛上神经
肩胛下神经
臂外侧上皮神经

尺神经手背支

腋神经
桡神经
骨间后神经
桡神经浅支

1743.上肢的神经　后面观

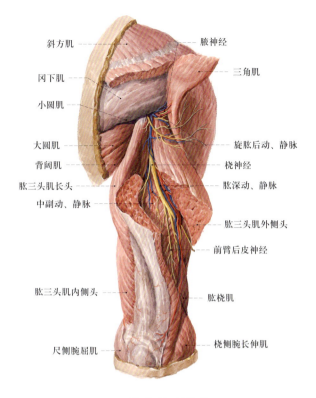

斜方肌
冈下肌
小圆肌
大圆肌
背阔肌
肱三头肌长头
中副动、静脉
肱三头肌内侧头
尺侧腕屈肌

腋神经
三角肌
旋肱后动、静脉
桡神经
肱深动、静脉
肱三头肌外侧头
前臂后皮神经
肱桡肌
桡侧腕长伸肌

1744.臂后区深层结构

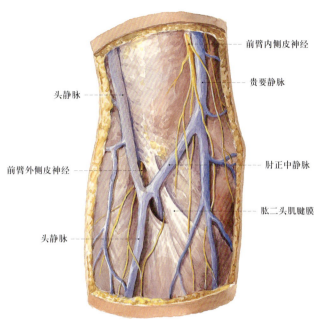

头静脉
前臂外侧皮神经
头静脉

前臂内侧皮神经
贵要静脉
肘正中静脉
肱二头肌腱膜

1745.肘窝浅静脉

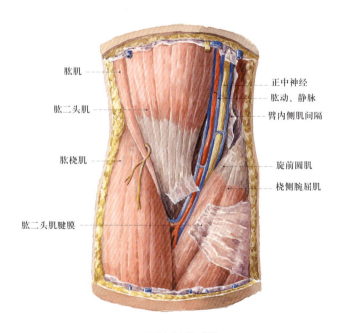

肱肌
肱二头肌
肱桡肌
肱二头肌腱膜

正中神经
肱动、静脉
臂内侧肌间隔
旋前圆肌
桡侧腕屈肌

1746.肘窝（1）

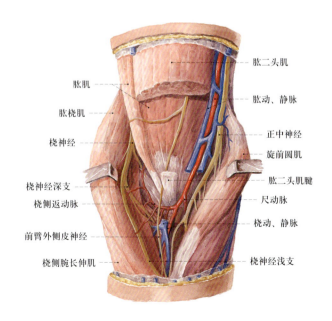

肱肌
肱桡肌
桡神经
桡神经深支
桡侧返动脉
前臂外侧皮神经
桡侧腕长伸肌

肱二头肌
肱动、静脉
正中神经
旋前圆肌
肱二头肌腱
尺动脉
桡动、静脉
桡神经浅支

1747.肘窝（2）

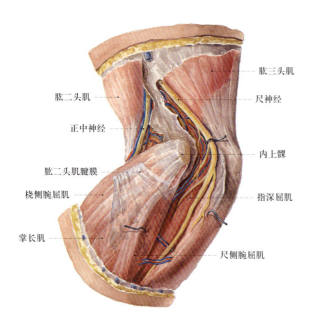

1748.肘的内侧面

肱三头肌
肱二头肌
尺神经
正中神经
内上髁
肱二头肌腱膜
桡侧腕屈肌
指深屈肌
掌长肌
尺侧腕屈肌

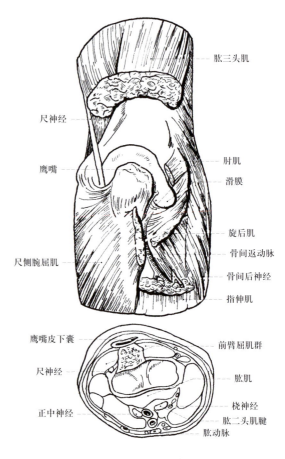

肱三头肌
尺神经
肘肌
鹰嘴
滑膜
旋后肌
骨间返动脉
尺侧腕屈肌
骨间后神经
指伸肌

鹰嘴皮下囊
前臂屈肌群
尺神经
肱肌
正中神经
桡神经
肱二头肌腱
肱动脉

1749.肘后区的结构

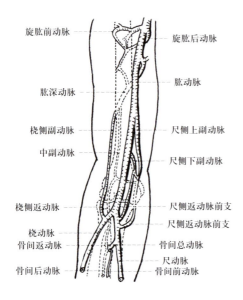

旋肱前动脉
旋肱后动脉
肱深动脉
肱动脉
桡侧副动脉
尺侧上副动脉
中副动脉
尺侧下副动脉
桡侧返动脉
尺侧返动脉前支
尺侧返动脉前支
桡动脉
骨间返动脉
骨间总动脉
尺动脉
骨间后动脉
骨间前动脉

1750.肘关节动脉网

鹰嘴

前臂后皮神经

副头静脉

前臂内侧皮神经

贵要静脉

前臂外侧皮神经

头静脉

伸肌支持带

手背静脉网

1751.前臂部浅层结构

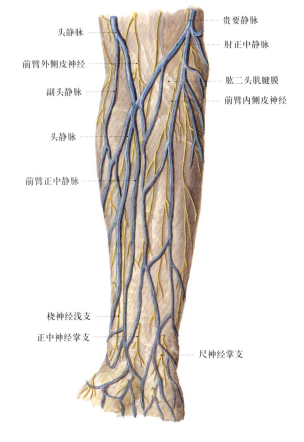

头静脉

前臂外侧皮神经

副头静脉

头静脉

前臂正中静脉

桡神经浅支

正中神经掌支

贵要静脉

肘正中静脉

肱二头肌腱膜

前臂内侧皮神经

尺神经掌支

1752.前臂浅层的静脉和神经　后面观

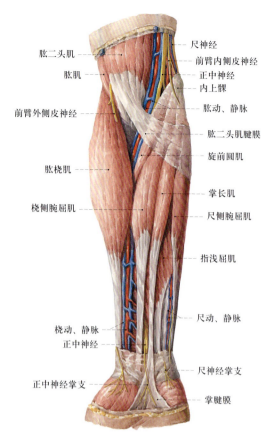

肱二头肌
肱肌
前臂外侧皮神经
肱桡肌
桡侧腕屈肌

尺神经
前臂内侧皮神经
正中神经
内上髁
肱动、静脉
肱二头肌腱膜
旋前圆肌
掌长肌
尺侧腕屈肌
指浅屈肌
尺动、静脉

桡动、静脉
正中神经
正中神经掌支

尺神经掌支
掌腱膜

1753.前臂的肌肉、血管和神经　前面观（1）

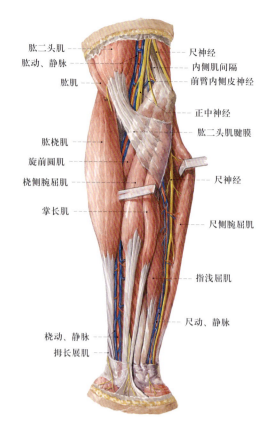

肱二头肌
肱动、静脉
肱肌
肱桡肌
旋前圆肌
桡侧腕屈肌
掌长肌
桡动、静脉
拇长展肌

尺神经
内侧肌间隔
前臂内侧皮神经
正中神经
肱二头肌腱膜
尺神经
尺侧腕屈肌
指浅屈肌
尺动、静脉

1754.前臂的肌肉、血管和神经　前面观（2）

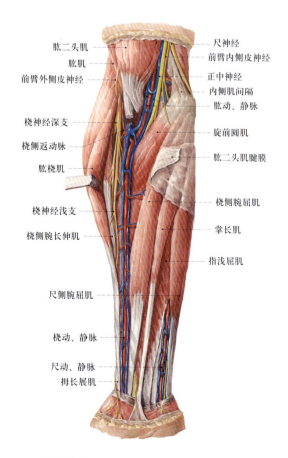

肱二头肌
肱肌
前臂外侧皮神经
桡神经深支
桡侧返动脉
肱桡肌
桡神经浅支
桡侧腕长伸肌
尺侧腕屈肌
桡动、静脉
尺动、静脉
拇长展肌

尺神经
前臂内侧皮神经
正中神经
内侧肌间隔
肱动、静脉
旋前圆肌
肱二头肌腱膜
桡侧腕屈肌
掌长肌
指浅屈肌

1755.前臂的肌肉、血管和神经　前面观（3）

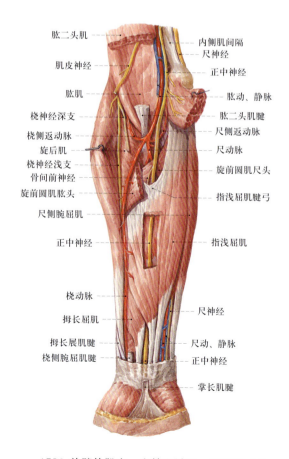

肱二头肌
肌皮神经
肱肌
桡神经深支
桡侧返动脉
旋后肌
桡神经浅支
骨间前神经
旋前圆肌肱头
尺侧腕屈肌
正中神经
桡动脉
拇长屈肌
拇长展肌腱
桡侧腕屈肌腱

内侧肌间隔
尺神经
正中神经
肱动、静脉
肱二头肌腱
尺侧返动脉
尺动脉
旋前圆肌尺头
指浅屈肌腱弓
指浅屈肌
尺神经
尺动、静脉
正中神经
掌长肌腱

1756.前臂的肌肉、血管和神经　前面观（4）

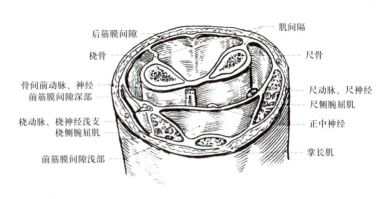

肌皮神经
肱肌
桡神经深支
桡神经浅支
桡侧返动脉
旋后肌
桡动脉
旋前圆肌尺头
旋前圆肌肱头
指浅屈肌
拇长屈肌
肱桡肌腱
旋前方肌
拇短伸肌腱
桡侧腕屈肌腱

肱二头肌
尺神经
肱动、静脉
正中神经
尺侧返动脉
骨间总动脉
尺动脉
骨间后动脉
骨间前神经
骨间前动脉
指深屈肌
尺侧腕屈肌
正中神经
尺神经
拇长展肌腱
指浅屈肌腱
掌长肌腱

1757.前臂的肌肉、血管和神经　前面观（5）

后筋膜间隙
桡骨
骨间前动脉、神经
前筋膜间隙深部
桡动脉、桡神经浅支
桡侧腕屈肌
前筋膜间隙浅部

肌间隔
尺骨
尺动脉、尺神经
尺侧腕屈肌
正中神经
掌长肌

1758.前臂前区的血管神经束

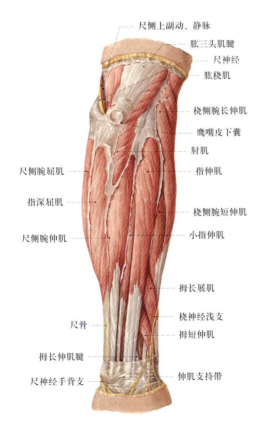

尺侧上副动、静脉
肱三头肌腱
尺神经
肱桡肌
桡侧腕长伸肌
鹰嘴皮下囊
肘肌
指伸肌
桡侧腕短伸肌
小指伸肌

拇长展肌
桡神经浅支
拇短伸肌

尺侧腕屈肌
指深屈肌
尺侧腕伸肌
尺骨
拇长伸肌腱
尺神经手背支

伸肌支持带

1759.前臂浅层肌　后面观

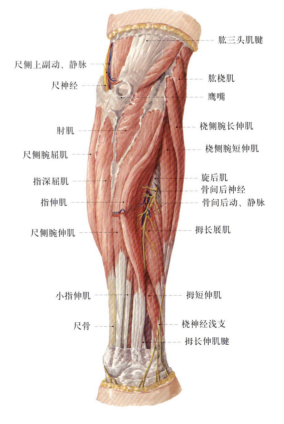

尺侧上副动、静脉
尺神经
肘肌
尺侧腕屈肌
指深屈肌
指伸肌
尺侧腕伸肌

小指伸肌
尺骨

肱三头肌腱
肱桡肌
鹰嘴
桡侧腕长伸肌
桡侧腕短伸肌
旋后肌
骨间后神经
骨间后动、静脉
拇长展肌

拇短伸肌
桡神经浅支
拇长伸肌腱

1760.前臂肌　后面观（1）

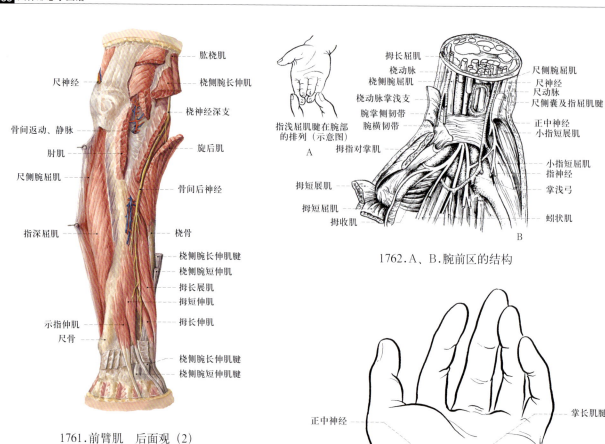

1761.前臂肌 后面观（2）

图中标注（左上图 1761）：
肱桡肌
尺神经
桡侧腕长伸肌
桡神经深支
骨间返动、静脉
旋后肌
肘肌
尺侧腕屈肌
骨间后神经
指深屈肌
桡骨
桡侧腕长伸肌腱
桡侧腕短伸肌
拇长展肌
拇短伸肌
示指伸肌
拇长伸肌
尺骨
桡侧腕长伸肌腱
桡侧腕短伸肌腱

1762.A、B.腕前区的结构

图中标注（右上图 1762）：
指浅屈肌腱在腕部的排列（示意图）
A
拇短展肌
拇短屈肌
拇收肌
拇长屈肌
桡动脉
桡侧腕屈肌
桡动脉掌浅支
掌掌侧韧带
腕横韧带
拇指对掌肌
尺侧腕屈肌
尺神经
尺动脉
尺侧囊及指屈肌腱
正中神经
小指短展肌
小指短屈肌
指神经
掌浅弓
蚓状肌
B

1763.腕横韧带

图中标注：
拇长屈肌腱
腕横韧带
指屈肌腱
尺侧腕屈肌腱
桡侧腕屈肌腱
拇长屈肌腱

1764.通过腕管的结构

图中标注：
正中神经
掌长肌腱
桡侧腕屈肌
指浅屈肌
拇长屈肌
尺动脉、神经
手舟骨
豌豆骨
月骨
指深屈肌
三角骨

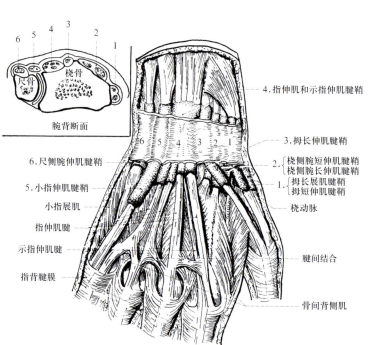

1765.腕后区结构

图中标注：
尺骨
桡骨
腕背断面
6.尺侧腕伸肌腱鞘
5.小指伸肌腱鞘
小指展肌
指伸肌腱
示指伸肌腱
指背腱膜
4.指伸肌和示指伸肌腱鞘
3.拇长伸肌腱鞘
2.桡侧腕短伸肌腱鞘 桡侧腕长伸肌腱鞘
1.拇长展肌腱鞘 拇短伸肌腱鞘
桡动脉
腱间结合
骨间背侧肌

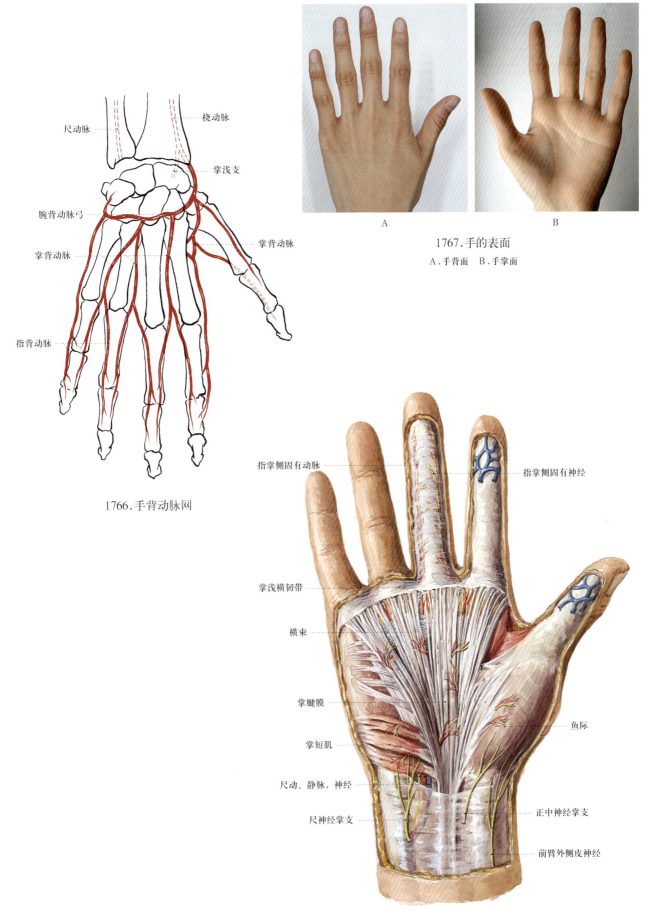

尺动脉

桡动脉

掌浅支

腕背动脉弓

掌背动脉

掌背动脉

指背动脉

1766.手背动脉网

1767.手的表面

A.手背面　B.手掌面

指掌侧固有动脉

指掌侧固有神经

掌浅横韧带

横束

掌腱膜

鱼际

掌短肌

尺动、静脉，神经

正中神经掌支

尺神经掌支

前臂外侧皮神经

1768.手掌浅层结构

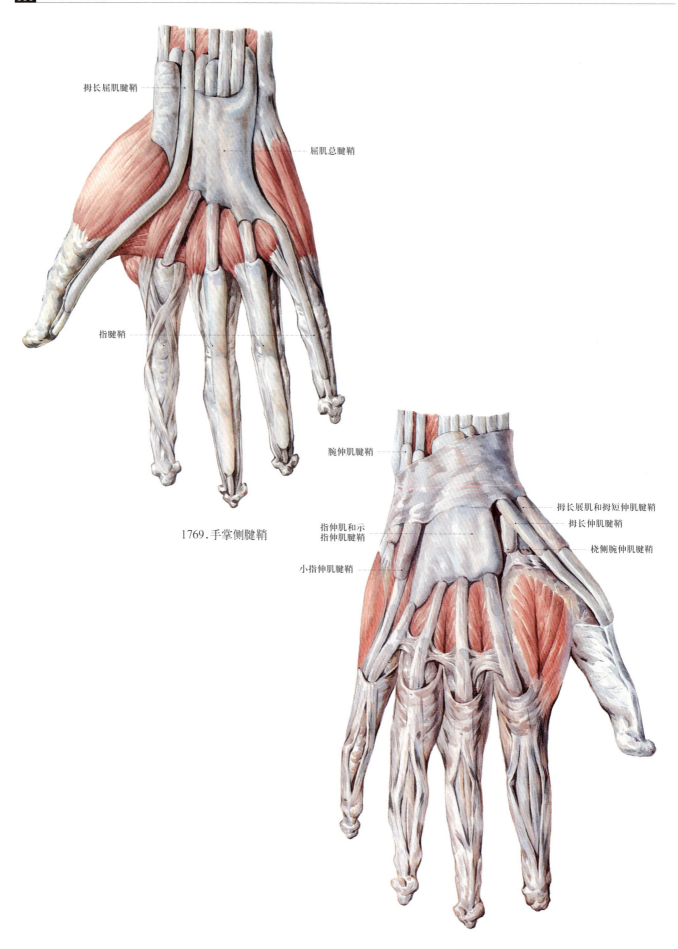

拇长屈肌腱鞘

屈肌总腱鞘

指腱鞘

1769.手掌侧腱鞘

腕伸肌腱鞘

指伸肌和示
指伸肌腱鞘

小指伸肌腱鞘

拇长展肌和拇短伸肌腱鞘

拇长伸肌腱鞘

桡侧腕伸肌腱鞘

1770.手背侧腱鞘

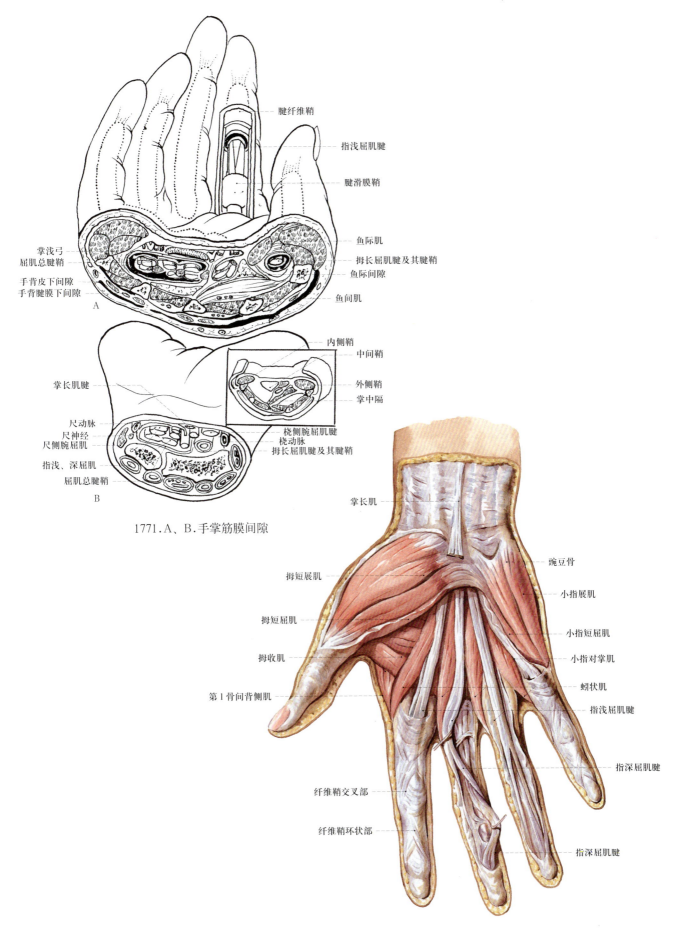

腱纤维鞘

指浅屈肌腱

腱滑膜鞘

掌浅弓
屈肌总腱鞘

手背皮下间隙
手背腱膜下间隙

鱼际肌

拇长屈肌腱及其腱鞘

鱼际间隙

鱼间肌

A

内侧鞘

中间鞘

外侧鞘

掌中隔

掌长肌腱

尺动脉
尺神经
尺侧腕屈肌

指浅、深屈肌

屈肌总腱鞘

桡侧腕屈肌腱
桡动脉
拇长屈肌腱及其腱鞘

B

1771.A、B.手掌筋膜间隙

掌长肌

拇短展肌

拇短屈肌

拇收肌

第1骨间背侧肌

纤维鞘交叉部

纤维鞘环状部

豌豆骨

小指展肌

小指短屈肌

小指对掌肌

蚓状肌

指浅屈肌腱

指深屈肌腱

指深屈肌腱

1772.手掌侧肌浅层

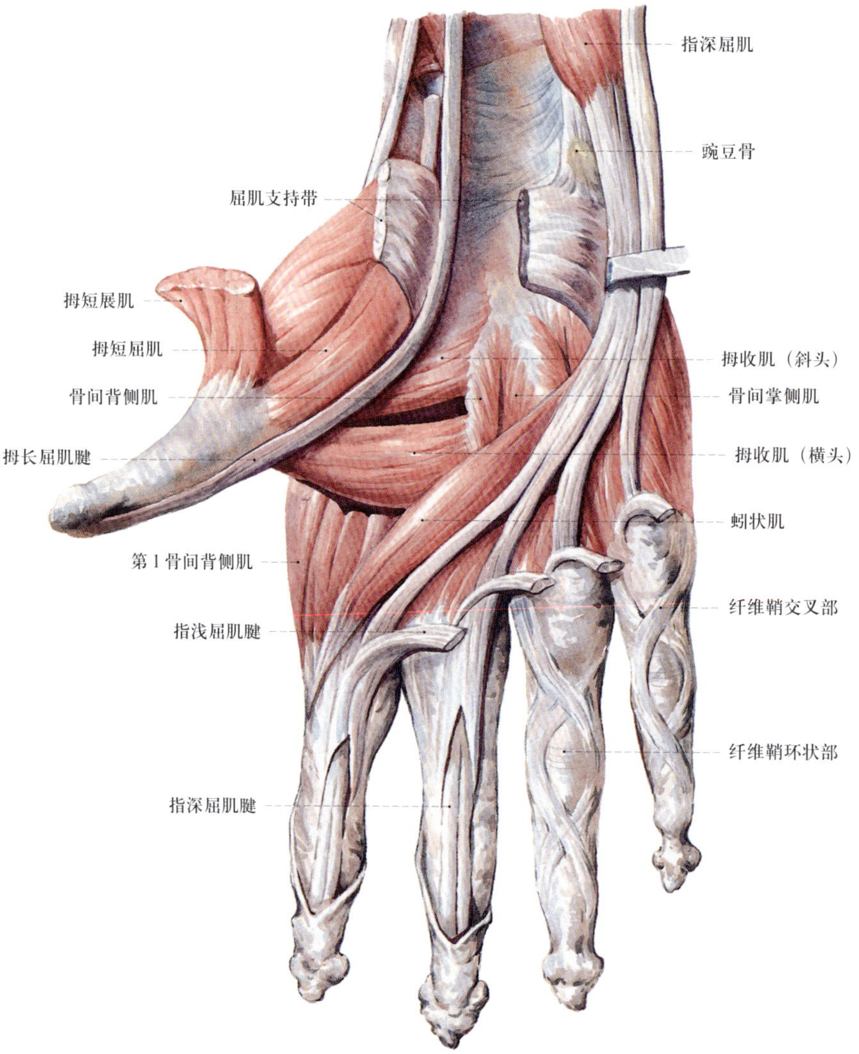

拇短展肌

屈肌支持带

拇短屈肌

骨间背侧肌

拇长屈肌腱

第1骨间背侧肌

指浅屈肌腱

指深屈肌腱

指深屈肌

豌豆骨

拇收肌（斜头）

骨间掌侧肌

拇收肌（横头）

蚓状肌

纤维鞘交叉部

纤维鞘环状部

1773.手掌侧肌深层

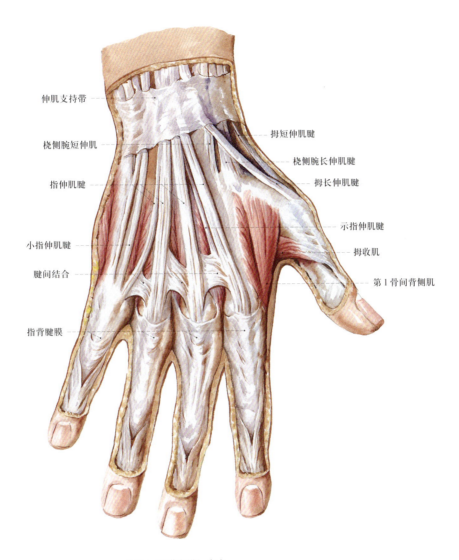

伸肌支持带

桡侧腕短伸肌

指伸肌腱

小指伸肌腱

腱间结合

指背腱膜

拇短伸肌腱

桡侧腕长伸肌腱

拇长伸肌腱

示指伸肌腱

拇收肌

第1骨间背侧肌

1774.手背侧肌（1）

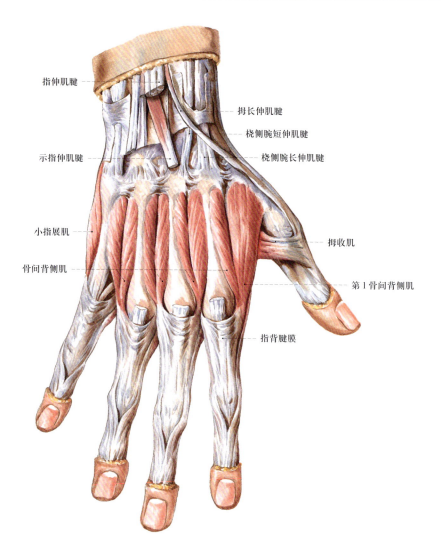

指伸肌腱

拇长伸肌腱

桡侧腕短伸肌腱

示指伸肌腱

桡侧腕长伸肌腱

小指展肌

拇收肌

骨间背侧肌

第1骨间背侧肌

指背腱膜

1775.手背侧肌（2）

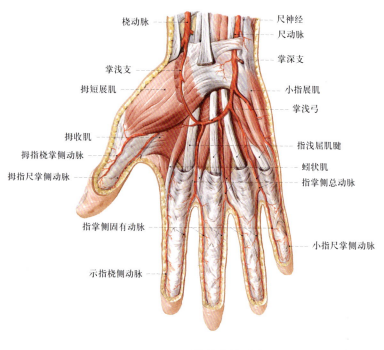

桡动脉

尺神经

尺动脉

掌深支

掌浅支

拇短展肌

小指展肌

掌浅弓

拇收肌

指浅屈肌腱

拇指桡掌侧动脉

蚓状肌

拇指尺掌侧动脉

指掌侧总动脉

指掌侧固有动脉

小指尺掌侧动脉

示指桡侧动脉

1776.手掌的血管（1）

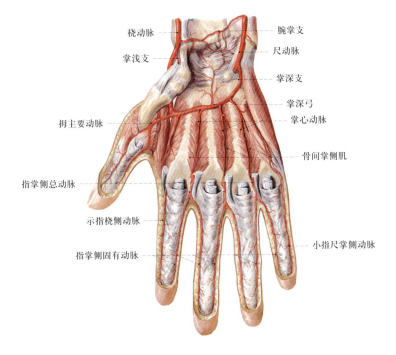

桡动脉
腕掌支
掌浅支
尺动脉
掌深支
掌深弓
掌心动脉
拇主要动脉
指掌侧总动脉
骨间掌侧肌
示指桡侧动脉
小指尺掌侧动脉
指掌侧固有动脉

1777.手掌的血管（2）

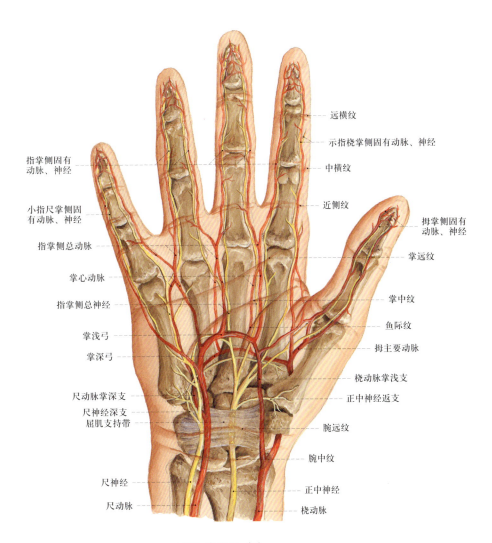

远横纹
示指桡掌侧固有动脉、神经
指掌侧固有动脉、神经
中横纹
近侧纹
小指尺掌侧固有动脉、神经
拇掌侧固有动脉、神经
指掌侧总动脉
掌远纹
掌心动脉
掌中纹
指掌侧总神经
鱼际纹
掌浅弓
拇主要动脉
掌深弓
桡动脉掌浅支
尺动脉掌深支
正中神经返支
尺神经深支
屈肌支持带
腕远纹
腕中纹
尺神经
正中神经
尺动脉
桡动脉

1778.掌浅弓（1）

桡侧腕屈肌腱
掌长肌腱
桡动脉
正中神经
桡动脉掌浅支
屈肌支持带
拇短展肌
拇短屈肌
指掌侧总神经
拇长屈肌腱

尺侧腕屈肌
尺动脉
尺神经
尺神经浅支
尺神经深支
小指展肌
小指短屈肌
掌浅弓
指掌侧总动脉
蚓状肌
指浅屈肌腱

示指桡侧动脉
指深屈肌腱
指掌侧固有神经
指掌侧固有动脉

1779.掌浅弓（2）

指深屈肌腱
指浅屈肌腱

腱组
指掌侧固有动、静脉，神经
示指桡掌侧固有动脉

指掌侧总动脉、神经
掌浅弓
小指短屈肌
小指展肌
尺神经深支和尺动脉掌深支
掌短肌
尺动、静脉

拇长屈肌腱
蚓状肌
指掌侧固有神经
拇短屈肌
正中神经返支
指掌侧总神经
屈肌支持带
拇短展肌
掌长肌腱

1780.掌浅弓（3）

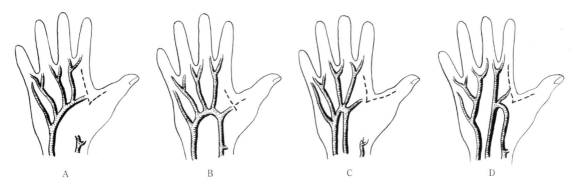

1781.掌浅弓类型

A.尺动脉型　　　　　B.桡尺动脉型　　　　　C.正中尺动脉型　　　　D.桡正中尺动脉型
(699 例) 49.93%±1.34%　(610 例) 43.57%±1.33%　(77 例) 5.50%±0.61%　(14 例) 1.00%±0.27%

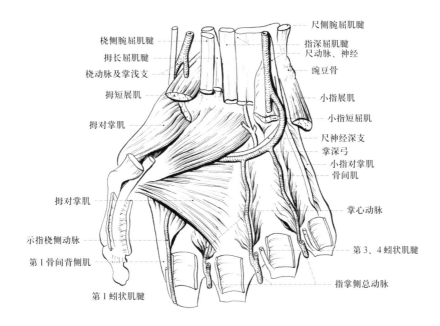

桡侧腕屈肌腱　　　　　　　　　　　　　　尺侧腕屈肌腱
拇长屈肌腱　　　　　　　　　　　　　指深屈肌腱
　　　　　　　　　　　　　　　　　尺动脉、神经
桡动脉及掌浅支　　　　　　　　　　　豌豆骨
拇短展肌　　　　　　　　　　　　　　小指展肌
拇对掌肌　　　　　　　　　　　　　小指短屈肌
　　　　　　　　　　　　　　　　尺神经深支
　　　　　　　　　　　　　　　　掌深弓
　　　　　　　　　　　　　　　　小指对掌肌
　　　　　　　　　　　　　　　　骨间肌
拇对掌肌
　　　　　　　　　　　　　　　　掌心动脉
示指桡侧动脉
第 1 骨间背侧肌　　　　　　　　　　第 3、4 蚓状肌腱
第 1 蚓状肌腱　　　　　　　　　　　指掌侧总动脉

1782.掌深弓及尺神经深支

1783.通过腕管的结构

掌浅弓
指深屈肌腱
指浅屈肌腱
尺神经浅支
尺动脉掌深支
屈肌总腱鞘
尺动脉、神经
拇长屈肌腱
屈肌支持带
拇长屈肌腱鞘
正中神经

1784.尺神经及分支

蚓状肌
骨间掌侧肌
小指展肌
小指对掌肌
小指短屈肌
掌深弓
尺神经深支
尺动脉掌深支
尺神经浅支
尺动脉、神经
骨间背侧肌
掌心动脉
拇收肌
拇短屈肌
拇短展肌
拇对掌肌
拇长屈肌腱
指深屈肌腱
指浅屈肌腱

1785.手背静脉网

指桡侧静脉
指静脉弓
指尺侧静脉
指背神经
掌骨头间静脉
掌背静脉
手背静脉网
头静脉
桡神经浅支
前臂外侧皮神经
尺神经手背支
贵要静脉

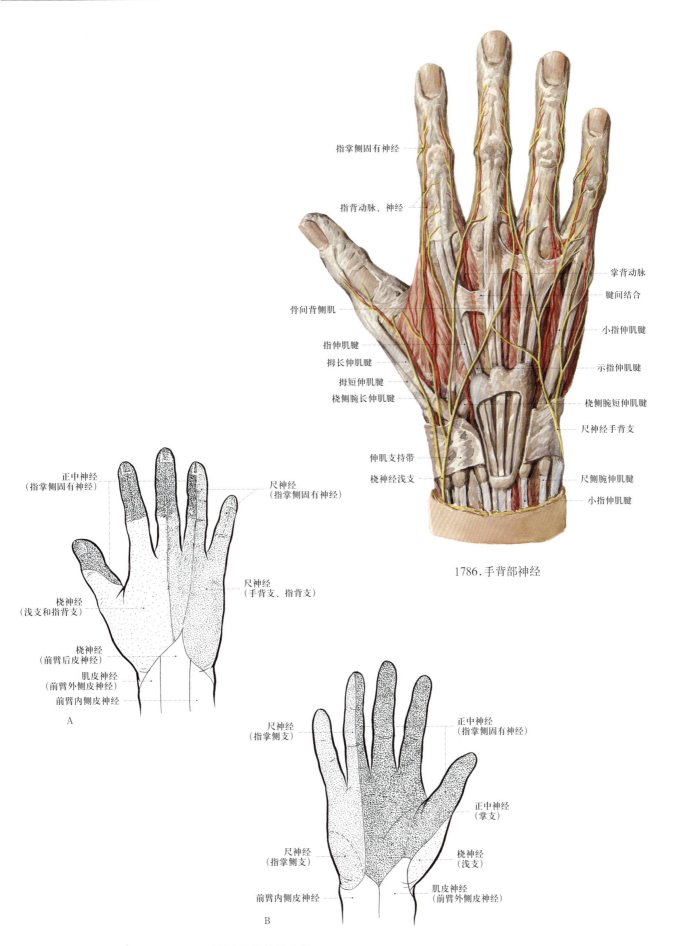

指掌侧固有神经

指背动脉、神经

骨间背侧肌

指伸肌腱

拇长伸肌腱

拇短伸肌腱

桡侧腕长伸肌腱

伸肌支持带

桡神经浅支

掌背动脉

腱间结合

小指伸肌腱

示指伸肌腱

桡侧腕短伸肌腱

尺神经手背支

尺侧腕伸肌腱

小指伸肌腱

1786.手背部神经

正中神经
(指掌侧固有神经)

桡神经
(浅支和指背支)

桡神经
(前臂后皮神经)

肌皮神经
(前臂外侧皮神经)

前臂内侧皮神经

尺神经
(指掌侧固有神经)

尺神经
(手背支、指背支)

A

尺神经
(指掌侧支)

尺神经
(指掌侧支)

前臂内侧皮神经

正中神经
(指掌侧固有神经)

正中神经
(掌支)

桡神经
(浅支)

肌皮神经
(前臂外侧皮神经)

B

1787.A、B.手部皮肤的神经分布

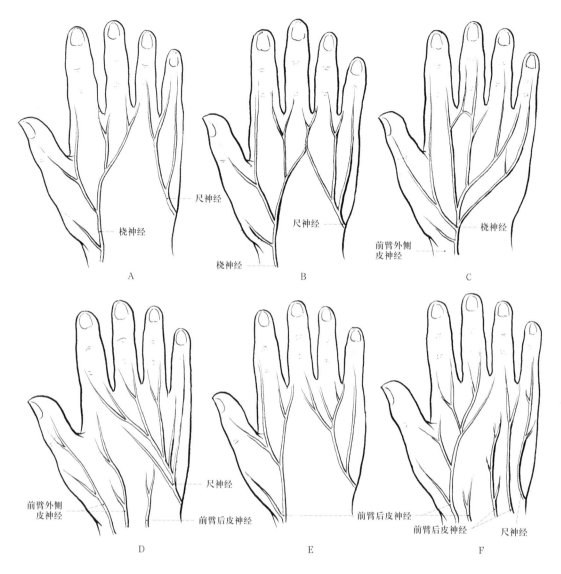

1788.手背皮神经的分布与变异
A、B.常见的变化　C~F.少见的变异

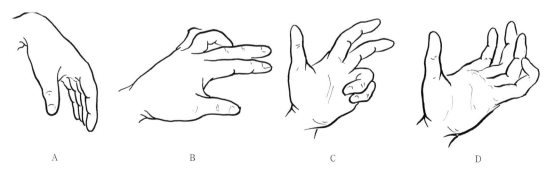

1789.桡神经、尺神经和正中神经损伤时的手形
A.桡神经损伤手形　B.尺神经损伤手形　C.正中神经损伤手形　D.正中神经、尺神经损伤手形

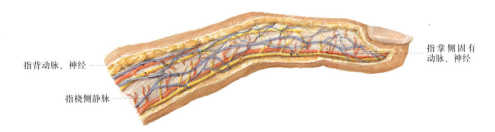

甲体　甲襞　甲床
甲下间隙
远节指骨
纤维隔
指髓间隙

1790.指髓间隙　横断面

指伸肌腱
甲根
甲床
指深屈肌腱
指髓间隙
指浅屈肌腱
指屈肌腱鞘

1791.指髓间隙　矢状面

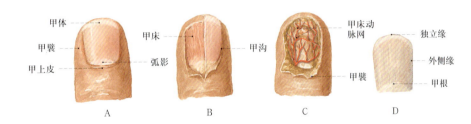

指背动脉、神经
指掌侧固有动脉、神经
指桡侧静脉

1792.手指的血管和神经

甲体　甲床　甲床动脉网　独立缘
甲襞　甲沟
甲上皮　弧影　外侧缘
甲襞　甲根

A　　B　　C　　D

1793.A～D.指甲及甲床结构

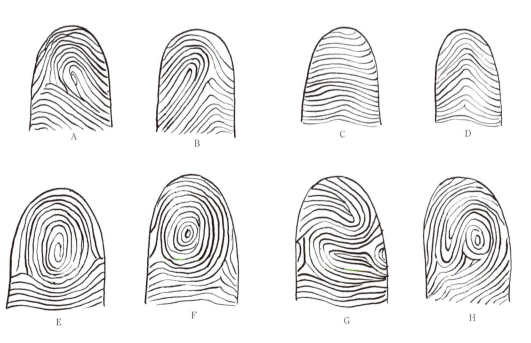

A　　B　　C　　D

E　　F　　G　　H

1794.指纹的类型

A.桡侧箕形纹　B.尺侧箕形纹　C.简单弓形纹　D.帐篷弓形纹　E.螺旋状斗形纹　F.同心圆斗形纹　G.S形纹　H.囊形纹

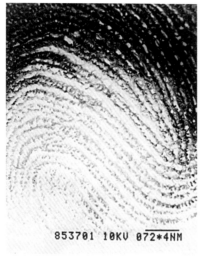

1795.指纹内的微血管立体构筑

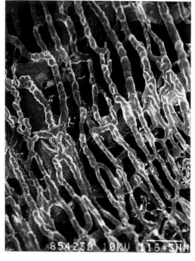

1796.5岁儿童甲床的微血管立体构筑

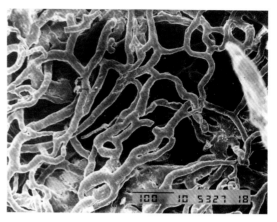

1797.5岁儿童指背皮肤血管立体构筑

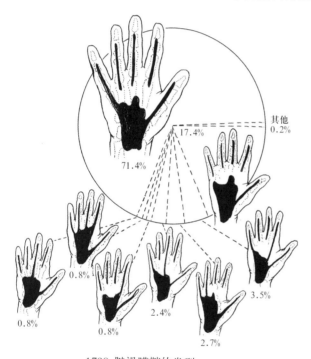

1798.腱滑膜鞘的类型

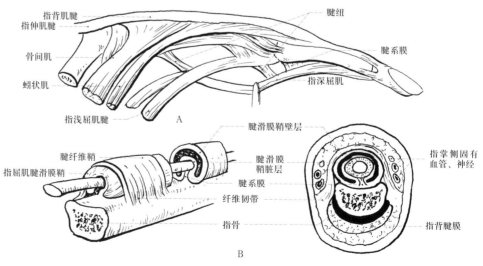

1799.A、B.指腱鞘

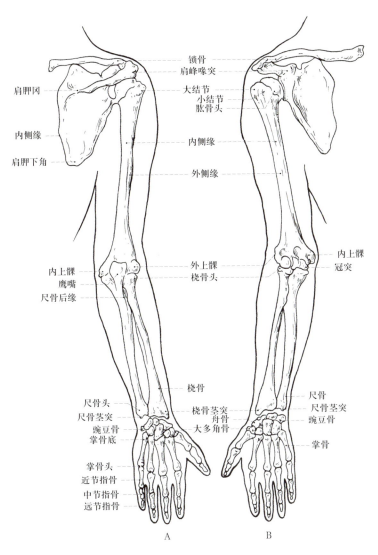

肩胛冈

内侧缘

肩胛下角

内上髁
鹰嘴
尺骨后缘

尺骨头
尺骨茎突
豌豆骨
掌骨底

掌骨头
近节指骨
中节指骨
远节指骨

锁骨
肩峰喙突

大结节
小结节
肱骨头

内侧缘

外侧缘

外上髁
桡骨头

桡骨

桡骨茎突
舟骨
大多角骨

A

尺骨
尺骨茎突
豌豆骨

掌骨

内上髁
冠突

B

1800. A、B. 上肢骨

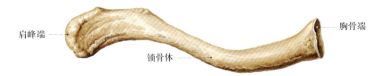

肩峰端

锁骨体

胸骨端

1801. 锁骨 上面观

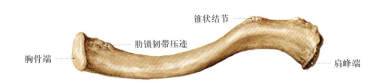

锥状结节

肋锁韧带压迹

胸骨端

肩峰端

1802. 锁骨 下面观

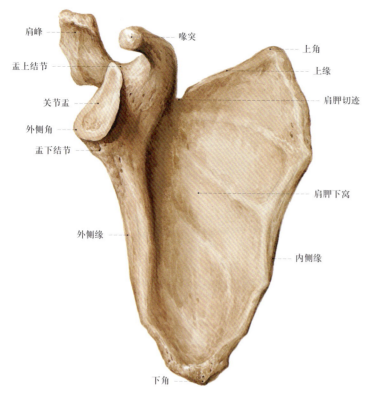

1803.肩胛骨　前面观

肩峰
喙突
盂上结节
关节盂
外侧角
盂下结节
上角
上缘
肩胛切迹
肩胛下窝
外侧缘
内侧缘
下角

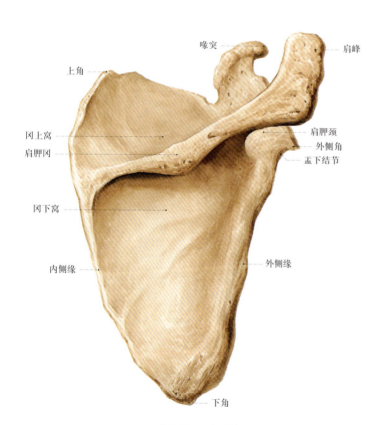

1804.肩胛骨　后面观

喙突
肩峰
上角
冈上窝
肩胛冈
肩胛颈
外侧角
盂下结节
冈下窝
内侧缘
外侧缘
下角

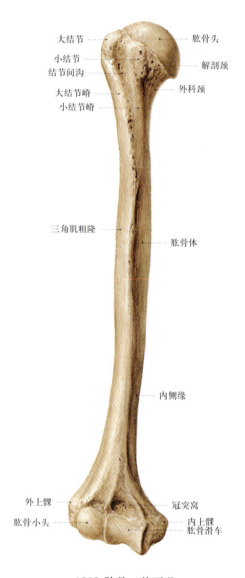

1805.肱骨　前面观

大结节
肱骨头
小结节
解剖颈
结节间沟
大结节嵴
外科颈
小结节嵴
三角肌粗隆
肱骨体
内侧缘
外上髁
冠突窝
肱骨小头
内上髁
肱骨滑车

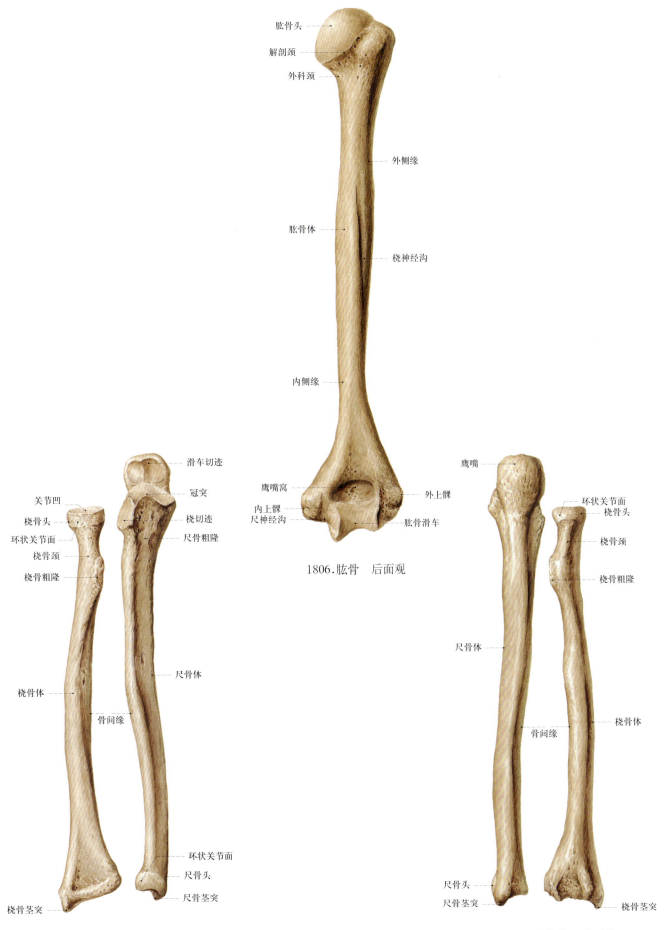

肱骨头
解剖颈
外科颈
外侧缘
肱骨体
桡神经沟
内侧缘
鹰嘴窝
内上髁
尺神经沟
外上髁
肱骨滑车

1806.肱骨　后面观

滑车切迹
冠突
桡切迹
尺骨粗隆
关节凹
桡骨头
环状关节面
桡骨颈
桡骨粗隆
尺骨体
桡骨体
骨间缘
环状关节面
尺骨头
尺骨茎突
桡骨茎突

1807.尺骨和桡骨　前面观

鹰嘴
环状关节面
桡骨头
桡骨颈
桡骨粗隆
尺骨体
骨间缘
桡骨体
尺骨头
尺骨茎突
桡骨茎突

1808.尺骨和桡骨　后面观

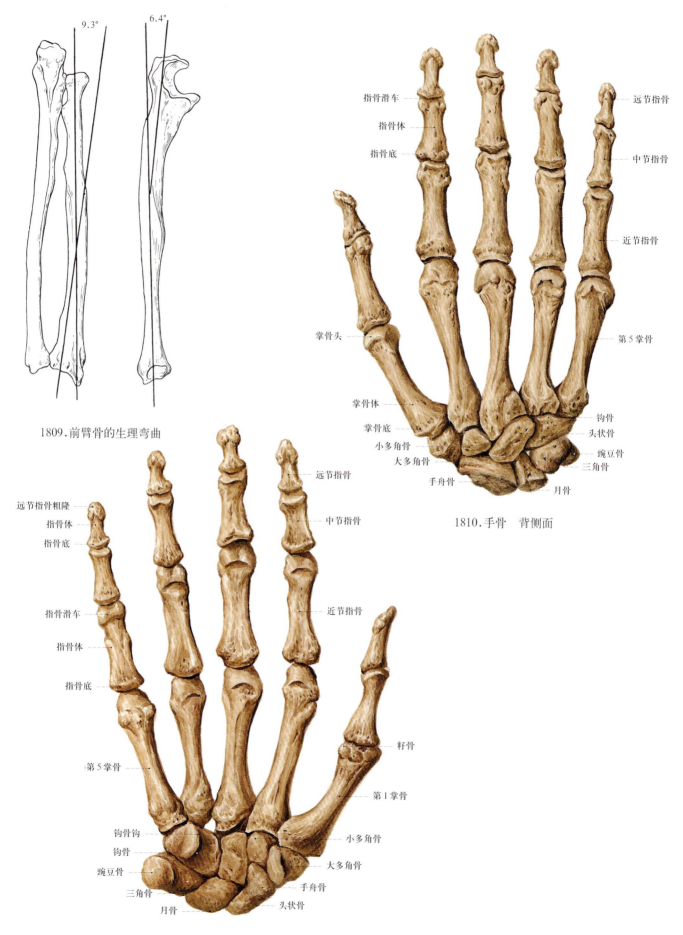

9.3°　　6.4°

1809.前臂骨的生理弯曲

指骨滑车

指骨体

指骨底

远节指骨

中节指骨

近节指骨

第5掌骨

掌骨头

掌骨体

掌骨底

小多角骨

大多角骨

手舟骨

钩骨

头状骨

豌豆骨

三角骨

月骨

1810.手骨　背侧面

远节指骨粗隆

指骨体

指骨底

指骨滑车

指骨体

指骨底

远节指骨

中节指骨

近节指骨

籽骨

第5掌骨

第1掌骨

钩骨钩

钩骨

豌豆骨

三角骨

月骨

小多角骨

大多角骨

手舟骨

头状骨

1811.手骨　掌侧面

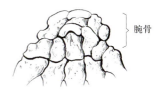

月骨
舟骨
舟骨结节
三角骨
豌豆骨
大多角骨
大多角骨结节
钩骨
第一掌骨面
钩骨钩
小多角骨
头状骨

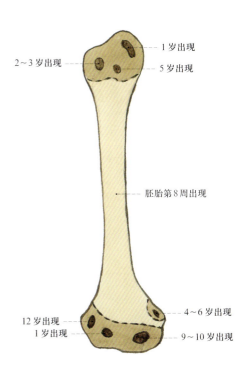

腕骨

1812.分离腕骨

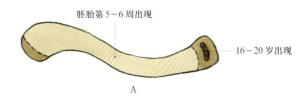

胚胎第5~6周出现
16~20岁出现
A

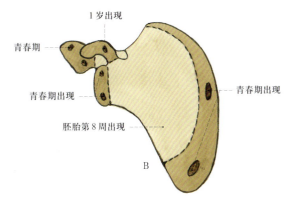

1岁出现
青春期
青春期出现
青春期出现
胚胎第8周出现
B

1813.锁骨和肩胛骨骨化点

A.锁骨骨化点　　B.肩胛骨骨化点

1岁出现
2~3岁出现
5岁出现

胚胎第8周出现

12岁出现
4~6岁出现
1岁出现
9~10岁出现

1814.肱骨的骨化点

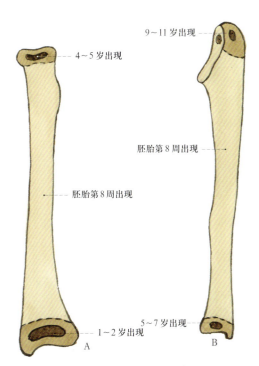

9~11岁出现

4~5岁出现

胚胎第8周出现

胚胎第8周出现

5~7岁出现
1~2岁出现
A
B

1815.桡骨和尺骨骨化中心

A.桡骨骨化中心　　B.尺骨骨化中心

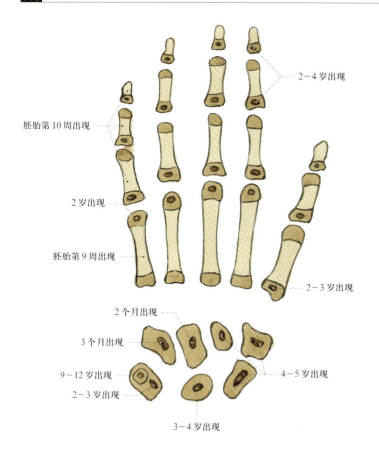

2~4 岁出现

胚胎第 10 周出现

2 岁出现

胚胎第 9 周出现

2~3 岁出现

2 个月出现

3 个月出现

9~12 岁出现

4~5 岁出现

2~3 岁出现

3~4 岁出现

1816.腕骨、掌骨和指骨的骨化中心

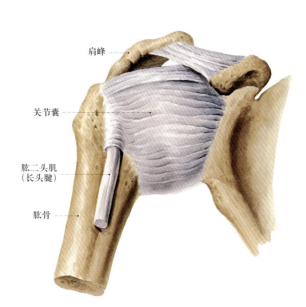

肩峰

关节囊

肱二头肌
（长头腱）

肱骨

1817.肩关节　前面观

肩锁韧带
喙肩韧带
肩峰
肱二头肌（长头腱）
关节唇
关节盂
关节囊

斜方韧带
锥状韧带 } 喙锁韧带
喙突

1818.肩关节　内面观

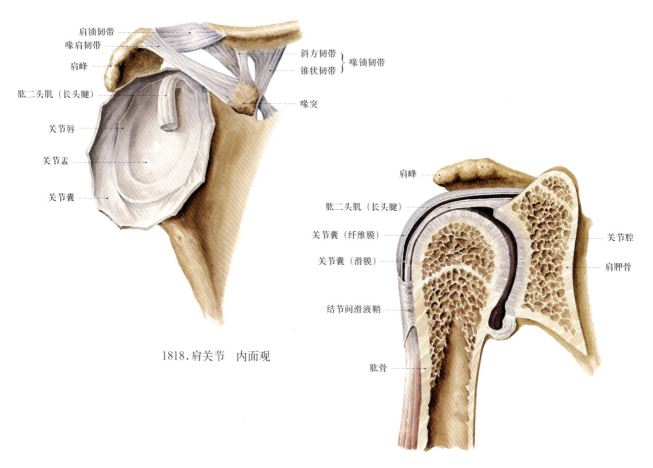

肩峰
肱二头肌（长头腱）
关节囊（纤维膜）
关节囊（滑膜）

结节间滑液鞘

肱骨

关节腔
肩胛骨

1819.肩关节囊

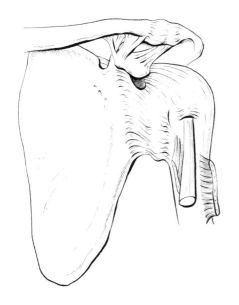

1820.肩关节的韧带

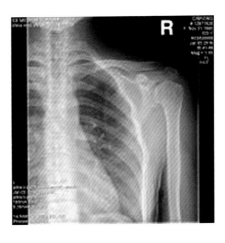

1821.肩关节　X线片

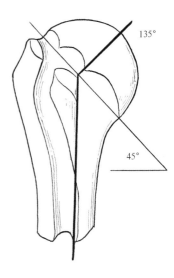

1822.肱骨头

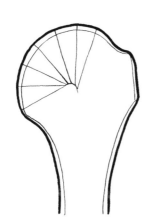

1823.肱骨头冠状面　示意图

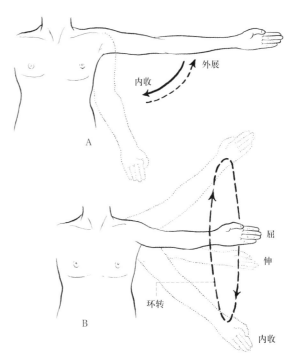

1824.A、B.肩关节的运动

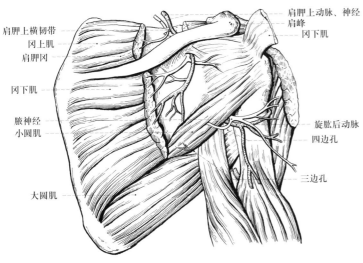

肩胛上横韧带
冈上肌
肩胛冈

冈下肌

腋神经
小圆肌

大圆肌

肩胛上动脉、神经
肩峰
冈下肌

旋肱后动脉
四边孔

三边孔

1825.运动肩关节的肌肉　后面观

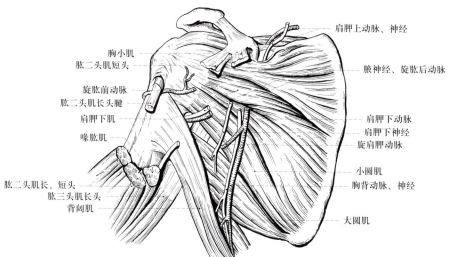

胸小肌
肱二头肌短头
旋肱前动脉
肱二头肌长头腱
肩胛下肌
喙肱肌
肱二头肌长、短头
肱三头肌长头
背阔肌

肩胛上动脉、神经
腋神经、旋肱后动脉
肩胛下动脉
肩胛下神经
旋肩胛动脉
小圆肌
胸背动脉、神经
大圆肌

1826.运动肩关节的肌肉　前面观

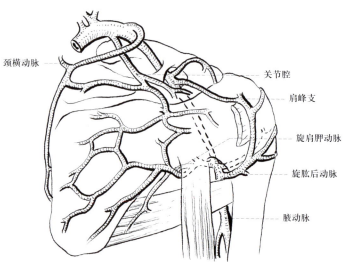

颈横动脉
关节腔
肩峰支
旋肩胛动脉
旋肱后动脉
腋动脉

1827.肩关节的血供

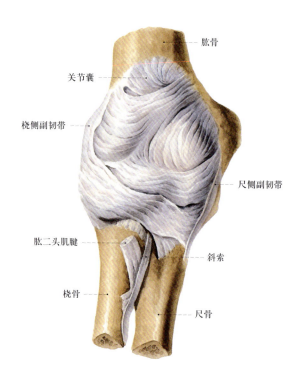

肱骨
关节囊
桡侧副韧带
肱二头肌腱
桡骨
尺侧副韧带
斜索
尺骨

1828.肘关节　前面观

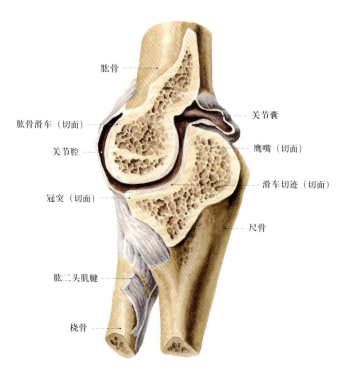

肱骨
肱骨滑车（切面）
关节腔
冠突（切面）
关节囊
鹰嘴（切面）
滑车切迹（切面）
尺骨
肱二头肌腱
桡骨

1829.肘关节　矢状切面

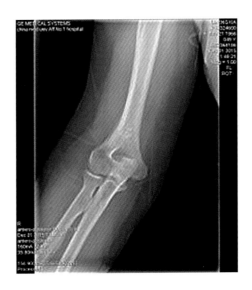

1830.肘关节　右肘侧位 X 线片

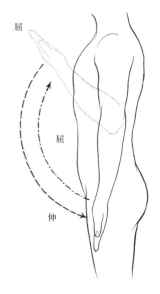

1831.肘关节的运动

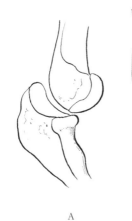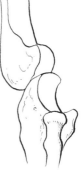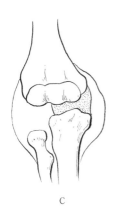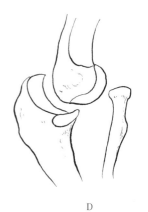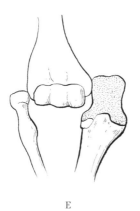

A　　　　　　　B　　　　　　　C　　　　　　　　　　D　　　　　　　E

1832.肘关节脱位

A～C.内侧脱位　D.爆裂型脱位（前后型）　E.爆裂型脱位（内外型）

肱二头肌

肱三头肌

肱肌

桡神经

桡侧副动、静脉

肱桡肌

前臂外侧皮神经

桡侧腕长伸肌

桡侧腕短伸肌

1833.运动肘关节的肌肉

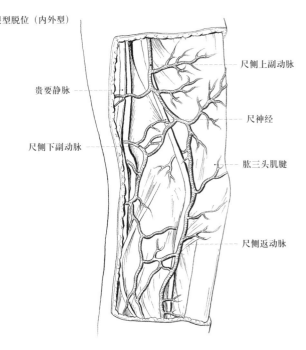

贵要静脉

尺侧上副动脉

尺神经

尺侧下副动脉

肱三头肌腱

尺侧返动脉

1834.肘关节动脉网

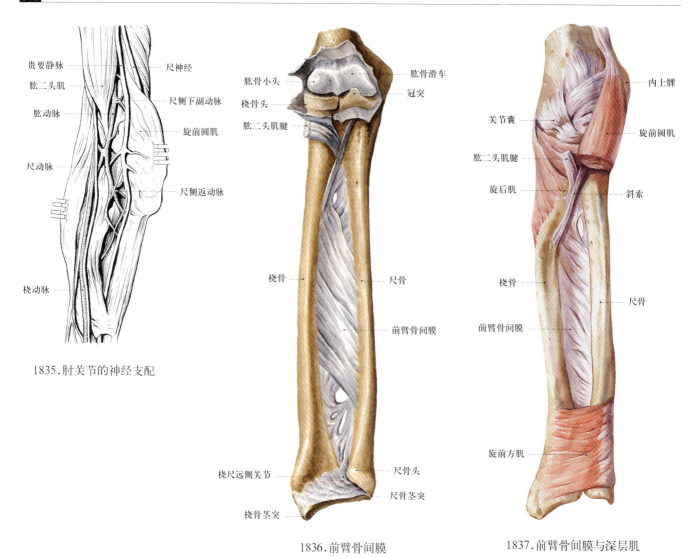

贵要静脉
肱二头肌
肱动脉
尺动脉
桡动脉

尺神经
尺侧下副动脉
旋前圆肌
尺侧返动脉

1835.肘关节的神经支配

肱骨小头
桡骨头
肱二头肌腱

肱骨滑车
冠突

桡骨

尺骨

前臂骨间膜

桡尺远侧关节
桡骨茎突

尺骨头
尺骨茎突

1836.前臂骨间膜

关节囊
肱二头肌腱
旋后肌
桡骨
前臂骨间膜
旋前方肌

内上髁
旋前圆肌
斜索
尺骨

1837.前臂骨间膜与深层肌

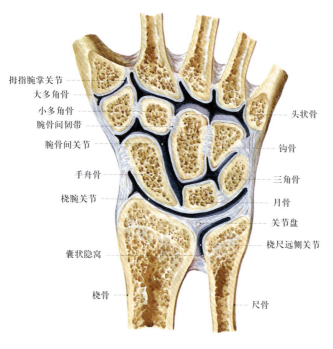

拇指腕掌关节
大多角骨
小多角骨
腕骨间韧带
腕骨间关节
手舟骨
桡腕关节
囊状隐窝
桡骨

头状骨
钩骨
三角骨
月骨
关节盘
桡尺远侧关节
尺骨

1838.腕关节 冠状切面

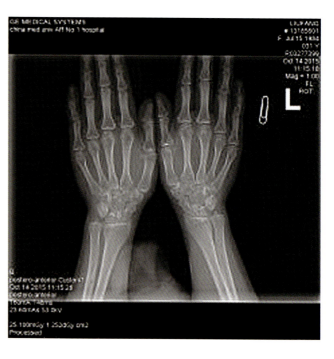

1839.双手 正位 X 线片

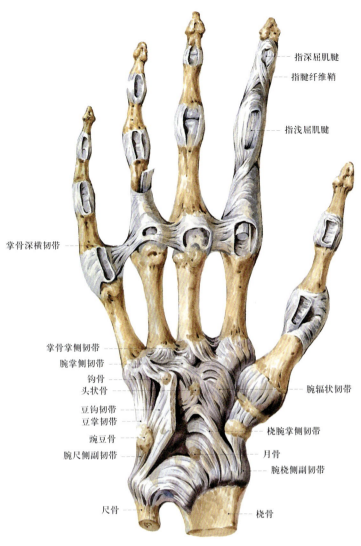

指深屈肌腱
指腱纤维鞘
指浅屈肌腱

掌骨深横韧带

掌骨掌侧韧带
腕掌侧韧带
钩骨
头状骨
豆钩韧带
豆掌韧带
豌豆骨
腕尺侧副韧带

腕辐状韧带
桡腕掌侧韧带
月骨
腕桡侧副韧带

尺骨
桡骨

1840.桡腕关节和腕中关节的韧带 掌侧

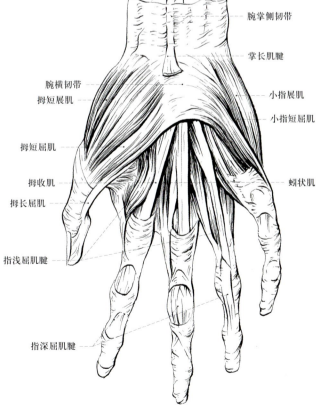

腕掌侧韧带
掌长肌腱
小指展肌
小指短屈肌
蚓状肌

腕横韧带
拇短展肌
拇短屈肌
拇收肌
拇长屈肌
指浅屈肌腱
指深屈肌腱

1841.屈指肌腱

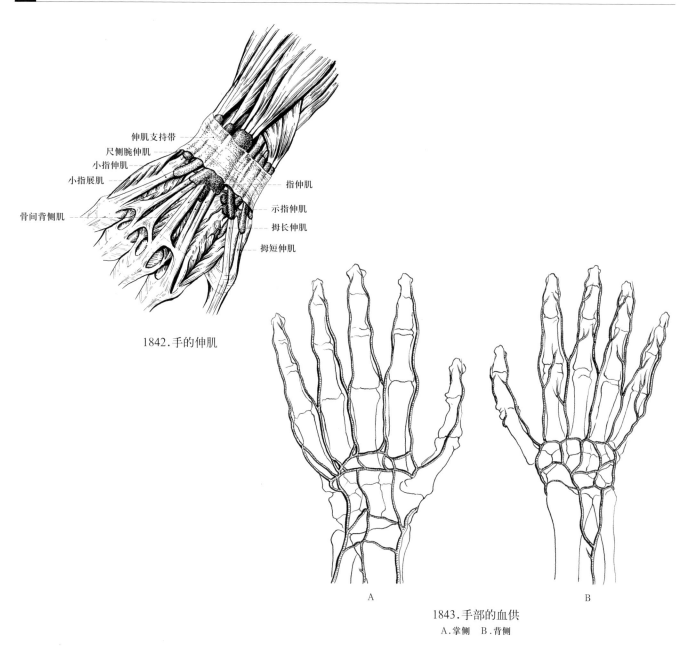

伸肌支持带
尺侧腕伸肌
小指伸肌
小指展肌
骨间背侧肌
指伸肌
示指伸肌
拇长伸肌
拇短伸肌

1842.手的伸肌

A　　　　　　　　　　　　B

1843.手部的血供

A.掌侧　B.背侧

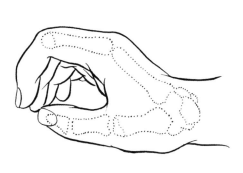

1844.手的功能位

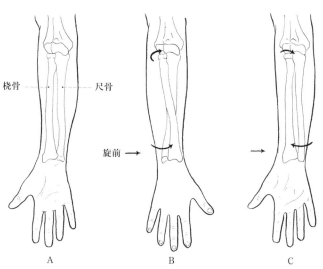

桡骨　　　尺骨

旋前　→

A　　　　　　B　　　　　　C

1845.前臂的运动（伸肘）

A.中立位　B.旋前位　C.旋后位

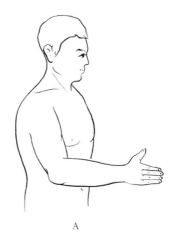
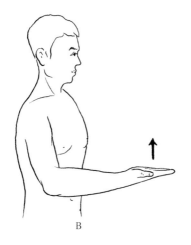
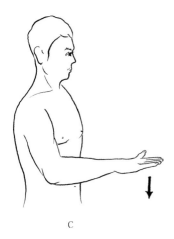

A B C

1846.前臂的运动（屈肘）
A.中立位 B.旋后位 C.旋前位

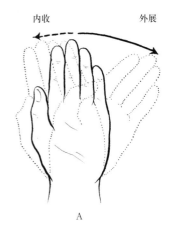
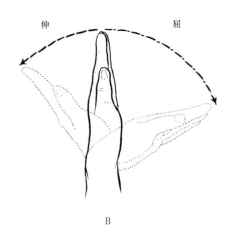

A B

1847.A、B.腕关节的运动

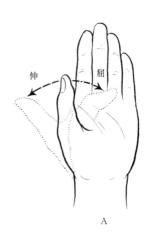
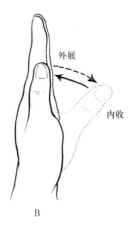
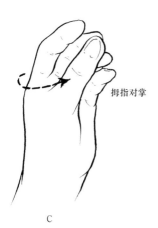

A B C

1848.A～C.拇指腕掌关节的运动

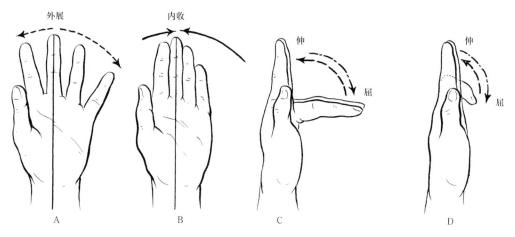

1849.A~D.掌指关节和指间关节的运动

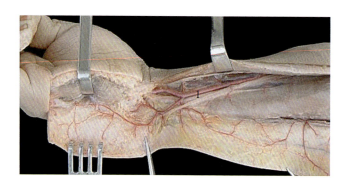

1850.前臂皮瓣

1.桡动脉

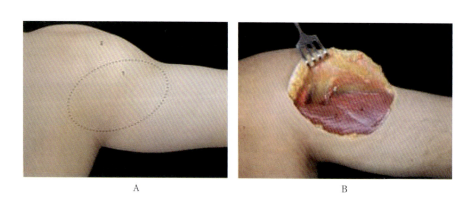

1851.A、B.三角肌皮瓣

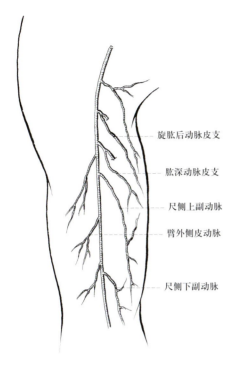

旋肱后动脉皮支

肱深动脉皮支

尺侧上副动脉

臂外侧皮动脉

尺侧下副动脉

1852.腋动脉和肱动脉内侧皮支

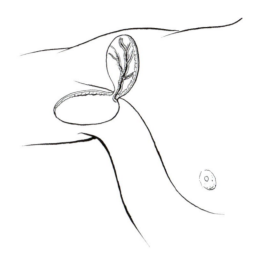

1853.腋下臂内侧皮瓣

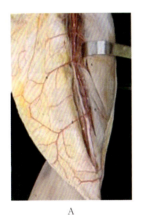
A

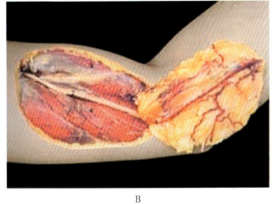
B

1854.A、B.臂内侧皮瓣

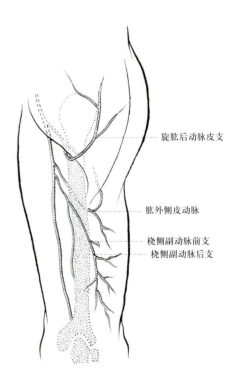

旋肱后动脉皮支

肱外侧皮动脉

桡侧副动脉前支
桡侧副动脉后支

1855.臂外侧皮瓣的血管支

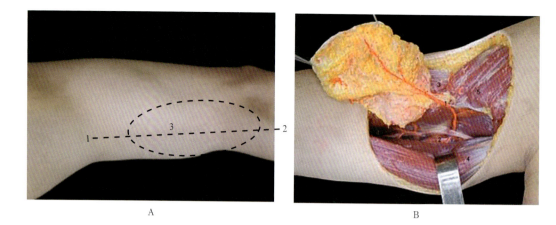

1856.A、B.臂外侧中部皮瓣

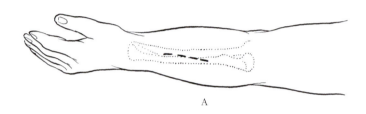

A

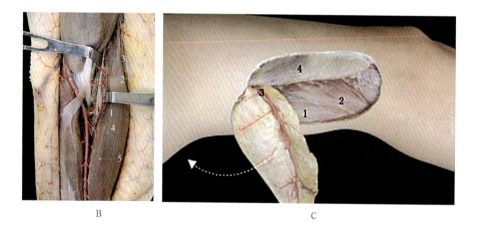

1857.肱桡肌皮瓣

A.皮瓣切口
B.1.桡侧返动脉　2.桡动脉　3.桡神经　4.桡动脉肌支　5.肱桡肌
C.1.肱二头肌　2.肱桡肌　3.桡侧副动脉　4.肱三头肌

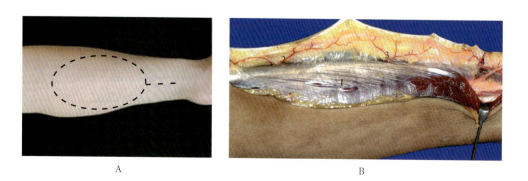

1858.前臂桡侧皮瓣

A.皮瓣范围　B.1.肱桡肌　2～4.桡动脉分支

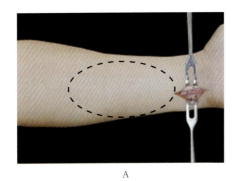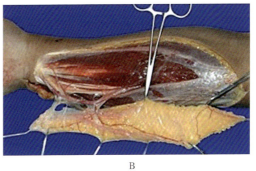

A   B

1859.A、B.前臂尺侧皮瓣

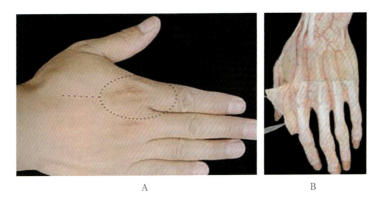

A   B

1860.A、B.示指背侧皮瓣

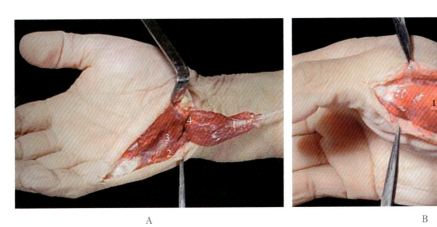

A   B

1861.小指肌皮瓣

A.肌瓣切取　1.小指展肌　2.小指短屈肌　3.小指对掌肌　4.血管神经等　B.1.拇短展肌

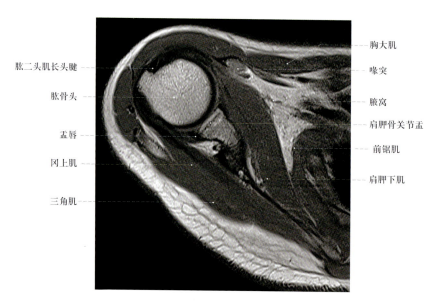

喙突
肱二头肌长头腱
肩胛下肌腱
肱骨头

盂唇
冈上肌

三角肌

喙锁韧带
腋窝

前锯肌

肩胛骨关节盂

肩胛下肌

肩胛骨

肱二头肌长头腱

肱骨头

盂唇

冈上肌

三角肌

胸大肌

喙突

腋窝

肩胛骨关节盂

前锯肌

肩胛下肌

1862.经肩关节上份的横断层面与MRI

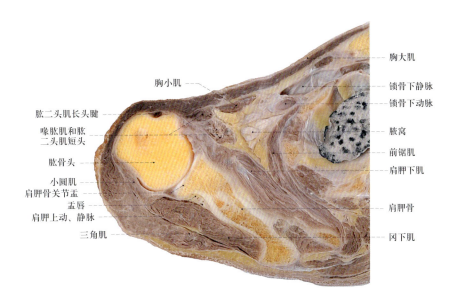

胸小肌
肱二头肌长头头腱
喙肱肌和肱二头肌短头
肱骨头
小圆肌
肩胛骨关节盂
盂唇
肩胛上动、静脉
三角肌

胸大肌
锁骨下静脉
锁骨下动脉
腋窝
前锯肌
肩胛下肌
肩胛骨
冈下肌

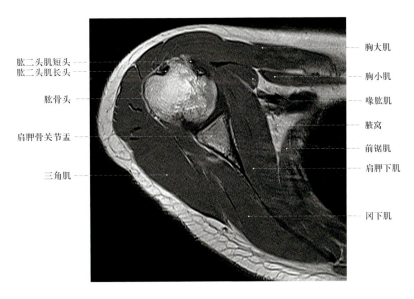

肱二头肌短头
肱二头肌长头
肱骨头
肩胛骨关节盂
三角肌

胸大肌
胸小肌
喙肱肌
腋窝
前锯肌
肩胛下肌
冈下肌

1863.经肩关节中份的横断层面与MRI

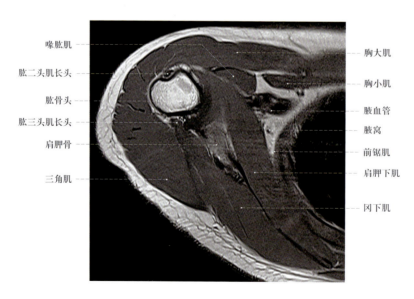

肱二头肌短头

喙肱肌

肱二头肌长头腱

肱骨头

肱三头肌长头腱

冈下肌

三角肌

胸大肌

胸小肌

腋静脉

腋动脉

臂丛分支

前锯肌

肩胛骨

肩胛下肌

喙肱肌

肱二头肌长头

肱骨头

肱三头肌长头

肩胛骨

三角肌

胸大肌

胸小肌

腋血管

腋窝

前锯肌

肩胛下肌

冈下肌

1864.经肩关节下份的横断层面与MRI

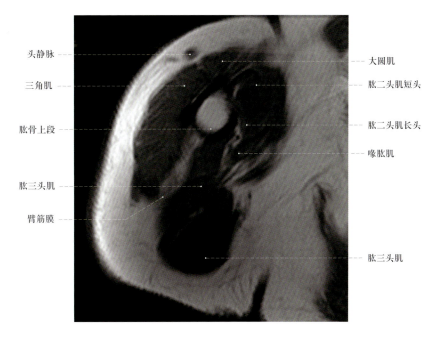

右臂近侧 1/3 横切面（A）

头静脉

胸大肌

肱二头肌长头

肱二头肌短头

肌皮神经

肱骨

肱三头肌

三角肌

臂筋膜

喙肱肌

大圆肌

正中神经

前臂内侧皮神经

肱静脉

尺神经

肱深动脉

臂内侧皮神经

桡神经

肱动脉

背阔肌腱

头静脉

三角肌

肱骨上段

肱三头肌

臂筋膜

大圆肌

肱二头肌短头

肱二头肌长头

喙肱肌

肱三头肌

1865. 经臂部近侧 1/3 的横断层面与 MRI

肱二头肌 — 内侧肌间隔

正中神经

肱动、静脉

肌皮神经 — — 前臂内侧皮神经

肱肌 — — 臂内侧皮神经

前臂后皮神经 — — 尺神经

桡侧副动脉

外侧肌间隔 — — 尺侧上副动、静脉

桡神经

中副动脉

肱三头肌

右臂近侧 1/3 横切面（B）

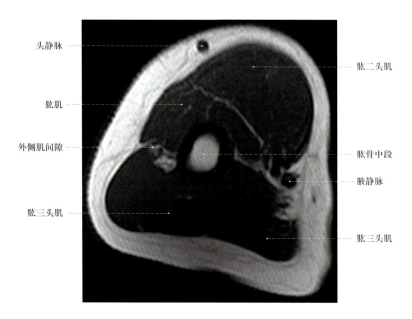

头静脉 — — 肱二头肌

肱肌

外侧肌间隙 — — 肱骨中段

— 腋静脉

肱三头肌 — — 肱三头肌

1866.经臂部中 1/3 的横断层面与 MRI（1）

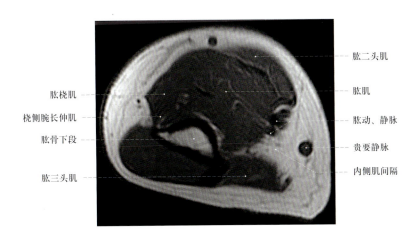

肱肌

前臂外侧皮神经
桡神经
肱桡肌
桡侧腕长伸肌

肱二头肌

肱动、静脉

前臂内侧皮神经
正中神经

尺神经
内侧肌间隔

肱三头肌

右臂近侧 1/3 横切面（C）

肱桡肌
桡侧腕长伸肌
肱骨下段

肱三头肌

肱二头肌
肱肌
肱动、静脉
贵要静脉
内侧肌间隔

1867. 经臂部中 1/3 的横断层面与 MRI（2）

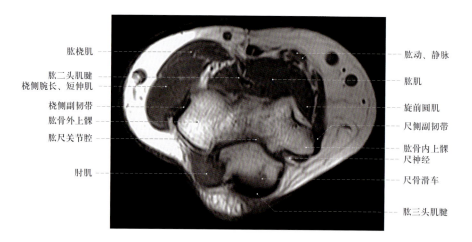

肱桡肌

肱二头肌腱
桡侧腕长、短伸肌

桡侧副韧带

肱骨外上髁

肘肌
肱尺关节腔
尺骨鹰嘴

肱三头肌腱

肱动、静脉
胸小肌
旋前圆肌

尺侧副韧带

肱骨内上髁

尺神经
尺侧腕屈肌

肱桡肌

肱二头肌腱
桡侧腕长、短伸肌

桡侧副韧带
肱骨外上髁

肱尺关节腔

肘肌

肱动、静脉
肱肌

旋前圆肌

尺侧副韧带

肱骨内上髁
尺神经

尺骨滑车

肱三头肌腱

1868.经肘关节上份的横断层面与MRI

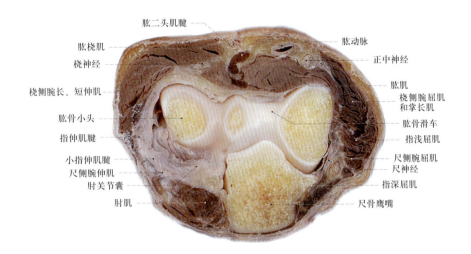

肱二头肌腱 — 肱动脉
肱桡肌 — 正中神经
桡神经 — 肱肌
桡侧腕长、短伸肌 — 桡侧腕屈肌和掌长肌
肱骨小头 — 肱骨滑车
指伸肌腱 — 指浅屈肌
小指伸肌腱 — 尺侧腕屈肌
尺侧腕伸肌 — 尺神经
肘关节囊 — 指深屈肌
肘肌 — 尺骨鹰嘴

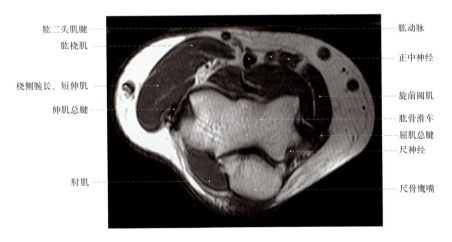

肱二头肌腱 — 肱动脉
肱桡肌 — 正中神经
桡侧腕长、短伸肌 — 旋前圆肌
伸肌总腱 — 肱骨滑车
屈肌总腱
尺神经
肘肌 — 尺骨鹰嘴

1869.经肘关节中份的横断层面与MRI

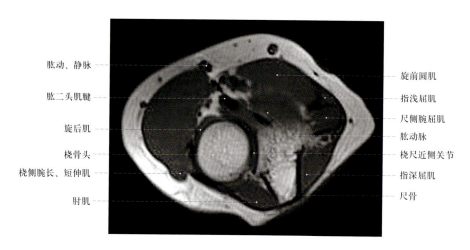

肱动、静脉　　　　　　　　　　　　　　　　正中神经
肱桡肌　　　　　　　　　　　　　　　　　　旋前圆肌
肱二头肌腱　　　　　　　　　　　　　　　　肱肌
旋后肌　　　　　　　　　　　　　　　　　　桡侧腕屈肌
桡侧腕长、短伸肌　　　　　　　　　　　　　指浅屈肌
桡骨环状韧带　　　　　　　　　　　　　　　尺神经
指伸肌　　　　　　　　　　　　　　　　　　尺侧腕屈肌
桡骨头　　　　　　　　　　　　　　　　　　指深屈肌
肘肌　　　　　　　　　　　　　　　　　　　尺骨
　　　　　　　　　　　　　　　　　　　　　桡尺近侧关节

肱动、静脉　　　　　　　　　　　　　　　　旋前圆肌
肱二头肌腱　　　　　　　　　　　　　　　　指浅屈肌
旋后肌　　　　　　　　　　　　　　　　　　尺侧腕屈肌
桡骨头　　　　　　　　　　　　　　　　　　肱动脉
桡侧腕长、短伸肌　　　　　　　　　　　　　桡尺近侧关节
肘肌　　　　　　　　　　　　　　　　　　　指深屈肌
　　　　　　　　　　　　　　　　　　　　　尺骨

1870.经肘关节下份的横断层面与MRI

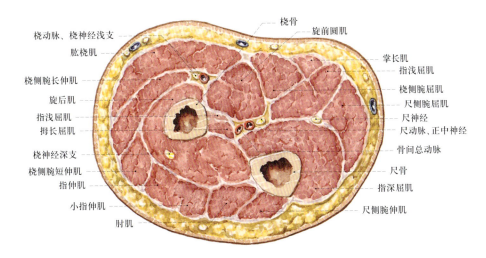

桡动脉、桡神经浅支
肱桡肌
桡侧腕长伸肌
旋后肌
指浅屈肌
拇长屈肌
桡神经深支
桡侧腕短伸肌
指伸肌
小指伸肌
肘肌

桡骨
旋前圆肌
掌长肌
指浅屈肌
桡侧腕屈肌
尺侧腕屈肌
尺神经
尺动脉、正中神经
骨间总动脉
尺骨
指深屈肌
尺侧腕伸肌

右前臂近侧 1/3 横切面（A）

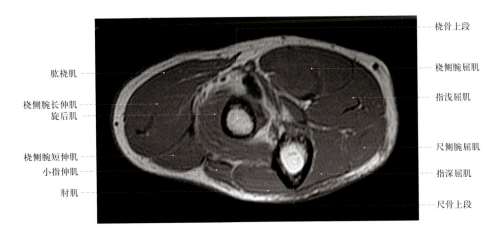

肱桡肌
桡侧腕长伸肌
旋后肌
桡侧腕短伸肌
小指伸肌
肘肌

桡骨上段
桡侧腕屈肌
指浅屈肌
尺侧腕屈肌
指深屈肌
尺骨上段

1871.经前臂部近侧 1/3 的横断层面与MRI

桡侧腕屈肌 —— 掌长肌
肱桡肌 ——
桡动脉、桡神经浅支 —— 指浅屈肌
桡侧腕长伸肌 ——
拇长屈肌 —— 正中神经
骨间前动脉、神经 —— 尺动脉、神经
—— 尺侧腕屈肌
桡侧腕短伸肌 —— 指深屈肌
骨间后动脉、神经 ——
指伸肌 ——
尺侧腕伸肌 —— 拇长伸肌

右前臂中 1/3 横切面（B）

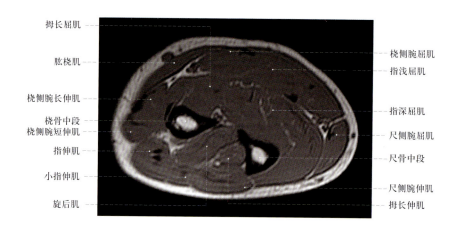

拇长屈肌 —— 桡侧腕屈肌
肱桡肌 —— 指浅屈肌
桡侧腕长伸肌 —— 指深屈肌
桡骨中段 ——
桡侧腕短伸肌 —— 尺侧腕屈肌
指伸肌 —— 尺骨中段
小指伸肌 —— 尺侧腕伸肌
旋后肌 —— 拇长伸肌

1872.经前臂部中 1/3 的横断层面与 MRI

掌长肌腱 — 指浅屈肌腱
正中神经
桡侧腕屈肌腱 — 指深屈肌腱
桡动脉
拇长屈肌 — 旋前方肌
肱桡肌腱 — 尺动脉、神经
桡神经背支 — 尺侧腕屈肌腱
拇长、短展肌腱 — 示指伸肌腱
桡侧腕长伸肌腱
桡侧腕短伸肌腱 — 尺神经背支
拇长伸肌腱 — 尺侧腕伸肌腱
指伸肌腱

右前臂远侧 1/3 横切面（C）

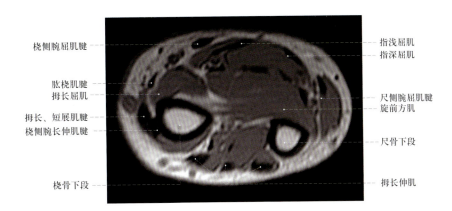

桡侧腕屈肌腱 — 指浅屈肌
— 指深屈肌
肱桡肌腱
拇长屈肌 — 尺侧腕屈肌腱
— 旋前方肌
拇长、短展肌腱
桡侧腕长伸肌腱 — 尺骨下段

桡骨下段 — 拇长伸肌

1873.经前臂部远侧 1/3 的横断层面与 MRI

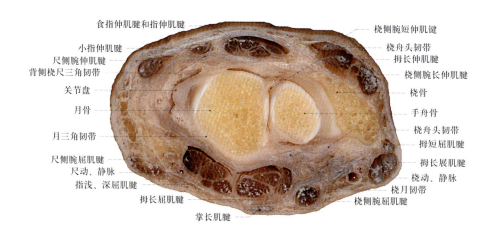

食指伸肌腱和指伸肌腱 — 桡侧腕短伸肌键
小指伸肌腱 — 桡舟头韧带
尺侧腕伸肌腱 — 拇长伸肌腱
背侧桡尺三角韧带 — 桡侧腕长伸肌腱
关节盘 — 桡骨
月骨 — 手舟骨
月三角韧带 — 桡舟头韧带
尺侧腕屈肌腱 — 拇短屈肌腱
尺动、静脉 — 拇长展肌腱
指浅、深屈肌腱 — 桡动、静脉
拇长屈肌腱 — 桡月韧带
掌长肌腱 — 桡侧腕屈肌腱

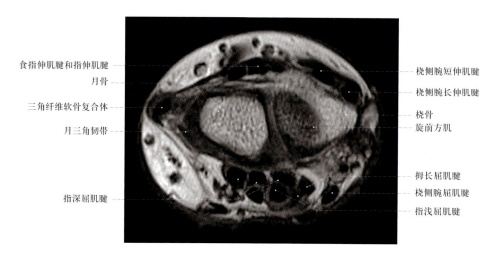

食指伸肌腱和指伸肌腱 — 桡侧腕短伸肌腱
月骨 — 桡侧腕长伸肌腱
三角纤维软骨复合体 — 桡骨
月三角韧带 — 旋前方肌
拇长屈肌腱
桡侧腕屈肌腱
指深屈肌腱 — 指浅屈肌腱

1874. 经近侧腕骨和桡骨下端的横断层面与MRI

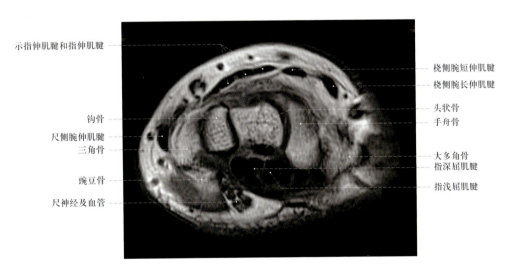

指伸肌腱
示指伸肌腱
头状骨
小指伸肌腱
钩骨
尺侧腕屈肌腱
三角骨
桡侧腕短伸肌腱
拇长伸肌腱
桡侧腕长伸肌腱
三角头韧带
指深屈肌腱
豌豆骨
手舟骨
桡动脉
尺侧腕屈肌腱
拇短伸肌腱
拇长屈肌腱
拇长展肌腱
尺神经
尺动脉
指浅屈肌腱
拇短展肌
桡侧腕屈肌腱

示指伸肌腱和指伸肌腱
桡侧腕短伸肌腱
桡侧腕长伸肌腱
钩骨
头状骨
尺侧腕伸肌腱
手舟骨
三角骨
大多角骨
指深屈肌腱
豌豆骨
指浅屈肌腱
尺神经及血管

1875.经近、远侧腕骨间的横断层面与MRI

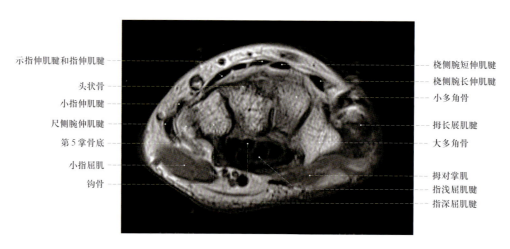

指伸肌腱和示指伸肌腱
头状骨
小指伸肌腱
钩骨
尺侧腕伸肌腱
第5掌骨底

小指屈肌
指浅、深屈肌腱
尺动脉
腕横韧带

桡侧腕短伸肌腱
小多角骨
桡侧腕长伸肌腱
拇长伸肌腱
桡动、静脉
大多角骨
拇长展肌腱
第1掌骨底
桡侧腕屈肌腱
拇长屈肌腱
拇短屈肌
拇对掌肌
正中神经
掌长肌腱

示指伸肌腱和指伸肌腱
头状骨
小指伸肌腱
尺侧腕伸肌腱
第5掌骨底
小指屈肌
钩骨

桡侧腕短伸肌腱
桡侧腕长伸肌腱
小多角骨
拇长展肌腱
大多角骨
拇对掌肌
指浅屈肌腱
指深屈肌腱

1876.经远侧腕骨和第1、5掌骨底的横断层面与MRI

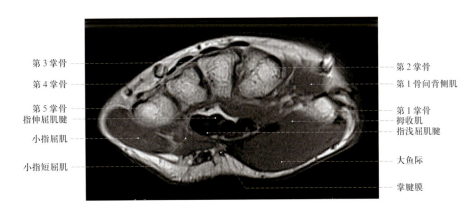

第3掌骨
第4掌骨
指深屈肌
第3骨间掌侧肌
第5掌骨底
小指对掌肌
小指短屈肌
小指展肌
尺神经
尺动脉
指浅屈肌
掌腱膜
正中神经

第1骨间掌侧肌
第2掌骨
拇收肌
第1骨间背侧肌
拇长屈肌腱
第1掌骨
拇对掌肌
拇短展肌
拇短屈肌

第3掌骨
第4掌骨
第5掌骨
指伸屈肌腱
小指屈肌
小指短屈肌

第2掌骨
第1骨间背侧肌
第1掌骨
拇收肌
指浅屈肌腱
大鱼际
掌腱膜

1877.经掌骨近侧的横断层面与MRI

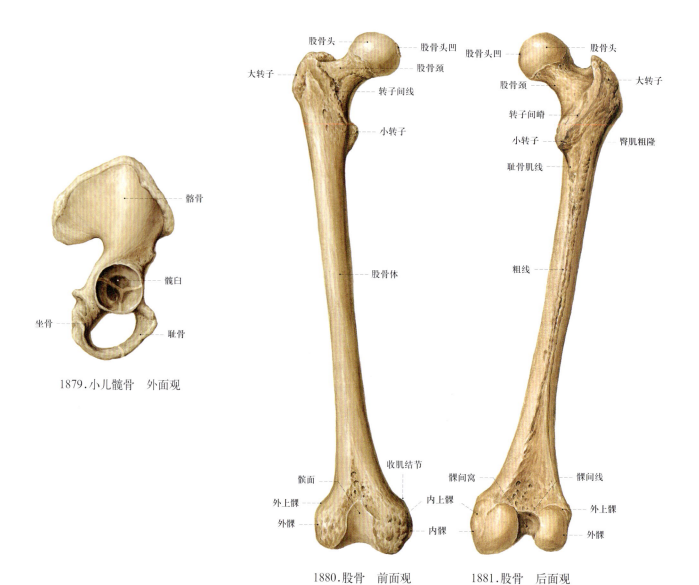

髂嵴
髂窝
髂前上棘
髂前下棘
弓状线
髂耻隆起
耻骨梳
耻骨上支
耻骨结节
闭孔
耻骨联合面

髂粗隆
耳状面
髂后上棘
髂后下棘
坐骨大切迹
坐骨棘
坐骨小切迹
坐骨支
坐骨结节
耻骨下支

A

髂骨翼
臀前线
髂后上棘
臀后线
髂后下棘
坐骨大切迹
坐骨棘
坐骨小切迹
坐骨结节
坐骨支

髂嵴
髂结节
髂前上棘
髂前下棘
髋臼
月状面
髋臼窝
髋臼切迹
耻骨结节
耻骨下支

B

1878.髋骨内面观和髋骨外面观

A.髋骨内面观　B.髋骨外面观

髂骨
髋臼
坐骨
耻骨

1879.小儿髋骨　外面观

股骨头
大转子
转子间线
小转子

股骨头凹
股骨颈

股骨体

髌面
外上髁
外髁

收肌结节
内上髁
内髁

1880.股骨　前面观

股骨头凹
股骨颈
转子间嵴
小转子
耻骨肌线

粗线

髁间窝
外上髁
外髁

股骨头
大转子
臀肌粗隆

髁间线
外上髁
外髁

1881.股骨　后面观

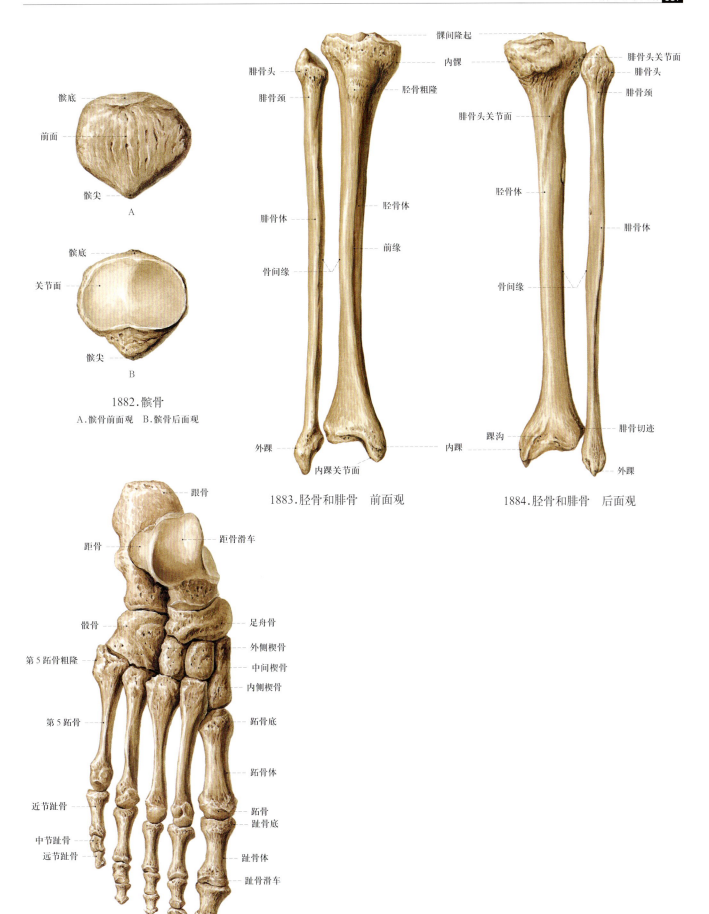

髌底
前面
髌尖
A

髌底
关节面
髌尖
B

1882.髌骨

A.髌骨前面观　B.髌骨后面观

髁间隆起
内踝
腓骨头
胫骨粗隆
腓骨颈
腓骨体
胫骨体
前缘
骨间缘
外踝
内踝关节面

1883.胫骨和腓骨　前面观

腓骨头关节面
腓骨头
腓骨颈
胫骨体
腓骨体
骨间缘
踝沟
腓骨切迹
内踝
外踝

1884.胫骨和腓骨　后面观

跟骨
距骨
距骨滑车
骰骨
足舟骨
外侧楔骨
第5跖骨粗隆
中间楔骨
内侧楔骨
第5跖骨
跖骨底
跖骨体
近节趾骨
跖骨
趾骨底
中节趾骨
远节趾骨
趾骨体
趾骨滑车

1885.足骨　背面观

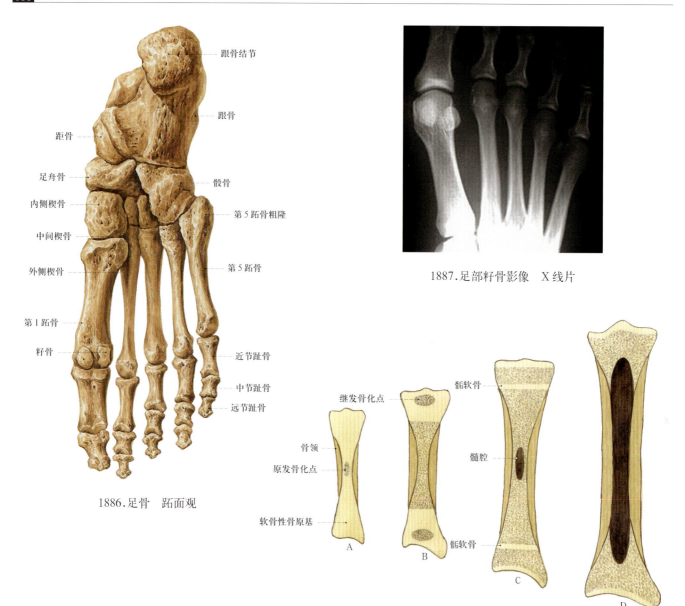

跟骨结节

跟骨

距骨

足舟骨

骰骨

内侧楔骨

第5跖骨粗隆

中间楔骨

外侧楔骨

第5跖骨

第1跖骨

籽骨

近节趾骨

中节趾骨

远节趾骨

1886.足骨　跖面观

1887.足部籽骨影像　X线片

继发骨化点

骺软骨

骨领

髓腔

原发骨化点

骺软骨

软骨性骨原基

A

B

C

D

1888.A~D.骨化中心

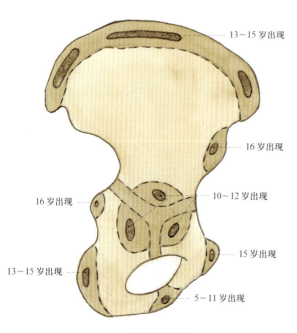

13~15岁出现

16岁出现

16岁出现

10~12岁出现

15岁出现

13~15岁出现

5~11岁出现

1889.髋骨骨化中心

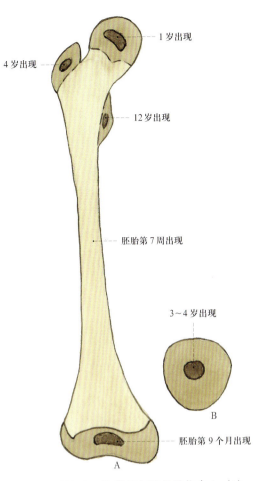

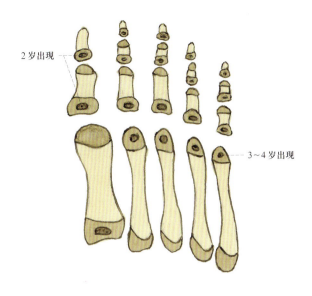

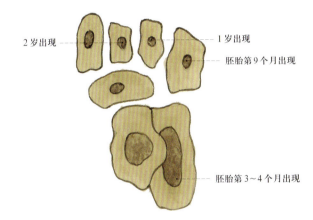

1890.A、B.股骨与髌骨骨化中心（1）

1892.足骨骨化中心

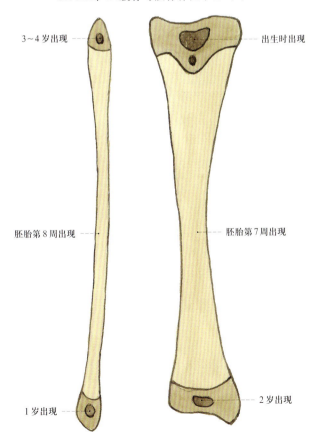

1891.股骨与髌骨骨化中心（2）

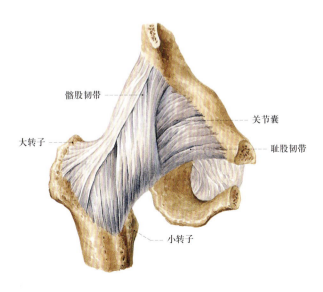

1893.髋关节周围韧带　前面观

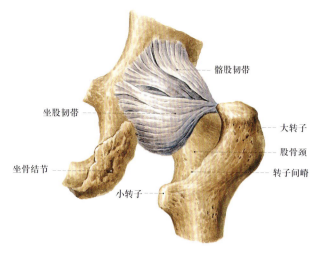

1894.髋关节周围韧带　后面观

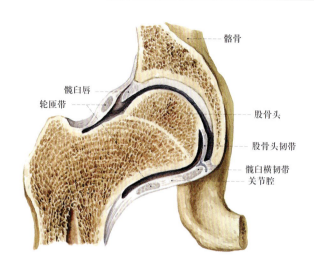

1895.髋关节

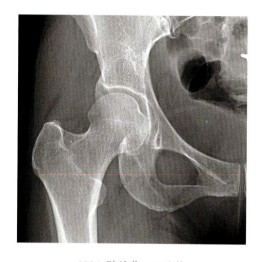

1896.髋关节　X线片

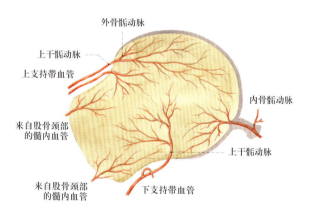

1897.股骨头与颈的血液供应

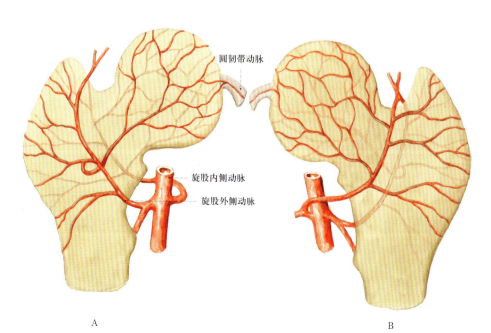

A　　　　　　　　　　　　　　　　　　　B

1898.股骨上端的动脉供应

A.前面观　B.后面观

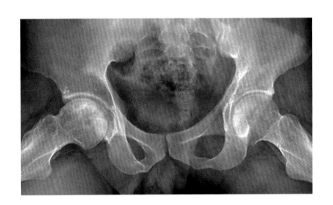

1899.髋关节蛙式　侧位图

1900.髋关节　示股骨头和大、小转子

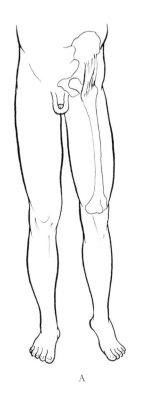

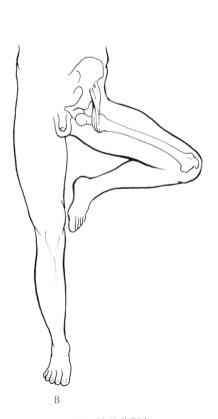

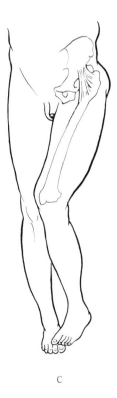

A　　　　　　　　　　　B　　　　　　　　　　　C

1901.髋关节脱位

A.前脱位　B.中心脱位　C.后脱位

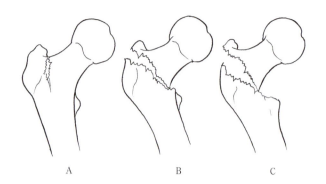

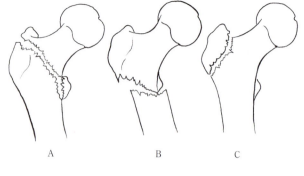

1902.转子间骨折与经转子骨折
A.转子间骨折　B、C.经转子骨折

1903.经转子骨折、转子下骨折与大转子骨折
A.经转子骨折　B.转子下骨折　C.大转子骨折

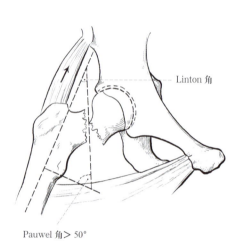

Linton 角

Pauwel 角＞50°

1904.股骨颈内收型骨折

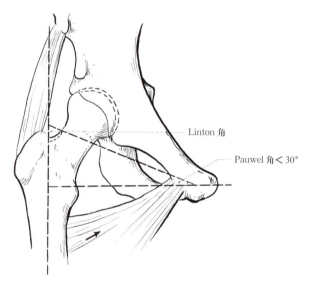

Linton 角

Pauwel 角＜30°

1905.股骨颈外展型骨折

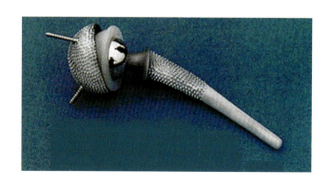

1906.金属人工髋关节

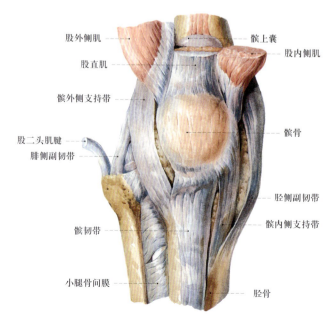

股外侧肌　　　　　　　　髌上囊
股直肌　　　　　　　　股内侧肌
髌外侧支持带
股二头肌腱　　　　　　　髌骨
腓侧副韧带
　　　　　　　　　　　胫侧副韧带
　　　　　　　　　　　髌内侧支持带
髌韧带
小腿骨间膜　　　　　　　胫骨

1907.膝关节　前面观

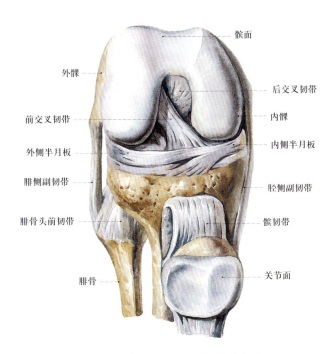

腓肠肌内侧头
跖肌
胫侧副韧带
腓肠肌外侧头
半膜肌腱
腘斜韧带
腓侧副韧带
腓骨头
腘肌

1908.膝关节 后面观

髌面
外髁
后交叉韧带
前交叉韧带
内髁
外侧半月板
内侧半月板
腓侧副韧带
胫侧副韧带
腓骨头前韧带
髌韧带
腓骨
关节面

1909.膝关节 前面观切除关节囊

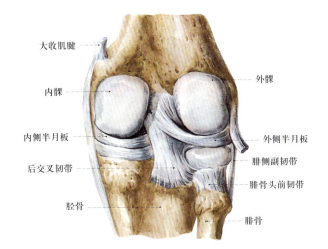

大收肌腱
外髁
内髁
内侧半月板
外侧半月板
后交叉韧带
腓侧副韧带
腓骨头前韧带
胫骨
腓骨

1910.膝关节 后面观切除关节囊

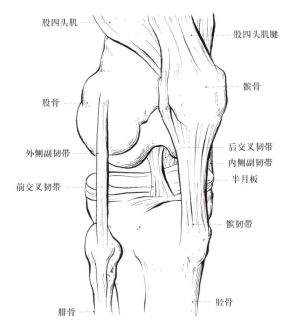

股四头肌
股四头肌腱
股骨
髌骨
外侧副韧带
后交叉韧带
内侧副韧带
前交叉韧带
半月板
髌韧带
腓骨
胫骨

1912.膝关节的韧带

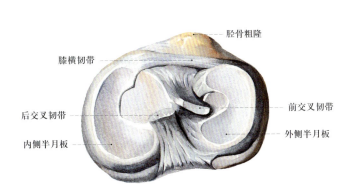

胫骨粗隆
膝横韧带
前交叉韧带
后交叉韧带
外侧半月板
内侧半月板

1911.半月板和交叉韧带

股四头肌腱
股骨
髌上囊
髌骨
腓侧副韧带
前上外侧隐窝
后下外侧隐窝
外侧半月板
腘肌腱
髌下深囊
髌韧带
后下外侧隐窝
前下外侧隐窝
腓骨
胫骨

1913.膝关节滑囊

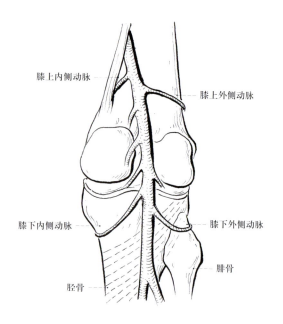

膝上内侧动脉
膝上外侧动脉
膝下内侧动脉
膝下外侧动脉
腓骨
胫骨

1914.腘动脉的分段与关节支的位置

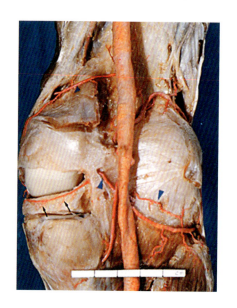

1915.腘动脉及其关节支

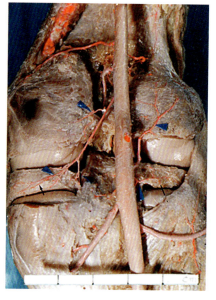

1916.膝后内侧动脉和膝后外侧动脉

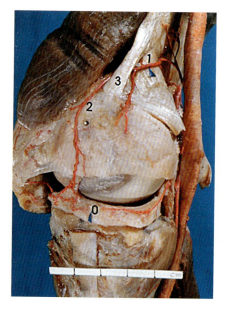

1917.膝上内侧动脉的行程

0.内侧半月板　1.膝上内侧动脉
2.膝上内侧动脉降支　3.大收肌腱

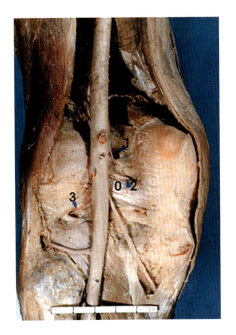

1918.膝中动脉与膝后内、外侧动脉

0.腘斜韧带　1.膝中动脉
2.膝下外侧动脉　3.膝下内侧动脉

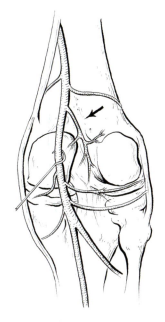

1919.膝中动脉(↑) 示意图

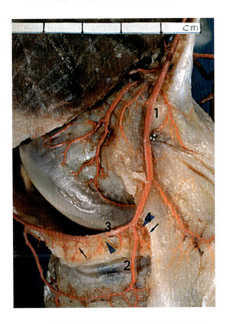

1920.膝降动脉与膝上内侧动脉的分布

1.膝降动脉　2.膝降动脉降支
3.膝降动脉前支

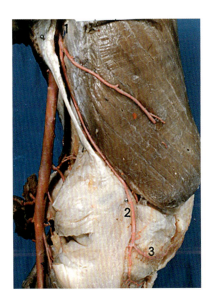

1921.膝降动脉的分支分布

1.膝降动脉　2、3.膝降动脉分支

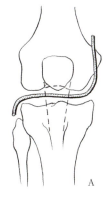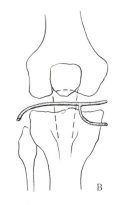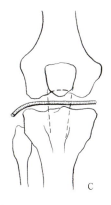

1922.膝前区的动脉吻合与分布

A.对角型　B.双边型　C.单边型

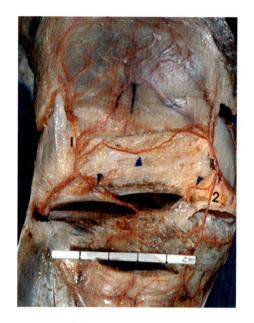

1923.膝前区动脉的吻合网和吻合弓
1.膝上内侧动脉　2.膝下外侧动脉

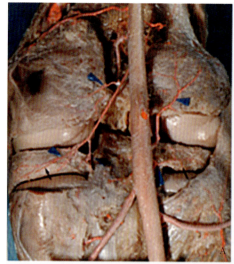

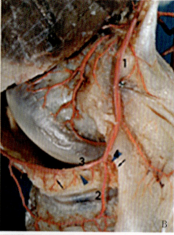

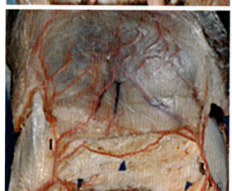

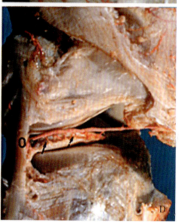

1924.膝周动脉环弓在膝后
A.前　B.内　C.外　D.各段的形态
1.膝上内侧动脉　2.降支　3.前支

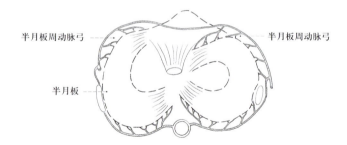

半月板周动脉弓　　半月板周动脉弓

半月板

1925.膝关节半月板周动脉环弓　示意图

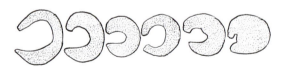

1926.内侧半月板的形态

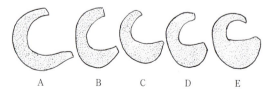

A　　B　　C　　D　　E

1927.外侧半月板的形态
A.极窄型　B.窄型　C.中型　D.宽型　E.极宽型

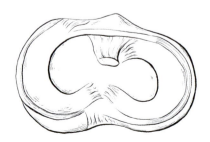

1928.半月板的相关韧带

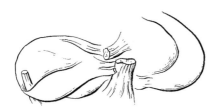

1929.半月板的变异——环形半月板

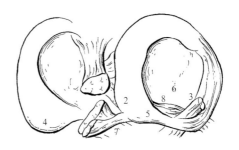

1930.外侧半月板的变异——环形半月板

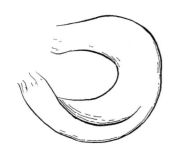

1931.半月板的变异——纵裂半月板

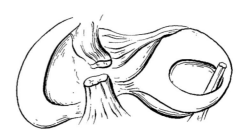

1932.内侧半月板的变异——无角半月板

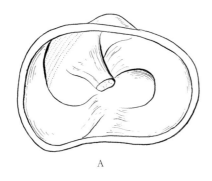

A

B

1933.A、B.半月板的变异

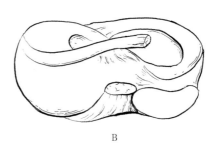

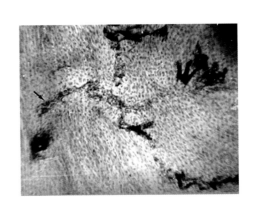

1934.半月板纤维构筑 示意图

1935.半月板水平切片 示沿辐射纤维进入半月板的动脉

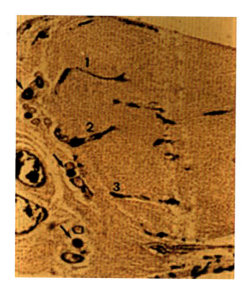

1936.半月板体部断面 示半月板内的动脉组织

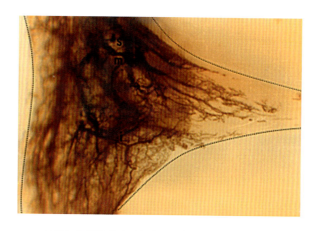

1937.半月板体部断面 示半月板内的动脉

透明标本 s、m、i:上、中、下3层动脉

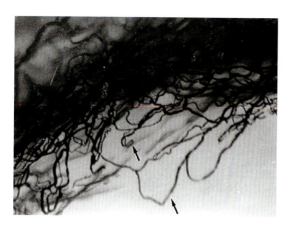

1938.半月板内毛细血管网和袢

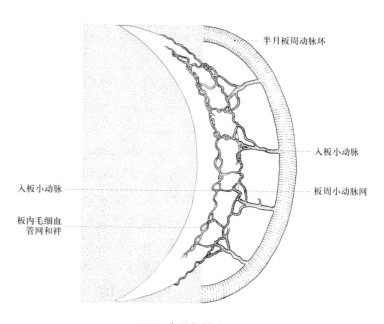

半月板周动脉环

入板小动脉

板周小动脉网

入板小动脉

板内毛细血管网和袢

1939.半月板的血供通路 示意图

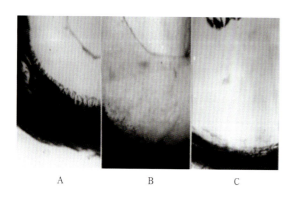

A B C

1940.半月板内血管的增龄变化

A.胎儿 B.小儿 C.成人

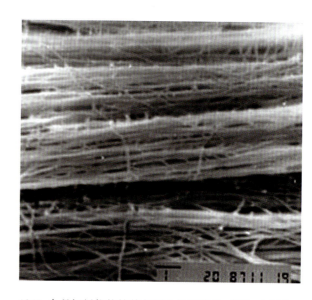

1941.半月板纤维构筑的扫描电镜图像纵（弧）向纤维

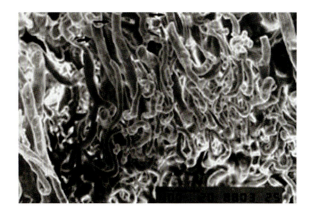

1942.半月板的动脉铸型半月板周小动脉网

1943.半月板的动脉铸型入板小动脉（箭头）与板内毛细血管

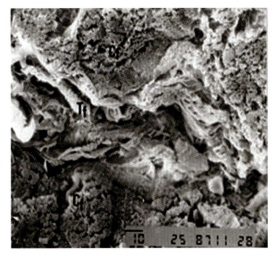

1944.半月板纤维构筑的扫描电镜图像

Df.半月板横断面的纤维　Tf.辐射纤维　Cf.纵向纤维

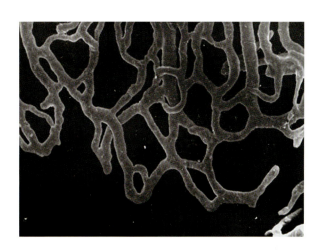

1945.半月板内毛细血管网和袢

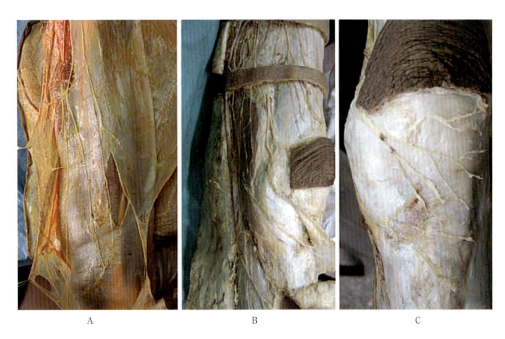

A   B   C

1946.膝关节的浅层神经

A.髌上区　B.膝内侧区　C.髌下区

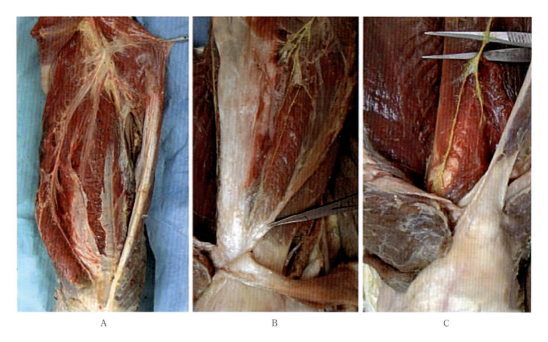

A   B   C

1947.A～C.膝关节的深层神经髌上区组股四头肌的神经发出分支至膝前髌上区

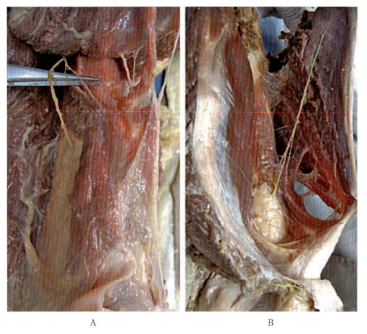

A   B

1948.A、B.膝关节的深层神经髌上区组股中间肌的神经发出分支至膝关节肌和髌上囊

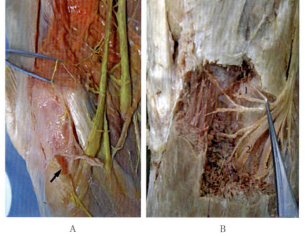

A   B

1949.A、B.膝关节的深层神经膝外侧区组来自腓总神经的分支及腓浅、腓深神经关节返支(1～3)

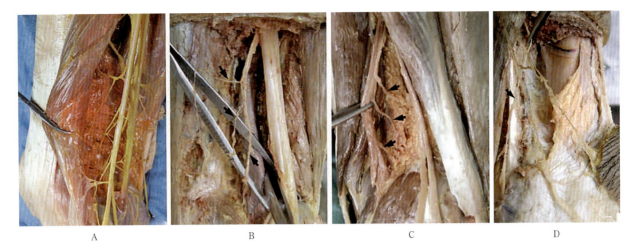

A　　　　　　B　　　　　　C　　　　　　D

1950.A～D.膝关节的深层神经膝后腘区组坐骨神经和闭孔神经发出分支至膝关节的后部

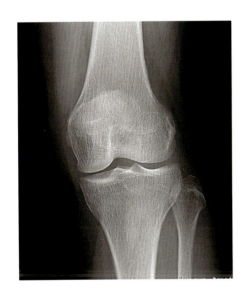

1951.膝关节　正位X线片

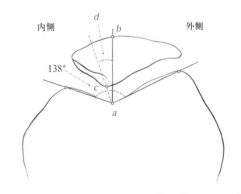

1953.沟角c（138°）和适合角d（≥±16°）

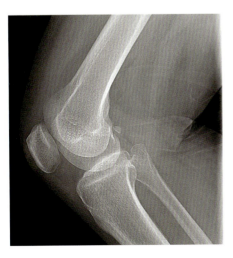

1952.膝关节　侧位X线片

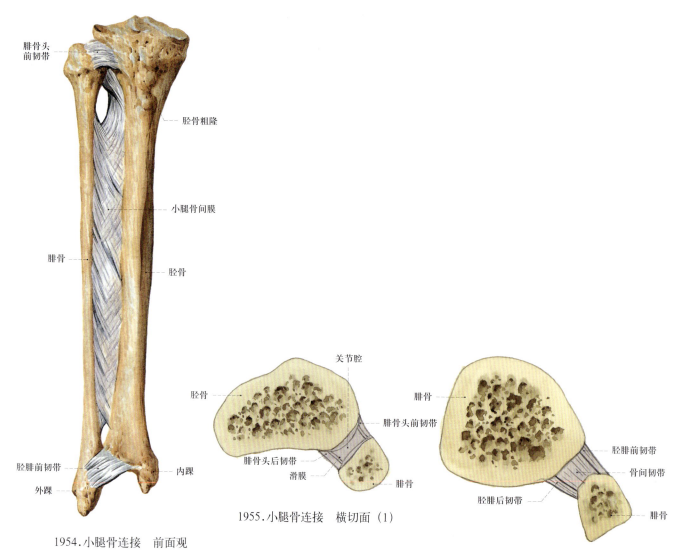

腓骨头前韧带

胫骨粗隆

小腿骨间膜

腓骨

胫骨

胫腓前韧带

外踝

内踝

关节腔

胫骨

腓骨头前韧带

腓骨头后韧带

滑膜

腓骨

1954.小腿骨连接　前面观

1955.小腿骨连接　横切面（1）

腓骨

胫腓前韧带

骨间韧带

胫腓后韧带

腓骨

1956.小腿骨连接　横切面（2）

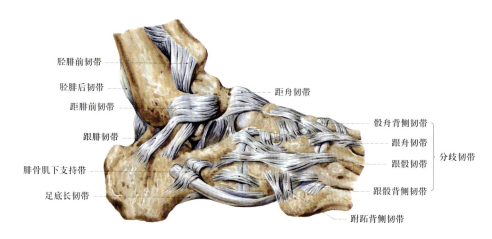

胫腓前韧带

胫腓后韧带

距腓前韧带

跟腓韧带

腓骨肌下支持带

足底长韧带

距舟韧带

骰舟背侧韧带

跟舟韧带

跟骰韧带

跟骰背侧韧带

跗跖背侧韧带

分歧韧带

1957.踝关节和足关节

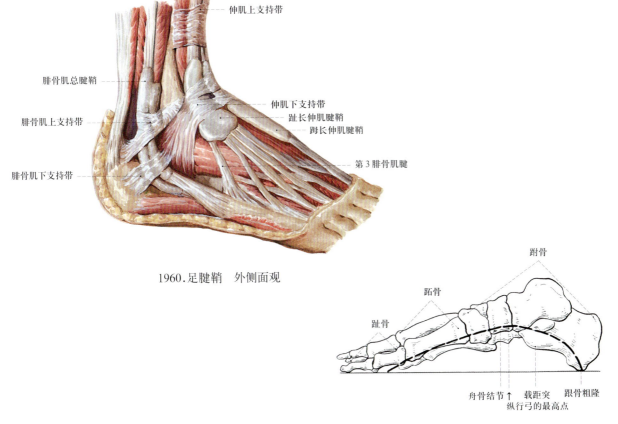

跟骨

足底长韧带

趾长屈肌腱
胫骨后肌腱

跟舟足底韧带

骰舟足底韧带

足舟骨

楔舟足底韧带

内侧楔骨

胫骨前肌腱

蹞长屈肌腱

腓骨短肌腱

腓骨长肌腱

跖骨足底韧带

1958.足关节　底面观

伸肌上支持带

胫骨前肌腱鞘

伸肌下支持带

蹞长伸肌腱鞘

胫骨后肌腱鞘

趾长屈肌腱鞘

蹞长屈肌腱鞘

屈肌支持带

蹞展肌

1959.足腱鞘　内侧面观

伸肌上支持带

腓骨肌总腱鞘

腓骨肌上支持带

腓骨肌下支持带

伸肌下支持带
趾长伸肌腱鞘
蹞长伸肌腱鞘

第3腓骨肌腱

1960.足腱鞘　外侧面观

跗骨

跖骨

趾骨

舟骨结节　↑　载距突
纵行弓的最高点

跟骨粗隆

1961.足弓

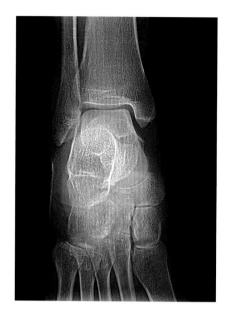

1962.踝关节 正位 X 线片

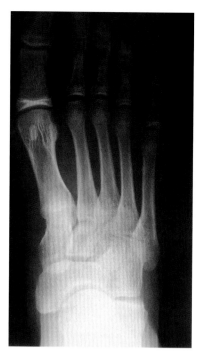

1963.足 前后位 X 线片

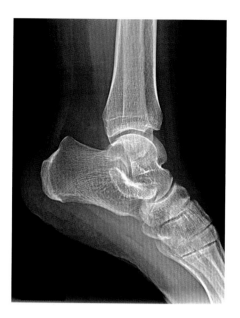

1964.踝关节 侧位 X 线片

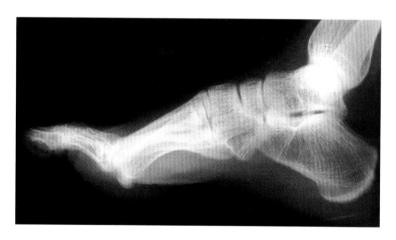

1965.足 斜位 X 线片

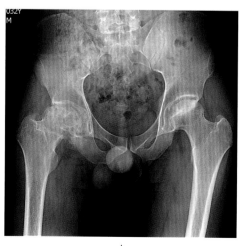

A

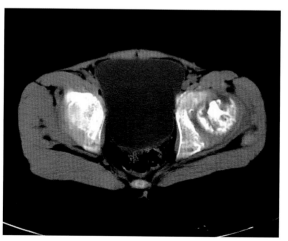

B

1966.股骨头坏死

A.X 线片 B.MRI

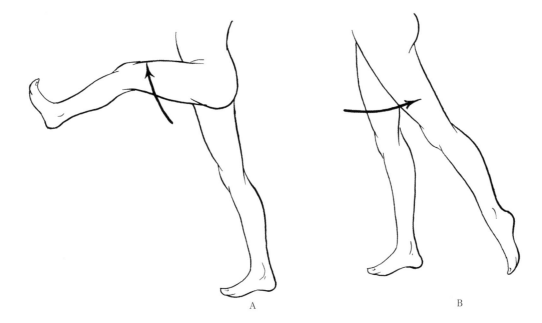

1967.大腿屈伸

A.屈　B.伸

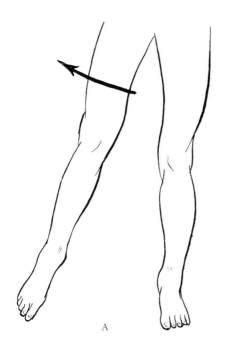

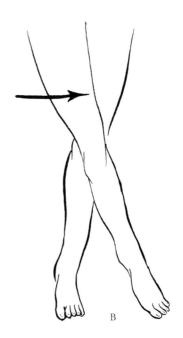

1968.大腿内收、外展

A.外展　B.内收

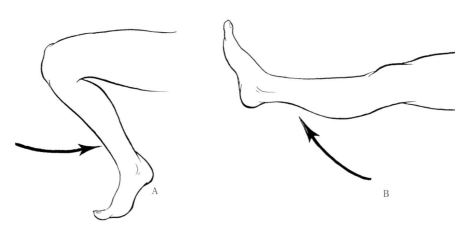

1969.大腿旋内、旋外
A.旋外（旋后）　B.旋内（旋前）

1970.膝关节屈伸
A.屈　B.伸

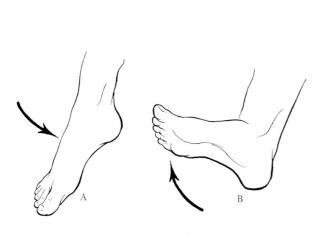

1971.足屈伸
A.屈（跖屈）　B.伸（背屈）

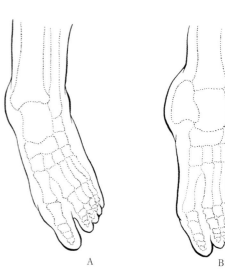

1972.足内、外翻
A.外翻　B.内翻

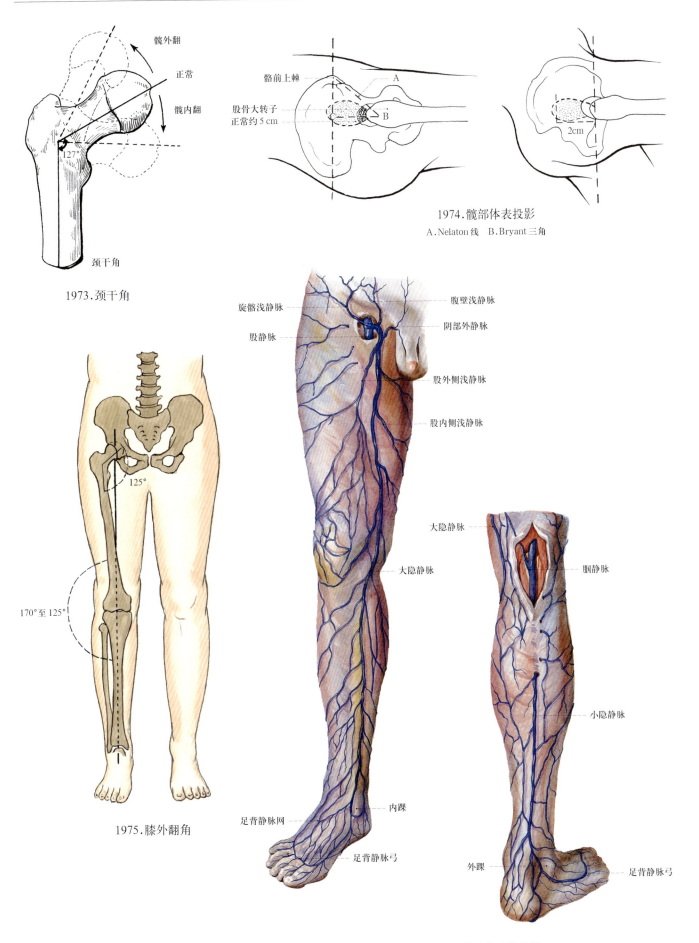

髋外翻

正常

髋内翻

127°

颈干角

1973.颈干角

髂前上棘

股骨大转子
正常约5 cm

A

B

2cm

1974.髋部体表投影

A.Nelaton 线　B.Bryant 三角

125°

170°至125°

1975.膝外翻角

旋髂浅静脉

股静脉

腹壁浅静脉

阴部外静脉

股外侧浅静脉

股内侧浅静脉

大隐静脉

足背静脉网

内踝

足背静脉弓

大隐静脉

腘静脉

小隐静脉

外踝

足背静脉弓

1976.大隐静脉与小隐静脉

腹股沟上浅淋巴结

腹股沟下浅淋巴结

大隐静脉

浅淋巴管

大隐静脉

浅淋巴管

内踝

1977.腹股沟浅淋巴结

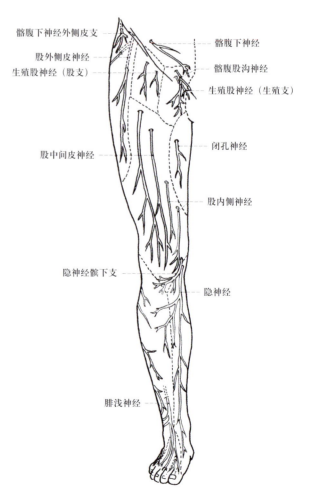

髂腹下神经外侧皮支

髂腹下神经

股外侧皮神经

髂腹股沟神经

生殖股神经（股支）

生殖股神经（生殖支）

闭孔神经

股中间皮神经

股内侧神经

隐神经髌下支

隐神经

腓浅神经

1978.下肢皮神经　前面观

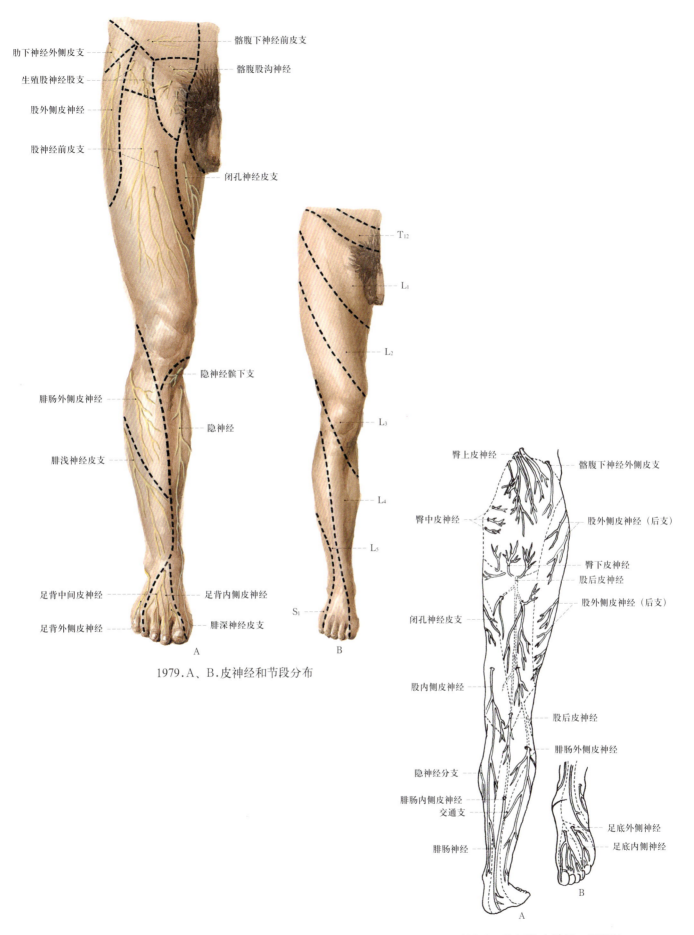

肋下神经外侧皮支

生殖股神经股支

股外侧皮神经

股神经前皮支

髂腹下神经前皮支

髂腹股沟神经

闭孔神经皮支

隐神经髌下支

腓肠外侧皮神经

隐神经

腓浅神经皮支

足背中间皮神经

足背外侧皮神经

足背内侧皮神经

腓深神经皮支

T₁₂

L₁

L₂

L₃

L₄

L₅

S₁

A

B

1979.A、B.皮神经和节段分布

臀上皮神经

臀中皮神经

闭孔神经皮支

股内侧皮神经

隐神经分支

腓肠内侧皮神经
交通支

腓肠神经

髂腹下神经外侧皮支

股外侧皮神经（后支）

臀下皮神经

股后皮神经

股外侧皮神经（后支）

股后皮神经

腓肠外侧皮神经

足底外侧神经

足底内侧神经

B

A

1980.A、B.下肢皮神经　后面观

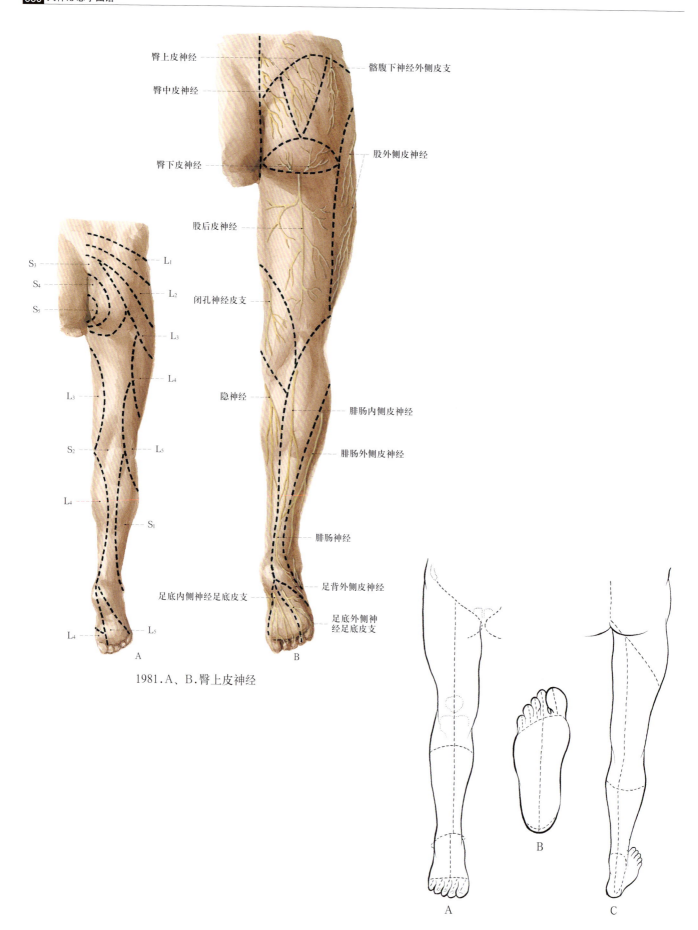

臀上皮神经

臀中皮神经

臀下皮神经

髂腹下神经外侧皮支

股外侧皮神经

股后皮神经

闭孔神经皮支

隐神经

S_3

S_4

S_5

L_1

L_2

L_3

L_4

L_3

S_2

L_5

L_4

S_1

腓肠内侧皮神经

腓肠外侧皮神经

腓肠神经

足底内侧神经足底皮支

足背外侧皮神经

足底外侧神经足底皮支

L_4 L_5

A

B

1981.A、B.臀上皮神经

1982.下肢皮肤切口　示意图

A.前面　B.足底　C.后面

A

B

C

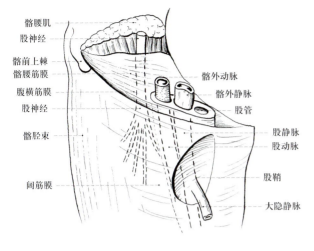

髂腰肌
股神经
髂前上棘
髂腰筋膜
腹横筋膜
股神经
髂胫束
阔筋膜

髂外动脉
髂外静脉
股管
股静脉
股动脉
股鞘
大隐静脉

1983.股鞘

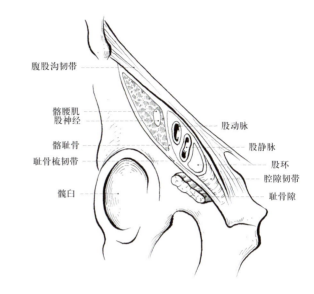

腹股沟韧带
髂腰肌
股神经
髂耻骨
耻骨梳韧带
髋臼

股动脉
股静脉
股环
腔隙韧带
耻骨隙

1984.股环

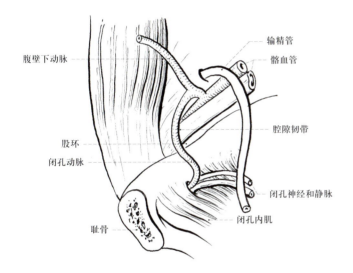

腹壁下动脉

股环
闭孔动脉

耻骨

输精管
髂血管

腔隙韧带

闭孔神经和静脉
闭孔内肌

1985.异常闭孔动脉

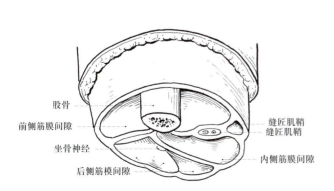

股骨
前侧筋膜间隙
坐骨神经
后侧筋模间隙

缝匠肌鞘
缝匠肌鞘
内侧筋膜间隙

1986.大腿前、内侧骨筋膜鞘

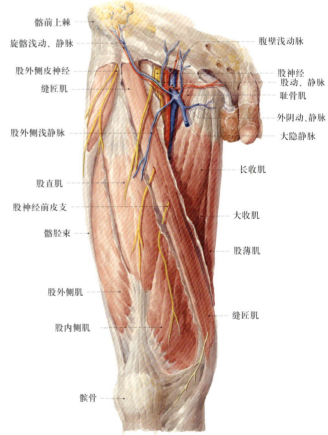

髂前上棘
旋髂浅动、静脉
股外侧皮神经
缝匠肌
股外侧浅静脉

股直肌
股神经前皮支
髂胫束

股外侧肌

股内侧肌

髌骨

腹壁浅动脉
股神经
股动、静脉
耻骨肌
外阴动、静脉
大隐静脉
长收肌
大收肌
股薄肌
缝匠肌

1987.股三角

缝匠肌
股外侧皮神经
旋髂浅动脉
股直肌
髂腰肌
阔筋膜张肌
闭孔神经后支
股深动脉
长收肌
股中间肌
髂胫束
股直肌
股外侧肌
髌骨

股神经
腹壁浅动脉
股动、静脉
耻骨肌
闭孔神经前支
长收肌
闭孔外肌
短收肌
股薄肌
大收肌
隐神经
缝匠肌
股内侧肌

1988.收肌管

臀大肌
臀下动、静脉及神经
股后皮神经
骶结节韧带
股薄肌
大收肌
半腱肌
半膜肌
坐骨神经
腘动、静脉
胫神经
小隐静脉
腓肠内侧皮神经

臀中肌
臀小肌
臀上动、静脉及神经
梨状肌
臀中肌
上孖肌
闭孔内肌
下孖肌
股方肌
坐骨神经
大收肌
股深动脉穿支
股二头肌长、短头
腓总神经
腓肠外侧皮神经

1989.梨状肌

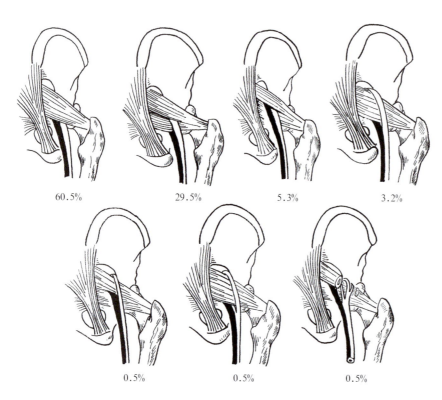

60.5% 29.5% 5.3% 3.2%

0.5% 0.5% 0.5%

1990.坐骨神经与梨状肌的关系

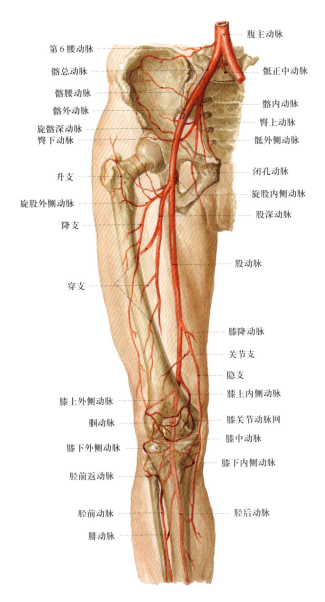

第6腰动脉
髂总动脉
髂腰动脉
髂外动脉
旋髂深动脉
臀下动脉
升支
旋股外侧动脉
降支
穿支

膝上外侧动脉
腘动脉
膝下外侧动脉
胫前返动脉
胫前动脉
腓动脉

腹主动脉
骶正中动脉
髂内动脉
臀上动脉
骶外侧动脉
闭孔动脉
旋股内侧动脉
股深动脉
股动脉

膝降动脉
关节支
隐支
膝上内侧动脉
膝关节动脉网
膝中动脉
膝下内侧动脉

胫后动脉

1991.髋、膝关节周围动脉网

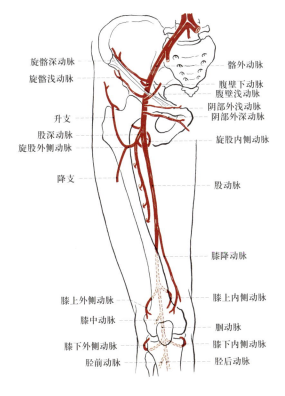

旋髂深动脉
旋髂浅动脉

升支
股深动脉
旋股外侧动脉

降支

膝上外侧动脉
膝中动脉
膝下外侧动脉
胫前动脉

髂外动脉
腹壁下动脉
腹壁浅动脉
阴部外浅动脉
阴部外深动脉
旋股内侧动脉

股动脉

膝降动脉

膝上内侧动脉
腘动脉
膝下内侧动脉
胫后动脉

1992.大腿部的动脉　示意图

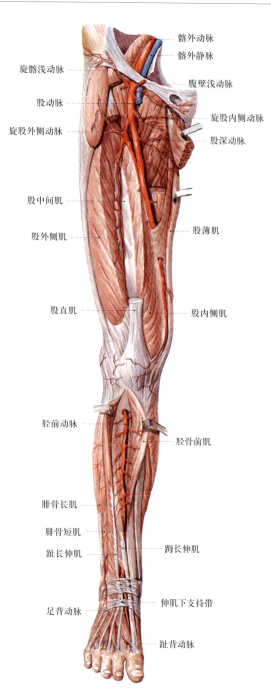

髂外动脉
髂外静脉
旋髂浅动脉
腹壁浅动脉
股动脉
旋股内侧动脉
旋股外侧动脉
股深动脉
股中间肌
股外侧肌
股薄肌
股直肌
股内侧肌
胫前动脉
胫骨前肌
腓骨长肌
腓骨短肌
趾长伸肌
姆长伸肌
足背动脉
伸肌下支持带
趾背动脉

1993.股动脉　前面观

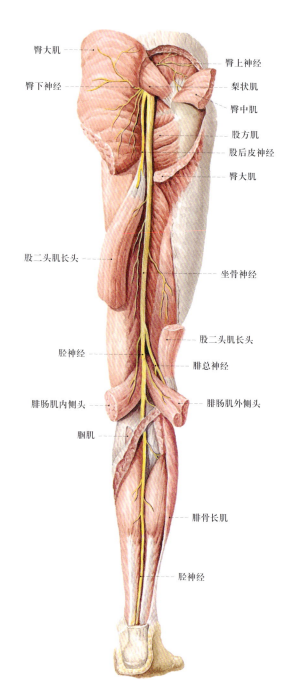

臀大肌
臀上神经
臀下神经
梨状肌
臀中肌
股方肌
股后皮神经
臀大肌
股二头肌长头
坐骨神经
股二头肌长头
胫神经
腓总神经
腓肠肌内侧头
腓肠肌外侧头
腘肌
腓骨长肌
胫神经

1994.坐骨神经　后面观

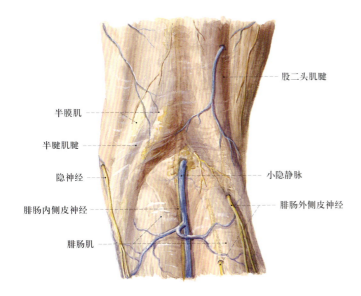

半膜肌

半腱肌腱

隐神经

腓肠内侧皮神经

腓肠肌

股二头肌腱

小隐静脉

腓肠外侧皮神经

1995.腘窝　浅面

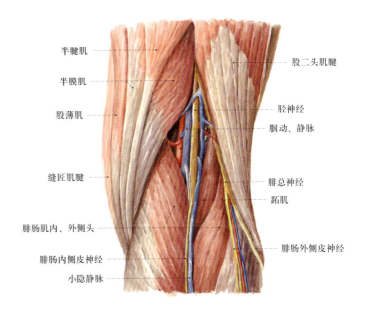

半腱肌

半膜肌

股薄肌

缝匠肌腱

腓肠肌内、外侧头

腓肠内侧皮神经

小隐静脉

股二头肌腱

胫神经

腘动、静脉

腓总神经

跖肌

腓肠外侧皮神经

1996.腘窝　深面

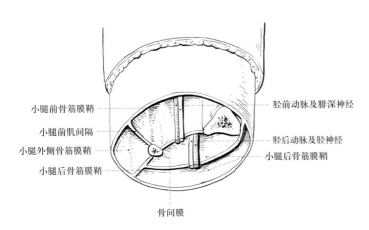

小腿前骨筋膜鞘

小腿前肌间隔

小腿外侧骨筋膜鞘

小腿后骨筋膜鞘

胫前动脉及腓深神经

胫后动脉及胫神经

小腿后骨筋膜鞘

骨间膜

1997.小腿筋膜鞘

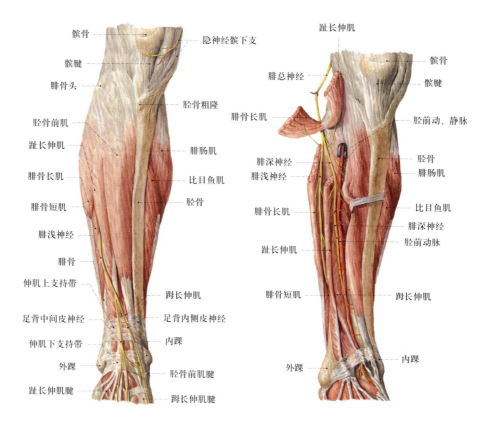

髌骨
隐神经髌下支
髌腱
腓骨头
胫骨粗隆
胫骨前肌
趾长伸肌
腓肠肌
腓骨长肌
比目鱼肌
腓骨短肌
胫骨
腓浅神经
腓骨
伸肌上支持带
蹈长伸肌
足背中间皮神经
足背内侧皮神经
伸肌下支持带
内踝
外踝
胫骨前肌腱
趾长伸肌腱
蹈长伸肌腱

趾长伸肌
腓总神经
髌骨
髌腱
腓骨长肌
胫前动、静脉
腓深神经
胫骨
腓浅神经
腓肠肌
腓骨长肌
比目鱼肌
腓深神经
胫前动脉
趾长伸肌
腓骨短肌
蹈长伸肌
外踝
内踝

1998.小腿前区和前外侧区

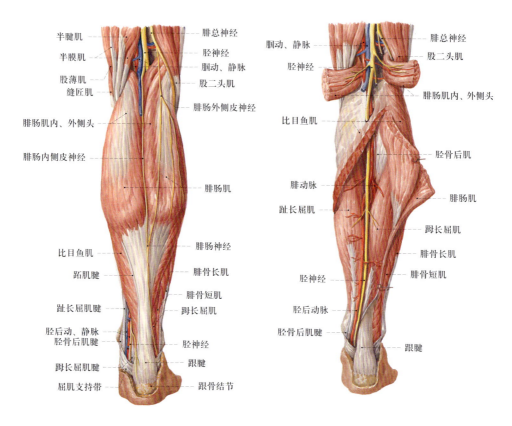

半腱肌
腓总神经
半膜肌
胫神经
股薄肌
腘动、静脉
缝匠肌
股二头肌
腓肠肌内、外侧头
腓肠外侧皮神经
腓肠内侧皮神经
腓肠肌
比目鱼肌
腓肠神经
跖肌腱
腓骨长肌
腓骨短肌
趾长屈肌腱
蹈长屈肌
胫后动、静脉
胫骨后肌腱
胫神经
蹈长屈肌腱
跟腱
屈肌支持带
跟骨结节

腘动、静脉
腓总神经
胫神经
股二头肌
腓肠肌内、外侧头
比目鱼肌
胫骨后肌
腓动脉
腓肠肌
蹈长屈肌
蹈长屈肌
腓骨长肌
胫神经
腓骨短肌
胫后动脉
胫骨后肌腱
跟腱

1999.小腿后区

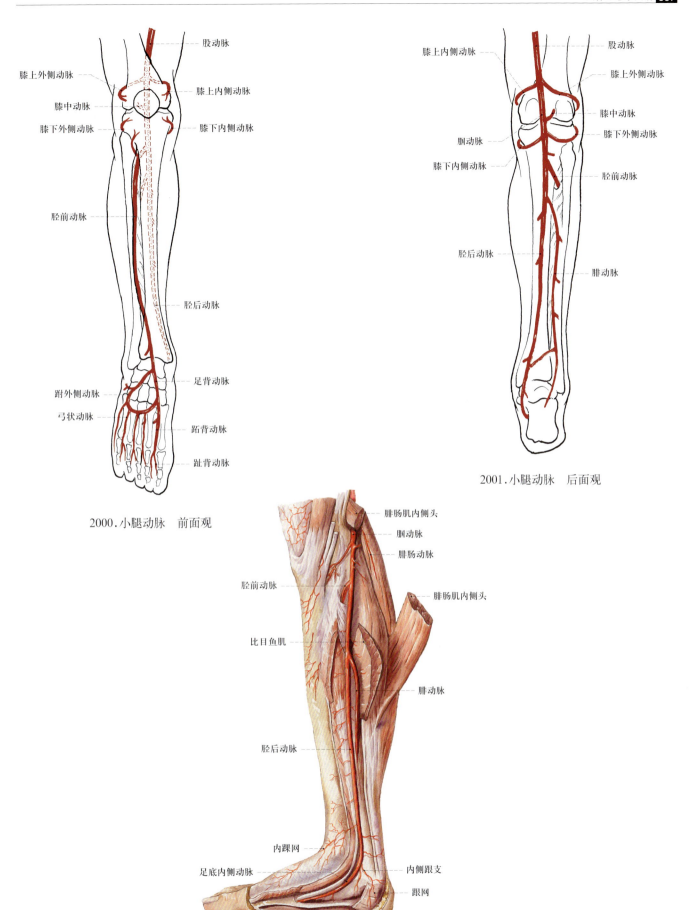

膝上外侧动脉 股动脉
膝中动脉 膝上内侧动脉
膝下外侧动脉 膝下内侧动脉
胫前动脉
胫后动脉
足背动脉
跗外侧动脉
弓状动脉 跖背动脉
趾背动脉

2000.小腿动脉 前面观

膝上内侧动脉 股动脉
膝上外侧动脉
膝中动脉
腘动脉 膝下外侧动脉
膝下内侧动脉 胫前动脉
胫后动脉
腓动脉

2001.小腿动脉 后面观

腓肠肌内侧头
腘动脉
腓肠动脉
胫前动脉 腓肠肌内侧头
比目鱼肌
腓动脉
胫后动脉
内踝网
足底内侧动脉 内侧跟支
跟网

2002.胫后动脉与腓动脉

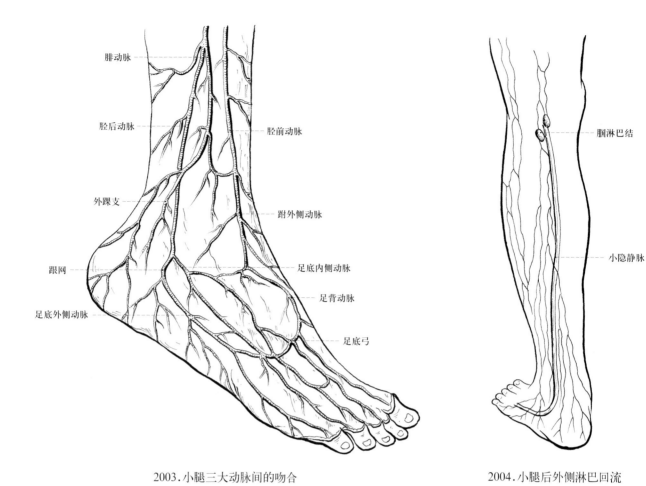

腓动脉

胫后动脉 　　　胫前动脉

外踝支 　　　　跗外侧动脉

跟网 　　　　　足底内侧动脉

　　　　　　　足背动脉

足底外侧动脉 　足底弓

2003.小腿三大动脉间的吻合

腘淋巴结

小隐静脉

2004.小腿后外侧淋巴回流

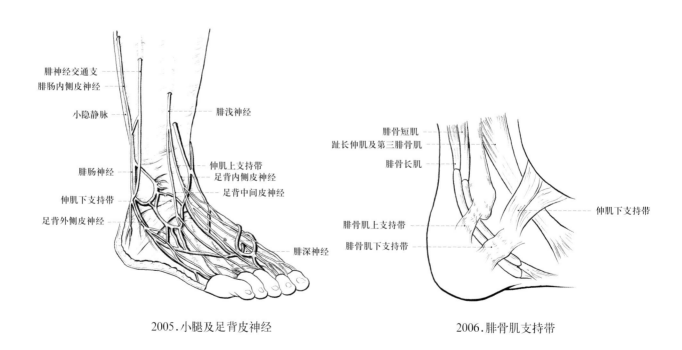

腓神经交通支
腓肠内侧皮神经

小隐静脉 　　　腓浅神经

腓肠神经 　　　伸肌上支持带
　　　　　　　足背内侧皮神经
伸肌下支持带 　足背中间皮神经
足背外侧皮神经

　　　　　　　腓深神经

2005.小腿及足背皮神经

腓骨短肌
趾长伸肌及第三腓骨肌
腓骨长肌

　　　　　　　伸肌下支持带

腓骨肌上支持带
腓骨肌下支持带

2006.腓骨肌支持带

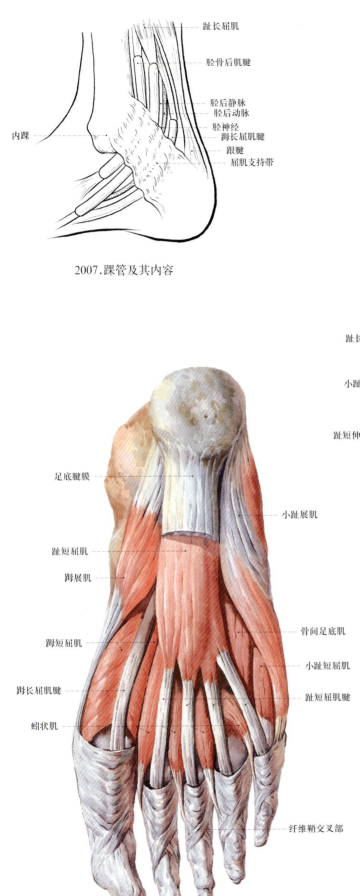

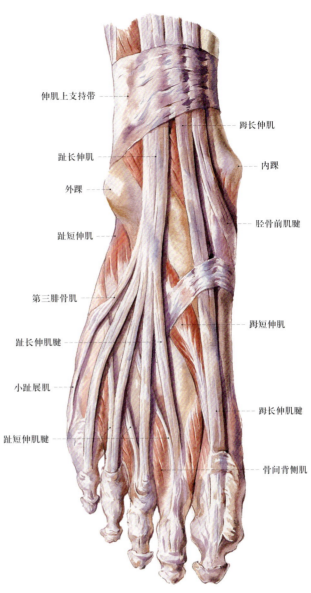

趾长屈肌

胫骨后肌腱

胫后静脉
胫后动脉
胫神经
姆长屈肌腱
跟腱
屈肌支持带

内踝

2007.踝管及其内容

伸肌上支持带

趾长伸肌

外踝

趾短伸肌

第三腓骨肌

趾长伸肌腱

小趾展肌

趾短伸肌腱

姆长伸肌

内踝

胫骨前肌腱

姆短伸肌

姆长伸肌腱

骨间背侧肌

2008.足背肌

足底腱膜

趾短屈肌

姆展肌

姆短屈肌

姆长屈肌腱

蚓状肌

小趾展肌

骨间足底肌

小趾短屈肌

趾短屈肌腱

纤维鞘交叉部

2009.足底肌　浅层

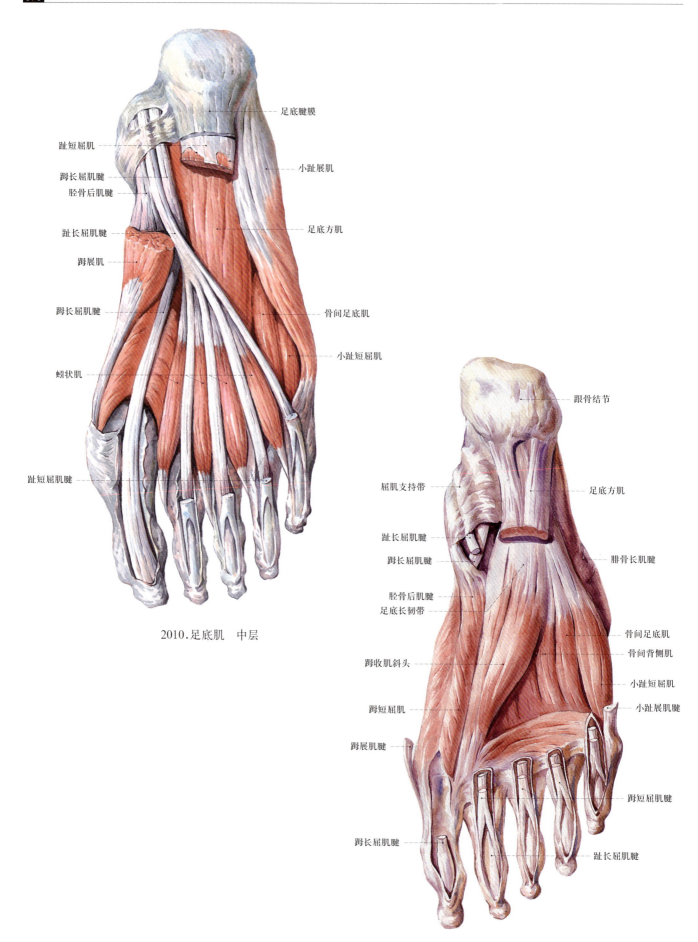

足底腱膜

趾短屈肌

小趾展肌

踇长屈肌腱

胫骨后肌腱

足底方肌

趾长屈肌腱

踇展肌

踇长屈肌腱

骨间足底肌

小趾短屈肌

蚓状肌

趾短屈肌腱

2010.足底肌　中层

跟骨结节

屈肌支持带

足底方肌

趾长屈肌腱

踇长屈肌腱

腓骨长肌腱

胫骨后肌腱
足底长韧带

骨间足底肌

骨间背侧肌

踇收肌斜头

小趾短屈肌

踇短屈肌

小趾展肌腱

踇展肌腱

踇短屈肌腱

踇长屈肌腱

趾长屈肌腱

2011.足底肌　深层

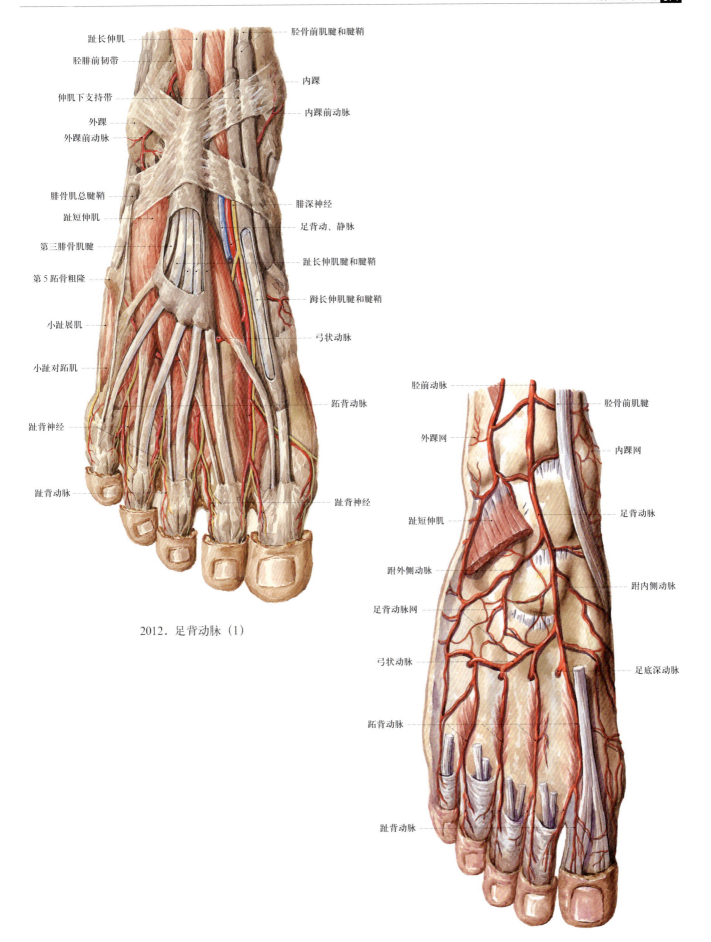

趾长伸肌
胫腓前韧带
伸肌下支持带
外踝
外踝前动脉

腓骨肌总腱鞘
趾短伸肌
第三腓骨肌腱
第5跖骨粗隆
小趾展肌
小趾对跖肌
趾背神经
趾背动脉

胫骨前肌腱和腱鞘
内踝
内踝前动脉

腓深神经
足背动、静脉
趾长伸肌腱和腱鞘
踇长伸肌腱和腱鞘
弓状动脉

跖背动脉

趾背神经

2012. 足背动脉（1）

胫前动脉
外踝网
趾短伸肌
踇外侧动脉
足背动脉网
弓状动脉
跖背动脉
趾背动脉

胫骨前肌腱
内踝网
足背动脉
踇内侧动脉
足底深动脉

2013. 足背动脉（2）

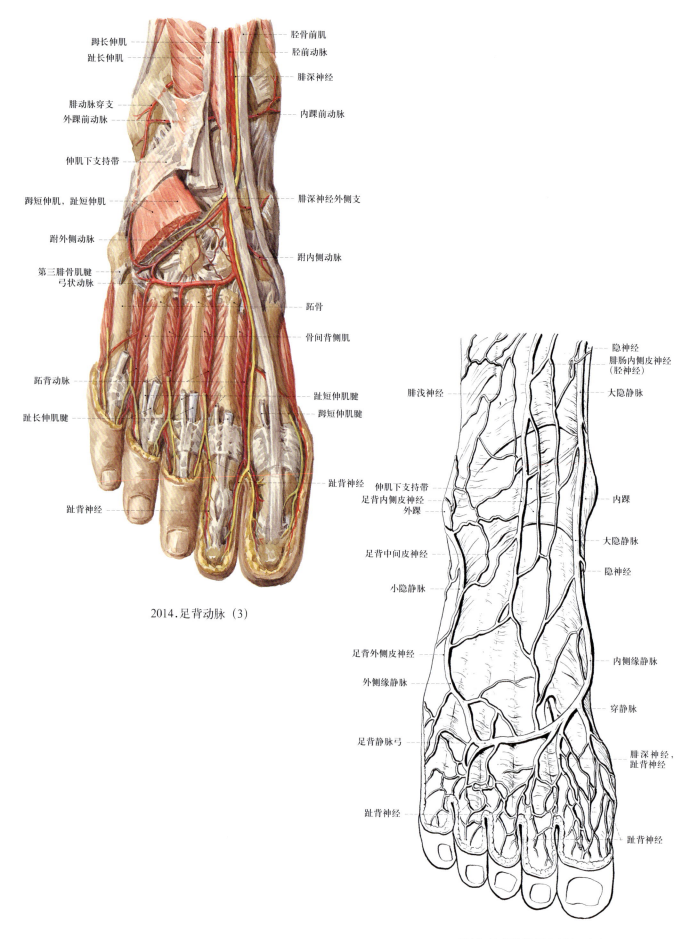

蹞长伸肌
趾长伸肌
腓动脉穿支
外踝前动脉
伸肌下支持带
蹞短伸肌，趾短伸肌
蹞外侧动脉
第三腓骨肌腱
弓状动脉
跖背动脉
趾长伸肌腱
趾背神经

胫骨前肌
胫前动脉
腓深神经
内踝前动脉
腓深神经外侧支
蹞内侧动脉
跖骨
骨间背侧肌
趾短伸肌腱
蹞短伸肌腱
趾背神经

2014.足背动脉（3）

腓浅神经
伸肌下支持带
足背内侧皮神经
外踝
足背中间皮神经
小隐静脉
足背外侧皮神经
外侧缘静脉
足背静脉弓
趾背神经

隐神经
腓肠内侧皮神经
（胫神经）
大隐静脉
内踝
大隐静脉
隐神经
内侧缘静脉
穿静脉
腓深神经，
趾背神经
趾背神经

2015.足背静脉网和神经（1）

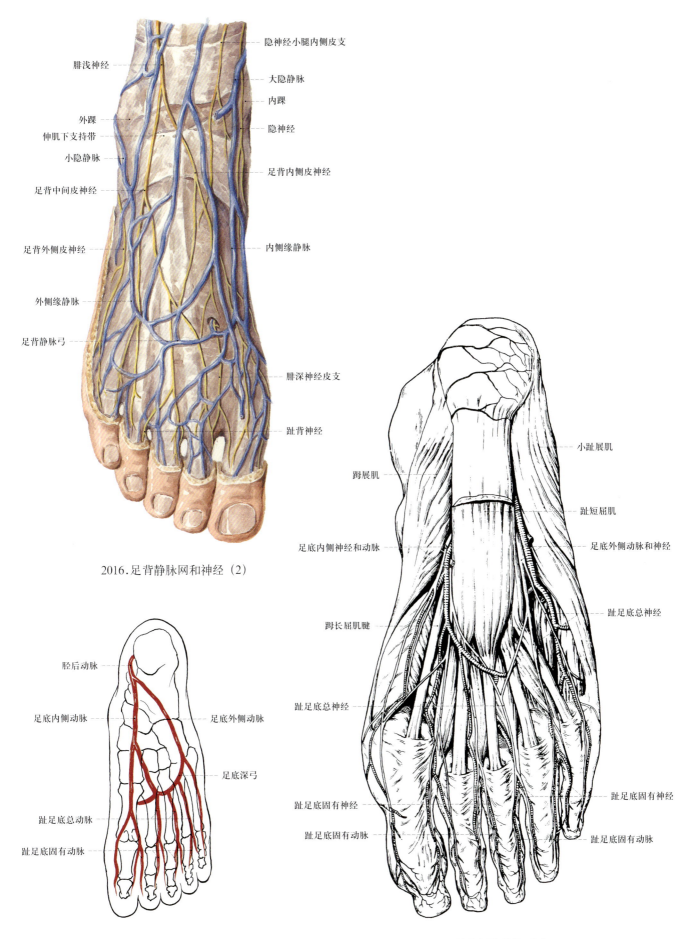

隐神经小腿内侧皮支

腓浅神经

大隐静脉

内踝

外踝

隐神经

伸肌下支持带

小隐静脉

足背内侧皮神经

足背中间皮神经

足背外侧皮神经

内侧缘静脉

外侧缘静脉

足背静脉弓

腓深神经皮支

趾背神经

2016.足背静脉网和神经（2）

小趾展肌

踇展肌

趾短屈肌

足底内侧神经和动脉

足底外侧动脉和神经

踇长屈肌腱

趾足底总神经

趾足底总神经

趾足底固有神经

趾足底固有神经

趾足底固有动脉

趾足底固有动脉

2018.足底部的结构（1）

胫后动脉

足底内侧动脉

足底外侧动脉

足底深弓

趾足底总动脉

趾足底固有动脉

2017.足底动脉　模式图

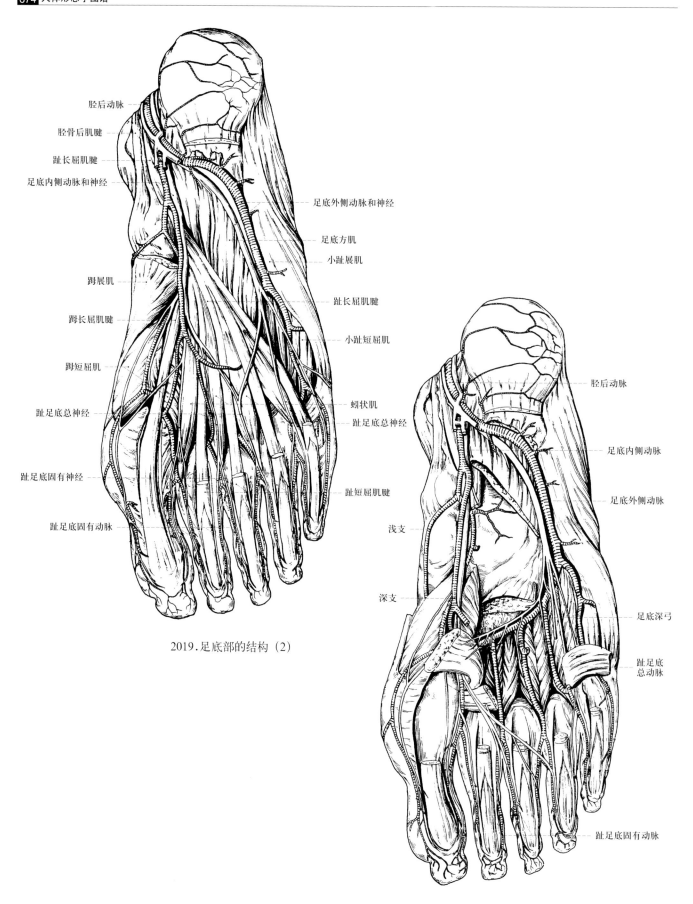

胫后动脉

胫骨后肌腱

趾长屈肌腱

足底内侧动脉和神经

足底外侧动脉和神经

足底方肌

小趾展肌

趾长屈肌腱

小趾短屈肌

蚓状肌

趾足底总神经

趾短屈肌腱

踇展肌

踇长屈肌腱

踇短屈肌

趾足底总神经

趾足底固有神经

趾足底固有动脉

2019.足底部的结构（2）

胫后动脉

足底内侧动脉

足底外侧动脉

浅支

深支

足底深弓

趾足底总动脉

趾足底固有动脉

2020.足底部的结构（3）

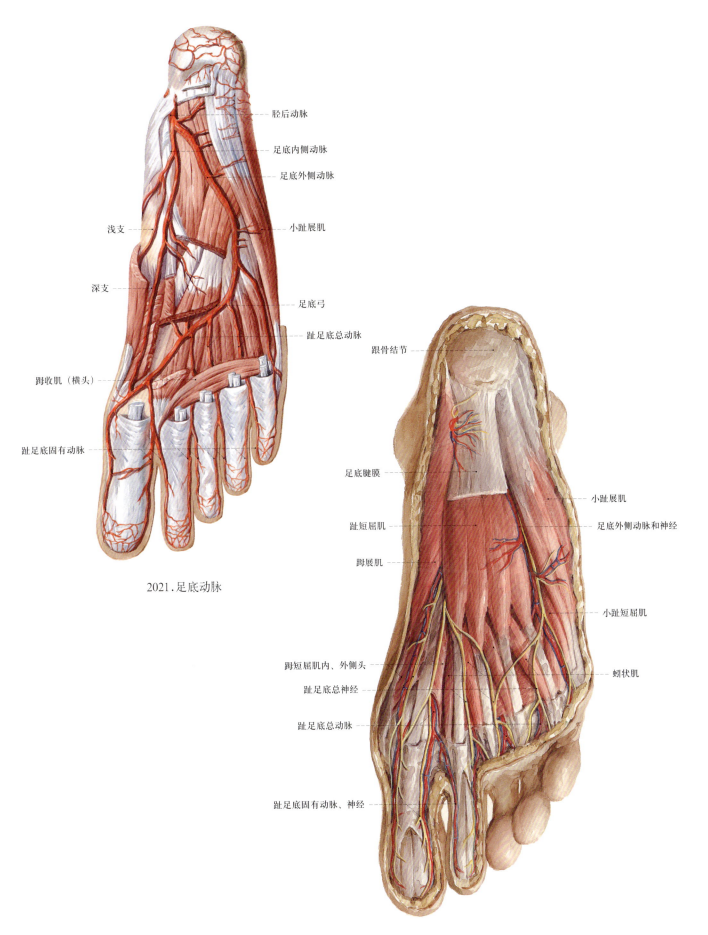

胫后动脉

足底内侧动脉

足底外侧动脉

小趾展肌

浅支

深支

足底弓

趾足底总动脉

蹈收肌（横头）

趾足底固有动脉

2021.足底动脉

跟骨结节

足底腱膜

趾短屈肌

蹈展肌

小趾展肌

足底外侧动脉和神经

小趾短屈肌

蚓状肌

蹈短屈肌内、外侧头

趾足底总神经

趾足底总动脉

趾足底固有动脉、神经

2022.足底的血管和神经（1）

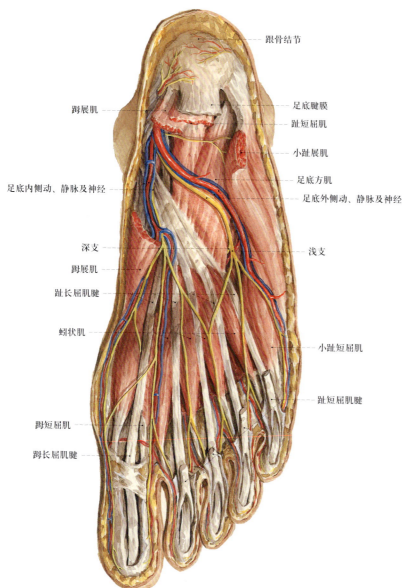

跟骨结节

足底腱膜

趾短屈肌

小趾展肌

足底方肌

足底外侧动、静脉及神经

浅支

小趾短屈肌

趾短屈肌腱

蹈展肌

足底内侧动、静脉及神经

深支

蹈展肌

趾长屈肌腱

蚓状肌

蹈短屈肌

蹈长屈肌腱

2023.足底的血管和神经（2）

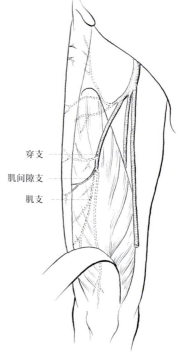

穿支

肌间隙支

肌支

2024.股前外侧穿动脉

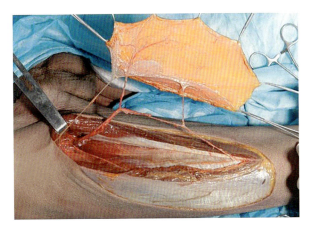

2025.旋股外侧动脉降支为蒂切取旋股外侧皮瓣

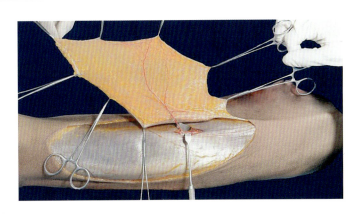

2026.旋股外侧动脉降支穿支为蒂的旋股外侧穿支皮瓣

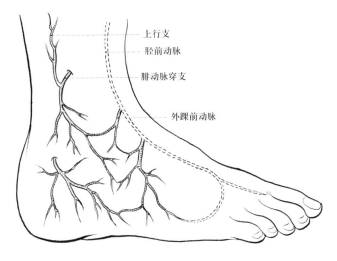

上行支

胫前动脉

腓动脉穿支

外踝前动脉

2027.腓动脉穿支

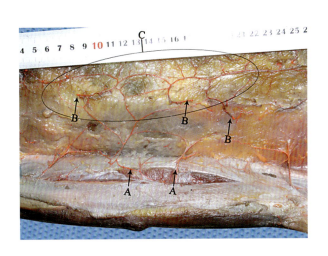

2028.腓动脉血管吻合

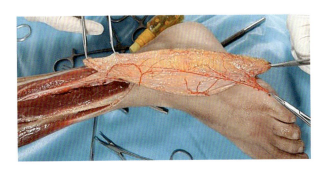

2029.腓动脉为蒂的皮瓣

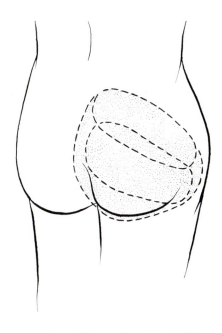

2030.臀大肌肌皮瓣的轴点与旋转弧

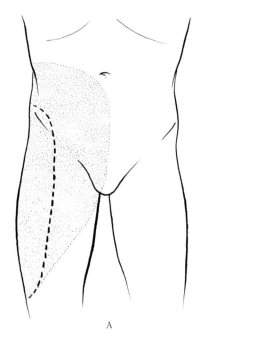
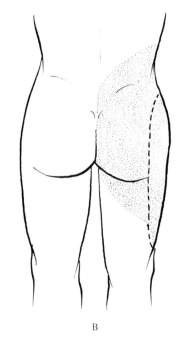

A

B

2031.A、B.阔筋膜张肌皮瓣的轴点与旋转弧

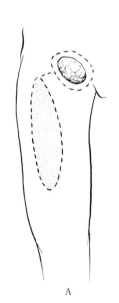
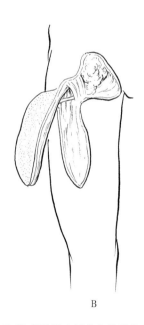
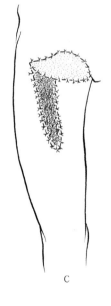

A

B

C

2032.A～C.股直肌肌皮瓣修复腹股沟部缺损

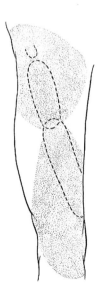

2033.缝匠肌皮瓣的轴点与旋转弧

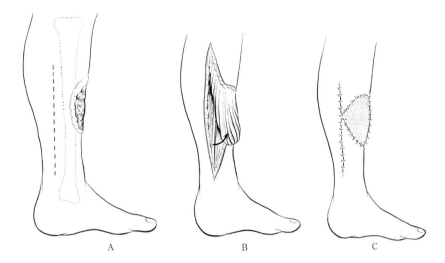

2034.A~C.比目鱼肌肌瓣转移术

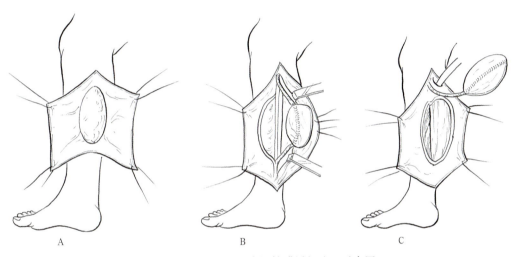

2035.A~C.小腿内侧筋膜瓣切取　示意图

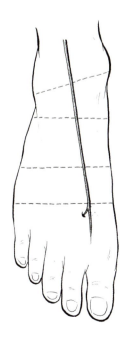

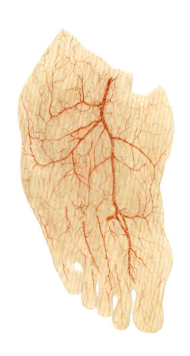

2036.足背皮瓣移植图（1）皮瓣设计　　　　　2037.足背皮瓣移植图（2）皮瓣动脉造影

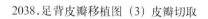

2038.足背皮瓣移植图（3）皮瓣切取

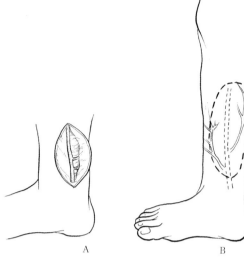

2039.A、B.内踝上部皮瓣

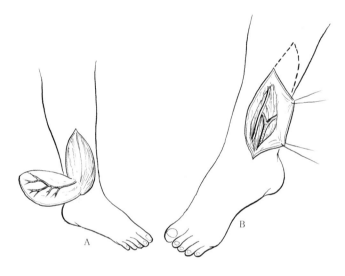

2040.A、B.外踝上部皮瓣

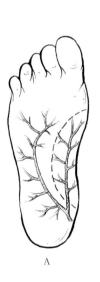

2041.A～C.足内侧皮瓣

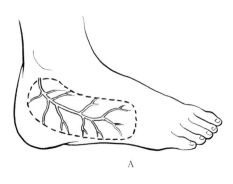

外踝上动脉皮支
内侧皮支神经
外侧皮支神经

2042.足外侧皮瓣

A.血管蒂与切取范围　B.皮瓣血供

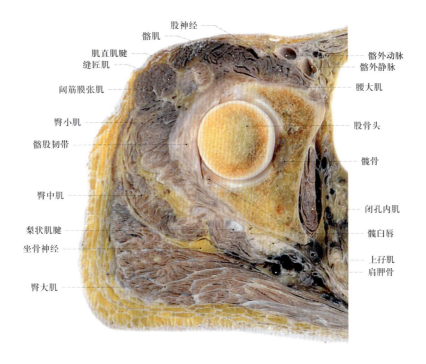

股神经
髂肌
肌直肌腱
缝匠肌
阔筋膜张肌
臀小肌
髂股韧带
臀中肌
梨状肌腱
坐骨神经
臀大肌

髂外动脉
髂外静脉
腰大肌
股骨头
髋骨
闭孔内肌
髋臼唇
上孖肌
肩胛骨

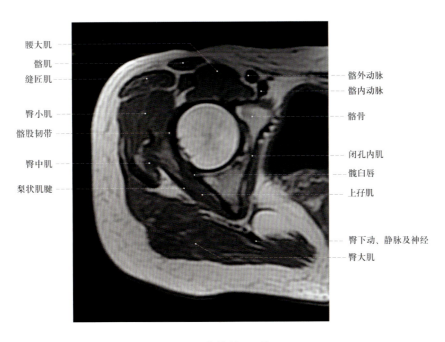

腰大肌
髂肌
缝匠肌
臀小肌
髂股韧带
臀中肌
梨状肌腱

髂外动脉
髂内动脉
髂骨
闭孔内肌
髋臼唇
上孖肌
臀下动、静脉及神经
臀大肌

2043.经股骨头上份的横断层面与MRI

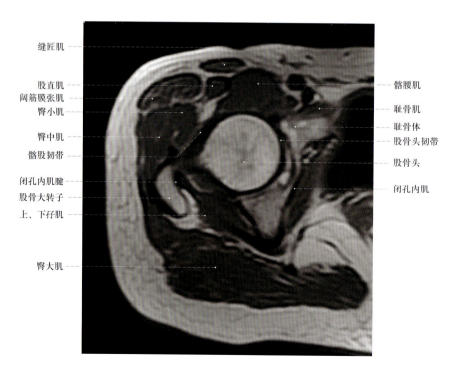

缝匠肌
股直肌
髂腰肌
臀小肌
臀中肌
髂股韧带
股骨大转子
闭孔内肌腱
髋臼唇
坐骨神经
臀大肌

股神经
股动、静脉
耻骨肌
耻骨体
闭孔动、静脉
股骨头韧带
闭孔内肌
股骨头
坐骨体
上、下孖肌
臀下动、静脉

缝匠肌
股直肌
阔筋膜张肌
臀小肌
臀中肌
髂股韧带
闭孔内肌腱
股骨大转子
上、下孖肌
臀大肌

髂腰肌
耻骨肌
耻骨体
股骨头韧带
股骨头
闭孔内肌

2044.经股骨头中份的横断层面与MRI

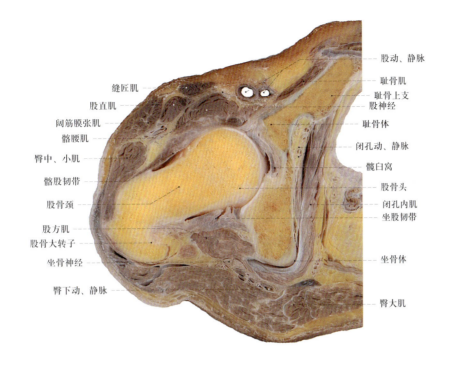

股动、静脉

缝匠肌

股直肌

阔筋膜张肌

髂腰肌

臀中、小肌

髂股韧带

股骨颈

股方肌

股骨大转子

坐骨神经

臀下动、静脉

耻骨肌

耻骨上支

股神经

耻骨体

闭孔动、静脉

髋臼窝

股骨头

闭孔内肌

坐股韧带

坐骨体

臀大肌

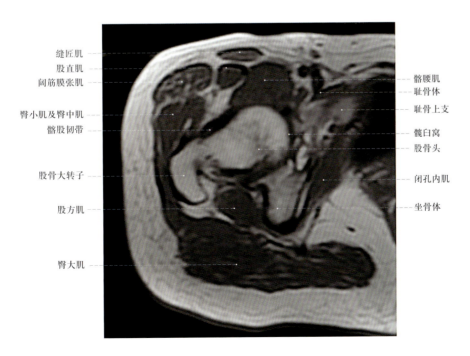

缝匠肌

股直肌

阔筋膜张肌

臀小肌及臀中肌

髂股韧带

股骨大转子

股方肌

臀大肌

髂腰肌

耻骨体

耻骨上支

髋臼窝

股骨头

闭孔内肌

坐骨体

2045. 经股骨头下份的横断层面与MRI

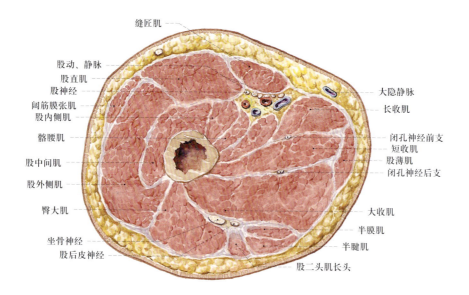

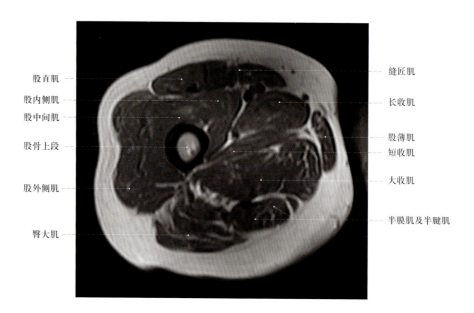

2046.经股部上份的横断层面与MRI

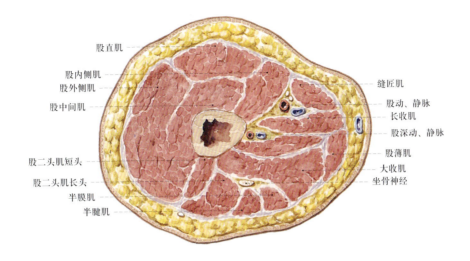

股直肌 — 缝匠肌
股内侧肌 — 股动、静脉
股外侧肌 — 长收肌
股中间肌 — 股深动、静脉
股薄肌
股二头肌短头 — 大收肌
股二头肌长头 — 坐骨神经
半膜肌
半腱肌

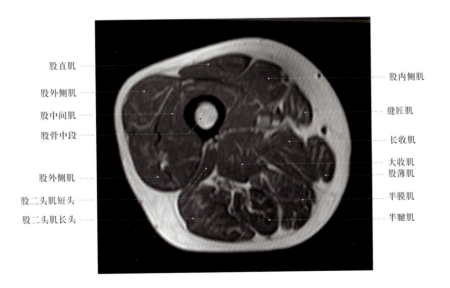

股直肌 — 股内侧肌
股外侧肌 — 缝匠肌
股中间肌 — 长收肌
股骨中段 — 大收肌
股薄肌
股外侧肌 — 半膜肌
股二头肌短头 — 半腱肌
股二头肌长头

2047. 经股部中份的横断层面与MRI

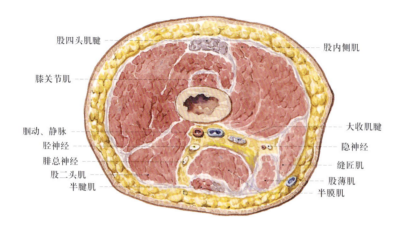

股四头肌腱 — 股内侧肌
膝关节肌 —
腘动、静脉 — 大收肌腱
胫神经 — 隐神经
腓总神经 — 缝匠肌
股二头肌 — 股薄肌
半腱肌 — 半膜肌

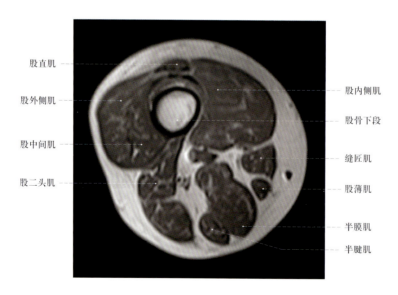

股直肌 — 股内侧肌
股外侧肌 — 股骨下段
股中间肌 — 缝匠肌
股二头肌 — 股薄肌
— 半膜肌
— 半腱肌

2048. 经股部下份的横断层面与MRI

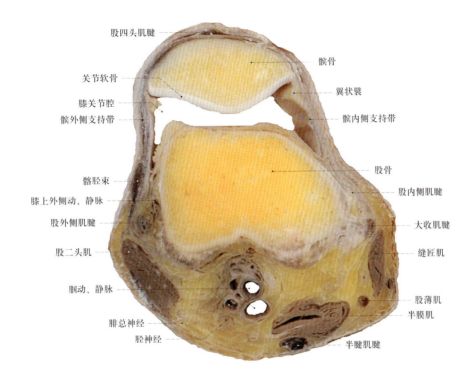

股四头肌腱
髌骨
关节软骨
翼状襞
膝关节腔
髌内侧支持带
髌外侧支持带
髂胫束
股骨
膝上外侧动、静脉
股内侧肌腱
股外侧肌腱
大收肌腱
股二头肌
缝匠肌
腘动、静脉
股薄肌
腓总神经
半膜肌
胫神经
半腱肌腱

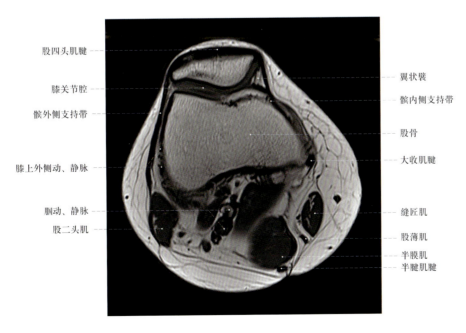

股四头肌腱
翼状襞
膝关节腔
髌内侧支持带
髌外侧支持带
股骨
膝上外侧动、静脉
大收肌腱
腘动、静脉
缝匠肌
股二头肌
股薄肌
半膜肌
半腱肌腱

2049. 经髌骨中份的横断层面与MRI

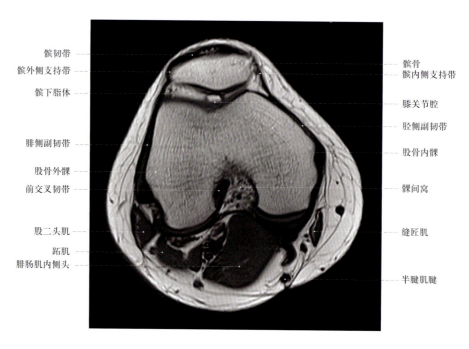

髌韧带
髌下脂体
髌外侧支持带
腓侧副韧带
股骨外髁
前交叉韧带
跖肌
股骨外侧髁
胫神经

髌骨
髌内侧支持带
翼状襞
膝关节腔
股骨内髁
胫侧副韧带
缝匠肌
髁间窝
后交叉韧带
腘动、静脉
股薄肌和半膜肌
腓肠肌内侧头
半腱肌腱

髌韧带
髌外侧支持带
髌下脂体
腓侧副韧带
股骨外髁
前交叉韧带
股二头肌
跖肌
腓肠肌内侧头

髌骨
髌内侧支持带
膝关节腔
胫侧副韧带
股骨内髁
髁间窝
缝匠肌
半腱肌腱

2050.经髌骨下份的横断层面与MRI

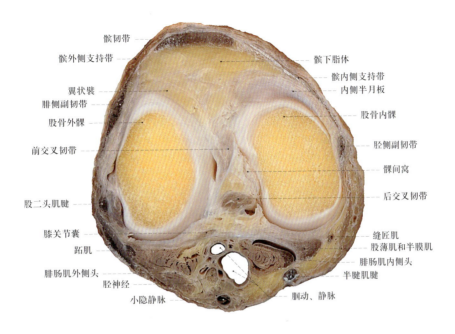

髌韧带
髌外侧支持带 — 髌下脂体
翼状襞 — 髌内侧支持带
腓侧副韧带 — 内侧半月板
股骨外髁 — 股骨内髁
前交叉韧带 — 胫侧副韧带
— 髁间窝
股二头肌腱 — 后交叉韧带
膝关节囊 — 缝匠肌
跖肌 — 股薄肌和半膜肌
腓肠肌外侧头 — 腓肠肌内侧头
胫神经 — 半腱肌腱
小隐静脉 — 腘动、静脉

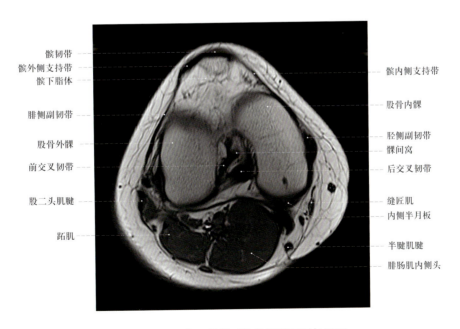

髌韧带
髌外侧支持带 — 髌内侧支持带
髌下脂体
腓侧副韧带 — 股骨内髁
股骨外髁 — 胫侧副韧带
— 髁间窝
前交叉韧带 — 后交叉韧带
股二头肌腱 — 缝匠肌
— 内侧半月板
跖肌 — 半腱肌腱
— 腓肠肌内侧头

2051.经股骨内、外髁下份的横断层面与MRI

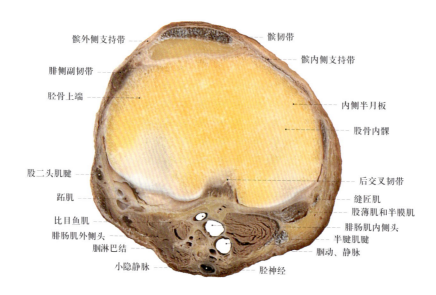

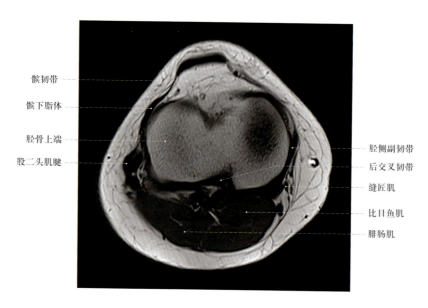

2052.经胫骨上端的横断层面与MRI

胫骨前肌

小腿骨间膜

腓深神经

趾长、踇长伸肌

腓浅神经

胫前动、静脉

腓骨长、短肌
小腿后肌间隔

踇长屈肌

腓肠肌

胫骨

胫骨后肌

腘肌

胫后动、静脉
胫神经
大隐静脉

比目鱼肌

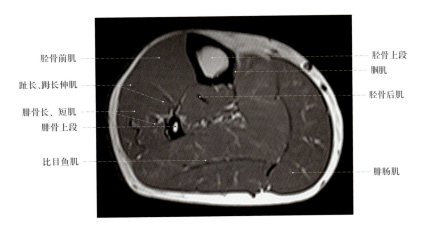

胫骨前肌

趾长、踇长伸肌

腓骨长、短肌

腓骨上段

比目鱼肌

胫骨上段

腘肌

胫骨后肌

腓肠肌

2053.经小腿部上份的横断层面与MRI

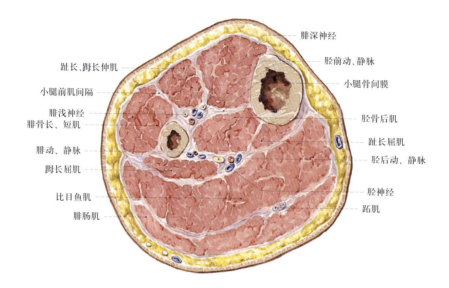

腓深神经

趾长、踇长伸肌

小腿前肌间隔

腓浅神经
腓骨长、短肌

腓动、静脉

踇长屈肌

比目鱼肌

腓肠肌

胫前动、静脉

小腿骨间膜

胫骨后肌

趾长屈肌

胫后动、静脉

胫神经

跖肌

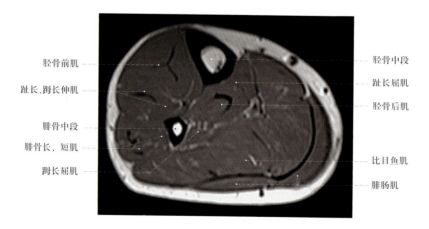

胫骨前肌

趾长、踇长伸肌

腓骨中段

腓骨长、短肌

踇长屈肌

胫骨中段

趾长屈肌

胫骨后肌

比目鱼肌

腓肠肌

2054.经小腿部中份的横断层面与MRI

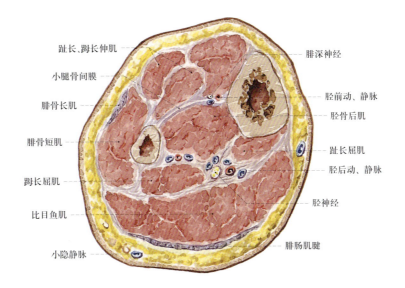

趾长、踇长伸肌 — 腓深神经
小腿骨间膜 —
腓骨长肌 — 胫前动、静脉
胫骨后肌
腓骨短肌 — 趾长屈肌
胫后动、静脉
踇长屈肌 — 胫神经
比目鱼肌 —
小隐静脉 — 腓肠肌腱

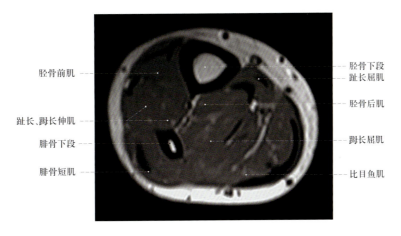

胫骨前肌 — 胫骨下段
趾长屈肌
趾长、踇长伸肌 — 胫骨后肌
腓骨下段 — 踇长屈肌
腓骨短肌 — 比目鱼肌

2055.经小腿部下份的横断层面与MRI

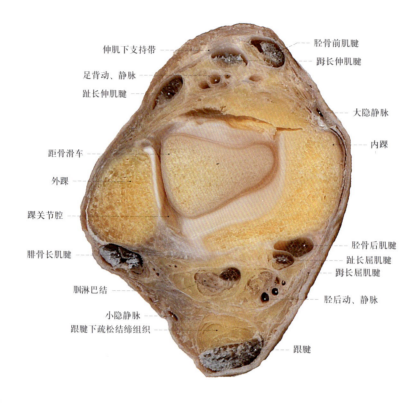

伸肌下支持带
足背动、静脉
趾长伸肌腱
距骨滑车
外踝
踝关节腔
腓骨长肌腱
腘淋巴结
小隐静脉
跟腱下疏松结缔组织

胫骨前肌腱
拇长伸肌腱
大隐静脉
内踝
胫骨后肌腱
趾长屈肌腱
拇长屈肌腱
胫后动、静脉
跟腱

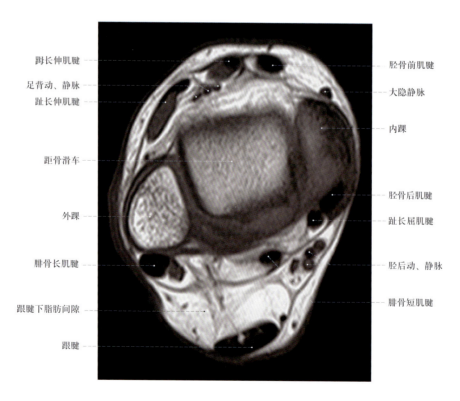

拇长伸肌腱
足背动、静脉
趾长伸肌腱
距骨滑车
外踝
腓骨长肌腱
跟腱下脂肪间隙
跟腱

胫骨前肌腱
大隐静脉
内踝
胫骨后肌腱
趾长屈肌腱
胫后动、静脉
腓骨短肌腱

2056.经内踝上份的横断层面与MRI

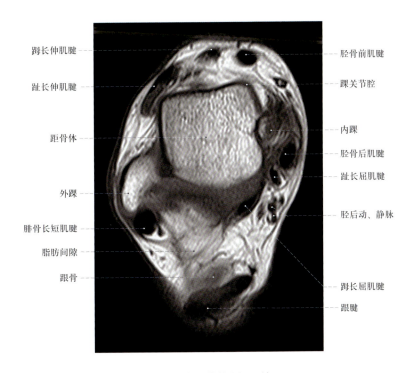

踇长伸肌腱 ── 胫骨前肌腱
足背动、静脉
趾长伸肌腱 ── 踝关节腔
距腓前韧带 ── 大隐静脉
距骨体 ── 内踝
外踝
腓骨长、短肌腱 ── 胫骨后肌腱
趾长屈肌腱
踇长屈肌腱
胫后动、静脉
距骨后突
跟骨
跟腱

踇长伸肌腱 ── 胫骨前肌腱
趾长伸肌腱 ── 踝关节腔
距骨体 ── 内踝
胫骨后肌腱
外踝 ── 趾长屈肌腱
腓骨长短肌腱
胫后动、静脉
脂肪间隙
跟骨 ── 踇长屈肌腱
跟腱

2057.经内踝中份的横断层面与MRI

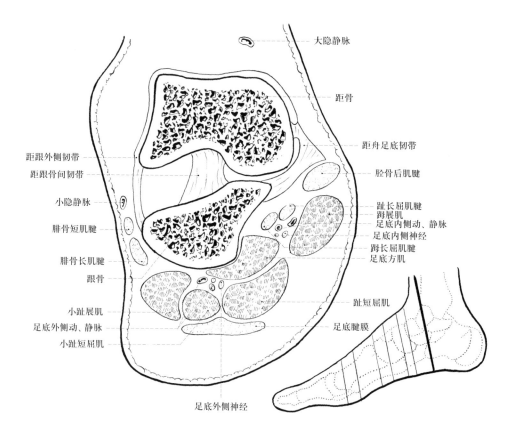

大隐静脉
距骨
距舟足底韧带
胫骨后肌腱
趾长屈肌腱
蹞展肌
足底内侧动、静脉
足底内侧神经
蹞长屈肌腱
足底方肌
趾短屈肌
足底腱膜

距跟外侧韧带
距跟骨间韧带
小隐静脉
腓骨短肌腱
腓骨长肌腱
跟骨
小趾展肌
足底外侧动、静脉
小趾短屈肌
足底外侧神经

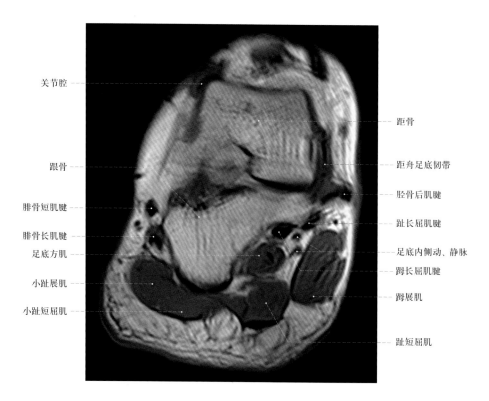

关节腔
距骨
跟骨
距舟足底韧带
腓骨短肌腱
胫骨后肌腱
腓骨长肌腱
趾长屈肌腱
足底方肌
足底内侧动、静脉
小趾展肌
蹞长屈肌腱
小趾短屈肌
蹞展肌
趾短屈肌

2058.经内踝前缘的横断层面与MRI

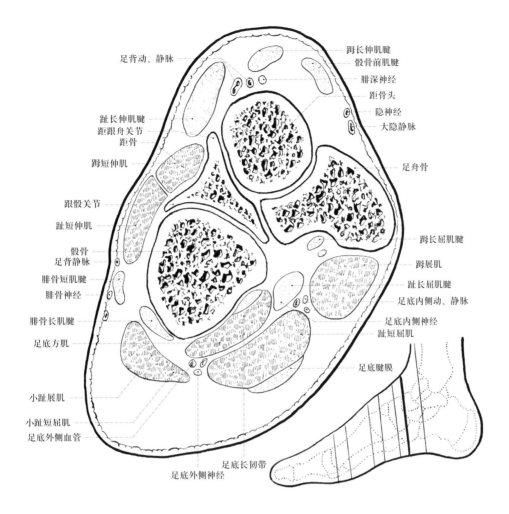

足背动、静脉
趾长伸肌腱
距跟舟关节
距骨
跗短伸肌
跟骰关节
趾短伸肌
骰骨
足背静脉
腓骨短肌腱
腓骨神经
腓骨长肌腱
足底方肌
小趾展肌
小趾短屈肌
足底外侧血管
足底外侧神经
足底长韧带

跗长伸肌腱
骰骨前肌腱
腓深神经
距骨头
隐神经
大隐静脉
足舟骨
跗长屈肌腱
跗展肌
趾长屈肌腱
足底内侧动、静脉
足底内侧神经
趾短屈肌
足底腱膜

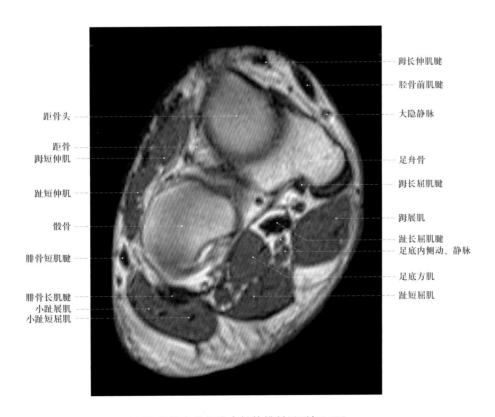

距骨头
距骨
跗短伸肌
趾短伸肌
骰骨
腓骨短肌腱
腓骨长肌腱
小趾展肌
小趾短屈肌

跗长伸肌腱
胫骨前肌腱
大隐静脉
足舟骨
跗长屈肌腱
跗展肌
趾长屈肌腱
足底内侧动、静脉
足底方肌
趾短屈肌

2059.经足舟骨粗隆中部的横断层面与MRI

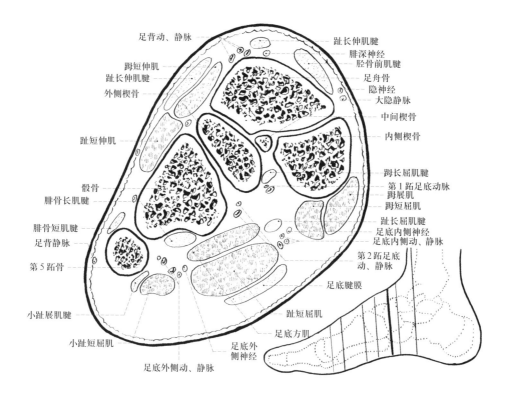

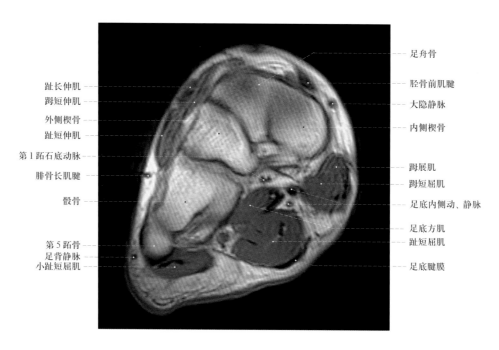

2060.经足舟骨粗隆前端的横断层面与MRI

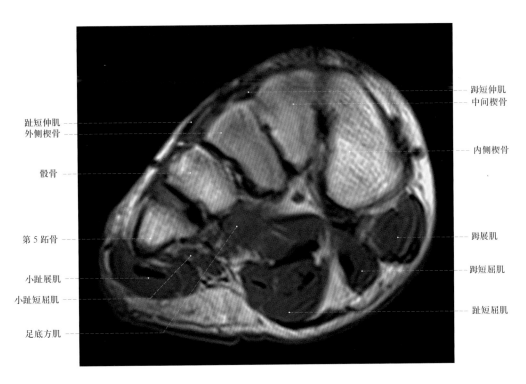

外侧楔骨
趾长伸肌腱
趾长伸肌腱
足背动、静脉
趾短伸肌
踇长伸肌
踇短伸肌
骰骨
中间楔骨
腓骨长肌腱
内侧楔骨
足底外侧动、静脉
大隐静脉
足背静脉
胫骨前肌腱
第5跖骨
隐神经
小趾展肌
踇长屈肌腱
小趾短屈肌
踇展肌
足底外侧神经
踇短
足底方肌
屈肌
趾长屈肌腱
足底腱膜
足底方肌
足底内侧
足底内侧神经
动、静脉

趾短伸肌
踇短伸肌
外侧楔骨
中间楔骨
骰骨
内侧楔骨
第5跖骨
踇展肌
小趾展肌
踇短屈肌
小趾短屈肌
趾短屈肌
足底方肌

2061.经内侧楔骨前部的横断层面与MRI